脑转移癌诊疗 100 例

神经外科观点

主　编　张明山
主　审　于春江
副主编　王浩然　谷春雨

科学出版社

北　京

内 容 简 介

本书精选了100余例脑转移癌的典型病例，形成100个独立性专题，介绍了脑转移癌、脑膜转移及脑转移癌放化疗后病情进展及放射性坏死等的诊断、鉴别诊断、手术及综合治疗等内容。本书收录了全身各系统肿瘤发生脑转移的病例，由病史简介、影像学资料、治疗策略及预后随访等组成，邀请了100多位肿瘤学相关专家对所有病例进行专业点评。

书中附手术中照片、病理图片、影像学图片300余幅及手术视频10余个，内容丰富、全面，可供神经外科、肿瘤内科、肿瘤外科、放疗科、病理科及影像科等医师参考使用。

图书在版编目（CIP）数据

脑转移癌诊疗 100 例：神经外科观点 / 张明山主编. -- 北京：科学出版社，2025. 4. -- ISBN 978-7-03-081261-2

Ⅰ . R739.41

中国国家版本馆 CIP 数据核字第 2025TD7380 号

责任编辑：张艺璇　杨小玲 / 责任校对：张小霞
责任印制：肖　兴 / 封面设计：有道文化

科 学 出 版 社 出版
北京东黄城根北街 16 号
邮政编码：100717
http://www.sciencep.com

北京九天鸿程印刷有限责任公司印刷
科学出版社发行　各地新华书店经销
*
2025 年 4 月第 一 版　开本：787×1092　1/16
2025 年 4 月第一次印刷　印张：31 1/4
字数：710 000
定价：258.00 元
（如有印装质量问题，我社负责调换）

本书由国家重点研发计划——"实时图像引导头部 γ 射束立体定向放疗系统研发"项目（项目编号：2023YFC2411603）资助出版。

主审简介

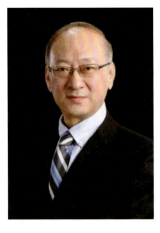

于春江

　　首都医科大学三博脑科医院神经外科主任医师、教授、博士研究生导师，享受国务院特殊津贴专家。首都医科大学第十一临床医学院首任院长；首都医科大学神经外科学院三系首任主任；中国医师协会微侵袭神经外科专家委员会第三届、第四届主任委员；中国抗癌协会神经肿瘤专业委员会第一届、第二届副主任委员，并被誉为"专业委员会元勋"；中国医师协会神经肿瘤专家委员会委员。

　　1995 年组建了我国早期颅底显微外科实验室（北京市重点实验室），完成十余种颅底手术入路的显微解剖学研究。近二十年来承担了国家自然科学基金、北京市自然科学基金、首都发展基金关于神经肿瘤相关课题的研究。

　　主要研究方向为颅底肿瘤显微外科手术治疗、颅底肿瘤手术入路的显微解剖学研究、脑恶性胶质瘤的免疫治疗。发表专业学术论文近 300 篇。SCI 收录论文 50 余篇，获部、市、局级科技进步奖 13 项。培养博士后、博士研究生、硕士研究生 40 余名。

主编简介

张明山

主任医师　神经外科博士
首都医科大学三博脑科医院病区主任

主要社会任职

中国医疗保健国际交流促进会颅底外科分会委员
中国临床肿瘤学会恶性黑色素瘤专家委员会委员
中国抗癌协会神经肿瘤专业委员会转移癌学组委员
中国抗癌协会胶质瘤专业委员会转移癌学组委员
中国抗癌协会北京神经肿瘤专业青年委员会副主任委员
中国医学装备协会神经外科分会第一届委员
国家癌症中心国家肿瘤质控中心黑色素瘤质控专家委员会委员
北京医学会神经外科分会智能化医疗开发和应用学组委员
北京医学奖励基金会肺癌青年专家委员会肺癌脑和脑膜转移协作组委员
北京抗癌协会第九届理事会理事
北京整合医学学会中枢神经系统转移瘤多学科整合专委会常委

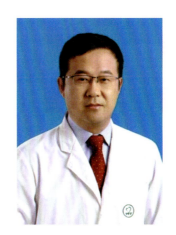

专业特长

　　从事神经外科工作 22 年，擅长听神经瘤、垂体瘤、胶质瘤、脑膜瘤、颅内外沟通肿瘤、颅内转移癌等颅内肿瘤的诊断与治疗。每年完成 300 余例神经外科手术，近几年开展耳科入路结合神经外科入路治疗侧颅底肿瘤，取得了良好的效果；同时开展多学科协作综合治疗颅内转移癌的工作。主编《侧颅底肿瘤典型病例手术详解》著作。举办多期"侧颅底手术入路多学科协作学习班"和"脑转移癌诊疗最新进展研讨会"。

副主编简介

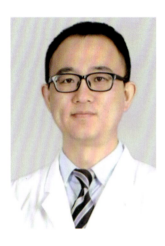

王浩然

神经外科博士　副主任医师

三博脑科医院昆明院区神经外科病区副主任

北京市及海淀区医疗技术鉴定专家库专家

中国解剖学会智慧解剖分会会员

在脑膜瘤、神经鞘瘤、垂体瘤、胶质瘤、生殖细胞肿瘤、脑转移癌、颅骨肿瘤、胆脂瘤等颅脑肿瘤，以及脑积水等常见神经外科并发症的诊断与治疗方面，拥有丰富的临床经验、先进的治疗理念和娴熟的手术技术。

以第一作者发表多篇 SCI 论文，参与编著 4 部专业著作，参加多项国家及市级重点课题的研究工作。

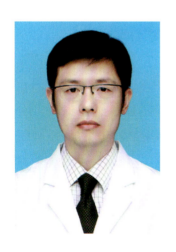

谷春雨

神经外科博士，留美博士后，主任医师

首都医科大学三博脑科医院神经外科颅底肿瘤病区颅底病区副主任。

长期从事神经系统肿瘤方面的临床和研究工作，在垂体瘤、听神经瘤、脑膜瘤、胶质瘤、脑转移癌等疾病的诊断、手术治疗方面有丰富的临床经验。发表 SCI 论文 20 余篇，主持参与国家及省部级课题 5 项。

点评专家名单

（按姓氏拼音顺序排列）

蔡炜嵩　中国医科大学附属盛京医院肿瘤科

陈　晓　吉林大学白求恩第一医院肿瘤中心

陈麦林　北京大学肿瘤医院医学影像科

陈胜云　首都医科大学三博脑科医院神经内科

陈绪珠　首都医科大学附属北京天坛医院神经影像科

崔传亮　北京大学肿瘤医院黑色素瘤与肉瘤内科

邓丽娟　北京大学肿瘤医院淋巴肿瘤内科

邸立军　北京大学肿瘤医院乳腺肿瘤内科

董志强　兰州大学第二医院神经外科

方　勇　浙江大学医学院附属邵逸夫医院肿瘤内科

冯　铭　中国医学科学院北京协和医院神经外科

冯　越　浙江省肿瘤医院妇瘤放疗科

高　峰　北大荒集团总医院 / 黑龙江省第二肿瘤医院肿瘤科

高　漓　桂林医学院第二附属医院泌尿外科

高　明　郑州大学第一附属医院肿瘤科

高　嵩　中国医科大学附属盛京医院妇科肿瘤病房

郭　军　北京大学肿瘤医院黑色素瘤与肉瘤内科

韩婷婷　北京大学人民医院 / 北京大学血液病研究所血液科

郝　月　浙江省肿瘤医院 I 期临床试验病房

郝淑煜　首都医科大学附属北京天坛医院神经外科

胡　漫　山东第一医科大学附属肿瘤医院 / 山东省肿瘤医院放疗科

胡　瑛　首都医科大学附属北京胸科医院肿瘤内科

郏　博　北京大学肿瘤医院胸部肿瘤内科

江　岷　北京陆道培医院血液科

姜　新　吉林大学白求恩第一医院放疗科

景治涛　中国医科大学附属第一医院神经外科

孔为民　首都医科大学附属北京妇产医院妇科肿瘤科

李　娟　首都医科大学附属北京佑安医院肿瘤内科

李碧慧　桂林医学院第二附属医院肿瘤内科

李峻岭　中国医学科学院肿瘤医院肿瘤内科

李晓燕　首都医科大学附属北京天坛医院肿瘤内科

李永恒　北京大学肿瘤医院肿瘤放射科

林志雄　首都医科大学三博脑科医院神经外科

刘　庆　中南大学湘雅医院神经外科

陆佩华　北京陆道培医院血液科

罗　茜　重庆大学附属肿瘤医院肿瘤放射治疗中心

吕东来　中国人民解放军联勤保障部队第九〇一医院肿瘤内科

吕镗烽　中国人民解放军东部战区总医院呼吸内科

马学磊　四川大学华西医院生物治疗科

毛丽丽　北京大学肿瘤医院黑色素瘤与肉瘤内科

毛全宗　中国医学科学院北京协和医院泌尿外科

牟永告　中山大学肿瘤防治中心神经外科

倪　炜　昆明医科大学附属第三医院 / 云南省肿瘤医院神经外科

彭　智　北京大学肿瘤医院消化肿瘤内科

齐雪岭　首都医科大学三博脑科医院病理科

邵喜英　浙江省肿瘤医院乳腺肿瘤内科

石安辉　北京大学肿瘤医院肿瘤放疗科

石祥恩　首都医科大学三博脑科医院神经外科

史　健　河北医科大学第四医院肿瘤内科

斯　璐　北京大学肿瘤医院黑色素瘤与肉瘤内科

宋　健　首都医科大学附属北京友谊医院泌尿外科

孙　炜　中国康复研究中心 / 北京博爱医院神经外科

孙　艳　北京大学肿瘤医院肿瘤放射科

孙宏涛　中国医学科学院阜外医院成人心脏外科中心

孙佩欣　大连理工大学附属肿瘤医院 / 辽宁省肿瘤医院神经外科

孙时斌　首都医科大学附属北京天坛医院立体定向放射外科

孙燕来　山东第一医科大学附属肿瘤医院 / 山东省肿瘤医院结直肠外科

汪照炎　上海交通大学医学院附属第九人民医院耳鼻咽喉头颈外科

王　栋　中国人民解放军东部战区总医院呼吸内科

王　谦　南京中医药大学附属医院 / 江苏省中医院呼吸与危重症医学科

王　倩　中国医科大学附属盛京医院肿瘤科

王　涛　中国人民解放军总医院第五医学中心乳腺肿瘤内科

王　迎　中国医学科学院血液病医院血液内科

王保国　首都医科大学三博脑科医院麻醉科

王举磊　空军军医大学唐都医院神经外科

王晓稼　浙江省肿瘤医院乳腺肿瘤内科

王亚明　首都医科大学宣武医院神经外科

王玉艳　北京大学肿瘤医院胸部肿瘤内科

吴　斌　首都医科大学三博脑科医院神经外科

吴　熙　中国医学科学院肿瘤医院肿瘤内科

吴国洋　厦门大学附属中山医院普通外科

项　炜　华中科技大学同济医学院附属协和医院神经外科

邢镨元　中国医学科学院肿瘤医院肿瘤内科

徐　欣　郑州大学附属肿瘤医院 / 河南省肿瘤医院神经外科

许春伟　南京大学医学院附属金陵医院呼吸与危重症医学科

闫长祥　首都医科大学三博脑科医院神经外科

严　冬　首都医科大学附属北京潞河医院肿瘤中心

严　威　厦门大学附属中山医院普通外科

严　颖　北京大学肿瘤医院乳腺肿瘤内科

杨　雪　北京大学肿瘤医院胸部肿瘤内科

杨吉龙　天津医科大学肿瘤医院 / 天津市肿瘤医院骨与软组织肿瘤科

杨新婷　首都医科大学附属北京胸科医院结核内科

姚　瑜　复旦大学附属华山医院神经外科

于春江　首都医科大学三博脑科医院神经外科

于田强　浙江省荣军医院泌尿外科

余　荣　北京大学肿瘤医院肿瘤放射科

鱼博浪　西安交通大学第一附属医院影像科

张　南　复旦大学附属华山医院伽马刀放射神经外科

张　清　首都医科大学附属北京积水潭医院骨肿瘤科

张　烨　中国医学科学院肿瘤医院放射治疗科

张宏伟　首都医科大学三博脑科医院神经外科

张俊平　首都医科大学三博脑科医院神经肿瘤化疗中心

张同梅　首都医科大学附属北京胸科医院肿瘤内科

张新勇　首都医科大学附属北京胸科医院肿瘤内科

赵　晖　首都医科大学附属北京天坛医院实验诊断中心

赵　军　北京大学肿瘤医院胸部肿瘤内科

赵英杰　北京裕和医院神经外科

郑宝敏　北京大学肿瘤医院肿瘤放射科

周　兵　首都医科大学附属北京同仁医院耳鼻咽喉头颈外科

周承志　广州医科大学附属第一医院肿瘤内科

周蓉蓉　中南大学湘雅医院肿瘤科

周忠清　首都医科大学三博脑科医院神经外科

朱　剑　首都医科大学附属北京朝阳医院呼吸与危重症医学科

朱　军　北京大学肿瘤医院淋巴肿瘤内科

朱明旺　首都医科大学三博脑科医院神经影像科

朱有才　浙江省荣军医院胸部肿瘤外科

庄洪卿　北京大学第三医院肿瘤放疗科

卓明磊　北京大学肿瘤医院胸部肿瘤内科

序

收到书稿我细心研读，据我所知这是关于脑转移癌神经外科视角的第一本专著。在神经外科的复杂领域中，脑转移癌的诊疗一直是具有挑战性且复杂的议题。随着体部肿瘤诊疗水平的提高，生存期延长，脑转移癌的发病率也逐渐升高。医学的整体进步及各学科之间日益紧密的交叉融合，对脑转移癌的治疗这一难题提出了新的挑战。

脑转移癌涉及全身各个系统的病变，其复杂性不仅体现在肿瘤本身的生物学特性上，还在于神经系统独特的解剖结构和生理功能，使得诊断和治疗决策变得异常艰难。神经外科医生在面对脑转移癌患者时，肩负着精准判断病情、选择最佳治疗方案以改善患者预后和生活质量的重任。

这本书从神经外科专业视角切入，巧用病例深度挖掘脑转移癌诊疗的方方面面。肿瘤颅内播散转移复杂机制、手术施治的关键要点，以及治疗后脑部各类变化情形，诸如鼻咽癌放疗引发的颞叶坏死、放疗后病情进展、鞘内注射所致白质脑病等棘手问题，书中均有详述。全书案例丰富，涵盖全身各系统肿瘤脑转移实例，外科治疗手段亦是一应俱全。从流行病学特征梳理，到先进诊断技术实战剖析，再到手术、放疗、药物治疗及综合治疗模式全方位研讨，为神经外科及肿瘤诊疗相关专业医务人员呈上一套系统完备、实用性极强的专业参考范本。

书中还汇聚了众多肿瘤学专家的临床经验与见解，博采众长，为读者带来深刻的启发和实用的指导。该书有望成为临床医生在日常工作中的得力助手，助力我们在对抗脑转移癌的道路上迈出更加坚实的步伐，为患者带来更多的希望与福祉。相信该书的出版将在神经外科领域引起广泛的关注和积极的讨论，为提升脑转移癌的诊疗水平做出重要贡献，成为该领域学术交流与临床实践的重要基石。

脑转移癌的诊疗工作神经外科大有所为！

江涛

中国工程院院士

北京天坛医院神经外科中心主任

北京神经外科研究所所长

前　言

肿瘤脑转移的发病人数逐年增加，国家癌症中心最新统计显示，我国癌症发病率为 201.61/10 万人，死亡率为 96.47/10 万人。随着肿瘤诊疗水平的提高，患者的生存时间延长，脑转移癌的发病率也随之升高。据统计，20% ～ 40% 的恶性肿瘤在发展过程中会出现脑转移，当面临越来越多的肿瘤脑转移诊疗工作时，临床医师更应该对其进行深入学习和研究。脑转移癌涉及多个学科，需要综合治疗，手术只是治疗的一个手段，因此主张多学科协作诊疗（MDT）。目前脑转移癌的治疗主要集中在肿瘤内科和放疗科，关注脑转移癌的神经外科医生非常少，国内关于脑转移癌方面的专科著作更是寥寥。首都医科大学三博脑科医院在外科治疗脑转移癌方面积累了一定的经验。

本书从临床医生角度、以病例的形式阐述脑转移癌的诊断与治疗，涵盖了全身肿瘤的脑转移和中枢神经系统肿瘤的颅内播散转移；内容包括脑转移癌的诊断、手术治疗及治疗后脑部改变的情况，如鼻咽癌放疗后颞叶放射性坏死、脑转移癌放疗后进展、鞘内化疗后的白质脑病等，以及脑膜转移的诊断与治疗。本书纳入了全身各系统肿瘤发生脑转移的病例，几乎包含了脑转移癌治疗的各种外科技术手段。本书精选了 100 余例病例，形成了 100 个独立性专题，自成章节。本书病例简洁清晰，临床表现、诊疗过程、影像学资料详尽，还可作为一本关于脑转移癌的影像诊断参考书。本书还包含 10 余个手术视频，可使读者更直观地了解脑转移癌的手术过程。

本书提供的病例均经过神经外科医生的诊疗，从神经外科观点出发，受到专业限制，难免存在争议之处。为此，我邀请了国内 20 多个省、自治区及直辖市的 100 余位来自肿瘤内科、肿瘤外科、放疗科、影像科、病理科、神经外科、神经内科、麻醉科、耳鼻咽喉头颈外科、心外科、呼吸内科、结核病科、妇产科、儿科等多领域专家，针对每个病例，从各自专业角度评论该肿瘤脑转移的最新治疗进展，或者对该病例提出不同的诊疗意见。在此由衷感谢各位专家在繁忙的工作之余，给予的友情帮助，专家的精彩点评使本书内容更精准、更丰富、更专业。

本书 90% 的病例来自我所在的治疗组，其他特殊病例由首都医科大学三博脑科医院各院区、科室提供。感谢闫长祥、吴斌、张宏伟、范涛、张永力、张佳栋、刘方军、钱海、李守巍、张俊平等医生团队提供的特殊病例。这本书可以说是三博脑科医院多年来脑转移癌诊疗经验的一次阶段性总结。

感谢于春江教授对本书编写的指导与关心，以及对本书认真细致地审校；感谢王浩然、谷春雨两位医生对本书编写工作给予的协助；感谢年轻医生及研究生吉俊鹏、冯儒坤、陈一元、黄晓飞、张鑫、杜书迪、玄飞越、曹建平、孙鹏、王宏、宋佳音、李晓东在查阅文献和收集资料等方面所做的工作；感谢陈一元医生在绘图和视频编辑方面所做的工作。

感谢科学出版社为本书出版给予的全力支持！

书中某些长期生存或罕见的病例，由于时间久远，其当时的诊断和治疗方法可能不符合最新治疗进展。由于脑转移癌的诊疗涉及多个学科，而本书主要基于作者目前的神经外科认识水平，书中不足之处，恳请同行不吝赐教。

张明山

2024 年秋　北京香山

目　　录

第四部分 多发脑转移癌的手术治疗

第五部分 脑转移癌放疗和化疗后改变及进展的手术治疗

第六部分 脑转移癌的活检手术及姑息性手术

第七部分 脑 膜 转 移

第一部分

脑转移癌易误诊病例

全身肿瘤合并颅内良性肿瘤

脑转移癌的诊断要点是：①有全身肿瘤（本书所有全身肿瘤指的是除颅脑肿瘤以外的其他部位恶性肿瘤）的病史；②有颅内症状，颅脑 CT 及 MRI 发现颅内占位；③影像学上肿瘤位于脑皮质和髓质交界处，瘤周水肿明显。上述是非常典型的脑转移癌临床表现，但是临床工作中会遇见各种特殊情况，有时脑转移癌的诊断并不简单，需要在临床工作中不断积累诊断经验。

病例

1）女性，44 岁。

2）10 个月前行子宫及附件切除术，病理"内膜样腺癌"，术后局部放疗。

3）6 个月前出现头痛，颅脑 CT 考虑"左顶转移癌可能性大"；MRI 显示肿瘤位于左顶部，肿瘤周围水肿明显，增强后肿瘤明显强化。

4）4 个月前行"颅内转移灶"放疗，采用 6 兆伏 X 线，在靶区基础上外放约 3mm（95% 剂量覆盖），52Gy/13f/16d；同时紫杉醇＋顺铂（TP）方案化疗。

5）入院复查颅脑 MRI，显示肿瘤体积较 6 个月前无变化（图 1-1）。

按照脑转移癌的诊断标准，本例患者完全符合"脑转移癌"的诊断，且非常典型。发现颅内占位时，首诊的神经外科医师考虑"子宫内膜癌脑转移"，肿瘤发生脑转移已属于晚期，且肿瘤位于顶叶，邻近中央前回，手术风险大，建议患者放疗。放疗科医生也认同

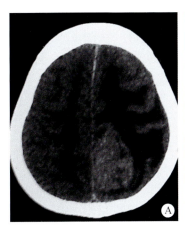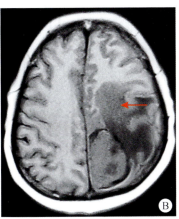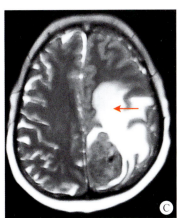

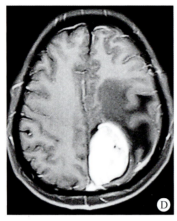
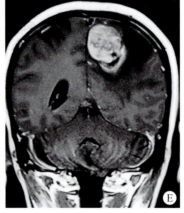
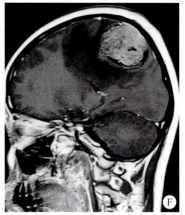

图 1-1　术前颅脑 CT 及 MRI

A. 颅脑 CT，肿瘤位于左顶部，略高密度；B. MRI-T$_1$ 序列；C. MRI-T$_2$ 序列，肿瘤呈长 T$_1$，短 T$_2$ 信号，瘤周水肿明显
（红色箭头所示）；D、E、F. 增强 MRI，显示肿瘤强化明显

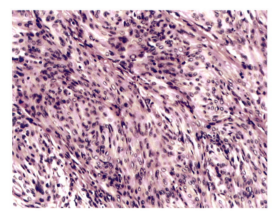

图 1-2　术后病理为内皮型脑膜瘤（HE×100）

脑转移癌的诊断，进行了颅内病灶的局部放疗。放疗后 4 个月复查 MRI，虽然肿瘤变化不大，但瘤周水肿加重，患者头痛症状加剧。来笔者所在医院就诊，术前诊断同样考虑"脑转移癌"。因放化疗后肿瘤未见缩小，且有颅高压症状，故采取手术治疗，行左额顶开颅肿瘤切除术，术中见肿瘤呈灰红色，质地略韧，边界清楚，与大脑镰轻度粘连，血供丰富。术后患者头痛症状明显好转，未出现肢体瘫痪，术后病理为"内皮型脑膜瘤"（图 1-2）。

讨论

此例患者临床及影像学表现符合典型的脑转移癌特点，神经外科医师接诊后没有选择手术，而是建议患者放疗，放疗后症状未改善，肿瘤体积无变化，放疗后脑水肿加重，加剧了患者的颅内症状。如果未采取开颅手术，此患者将继续按"脑转移癌"治疗。开颅手术病理确诊为颅内原发脑膜瘤，术后患者颅内症状缓解，生活质量明显改善。

这个病例值得临床医师认真反思，从病史和影像学表现确实不易排除脑转移癌，如果患者术前做 PET 检查，也许会对鉴别诊断有所帮助；对于神经外科医生而言，接诊时即使患者是"脑转移癌"，颅内单发病灶，也应该积极手术，手术能缓解患者的症状，更能早期明确诊断，避免后来不必要的脑部放疗。

文献报道多是脑转移癌误诊为颅内原发肿瘤或脑血管病，而颅内原发肿瘤误诊为脑转移癌的相对较少，此病例的迷惑性在于患者有子宫内膜癌的病史，颅脑 MRI 的表现也非常符合"脑转移癌"的影像学特点。此病例同时提示我们，临床上脑转移癌的 MRI 表现易与多种脑部疾病相混淆，病理检查是脑转移癌诊断的金标准，当临床上怀疑脑转移癌时，颅内手术或者活检明确病理性质非常重要，可以减少或避免其误诊的发生。

专家点评（首都医科大学附属北京天坛医院立体定向放射外科　孙时斌）

这是一例子宫内膜癌合并脑膜瘤的病例，其关键问题在于脑转移癌的诊断与鉴别诊断。脑转移癌的发生发展较为迅速，一般一个月甚至一周内肿瘤体积就会发生较大变化，而脑膜瘤的发生发展则较为缓慢。因此应该弄清楚该患者的病史，颅内占位病变究竟发现了多长时间，前后的 CT 或 MRI 影像结果显示的肿瘤体积是否有变化。如果该患者半年前就已经发现颅内占位，在随后的 CT 或 MRI 上肿瘤体积进展缓慢，即使患者有癌症病史，也要高度怀疑脑膜瘤可能性；反之，如果肿瘤影像证实进展迅速，则脑转移癌的诊断可能性更大。

从影像特点看，该患者为颅内单发肿瘤，且在大脑镰上有较广泛而明确的基底膜附着，瘤周边界清晰，注药后均匀强化，形状规则。就瘤周水肿而言，脑膜瘤和转移癌确实不易区分。因此详细的病史和影像特点，包括主诉、查体等，均是诊断与鉴别诊断的重要依据。从治疗策略看，如果高度怀疑脑膜瘤，则应该先考虑开颅手术；如果高度怀疑脑转移癌，则可以考虑分次分期的伽马刀治疗，会获得比较好的治疗效果和生活质量。当然单发的、体积较大的颅内占位，将手术作为第一选择，也是符合指南要求的。

参 考 文 献

杜军，2018. MRI 灌注成像鉴别单发脑转移瘤与高级别胶质瘤的价值分析. 影像研究与医学应用，2（4）：76-77.

刘宇栋，2018. 磁共振成像诊断与增强扫描在脑转移癌中的价值探讨. 影像研究与医学应用，2（21）：37-38.

翟永文，甘甜，赵雪娇，等，2020. 单发脑转移瘤 11 例术前 MRI 误诊分析. 临床误诊误治，33（11）：24-28.

FU J H，CHUANG T C，CHUNG H W，et al.，2015. Discriminating pyogenic brain abscesses，necrotic glioblas-tomas，and necrotic metastatic brain tumors by means of susceptibility-weighted imaging. Eur Radiol，25（5）：1413-1420.

全身肿瘤合并颅内血管畸形

全身肿瘤有时可合并颅内血管畸形，如果血管畸形发生出血，容易与脑转移癌或者脑转移癌出血性卒中混淆，二者治疗原则有天壤之别，在诊断和鉴别诊断时一定要加以注意。

病例

1）女性，60岁。

2）1个月前发现肺癌（图2-1A），行锁骨下淋巴结活检后证实为腺癌。

3）头痛、呕吐伴偏盲18天。

4）颅脑CT和MRI检查发现颅内多发占位，CT显示左枕占位伴出血（图2-1B）。

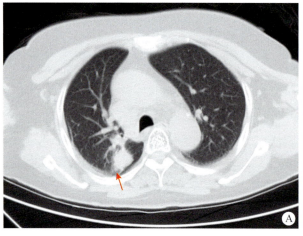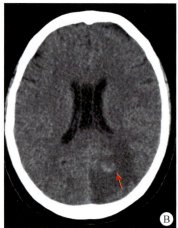

图 2-1 术前 CT

A. 肺部 CT 可见右肺占位（红色箭头所示）；B. 颅脑 CT 显示左枕低密度区域，其中心呈高密影，考虑出血（红色箭头所示）

患者肺部占位，淋巴结活检后病理为肺腺癌。活检术后10余天突然出现头痛、呕吐、伴右眼颞侧视野缺损，颅脑CT可见左枕部病变伴出血。MRI可见颅内多发占位，分布于右颞、右枕、左颞、左枕（图2-2），其中左枕占位体积最大且合并出血。当地医院诊断"肺癌脑转移伴出血性卒中"。来笔者所在医院就诊时颅内占位发生卒中已经18天，颅脑MRI显示颅内占位引起的出血已经开始被吸收，诊断考虑"颅内多发海绵状血管瘤出血"。患者入院后头痛、呕吐等症状好转，MRI显示颅内病变没有明显的占位效应，行甘露醇静脉滴注等保守治疗后患者出院，继续治疗肺癌。

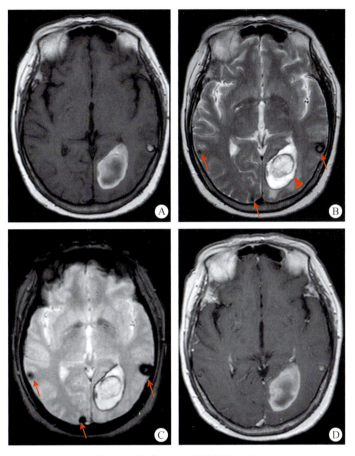

图 2-2 发病 18 天后的颅脑 MRI

A. MRI-T_1 序列，左枕叶和颞叶可见一大一小两个病灶，呈短 T_1 信号，提示病灶出血；B. MRI -T_2 序列，右颞叶、右枕叶、左颞叶可见体积较小的病灶，呈短 T_2 信号，为含铁血黄素沉积，提示陈旧性出血（红色箭头所示），左枕叶体积较大病灶呈长 T_2 信号，提示病灶不久前发生过出血（红色三角形所示）；C. MRI-3D-GRE SWI，右颞叶、右枕叶和左颞叶小病灶呈低信号，显示更清楚（红色箭头所示）；D. 增强后 MRI，与 T_1 序列对比病灶未见明显增强

    2 年后复查，颅内出血已经被吸收，颅内仍可见多发小病灶（图 2-3），为微小的多发散在海绵状血管瘤，与 2 年前相比，病灶稳定，未再出血。同时患者肺癌控制非常理想。

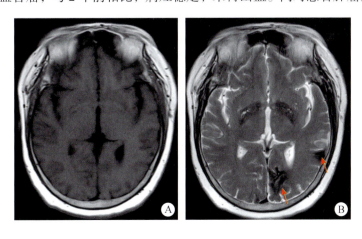

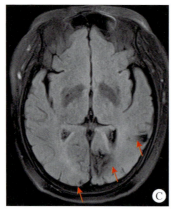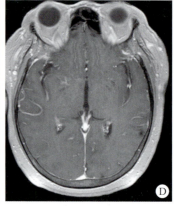

图 2-3　2 年后复查的颅脑 MRI

A. MRI-T$_1$ 序列，未见异常信号影；B. T$_2$ 序列，左颞和左枕叶可见形态不规则的短 T$_2$ 信号影，为出血吸收后的遗迹（红色箭头所示）；C. MRI FLAIR 序列，右枕叶、左颞叶、左枕叶病灶呈低信号；D. 增强 MRI 病灶未见增强

讨论

　　脑内海绵状血管瘤（cavernous angioma，CA）是以局灶性出血和癫痫发作为特点的脑内错构瘤，病因是毛细血管间质结构发育异常，CA 有单发病灶，也有多发灶。其中多发 CA 占比为 6%～33%。CA 呈桑椹状，与周围脑组织分界清，病灶内常反复出血、含铁血黄素沉着机化，伴胶质增生。脑内 CA 占颅内肿瘤的 0.9%，占脑血管畸形的23%～25%。三维梯度回波磁敏感成像（three-dimensional gradient recalled echo susceptibility-weighted imaging，3D-GRE SWI）可以提高对脑内 CA 的诊断率。3D-GRE SWI 能够发现更小的病灶，尤其是对多发 CA 的诊断敏感性更高。国内一组 14 例脑内 CA 的研究显示，MRI-T$_2$ 序列诊断出 27 个 CA 灶，而 3D-GRE SWI 则检出 94 个 CA 灶。

　　多发脑内 CA 易被误诊为其他脑内疾病，如脑囊虫、脑转移癌等。因为脑转移癌通常表现为多发，且有 14.7% 的脑转移癌可以发生肿瘤出血性卒中。所以，本例肺癌合并脑内多发 CA 伴出血性卒中，很难与肺癌多发脑转移伴出血性卒中相鉴别。脑内 CA 的治疗方法有手术、放疗，对于没有症状、偶然发现的脑内 CA，可以随诊观察；如果 CA 出血，则会出现临床症状，2～4 周出血吸收后，临床症状会逐渐好转，直至恢复正常。本例患者考虑 CA 可能性大，且就诊时距卒中发生已近 20 日，症状已有好转的趋势，因而行保守治疗，未选择手术。如果误诊为"脑转移癌"，进一步治疗可能是行开颅手术，或者脑部病灶放疗，这样会增加患者的创伤。

专家点评（首都医科大学三博脑科医院神经外科　石祥恩）

　　作者报告一例老年女性患者，右肺团块样病灶，周边有毛刺样改变，淋巴结病理活检证实腺癌，以上临床表现可以诊断肺癌。10 余天后，患者又出现急性头痛、恶心和呕吐，伴有视野缺损。CT 扫描显示左枕叶有一约 2cm 出血灶，MRI 影像显示短 T$_2$ 圆形小病灶，约 1cm，位于半球皮质下，病灶周边有陈旧性含铁血黄素沉积，注药后无增强。这个病例看起来不复杂，但该病例是对医生诊断能力的一个检验。一般来说，当颅内出现多发病灶时，身体其他部位有恶性肿瘤，医生的诊断倾向于脑转移癌。但是，根据 MRI 对海绵样血管畸形的特殊表现，除外了脑转移癌，经随访两年证实，颅内出血吸收，脑内海绵样血管畸形稳定，这样的处理值得赞扬，体现了全面思维、克服偏见的临床能力。脑转移癌是脑部最常见肿瘤，占颅内肿瘤的 3%～13%，患病率为 10/10 万，并有增高趋势。也有资料显示占颅内肿瘤的 15%～20% 不等。全身恶性肿瘤的 20%～40% 会发生脑转移，原发病灶多见于乳腺癌和肺癌，值得医生学习之处在于它与海绵样血管畸形治疗有相当的不同。海绵状血管畸形，以往称海绵状血管瘤，也称中枢神经系统血管畸形，占全部脑血管病的 0.4%～0.8%，占颅内血管畸形的 5%～15%；幕上多见，幕下占 10%～23%，脑干占 18%～35%（特别是脑桥多见）；儿童少见，占 3%～14.5%。出血发生率是 2.4%，再出血率高达 6.3%～32.2%。其病理特征为良性的血管错构瘤，病灶边界清楚，由薄厚不一的血管壁构成血窦样组织结构，其内可夹杂有神经组织、大的供血动脉和引流静脉，可伴有出血、钙化和血栓形成。直径多为 1～5cm，50% 的患者为多发。脑血管造影不能显示其病灶，但在静脉晚期像可见病变染色。MRI 影像可见血管流空和出血改变。颅脑 CT 扫描可显示增强病变。临床表现以癫痫发病者为 40% 以上；进行性神经功能缺损者为 50%；脑实质内出血者 20%，出血多表现为小量地反复出血。同时，要注意直系亲属成员易于发病的倾向。儿童以癫痫发病者占 20%，随着年龄增大，癫痫发病占比增加，达 60% 以上。从发病率、临床表现、病理特征角度来看，转移癌和海绵状血管畸形同时发病实属少见，这需要医生有综合考虑诊断的思维能力。

　　病例也启示我们要有完整认识疾病的观念，不可一叶障目。神经外科医生在临床工作中，对待每一个患者或疑难疾病时，要克服习惯性专业思维，实施诊断和治疗。常规专业认知捷径或简便性专业决策被认为是锚定思维，锚定思维下做出的判断、决策及系统变动易出现认知偏见。用专业经验或认知偏见处理复杂临床问题，可导致非预知风险或医疗偏差。认知偏见表现为外科医生多会用手术方法处理某一疾病，内科医生则偏爱用药物治疗。急诊室内充血性心衰伴有呼吸急促，急症医生容易忽略肺动脉栓塞的系统查验。术前计划全切除颅底肿瘤手术，术中发现肿瘤坚硬、钙化、侵袭神经血管结构，医生可谨慎地改变计划次全切除肿瘤，保护脑神经功能，术后结合其他治疗；但医生坚持了术前计划，患者术后神经功能缺失，得不偿失。框架思维性偏见评价急症背部疼痛患者时，骨外科医生过多考虑关节问题，脊柱外科医生多倾向退行性椎间盘疾病的慢性疼痛，而忽视了心脏和腹腔内的疾病。认知偏见反应的是相关综合能力不足，全面专业技术的学习和实践是有效克服认知偏见的途径。多学科临床学习利于提高专业技术水平和专业认知能力。3 年前，美国神经外科杂志创刊出版了神经外科病案教训 *Journal of Neurosurgery: Case Lessons*，每期有很多神经外科经典病例和经验教训报告，是神经外科医生专业学习、提高手术技术、克服专业偏见的好教材。经典病例报告，是认识疾病和治疗的开始，也是治疗新技术或打破技术壁垒的突破口，彰显了一位医生治疗复杂性和难治性颅脑疾病的智慧实践；用医生独到的技术见解，使一个病例和一组病例呈现其专业技术的极致；它无须文字的不休说教、推演铺陈，而是简单明了，更能激发医生的创新精神，这也被国际专业杂志提倡。

参 考 文 献

BANDER E D, EL AHMADIEH T Y, CHEN J, et al., 2023. Outcomes following early postoperative adjuvant radiosurgery for brain metastases. JAMA Network Open, 6（10）: e2340654.

FOX C K, NELSON J, McCULLOCH C E, et al., 2021. Seizure incidence rates in children and adults with familial cerebral cavernous malformations. Neurology, 97（12）: e1210-e1216.

HUANG J F, SHEN J F, LI X, et al., 2020. Incidence of patients with bone metastases at diagnosis of solid tumors in adults: a large population-based study. Ann Transl Med, 8（7）: 482.

KELLY P J, 2004. Technology in the resection of gliomas and the definition of madness. J Neurosurg, 101: 284-286.

LEHRER E J, AHLUWALIA M S, GUREWITZ J, et al., 2023. Imaging-defined necrosis after treatment with single-fraction stereotactic radiosurgery and immune checkpoint inhibitors and its potential association with improved outcomes in patients with brain metastases: an international multicenter study of 697 patients. J Neursurg, 138: 1178-1187.

LIU F, HU M, RUAN D, et al., 2024. Successful surgical management of a superior cerebellar artery aneurysm in a patient with Marfan syndrome: illustrative case. J Neurosurg Case Lessons, 7（10）: CASE23763.

LI Y M, SUKI D, HESS K, et al., 2016. The influence of maximum safe resection of glioblastoma on survival in 1229 patients: Can we do better than gross-total resection? J Neurosurg, 124: 977-988.

SHOUBASH L, BALDAUF J, MATTHES M, et al., 2022. Long-term outcome and quality of life after CNS cavernoma resection: eloquent vs. non eloquent areas. Neurosurgical Review, 45: 649-660.

VOGELBAUM M A, BROWN P D, MESSERSMITH H, et al., 2022. Treatment for brain metastases: ASCO-SNO-ASTRO guideline. J Clin Onco, 40（5）: 492-516.

3

全身肿瘤合并脑内脱髓鞘假瘤

脱髓鞘疾病是指中枢神经（脑和脊髓）实质内有大小不一的髓鞘脱失区，包括两类疾病：一是急性播散性脑脊髓炎，二是多发性硬化。20 世纪 80 年代，发现了一种介于急性播散性脑脊髓炎和多发性硬化的独立中间型，称为脑内脱髓鞘假瘤（demyelinating pseudo-tumor，DPT），临床上常被误诊为胶质瘤、淋巴瘤或者脑转移癌。

病例

1）女性，64 岁。

2）5 年前做过右肺癌切除术，病理：神经内分泌癌，术后放化疗，病情稳定。

3）近期出现左侧肢体无力，视野缺损。

4）颅脑 CT 及 MRI 发现颅内多发占位（图 3-1，图 3-2）。

5）观察 2 个月后，复查颅脑 MRI，病变变化不明显（图 3-3）。

患者因为 5 年前做过小细胞肺癌手术，颅内出现多发病变，首先考虑脑转移癌可能性大。术前 MRI 显示病变明显强化，但形状不规则，影像学上诊断脑转移癌缺乏证据。所以行脑立体定向活检术，病理：未见肿瘤细胞，淋巴细胞浸润，病变区域脱髓鞘，考虑炎性病变（图 3-4）。病理上排除肺癌脑转移。患者有小细胞肺癌病史，中枢神经系统出现非肿瘤性病变，考虑副肿瘤综合征，但是，副肿瘤综合征多出现于全身肿瘤发病之前，该患者 5 年前患肺癌，目前肺癌原位及全身其他部位未见转移灶，同时血液副肿瘤综合征相关

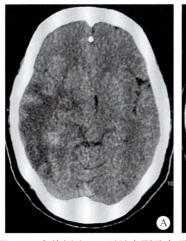 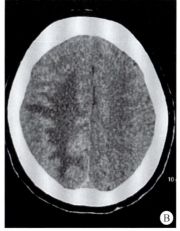

图 3-1　术前颅脑 CT 可见右颞及右顶部高密度影，病变周围脑水肿明显

抗体检测呈阴性，排除了副肿瘤综合征。基于上述，颅内病变考虑：脑内脱髓鞘假瘤。

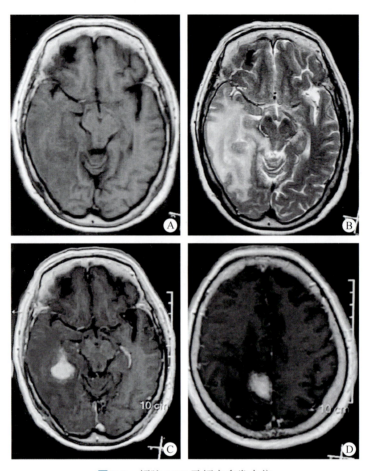

图 3-2　颅脑 MRI 示颅内多发占位

A、B. 颅脑 MRI，病变位于右颞、右顶，呈长 T_1、略短 T_2 信号；C、D. 增强 MRI，可见 2 处病变，增强明显且均匀

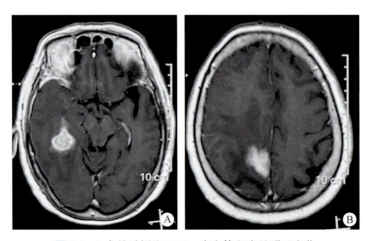

图 3-3　2 个月后颅脑 MRI，病变体积未见明显变化

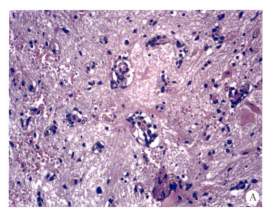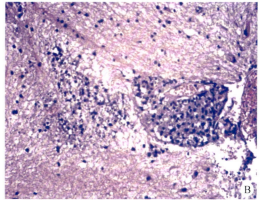

图 3-4　病理（HE×200）

散在、灶状及小血管周围有体积较小的淋巴细胞浸润，并可见 Russell 小体形成，星形细胞轻度增生，残留少许神经元，病变区域髓鞘脱失

讨论

脑内脱髓鞘假瘤是一种发生于中枢神经系统的肿瘤样脱髓鞘病变，常被误诊为脑肿瘤。病因尚不明确，可能与遗传、病毒感染、接种疫苗、化疗药物等因素有关。亚急性起病，可表现头痛、肢体活动及感觉障碍等神经系统症状。文献中也有原发癌 5 年后发生脑内脱髓鞘假瘤的报道。

脑内脱髓鞘假瘤多为脑内单发病灶，少数为多发，发生在大脑白质内，可累及灰、白质交界处；MRI 表现为病变呈长 T_1、长 T_2 信号，多伴有占位效应及周围水肿，其信号可均匀或不均匀，内部可合并囊变或出血；增强 MRI 可有环形、结节样及火焰状强化。脱髓鞘假瘤的特征性表现是增强 MRI 呈现开环状强化。

脱髓鞘假瘤对激素敏感，治疗后很少复发，预后良好。如果临床表现和影像学怀疑脱髓鞘假瘤，提倡行立体定向活检，明确性质后采用激素诊断性冲击治疗，避免开颅手术对患者造成神经功能损伤。

（此病例由首都医科大学三博脑科医院河南院区张佳栋、段磊医生提供）

专家点评（首都医科大学三博脑科医院神经内科　陈胜云）

脑内脱髓鞘假瘤，曾经被归类为多发性硬化和急性播散性脑脊髓炎之间的独立中间型。1979 年，van Dor Velden 首次对该病进行了报告。本病常以中枢神经系统单发肿块形式出现，呈急性或慢性起病。临床表现多样化，易误诊为脑肿瘤，误诊率几乎达 100%。误诊原因大多归因于临床症状及生化检查无特殊性、影像表现缺乏特异性、临床发病率低，对其缺乏全面认识。因此，全面了解其临床特征和影像表现可提高术前诊断率。

充分利用神经影像学特征是避免误诊的关键。脑内脱髓鞘假瘤在 CT 或 MRI 平扫上显示水肿程度及占位效应较脑肿瘤相对轻。增强序列可见病灶明显增强，可呈弥漫性、结节状或环形强化。开环状强化，即开环征（openring sign），是本病特征性表现，对不典型脱髓鞘病变诊断有高度特异性。与胶质瘤不同的是在病灶中心的坏死或囊变部分，MRI 波谱分析可见 N- 乙酰天冬氨酸（NAA）/ 肌酸（Cr）比值低于其他非坏死区域。

　　临床上遇到具有占位效应的孤立病灶时，应考虑到脱髓鞘病变的可能。当临床表现及 MRI 倾向脱髓鞘假瘤时，可以先行皮质激素试验性治疗，在观察中进一步诊断。对于孤立并有占位效应的病变，应尽快行立体定向穿刺活检术。

参 考 文 献

傅华，金星，2017.脱髓鞘假瘤误诊为脑转移瘤 1 例 . 局解手术学杂志，26（7）：539-540.

晋强，王江飞，江涛，等，2008.脑内脱髓鞘假瘤 . 中国微侵袭神经外科杂志，13（4）：155-157.

周庚寅，高鹏，曹吉臣，等，2004.疑似星形细胞瘤的脱髓鞘假瘤 . 临床与实验病理学杂志，6：670-673.

GIVEN C A，STEVENS B S，LEE C，2004. The MRI appearance of tumor factive demyelinating lesions. AJR，182（1）：195-199.

JAFFES L，MINAGAR A，2005. Demyelinating pseudotumor. J Arch Neurol，62（9）：1466.

全身肿瘤转移至颅内肿瘤

　　颅内同时发生多种组织起源不同的肿瘤在临床上并不罕见，其中以神经鞘瘤合并脑膜瘤最为常见。根据病理机制可将此肿瘤分为两类：碰撞瘤（collision tumor）和肿瘤间转移（tumor-to-tumor metastasis）。碰撞瘤是指两种不同病理性质的肿瘤发生于同一解剖部位，并在生长过程中相互接触或融合的现象。肿瘤间转移特指某一原发肿瘤细胞转移至另一原发肿瘤内部生长，Campbell 等提出的肿瘤间转移的界定条件包括：①存在两种及以上独立原发肿瘤；②受体肿瘤为真性肿瘤；③转移灶在受体肿瘤内部独立生长，需排除邻近肿瘤直接浸润或瘤栓机械性附着；④排除淋巴造血系统肿瘤转移至淋巴结的常规途径。在全身肿瘤转移至神经系统肿瘤的病例中，受体肿瘤以脑膜瘤最为常见，供体肿瘤则多为乳腺癌和肺癌。

病例

1）女性，69 岁。
2）间断性言语困难 3 天入院。
3）查体：未见异常。
4）颅脑 CT 发现左额占位，MRI 显示占位信号混杂（图 4-1，图 4-2）。

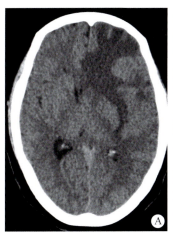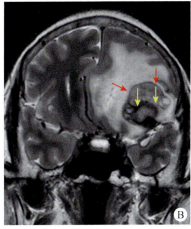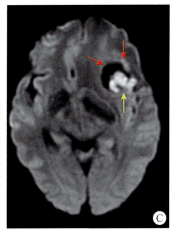

图 4-1　术前颅脑 CT 及 MRI

A. 术前颅脑 CT 可见肿瘤位于左额，等密度，瘤周水肿明显；B. MRI 冠状位 T_2 序列，肿瘤呈混杂信号，肿瘤内部有分隔（黄色箭头所示）；C. MRI 弥散加权成像，肿瘤内两种信号，既有高信号（黄色箭头所示）又有低信号（红色箭头所示）

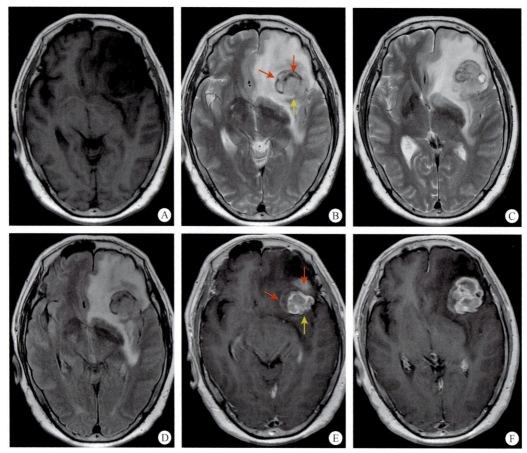

图 4-2　术前颅脑 MRI

A. MRI-T$_1$ 序列，可见肿瘤位于左额，长 T$_1$ 信号；B、C. MRI 轴位 T$_2$ 序列，肿瘤呈混杂信号，肿瘤内部有分隔（红色及黄色箭头所示），D. MRI-FLAIR 序列；E、F. 增强 MRI，肿瘤呈不均匀强化（黄色箭头所示增强明显，红色箭头所示增强不明显）

　　术前诊断考虑胶质瘤可能性大，行左额开颅肿瘤切除术，术中全切除肿瘤，术后病理为间变星形细胞瘤，瘤内有腺癌成分（图 4-3）。患者放弃后续治疗，没有进行针对腺癌溯源的检查和相应的治疗。但两种不同来源的肿瘤成分仍然支持颅外来源的恶性肿瘤转移至颅内肿瘤的诊断。

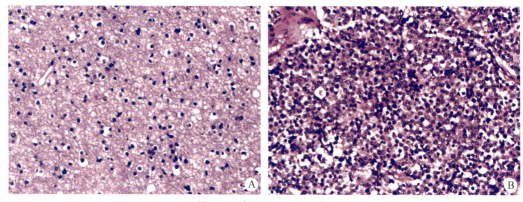

图 4-3　病理（HE×100）

A. 间变星形细胞瘤成分，B. 腺癌成分

讨论

神经系统肿瘤之间的转移罕见，目前文献仅有百余例报道。在中枢神经系统肿瘤中，脑膜瘤生长缓慢，血供丰富，所以脑膜瘤是最常见的神经系统宿主肿瘤。由于恶性肿瘤经常发生柔脑膜转移，柔脑膜转移病灶可在脑膜瘤附近生长，随后两个肿瘤连续融合成为碰撞瘤。除了脑膜瘤，神经鞘瘤和垂体腺瘤也是颅内常见的宿主肿瘤。

肿瘤间转移的转移源基本都是恶性肿瘤，在转移至脑膜瘤的恶性肿瘤中，乳腺癌、肺癌、肾细胞癌排在前三位。肾细胞癌常转移至血管母细胞瘤中，而转移至颅内的恶性肿瘤以乳腺癌、肺癌和黑色素瘤为主。

胶质瘤是颅内原发恶性肿瘤中最常见的宿主肿瘤，文献有 16 例相关报道。本文的病例其宿主肿瘤为间变星形细胞瘤，可能由于肿瘤血供丰富而出现颅外恶性腺癌转移至其内，发生了肿瘤间转移。从强化的 MRI 中可见明显强化的肿瘤边缘外有另一弱强化区域，我们推断弱强化区为间变星形细胞瘤的边界，而明显强化区为腺癌的边界，提示腺癌转移至间变星形细胞瘤内，继续增殖生长造成上述表现。

虽然肿瘤间转移是神经系统罕见的现象，但作为神经外科医生要了解这种现象及其形成原因，并学会区分肿瘤间转移与碰撞瘤，了解这种现象的形成原因。虽然术前很难诊断，但术后对两种不同肿瘤的积极治疗是必要的。

（此病例由首都医科大学三博脑科医院刘方军医生提供）

专家点评（首都医科大学附属北京潞河医院肿瘤中心　严冬）

碰撞瘤属于临床罕见疾病，系指来源于不同组织的两种肿瘤出现在同一部位。而肿瘤间转移是一种肿瘤转移到另一种肿瘤中，在颅内的发生率更低。临床表现及影像学检查均无明显特异性，术前诊断十分困难。脑膜瘤是常见的神经系统受体肿瘤，接受供体乳腺癌和肺癌的转移灶。脑膜瘤和转移癌的肿瘤间转移 CT 常表现为类圆形稍高密度肿块，边界模糊；MRI 检查表现为 T_1 稍低信号，T_2 稍低 / 稍高信号，边界不清，信号强度不均匀，周围水肿，有占位效应，周围脑室可受压移位。病理上，肿瘤间转移需与混合性肿瘤及复合性肿瘤相鉴别。混合性肿瘤是指多种组织成分起源于单克隆起源的肿瘤，其本质上是一种肿瘤；复合性肿瘤是指肿瘤内混有两种不同的细胞类型，之间没有明确的界限。肿瘤间转移成分复杂，治疗与其分期、各组成成分及其比例、对化疗药物的敏感性及其生物学特点有关。

本文提供的病例影像学检查提示：颅脑 CT 可见等密度占位，肿瘤周围水肿明显；MRI 提示 T_2 序列可见混杂异常信号影，肿瘤内部有分隔，MRI 弥散像见高低混杂信号，需警惕肿瘤间转移。经术后病理证实为间变星形细胞瘤，瘤内有腺癌成分。这个病例提示我们，在临床实践过程，应该关注罕见疾病，减少误诊的可能。

参 考 文 献

CAMPBELL L V，GILBERT E，CHAMBERLAIN C R，et al.，1968. Metastases of cancer to cancer. Cancer，22：635-643.

ERDOGAN H，AYDIN M V，TASDEMIROGLU E，2014. Tumor-to-tumor metastasis of the central nervous system.Turk Neurosurg，24（2）：151-162.

SYED S，KARAMBIZI D I，BAKER A，et al.，2018. A comparative report on intracranial tumor-to-tumor metastasis and collision. Tumors World Neurosurg，116：454-463.

全身肿瘤合并脑脓肿

有全身原发癌病史同时合并颅内占位，是诊断脑转移癌的一个重要依据，但还需与其他颅内疾病相鉴别。在脑转移癌的鉴别诊断中，脑脓肿有相似的影像学表现，需特别注意。脑脓肿是良性病变，其治疗通常不需开颅手术，只需脓肿穿刺引流即可。

病例

1）男性，65岁。

2）1个多月前行直肠癌手术，术后出现间断发热，最高体温39.3℃。

3）10天前出现右侧肢体无力。

4）查体：右侧肢体肌力3～4级，其余神经系统查体正常。

5）术前颅脑影像检查可见病变位于左侧顶枕部，囊性，病变周围水肿明显（图5-1）。

患者直肠癌手术后，化疗一个疗程，出现了颅内症状，颅脑MRI可见左侧顶枕部占位，脑转移癌并不能排除，患者直肠癌术后出现了间断高热，影像学上病变表现为囊性，囊壁较薄且均匀一致强化，MRI弥散像（DWI序列）显示囊腔内容物呈高亮信号。加之既往诊断结直肠癌脑转移的经验，即结直肠癌脑转移多为实性转移灶，CT呈略高密度，MRI呈短T_2信号，增强后强化不明显。所以，考虑脑脓肿可能性大，治疗选择立体定向引导下脑脓肿穿刺引流术。术中穿刺进入脓肿腔内，注射器抽吸出约5ml黄白色黏稠脓液（图5-2）。

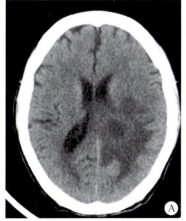
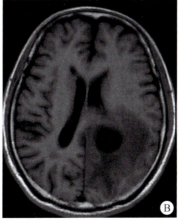
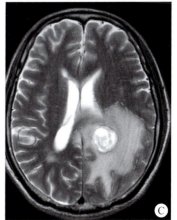

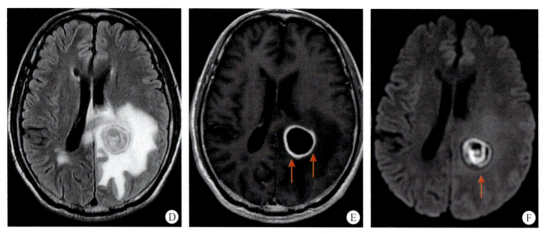

图 5-1　术前颅脑影像

A. 颅脑 CT 可见病变位于左侧顶枕部，低密度，病变周围水肿明显；B. MRI-T$_1$ 序列，病变为囊性，囊液呈长 T$_1$ 信号；C. MRI-T$_2$
序列，病变呈长 T$_2$ 信号，病变周围水肿明显；D. FLAIR 序列；E. 增强 MRI，病变囊壁呈均匀一致强化，囊壁较薄（箭头所示）；
F. MRI 弥散加权成像，病变中心的囊液不弥散，呈高亮信号，提示脓肿的可能性大（箭头所示）

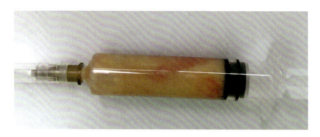

图 5-2　术中抽吸出的脓液，黄白色，黏稠

　　脓肿穿刺后患者头痛、肢体无力症状明显好转，予以抗生素对症治疗。1 个月后复诊，
患者肢体肌力恢复正常，颅脑 MRI 显示脓肿腔消失，脓肿周围的脑水肿明显好转（图 5-3）。

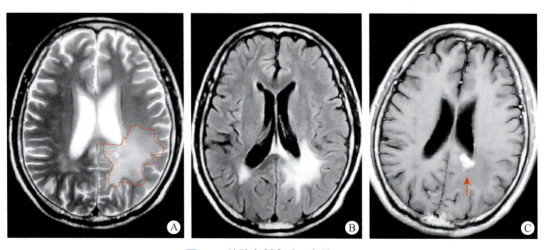

图 5-3　脓肿穿刺术后 1 个月 MRI

A. MRI-T$_2$ 序列；B. FLAIR 序列，可见脑水肿的面积明显缩小；C. 增强 MRI，脓肿腔消失，只留下一处小片状脓肿壁的痕迹

讨论

脑脓肿是由细菌或真菌引起的局灶性脑内病变，主要由脓液、免疫细胞和其他物质构成。脑脓肿是少见的颅内感染性病变，发病原因包括全身或者颅脑手术病史、先天性心脏病、瓣膜病及中耳炎等。全身肿瘤术后、放疗或化疗期间，患者免疫功能低下，是发生脑脓肿的一个诱因。脑脓肿是一种良性疾病，临床上脑脓肿患者中无发热症状者反而多见，这一点在脑脓肿患者中较为特殊。同时，脑转移癌中有一部分属于囊性转移灶，其囊壁同样薄壁且强化均匀，与脑脓肿的影像学特征有相似之处。因此，影像学检查，尤其是 MRI 弥散加权成像（DWI）就格外关键，其对鉴别肿瘤和脓肿有非常重要的临床意义（图 5-4）。

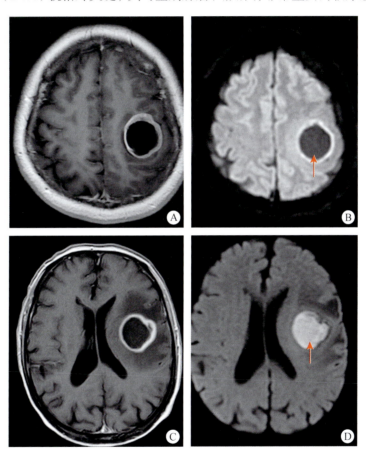

图 5-4　囊性转移癌与脑脓肿的影像学鉴别

A、B. 囊性脑转移癌；C、D. 脑脓肿。增强 MRI 图 A、C 均显示环形强化，但是从 DWI 像上看，B 为转移癌，囊内为液体，弥散后呈低信号（箭头所示），D 为脓肿，囊内为脓液，弥散后呈高亮信号（箭头所示）

肿瘤是脑脓肿的高危因素，其中实体肿瘤的比值比为 4.12（95% 置信区间为 3.37～5.04），血液系统肿瘤的比值比为 8.77（95% 置信区间为 5.66～13.6）。颅脑肿瘤术后脑脓肿通常由皮肤定植菌引起，如葡萄球菌或革兰阴性杆菌，其中 41% 为金黄色葡萄球菌感染。值得注意的是，文献报道了 9 例罕见的颅脑肿瘤术后肠炎沙门菌引起的脑脓肿，这可能与糖皮质激素的使用有关。此外，也有文献报道脑肿瘤术后产气芽孢杆菌引起的脑脓肿。非神经外科肿瘤术后脑脓肿罕有报道，鼻窦未分化癌和肝细胞癌术后有发生脑脓肿的报道。

专家点评（山东第一医科大学附属肿瘤医院／山东省肿瘤医院结直肠外科　孙燕来）

结直肠癌常见转移部位依次为肝、肺、骨、腹膜等，而结直肠癌脑转移较少见，通常发生在疾病进展的晚期。脑转移的症状根据转移癌的数量、部位、大小表现有所不同，但预后较其他部位转移差。治疗方法包括手术、放疗、药物治疗和对症支持治疗等，治疗效果欠佳。

脑脓肿的早期诊断和及时治疗对患者的预后极其重要，但临床工作中，特别是患者伴有癌症时，其与转移癌的鉴别比较困难，容易错失治疗时机。临床中不少患者早期并无发热寒战等感染症状，其临床表现与脑转移的表现重叠，干扰鉴别诊断，导致误诊发生。

CT和MRI检查是诊断脑脓肿的主要影像学方法，本文这例脑脓肿患者有直肠癌手术的病史，术后恢复期间发热后出现了颅内症状，MRI检查发现左侧顶枕部占位，结合影像学表现和临床表现，神经外科会诊考虑脑脓肿的可能性大。但对于临床中非包膜的脑脓肿，在常规CT和MRI检查中的表现更不具有特异性，同时该患者患有直肠癌，需要进一步与转移癌、高级别胶质瘤、脱髓鞘病变、脑梗死进行鉴别诊断。

本病例病情较急，脑脓肿与脑转移癌症状有重叠，鉴别诊断充分，治疗处理及时，效果明显。这提示我们，癌症患者在手术、放疗或者药物治疗期间，免疫功能低下，并发脑脓肿概率明显增加。脑脓肿是一种致命性的中枢感染性疾病，需要及时准确的临床诊断，并积极给予干预治疗措施，可取得最佳的预后效果。

参 考 文 献

BODILSEN J, DALAGER P M, VAN de B D, et al., 2020. Risk factors for brain abscess: a nationwide, population-based, nested case-control study. Clinical infectious diseases: an official publication of the Infectious Diseases Society of America, 71 (4): 1040-1046.

COHEN J E, MIEREZ R, TSAI E C, 1999. Postcraniotomy gas-containing brain abscess: a neurosurgical emergency. Case report. Surgical neurology, 51 (5): 568-570.

MCCLELLAND S 3rd, HALL W A, 2007. Postoperative central nervous system infection: incidence and associated factors in 2111 neurosurgical procedures. Clinical infectious diseases: an official publication of the Infectious Diseases Society of America, 45 (1): 55-59.

TONON E, SCOTTON P G, GALLUCCI M, et al., 2006. Brain abscess: clinical aspects of 100 patients. Int J Infect Dis, 10 (2): 103-109.

WANG X L, LI H, WANG Q S, et al., 2006. Clinical value of pre-and postoperative 18F-FDG PET/CT in patients undergoing liver transplantation for hepatocellular carcinoma. Journal of Southern Medical University, 26 (8): 1087-1091.

6

肺脓肿合并脑脓肿

　　肺癌易发生脑转移，肺部其他病变也可同时影响脑部，有时容易误诊为肺癌脑转移，临床诊疗时应引起注意。

病例

　　1）男性，64岁。

　　2）左侧肢体偏瘫2周余，伴意识减退1天。

　　3）入院前2周出现左侧肢体偏瘫，当地医院行颅脑、肺CT检查发现颅内多发占位及肺部肿物（图6-1），考虑为"肺癌伴脑转移"，肢体无力症状逐渐加重并出现意识障碍，10天前出现昏睡，不能言语。2天前颅脑病变行伽马刀治疗一次，1天前行肺部肿物穿刺，结果提示"脓肿"，后患者意识再次减退至朦胧状态，同时出现发热，转入笔者所在医院。

　　4）查体：昏睡状态，无言语，刺激可睁眼及定位；左侧肢体肌力0级，右侧肢体肌力4+级。

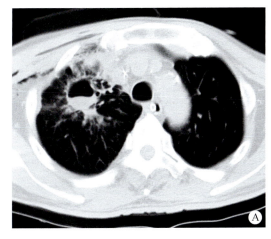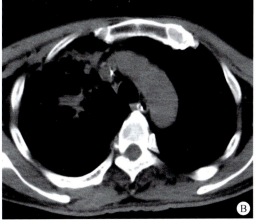

图 6-1　肺部 CT，右肺团块状阴影，病变内有空洞及气液平面

　　5）入院后复查颅脑 MRI，显示病变为囊性，囊壁较薄，MRI 弥散加权成像显示囊内容物呈高信号（图6-2）。

　　肺部穿刺结果考虑脓肿，所以脑内病变提示脑脓肿可能性大，脑脓肿占位明显、病变周围有严重的脑水肿（图 6-2），患者意识明显变差，急诊行脑立体定向穿刺脓肿引流术（图 6-3），囊腔内引流出黄白色脓液，确诊为脑脓肿，术后患者意识障碍明显改善。

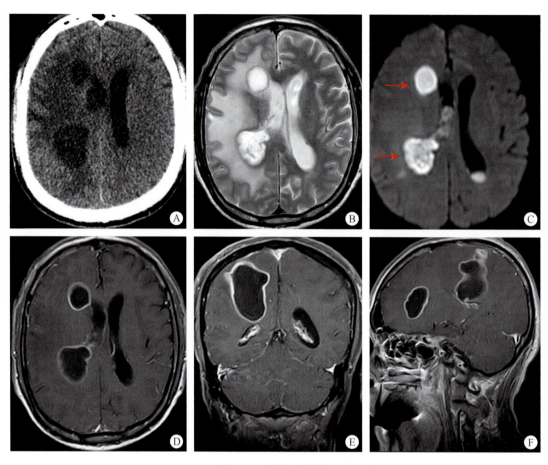

图 6-2　术前颅脑影像

A. CT 可见右侧额叶，顶叶囊性占位；B. MRI-T$_2$ 序列，病变周围水肿明显；C. MRI 弥散加权成像显示两处病变内囊液呈高信号，提示脓液可能性大，左侧侧脑室枕角也可见高信号，提示脓肿已经破入脑室；D、E、F. 增强 MRI，病变囊性，囊壁较薄呈环形强化

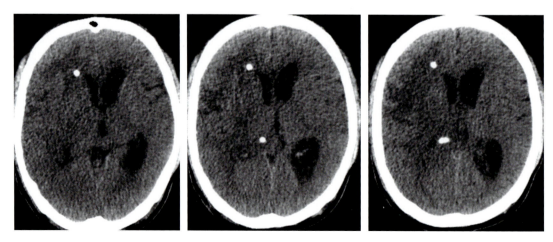

图 6-3　立体定向脓肿穿刺术后 CT，可见脓腔消失，引流管位置良好

讨论

此例患者是肺脓肿引发脑脓肿的一个病例，肺脓肿和脑脓肿同时出现，实属少见，肺脓肿导致脑脓肿，也是肺部致病菌通过血行途径播散至脑内。典型脑脓肿有全身感染病史，以及发热、头痛等颅高压症状，MRI 表现为薄壁、环形强化，MRI 弥散像（DWI 序列）上脓液为高信号。

目前肺脓肿发生率低，典型症状如发热、咳痰、消瘦少见。近年来肺癌的发病率逐年增高，且肺癌脑转移的发生率也非常高，所以当肺部有占位同时发现脑部有占位时，很容易首先考虑肺癌脑转移。但是脑转移癌和脑脓肿从病史和影像学上是可以鉴别的。因为脓肿和肿瘤治疗方法不同，当影像鉴别诊断困难时，应穿刺肺部或脑部病灶，明确病理后再进行下一步治疗。

脑脓肿是起源于脑实质局部炎症区域的局灶性感染，发展为富含血管包膜包围的脓腔。脑脓肿多见于一些易感人群，如免疫缺陷、先天性心脏病或血脑屏障破坏的患者。脑脓肿的成因是细菌通过血液传播至脑内或邻近感染部位侵犯所致。而血液传播是其主要传播方式。肺脓肿并发脑脓肿较为罕见，文献中偶有报道，肺脓肿是脑脓肿的高危因素。肺脓肿并发脑脓肿主要通过血液传播，当机体免疫功能受损时，菌血症侵入全身，肺和脑便不可避免受到侵害，致病菌以诺卡菌和中间链球菌多见。

诺卡菌属于需氧革兰氏阳性细菌，可通过呼吸道吸入或损伤的皮肤直接接触传播，可使人患肺诺卡菌病，并可通过血液播散至脑内，形成脑脓肿，治疗通常首选磺胺甲恶唑，并提倡与碳青霉烯类、阿米卡星、氟喹诺酮类、β- 内酰胺类、利奈唑胺等多种抗生素联合用药。中间链球菌是一种 β- 溶血性革兰氏阳性球菌，属于正常人体共生菌，是口腔、阴道、呼吸道和胃肠道正常菌群的一部分，具有明显引起脓肿的倾向。牙科操作和鼻窦炎是其感染的两个最重要潜在危险因素。治疗通常选择头孢曲松、甲硝唑及万古霉素联合使用。

此外，烟曲霉、裂褶菌、肺炎克雷伯菌和嗜沫凝聚杆菌也可引起肺脓肿合并脑脓肿。更少见的是肺脓肿引起脓毒性栓塞性脑梗死，然后转化为脑脓肿，可通过抗生素治疗和脓肿引流达到治愈。值得注意的是，在没有组织病理学检查的情况下，有时很难将肺脓肿合并新发脑内病变与脑肿瘤进行鉴别。可以先通过 MRI 进行鉴别，DWI 上的高信号可以区分脑脓肿和脑肿瘤。

专家点评（首都医科大学附属北京朝阳医院呼吸与危重症医学科　朱剑）

该病例在肺部和脑部 CT 上同时出现"透亮区"的病变，很容易让医生联想到两种疾病模型，即肺脓肿合并脑脓肿或者肺癌并发脑转移，那么到底是哪种疾病模型？个人认为可以先从肺部 CT"透亮区"病变鉴别诊断入手。该病例肺部 CT 提示单发"空洞"病变，需要鉴别的疾病包括肺脓肿、肺癌空洞、结核空洞、肺囊肿合并感染。不同疾病导致的"空洞"，病变在空洞本身特点、空洞内是否有积液、空洞周边是否有渗出、是否有感染症状等方面有各自的特点。例如肺脓肿出现空洞的特点为空洞内壁比较规则、壁薄、有气液平、空洞周边有渗出影、有发热和炎性指标升高等全身感染表现；而肺癌空洞的特点为空洞内壁不规则、壁厚、没有气液平、空洞周边没有渗出影、没有发热和炎性指标升高等全身感染表现，而且病变周围毛刺、分叶、胸膜牵连、纵隔淋巴结肿大等肺癌征象明显。结合该患者临床表现和 CT 特征，肺部病变首先考虑肺脓肿可能，再结合颅脑 MRI 的影像特点，考虑脑部病变为脑脓肿可能，最终经过肺部和脑部穿刺引流后证实。如若患者临床特征和 CT 特征符合肺癌空洞特点，此时应更多考虑肺癌并发脑转移，当然最终仍需要病理或穿刺检查确定诊断。

参 考 文 献

李维，邹慧敏，亚白柳，等，2021. 脑脊液二代测序诊断诺卡菌致多发脑脓肿 1 例 . 中国神经精神疾病杂志，47（02）：106-108.

BODILSEN J，DALAGER-PEDERSEN M，VAN DE BEEK D，et al.，2020. Risk factors for brain abscess：a nationwide，population-based，nested case-control study. Clin Infect Dis，71（4）：1040-1046.

BROWNE W D，LIEBERSON R E，KABBESH M J，2021. Nocardia cyriacigeorgica brain and lung abscesses in 77-year-old man with diabetes. Cureus，13（11）：e19373.

GAVARUZZI F，CHINELLO P，CUCINOTTA G，et al.，2023. Streptococcus intermedius brain abscess with lung abscess and aortic valve endocarditis：a case report and literature review. Infect Dis Rep，15（4）：445-453.

SHRUTHI U，PRABHU RAJ A R，KUMARI H B V，et al.，2019. Anaerobic bacteriological profile of brain abscess in a tertiary care center in southern India. Anaerobe，59：68-71.

肺结核合并脑结核

除肺脓肿外，肺结核的发病率也逐年增加。有时肺结核易于合并脑结核，容易误诊为肺癌脑转移，临床中应引起注意。

病例

1）男性，21岁。

2）左侧肢体麻木1个月，间断晕厥2天。

3）3年前体检发现肺部阴影（左肺上叶、下叶），以"慢性感染"治疗数月后好转。

4）1个月前开始出现左侧肢体间断麻木，呈一过性，2～3天出现一次，未予特殊注意。2日前晨起自觉左侧上肢不灵活，后出现晕厥，清醒后对发病过程记忆不清。

5）神经系统查体未见异常。

6）院外影像检查发现右顶叶及肺部占位性病变（图7-1）。

本例患者年轻，肺癌的可能性较小，但是肺部占位明显，3年前肺部有"炎症"病史，治疗后好转，这次肺部病变和脑部病变同时发生。颅脑MRI诊断"脑转移癌"，但不典型，为明确病变性质，行脑部立体定向活检术（图7-2），病理：考虑炎性病变，不排除特殊感染可能，抗酸染色可见个别可疑阳性杆菌。即不排除肺部及脑部结核感染或者其他非特异性炎症感染，转至专科医院继续治疗。

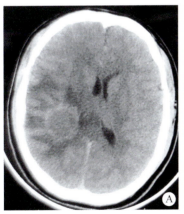
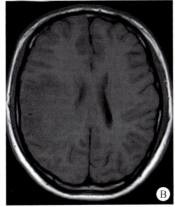
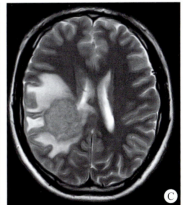

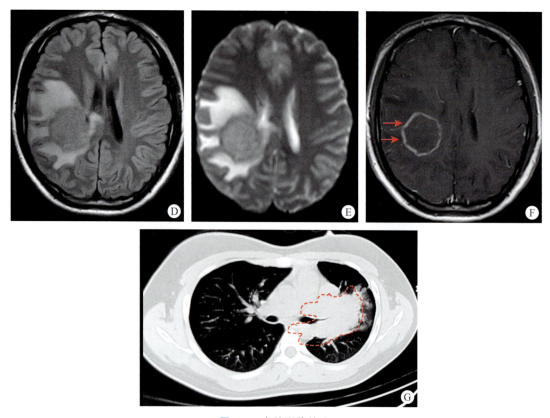

图 7-1　术前影像检查

A. 术前颅脑 CT，可见右顶等密度病变；B～E. 颅脑 MRI 平扫序列，病变实性，等 T_1、等 T_2 信号，病变周围水肿明显；

F. 增强 MRI 可见病变呈环形强化；G. 肺部 CT 显示左肺门巨大占位

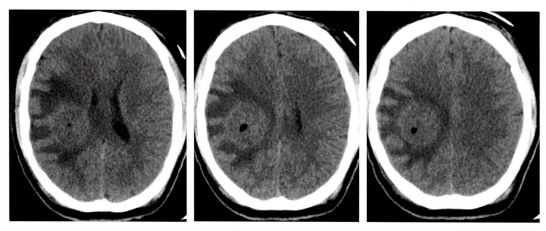

图 7-2　立体定向活检术后的颅脑 CT

可见活检取材部位精准

讨论

中枢神经系统结核病有 3 种类型：脑膜结核、脑实质结核和混合型颅内结核（intracranial

tuberculosis）。结核瘤常见于儿童，最常见的部位是大脑半球。脑结核瘤的影像学无特异性表现。CT 显示结节为等密度或高密度病变，可伴有钙化，增强 CT 呈环形强化，被称为靶征，是结核瘤的特异性表现。对于小结核瘤和位于脑干的结核瘤，MRI 比 CT 扫描更敏感。T_1 加权像呈中、低信号，增强后呈环形增强。在 T_2 加权序列上，呈低信号，周围水肿明显。

　　脑结核瘤与脑转移癌在临床表现和影像学表现上有一些相似之处，因此容易被混淆。以下是两者的鉴别诊断要点：病史和流行病学史：脑结核瘤多发生在青壮年人群，常伴有结核病的其他症状，如咳嗽、咳痰、乏力等。而脑转移癌多发生在中老年人群。MRI 是诊断脑结核瘤和脑转移癌的主要影像学方法。脑结核瘤的病灶多位于基底节、中线和脑室周围区域，通常为多灶性，可呈现结节状、壳状、环状强化。而脑转移癌多为单发或多发的圆形或椭圆形病灶，常位于脑灰质和白质交界处，通常呈现环状强化，其强化边缘多不规则。脑脊液检查：脑结核瘤患者的脑脊液压力高，细胞数增多，蛋白含量增高，糖含量降低，结核杆菌阳性率较高，而脑转移癌患者的脑脊液检查常为阴性。

　　抗结核治疗最初采用异烟肼、利福平、乙胺丁醇和吡嗪酰胺联合治疗 2 个月，随后采用双重治疗（异烟肼、利福平）。建议治疗时间为 9 ～ 12 个月。皮质类固醇治疗通常用于广泛的脑水肿或有脑膜累及。立体定向活检结合组织病理学分析可以明确诊断，但只有在非侵入性方法不能确定的情况下才建议使用。开颅手术仅适用于颅内压增高、视力下降、后颅窝结核瘤出现脑积水及经药物治疗后结核瘤异常增大的情况。

专家点评（首都医科大学附属北京胸科医院结核内科　杨新婷）

　　支气管结核是发生在支气管黏膜或黏膜下层的结核性病变，在 CT 影像上，常累及多段支气管，范围较长，病变与正常支气管界限不清；支气管壁多呈条状、结节状增厚，管腔不规则变窄，多无明显突破支气管壁向外生长，病史长的可表现为支气管壁僵硬、扭曲变形及钙化；常为不全性闭塞，故支气管扭曲狭窄与其远端支气管扩张可并存，中央型肺癌此征象不多见；支气管结核患者多伴有其他肺内播散病变，或伴有肺门、纵隔淋巴结增大伴环状强化。中心型肺癌累及支气管范围小，管壁局部偏心性增厚，与正常管壁分界较清，当肿块较大时呈分叶状、周围短细毛刺、对邻近组织破坏浸润等恶性征象较为明显，癌性淋巴结易融合成团，增强扫描常无环状强化。

　　颅内结核是结核分枝杆菌通过血行播散引起的一种严重的中枢神经系统结核病，占所有结核病相关死因的 1.5% ～ 3.2%，在疾病致残率排名中位列第 11 位，致死率位列第 13 位。颅内结核已成为威胁人类健康的结核病的重要类型之一，可发生于任何年龄段人群，常发生于儿童和青少年，临床主要表现为颅内高压、癫痫、脑膜刺激征、颅脑神经损害等症状。目前颅内结核影像学分为 3 种基本类型：脑膜结核、脑实质结核和混合型颅内结核。脑实质结核包括结核结节与结核瘤、结核性脑炎和结核性脑脓肿三种类型。脑脊液中结核分枝杆菌病原学阳性对颅内结核具有确诊价值，但目前脑脊液结核分枝杆菌病原学检测总体灵敏度不足 30%，对于无脑膜受累的脑实质结核诊断困难，容易误诊。结核结节与结核瘤的病理基础为中心干酪样坏死，周围肉芽肿包绕，当直径较大或干酪样坏死所占比例较大时，表现为环形病灶，影像学上表现为脑实质内由外周环状结构和不同信号的中心结构组成，可呈圆形、类圆形或不规则形态，常为多发，可成簇分布。颅内转移癌以多发者为主，单发性脑转移癌约占颅内转移癌的 35%，分布与多发性转移癌相似，以大、小脑半球皮质及皮髓交界部为主，单发脑转移癌多数体积较大，水肿以指状为主，其程度与肿瘤大小不成比例，单发性脑转移癌原发灶以肺癌为主。单发脑转移癌要与恶性胶质瘤、恶性淋巴瘤、血管母细胞瘤、单发性脑脓肿、颅内结核瘤等鉴别。

本例患者为青年男性，体检发现肺部阴影，无咳嗽、咳痰、咯血、盗汗、乏力、午后低热等结核中毒症状，CT 平扫可见左肺门肿块伴左主支气管狭窄，无明显支气管播散，狭窄支气管表现与典型支气管结核不同，容易误诊为中心型肺癌。患者以单侧肢体麻木发病，颅内孤立实性等 T_1、等 T_2 病变伴水肿，结合肺部占位病变，容易误诊为肺癌，颅内转移。立体定向活检结合组织病理学分析对该患者颅内病变的性质具有早期确诊价值，患者定位活检后接受了规范的抗结核治疗，预后良好。这个病例提示我们，不典型肺结核和颅内结核诊断困难，脑立体定向活检技术有望弥补不足，显著提高颅内不典型结核瘤、结核性脑脓肿的确诊率从而使患者及时获得治疗，降低其病死率和致残率。

参 考 文 献

ARVIND C，KORATH M P，RAVEENDRANADHAN K，et al.，1993. A retrospective study of 1247 cases of intracranial tuberculomata diagnosed by computerized tomography. J Assoc Physicians India，41（9）：559-561.

HEJAZI N，HASSLER W，1997. Multiple intracranial tuberculomas with atypical response to tuberculostatic chemotherapy：literature review and a case report. Infection，25（4）：233-239.

KILANI B，AMMARI L，TIOUIRI H，et al.，2003. Manifestations neuroradiologiques initiales de la tuberculose du système nerveux central de l'adulte：a propos de122 cas. La Revue de médecine interne. Rev Med Interne，24（2）：86-96.

RAO G P，NADH B R，HEMARATNAN A，et al.，1995. Paradoxical progression of tuberculous lesions during chemotherapy of central nervous system tuberculosis：report of four cases. J Neurosurg，83（2）：359-362.

WHITE A E，DAVIES K G，ANWAR S，et al.，1994. Cerebral tuberculoma. Br J Clin Pract，48（4）：222-223.

Turcot 综合征

有些综合征表现为全身肿瘤与颅内原发肿瘤同时出现，这种情况很容易将颅内病变误诊为脑转移癌。

病例

1）男性，46 岁，头痛、头晕，伴恶心呕吐 3 周余。

2）2018 年 9 月行结肠癌手术，病理为：腺癌。

3）2018 年 11 月发现右侧小脑肿瘤，行开颅手术，病理为"胶质母细胞瘤"（图 8-1）。

4）2020 年 5 月右岛叶又出现一个肿瘤，手术后病理为"胶质母细胞瘤"（图 8-2A、B）。

5）2020 年 9 月左岛叶再次出现一个肿瘤，手术后病理为"胶质母细胞瘤"（图 8-2C、D）。

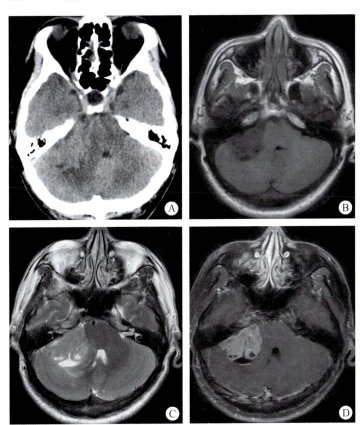

图 8-1 第一次开颅术前颅脑影像
A. CT 显示右侧脑桥小脑角区等密度占位；B. MRI-T_1 序列，肿瘤呈长 T_1 信号；C. MRI-T_2 序列，肿瘤呈长 T_2 信号；D. 增强 MRI，肿瘤均匀强化，伴囊变

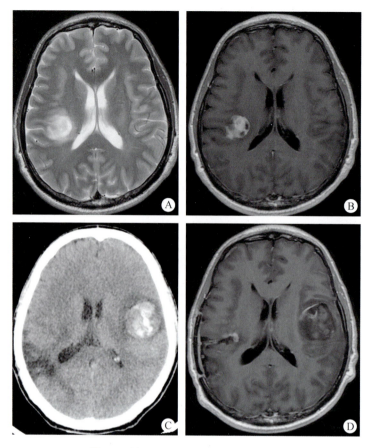

图 8-2 第二、三次开颅术前颅脑影像

A、B. 第二次开颅术前颅脑 MRI，肿瘤位于右侧岛叶，呈长 T_2 信号，增强后强化明显；C. 第三次开颅术前颅脑 CT，左侧岛叶高密度占位，考虑肿瘤出血；D. 第三次开颅术前 MRI，肿瘤轻度强化

　　患者因"头痛头晕，伴恶心呕吐，走路不稳"就诊，颅脑 MRI 提示右脑桥小脑角区占位。既往有结肠癌手术史，很容易初步判断为"结肠癌脑转移"。

　　第一次入院后行右侧枕下乙状窦后入路肿瘤切除术，术后病理回报：胶质母细胞瘤。出院后脑部放化疗。1.5 年后患者出现间断头痛伴左手手指麻木，颅脑 MRI 显示右岛叶又出现了一个肿瘤，再次行右额颞顶开颅肿瘤切除术，术后病理：胶质母细胞瘤。4 个月后，颅脑 MRI 发现左岛叶又出现了一个肿瘤，行左额颞顶开颅肿瘤切除术，术后病理仍然是胶质母细胞瘤（图 8-3）。患者第三次手术后 6 个月死亡。

　　笔者所在医院共手术治疗过 3 例结直肠癌合并脑胶质瘤的患者，此例患者尤为特殊，反复三次出现颅内肿瘤，每次都是不同部位的新发胶质母细胞瘤，而非结肠癌脑转移。

　　患者有结肠癌手术病史，出现颅内肿瘤，首先考虑"结肠癌脑转移"，但先前的研究发现结肠癌脑转移有其特殊的影像学表现，即 CT 高密度，MRI-T_2 序列呈短 T_2 信号（图 8-4）。而胶质母细胞瘤通常 CT 为低密度或等密度（图 8-1A），MRI-T_2 序列呈长 T_2 信号（图 8-2A）。

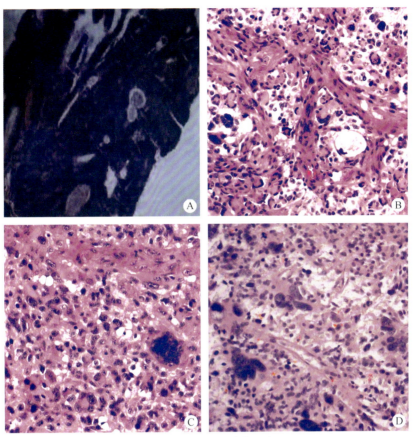

图 8-3 结肠及颅脑手术后病理

A. 外院结肠手术病理：（距离肛门 15cm）管状绒毛状腺瘤，伴高级别上皮内瘤变，（距离肛门 8cm）腺癌 Ⅱ 级；B. 我院第一次开颅术后病理；C. 第二次开颅术后病理；D. 第三次开颅术后病理，B ～ D 均为胶质母细胞瘤（HE×100）

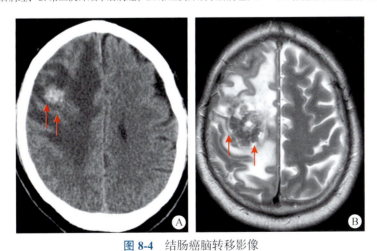

图 8-4 结肠癌脑转移影像

A. 颅脑 CT，肿瘤呈高密度；B. MRI-T_2 像，肿瘤呈短 T_2 信号（箭头所示）

讨论

Turcot 综合征（TS）又称脑肿瘤肠息肉综合征，是指中枢神经系统原发恶性肿瘤及结直肠恶性肿瘤先后或同时出现的一种遗传性疾病，目前认为是常染色体遗传性疾病。加拿大外科医生 Jacques Turcot 于 1959 年首次报道该综合征，该综合征特点如下：

（1）结肠息肉：①息肉数为 100 个左右；②全结肠散在分布，体积较大；③癌变率高且年龄较小（20 岁以前）。

（2）中枢神经系统肿瘤：多发于大脑半球，也可发于小脑、脑干及脊髓；胶质母细胞瘤多见，也可合并垂体腺瘤、恶性淋巴瘤等。

（3）伴随病变：可并发胃、十二指肠、小肠肿瘤，脂肪瘤，甲状腺癌，卵巢囊肿等，皮肤多见咖啡牛奶斑及其他皮肤异常。

TS 分为两型，TS Ⅰ型患者脑部肿瘤为胶质瘤伴少量结肠息肉或癌症，为常染色体隐性遗传；TS Ⅱ型常合并髓母细胞瘤，为常染色体显性遗传。TS 少见，目前文献报道 150 余例，5 年生存率＜ 5%。发病年龄为 2 ～ 84 岁，多见于小于 30 岁的人群。

因 TS 患者同时或先后出现结直肠肿瘤及中枢神经系统肿瘤，患者往往具有两个系统的较典型症状。当患者首先发现结直肠肿瘤时，具体症状与肿瘤部位密切相关，左半结肠受累时主要表现为消化系统症状；右半结肠受累时主要表现为全身症状。当患者首发病变为中枢神经系统肿瘤时，多表现为头痛及神经系统症状。有些 TS 患者还伴有皮肤的咖啡牛奶斑、黑色素痣、皮脂腺囊肿、侵袭性纤维瘤病和色素眼底病变。

由于本综合征结肠腺瘤性息肉恶变率较高，手术治疗是最有效的方式，息肉未恶变可尽早行内镜下结肠息肉切除术，对已经发生恶变的可根据具体情况行结肠癌根治术。对于颅内肿瘤，应行手术治疗及后续放化疗。同时有研究报道，采用全反式维甲酸治疗可修复由纯合子错配导致的基因缺陷，从而明显降低结肠息肉恶变率。作者所在科室的 3 例 TS 合并胶质瘤均未发现结肠癌脑转移，结直肠癌脑转移的中位生存期为 6 个月，接受手术治疗患者的中位生存期为 12 个月，TS 患者的中位生存期为 14 个月，由此可见 TS 的预后略好于结直肠癌脑转移。

影响患者预后的主要因素中除病理类型外，更重要的是发现及治疗的时机。在大多数报告的病例中，与其他中枢神经系统肿瘤相比，TS 中存在胶质母细胞瘤可能意味着更低的生存率。针对 TS 目前仍无明确系统治疗手段，预防性结肠切除术是最有效的预防方式，如果不进行预防性结肠切除术，几乎所有患者在 60 岁时都会发展成结直肠癌。因此，患者在刚出现相应症状时应积极检测，尽早手术干预，能获得一个较好的预后。

总之，TS 治疗仍以手术为主，术后辅以放化疗，提前发现及预防仍是治疗的重点。

（本病例由首都医科大学三博脑科医院吴斌、杨庆哲医生提供）

专家点评（桂林医学院第二附属医院肿瘤内科 李碧慧）

Turcot 综合征（TS）又称脑肿瘤肠息肉综合征，是一种常染色体遗传性疾病。存在癌变率高、数量多、体积大的结肠息肉，中枢神经系统肿瘤（胶质母细胞瘤多见）及伴随病变是该综合征的特点。约有 70% 的患者原发疾病为结直肠恶性肿瘤，随后 5 年内被确诊脑部恶性肿瘤，其发病过程与脑转移癌十分相似，但在具体临床表现及影像学上有其特点，需与结直肠癌脑转移鉴别。当患者首先发现结直肠肿瘤时，主要表现为消化系统症状或全身症状；当患者首发病变为中枢神经系统肿瘤时，多表现为头痛及神经系统症状。结直肠癌脑转移的影像特点为肿瘤多位于脑灰白质交界处，边界相对清楚，瘤周可有较严重的水肿带，转移灶单发或多发，MRI 呈短 T_2 信号，CT 呈高密度。而 TS 患者的胶质母细胞瘤 MRI 特点为肿瘤边界不清，MRI 呈长 T_2 信号，CT 呈等密度或低密度。

本综合征结肠腺瘤性息肉恶变率较高，息肉未恶变可尽早行内镜下结肠息肉切除术，对已经发生恶变的可根据具体情况行结肠癌根治术。对于颅内肿瘤，应该手术治疗及辅助放化疗。Turcot 综合征预后差，5 年生存率 < 5%；积极手术治疗和术后放化疗，提前发现及预防，是改善预后的关键。

本文提供的这例 Turcot 综合征病例，患者有结肠癌手术病史，术后出现颅内肿瘤，我们常常会考虑"结肠癌脑转移"，但该病例通过影像学特点鉴别，考虑颅内肿瘤为胶质母细胞瘤，选择行开颅手术治疗，术后病理证实为"胶质母细胞瘤"。术后随诊多次发现颅内新发肿瘤，行开颅手术治疗，术后病理也均证实为"胶质母细胞瘤"，通过积极的、及时的手术治疗，该患者生存期长达 24 个月，从中获益。试想如果当初颅内肿瘤考虑"结肠癌脑转移"，选择非手术治疗，则该患者的预后会差很多。这个病例提示我们，对于同时或先后出现结直肠肿瘤及中枢神经系统肿瘤的病例，要鉴别"结直肠癌脑转移"和"Turcot 综合征"。对于 Turcot 综合征，提前发现及预防、尽早手术，是改善预后的关键。

参 考 文 献

杜书迪，谷春雨，王浩然，等，2023. Turcot 综合征 3 例并文献复习. 中华神经外科杂志，39（8）：840-842.

谷春雨，王浩然，张明山，等，2019. 结直肠癌脑转移的影像学特点. 中国微侵袭神经外科杂志，24（11）：507-508.

DIPRO S，AL-OTAIBI F，ALZAHRANI A，et al.，2012. Turcot syndrome：a synchronous clinical presentation of glioblastoma multiforme and adenocarcinoma of the colon. Case Rep Oncol Med，2012：720273.

LUSIS E A，TRAVERS S，JOST S C，et al.，2010. Glioblastomas with giant cell and sarcomatous features in patients with Turcot syndrome type 1：a clinicopathological study of 3 cases. Neurosurgery，67：811-817，discussion 817.

WANG H Y，XUE Q Y，YOU Z W，et al.，2021. 18F-FDG simultaneous PET/MRI monitoring treatment response of a Turcot syndrome case. Eur J Nucl Med Mol Imaging，48：1252-1253.

9

多种原发癌脑转移

临床中，有时会遇到有多种全身原发癌病史且出现脑转移灶的患者。此时，需判定是哪种原发癌导致的脑转移，如此才能精准治疗，改善预后。

病例

1）女性，79岁。

2）2007年因左乳腺浸润癌，行乳腺癌根治术，术后进行6周期的紫杉醇化疗，术后坚持服用依西美坦11年。

3）2016年行乙状结肠癌根治术，术后未行放化疗。

4）2018年发现肺部占位，考虑乳腺癌肺转移，针对性化疗（图9-1）。

5）2021年11月颅脑MRI发现小脑占位（图9-2），考虑脑转移癌，按乳腺癌脑转移化疗。

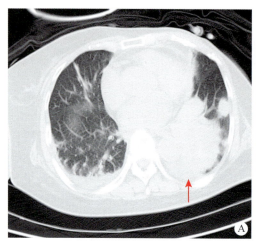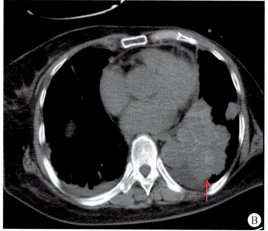

图 9-1 肺部CT可见左肺占位

术前颅脑CT显示肿瘤略高密度，MRI呈短T_2信号，增强MRI肿瘤强化不明显。上述影像表现是结直肠肿瘤脑转移的典型表现。术前考虑结肠癌脑转移可能性大（见本书"71 结直肠癌脑转移的影像学特点"）。

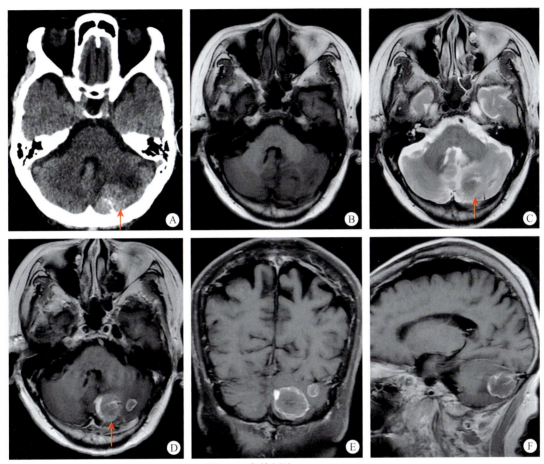

图 9-2 术前颅脑 CT、MRI

A. CT 可见左侧小脑半球处一个略高密度占位；B. MRI-T$_1$ 序列，肿瘤等 T$_1$ 信号；C. MRI-T$_2$ 序列，肿瘤呈短 T$_2$ 信号；
D ～ F. 增强 MRI，左小脑两处占位，肿瘤呈轻度强化，最大径分别为 27mm、13mm

　　手术行左侧枕下旁正中开颅肿瘤切除术，术中将小脑 2 个转移灶同时切除，术后患者出现小脑共济失调症状，1 周后好转。术后病理回报"中低分化腺癌脑转移，伴大片坏死，考虑胃肠道来源"，免疫组化染色示 CK20 和 CDX2 呈阳性（图 9-3）。

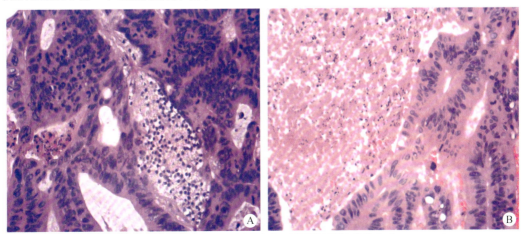

图 9-3 颅内转移癌术后病理，所示为典型的胃肠道肿瘤特点（HE×200）

这个病例说明，针对既往有多种全身肿瘤病史且出现颅内转移灶的患者，只有通过手术明确颅内转移灶的病理，才能对患者进行后续的精准治疗。本患者既往病史中的乳腺癌和结直肠癌都好发脑转移，由于之前没有颅内转移灶病理，便按照乳腺癌脑转移治疗，因此未见明显效果。手术后明确了颅内病灶来源于结肠癌，接下来便可按照结肠癌脑转移来治疗。因为结直肠癌脑转移确实有其特殊的影像学表现，典型的影像学表现可以作为术前诊断的一个重要参考依据。

讨论

多原发恶性肿瘤（multiple primary malignant tumors，MPMT）发病率为 0.52%～11.7%。MPMT 分为同时性肿瘤（synchronous）和异时性肿瘤（metachronous）。同时性肿瘤是指在第一原发癌发现 6 个月内诊断出第二原发癌的病例，异时性肿瘤是指在诊断出第一原发癌后 6 个月以上诊断出第二原发癌的病例。国内西安交通大学报道一组 161 例 MPMT，78 例（48.4%）为同时性肿瘤，83 例（51.6%）为异时性肿瘤。消化系统肿瘤最常发生 MPMT（39.1%），其次是泌尿生殖系统肿瘤（24.5%）和呼吸系统肿瘤（17.1%）。同时性肿瘤组中，消化系统（48.7%）、泌尿生殖系统（21.8%）和呼吸系统（15.4%）居前 3 位。在第一个异时性肿瘤组中，最常受影响的部位是泌尿生殖系统（32.5%），其次是消化系统（27.7%）和乳腺组织（15.6%），而在第二个异时性肿瘤组中，消化系统（32.5%）、呼吸系统（25.3%）和泌尿生殖系统肿瘤（21.7%）常见。

一组 4835 例患乳腺癌和大肠癌的女性中有 2844 人（58.8%）首先被诊断为乳腺癌，1807 人（37.4%）首先被诊断为大肠癌，184 人（3.8%）同时被诊断出这 2 种癌症。被诊断患有乳腺癌和大肠癌的患者死于大肠癌的概率是乳腺癌的近 3 倍。如果乳腺癌是第二个癌症诊断，患者仍然更有可能死于最初的大肠癌。近期文献报道了 1 例乳腺癌合并结肠癌患者发生脑转移，但是未做颅脑手术，不明确脑转移的来源。

MPMT 使患者的临床情况更加复杂。早期发现第二原发性恶性肿瘤是很重要的。在处理较早期的第二原发性恶性肿瘤后，可以全力处理较晚期的第一原发肿瘤。治疗计划也可以同时涵盖两种恶性肿瘤。

专家点评（浙江大学医学院附属邵逸夫医院肿瘤内科　方勇）

多原发肿瘤是指一个人体内同时存在多个不同部位的原发肿瘤。诊治多原发肿瘤尤其发生远处颅脑转移又暂时无法取得病理的情况下，需要综合考虑每种肿瘤的类型、大小、位置、恶性程度，以及患者的整体情况。本患者既往罹患 2 种恶性肿瘤，乳腺癌和消化道结肠癌，尤其需要加以鉴别诊断。结合本病例，针对多原发肿瘤远处转移的诊治及鉴别诊断，需要关注以下几个方面：

（1）诊断：对于有多个部位肿瘤的患者，首先应通过详细询问病史了解患者曾经的疾病史、家族史等情况，结合体格检查、肿瘤标志物的变化和影像学检查（如 CT、MRI、

PET-CT 等）进行初步筛查。如消化道肿瘤中的肠癌，常以 CEA/CA19-9/CA242/CA724 等肿瘤标志物升高为主；乳腺癌常以 CA153/CA125 升高为主。影像学特征中，肠癌脑转移在颅脑 MRI 增强影像学上具有一些特征，以下是一般情况下的影像学表现。①多发性病灶：通常肠癌脑转移呈多发性病灶，相对较小，分布于大脑半球、小脑、脑干等部位；②灶状病变：在 MRI 增强扫描中，肠癌脑转移病灶呈现为结节状或灶状病变，常常显示明显的对比增强效应；③边界清晰：转移病灶与周围正常脑组织的边界通常清晰，边缘可呈现轻微水肿；④周围水肿：转移病灶周围常伴有不同程度的水肿，表现为信号略高的区域；⑤环形强化：肠癌脑转移在 MRI 增强扫描中可能出现环形强化，即病灶周围形成一个或多个环状增强的特征；⑥白质轴向扩散限制：有时在脑转移的 MRI 扫描中，可以看到转移病灶的表观弥散系数（apparent diffusion coefficient，ADC）降低，表现为白质轴向扩散限制。

乳腺癌脑转移与肠癌脑转移相比，在颅脑 MRI 增强影像学上有一些特征，影像学表现如下。①多发性病灶：乳腺癌脑转移通常表现为多发性脑转移病灶，分布在大脑半球、小脑、脑干等部位；②结节状病灶：在 MRI 增强扫描中，乳腺癌脑转移病灶呈现为结节状或团块状，大小不一；③明显的对比增强效应：乳腺癌脑转移病灶在增强扫描中呈现明显的强化，通常是均匀一致的强化，也可以是环形或斑点状强化；④边界清晰：转移病灶与周围正常脑组织的边界通常清晰；⑤周围水肿：乳腺癌脑转移病灶周围往往伴有不同程度的水肿，表现为信号略高的区域；⑥占位效应：大的乳腺癌脑转移病灶可能引起局部脑部结构受压，导致占位效应和相应的脑组织移位。

部分情况下，可能需要进行脑脊液检查或者骨扫描等辅助性检查。该患者影像学特征符合肠癌颅脑转移。随后该患者进一步通过外科手术切除颅脑病灶，病理组织活检明确肠道肿瘤来源，从而协助制定后续治疗方案。

（2）治疗：治疗方案应该是个性化的，根据每个肿瘤的类型、病情严重程度、患者的整体健康状况等因素综合考虑，常需要多学科团队共同商讨。治疗手段包括手术切除、放疗、化疗、靶向治疗、免疫治疗等，应综合考虑每个转移肿瘤的特点来选择适当的治疗方式。针对一些普遍肿瘤并发症（如贫血、营养不良等），也要积极进行支持性治疗。多原发肿瘤颅内转移的治疗目标主要包括减轻颅内压力、缓解症状、阻止进一步转移，以及改善患者的生活质量。

（3）注意要点：对于多原发肿瘤患者而言，不同肿瘤之间可能存在相互影响或相互促进的关系，需要密切监测其他肿瘤的变化。颅内转移的治疗应该是个体化的，需要综合考虑患者的整体健康状况，颅内转移肿瘤的大小、位置，对治疗的耐受性等因素。治疗过程中需要密切监测患者的病情变化，包括颅内压力、神经功能及其他不良反应的评估。患者在接受治疗过程中应定期进行身体及相关检查，及时发现并处理新的肿瘤。心理健康也非常重要，患者及家属需要获得全面的信息，保持乐观的态度，积极配合治疗。

总而言之，对于颅内转移的多原发肿瘤患者来说，治疗及预后可能复杂且困难。诊治多原发肿瘤需要综合评估，制定合理的治疗方案，并在治疗过程中注重团队合作和患者综合管理，以提高治疗效果和生活质量。

参 考 文 献

FISHER C S，WACHTEL M S，MARGENTHALER J A，2012. Outcomes for patients who develop both breast and colorectal cancer. Ann Surg Oncol，19：242-248.

LV M，Zhang X，SHEN Y，et al.，2017. Clinical analysis and prognosis of synchronous and metachronous multiple primary malignant tumors. Medicine，96：e6799.

SU I L，CHEN Y K，2023. Utility of FDG PET/CT in patient with synchronous breast and colon cancer diagnostics（Basel），13（13）：2293.

影像学上脑转移癌的真与伪

颅脑 CT 和 MRI 是诊断脑转移癌的重要手段，但肿瘤经过治疗后影像学上会呈现不典型改变，甚至 MRI 上的伪影也可能造成临床误诊。

病例 1

1）男性，52 岁。

2）肺癌多发脑转移，脑局部放疗后半年，发现转移灶周围脑水肿（图 10-1）。

3）应用贝伐珠单抗治疗 1 月余，症状好转。

4）复查颅脑 MRI，转移灶增强不明显，"几乎消失"，而 T_2 序列仍可见转移灶（图 10-2）。

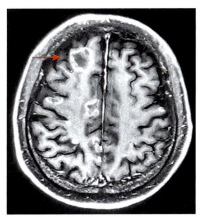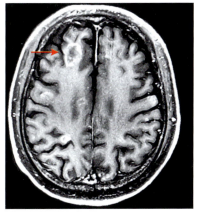

图 10-1 应用贝伐珠单抗治疗前颅脑 MRI，右额多发转移灶，肿瘤呈环形强化

患者应用贝伐珠单抗等抑制血管内皮生长因子（VEGF）药物，应注意此类药物抑制血管内皮的生长，降低血管通透性，而 MRI 上肿瘤强化程度正好与肿瘤新生血管的数量及造影剂通过肿瘤周边血管的通透性有关。临床上常通过 MRI 来评价肿瘤治疗效果，此例并不是肿瘤"消失了"，而是磁共振造影剂进入肿瘤内的剂量降低导致的肿瘤不强化或者强化不明显，且磁共振 T_2 序列上显示肿瘤仍存在。此现象为肿瘤治疗后影像学上的"假性反应"。

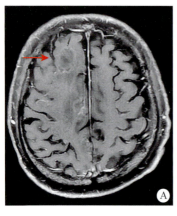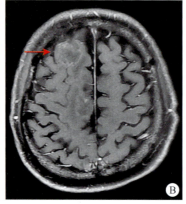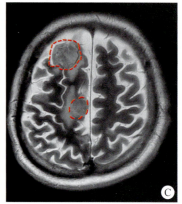

图 10-2 应用贝伐珠单抗 1.5 个月后复查颅脑 MRI

A、B. 增强 MRI 右额转移灶不明显（红色箭头所示）；C. MRI T_2 序列，可见肿瘤仍然存在，大小基本同用药前的体积（红色圆圈所示）

病例 2

1）男性，65 岁。

2）肺腺癌 3 年，规律内科治疗。

3）常规复查颅脑 MRI，其中 FLAIR 序列发现左侧侧脑室内有一个结节状异常信号（图 10-3A），结合肺癌病史，高度怀疑肿瘤发生了脑室内转移。

4）来我院复查颅脑 MRI，同样是 FLAIR 序列，这个侧脑室内"结节状"异常信号消失了（图 10-3B）。

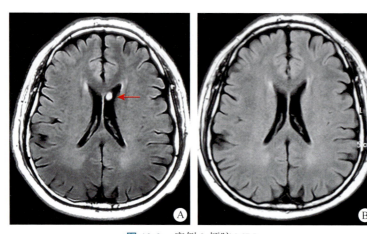

图 10-3 病例 2 颅脑 MRI

A. 外院 MRI-FLAIR 序列，左侧侧脑室额角处有一个小的"结节"（红色箭头所示）；B. 我院 MRI-FLAIR 序列，左侧侧脑室额角的"结节"消失了

外院 MRI 显示侧脑室内异常信号是伪影，因为 FLAIR 序列或者 T_2 序列，能够显示脑脊液流动时流体力学改变，也就是这个"结节"是脑脊液流动时造成的伪影，这种改变通常发生在脑室内或较大的蛛网膜池内。这种伪影时有时无，其出现规律可根据 MRI 检查时是否捕捉到了脑脊液的流动信号来判断，与磁共振机器性能的好坏无关。

讨论

近年来，以贝伐珠单抗为代表的抗血管生成药物越来越多地应用于肿瘤治疗中，尤其是对胶质瘤和脑转移癌放疗后引起的脑水肿效果显著。

血管内皮生长因子（VEGF）在血管生成过程中起到稳定代谢、促进细胞增殖与迁移和促血管生成的作用。VEGF 不仅可以诱导脑转移癌形成新的肿瘤血管，还能增加血管的通透性，导致血管内的液体及血清蛋白的渗出，形成瘤周水肿。以贝伐珠单抗为代表的抗血管生成药物能够竞争性地结合血管内皮生长因子受体（VEGFR），通过抑制血管生成实现抗肿瘤的作用，同时可使肿瘤血管"正常化"，降低血管的通透性，减少瘤周水肿。在影像表现方面，贝伐珠单抗已在许多研究中被证明可以降低胶质瘤病灶的 ADC 值、强化程度及灌注，也可降低脑转移癌瘤周水肿和放射性损伤引起的水肿程度。病例 1，患者应用贝伐珠单抗后脑转移灶的"消失"主要表现为强化减弱，其占位表现仍在，在阅片时应结合多种序列、征象或者不同检查手段综合判断。同时，病史采集要全面详尽，以免出现"失误"。

由于生物体内部分子结构复杂、磁特异性多样，MRI 检查出现伪影的情况较多。其中比较常见的是生理性运动引起的伪影，对于颅脑而言，最常见的是血管内和脑脊液的流动伪影。其中脑脊液在流动过程中经常出现"湍流"，在脑室或其流动路径上可表现出高或低信号的伪影，这类伪影常在 T_2 序列或类似的长回波序列中出现。此外，在高对比界面交界处出现的化学位移伪影也比较常见，如水 - 脂肪、水 - 气等交界面。伪影一般仅在某一个序列中出现，所以综合多个扫描影像序列及伪影本身的特点可以判断。病例 2 中的伪影刚好呈现类圆形且边界清楚，给临床判断造成了一定干扰。

以上两个脑转移癌病例单从影像学上看，很容易对诊断造成真伪混淆，从而对治疗决策造成干扰。这就需要我们临床医师不断学习，尤其是新的药物和治疗手段引入脑转移癌治疗后，会出现新的临床问题，我们的认知也需要随之更新。

专家点评（首都医科大学三博脑科医院神经影像科　朱明旺）

病例 1：贝伐珠单抗类药物可以改善肿瘤血管通透性，使 MRI 增强程度减低，导致肿瘤化疗过程中出现"假反应"，这个现象在转移癌、胶质瘤和其他脑内肿瘤的化疗过程中均可出现。这些患者都具有明确的肿瘤病史和放化疗史，影像检查需要观察肿瘤的治疗效果。根据"RENO"标准，肿瘤强化和 MRI-T_2 或 FLAIR 序列信号改变都是肿瘤的重要影像指标，要与前次 MRI 检查的病变影像表现对照，以评估肿瘤治疗的反应。在接受贝伐珠单抗类药物治疗的患者中，影像和肿瘤医师都要对可能出现的"假反应"充分认识，避免误诊。这个病例也说明患者病史和治疗史对诠释影像改变和正确诊断是非常重要的。

病例 2：本病例是一例生理性脑脊液流动相关的伪影，与脑脊液流速、患者心率、扫描参数、磁场强度等多种因素相关，容易出现在脑脊液流动明显的区域，如脑室和基底池。MRI 伪影成因复杂多样，表现各异，需要对可能出现伪影的区域和伪影形式有充分认识，也可以通过改变扫描参数或更换扫描设备来判断伪影，避免误诊。

参 考 文 献

覃大良，2023. 3T 高场磁共振设备常见伪影的表现与对策 . 中国设备工程，2：187-189.

张勇，程敬亮，李华丽，等，2009. MRI 的运动和流动伪影的形成与抑制技术 . 中国医疗器械杂志，33（2）：116-119.

DINGLIN X X，HUANG Y，LIU H，et al.，2013. Pemetrexed and cisplatin combination with concurrent whole brain radiotherapy in patients with brain metastases of lung adenocarcinoma：a single-arm phase II clinical trial. J Neurooncol，112（3）：461-466.

TAKAHARA T，IMAI Y，YAMASHITA T，et al.，2004. Diffusion weighted whole body imaging with background body signal suppression（DWIBS）：technical improvement using free breathing，STIR and high resolution 3D display. Radiat Med，22（4）：275-282.

第二部分

脑转移癌的手术要点
及特殊情况的治疗策略

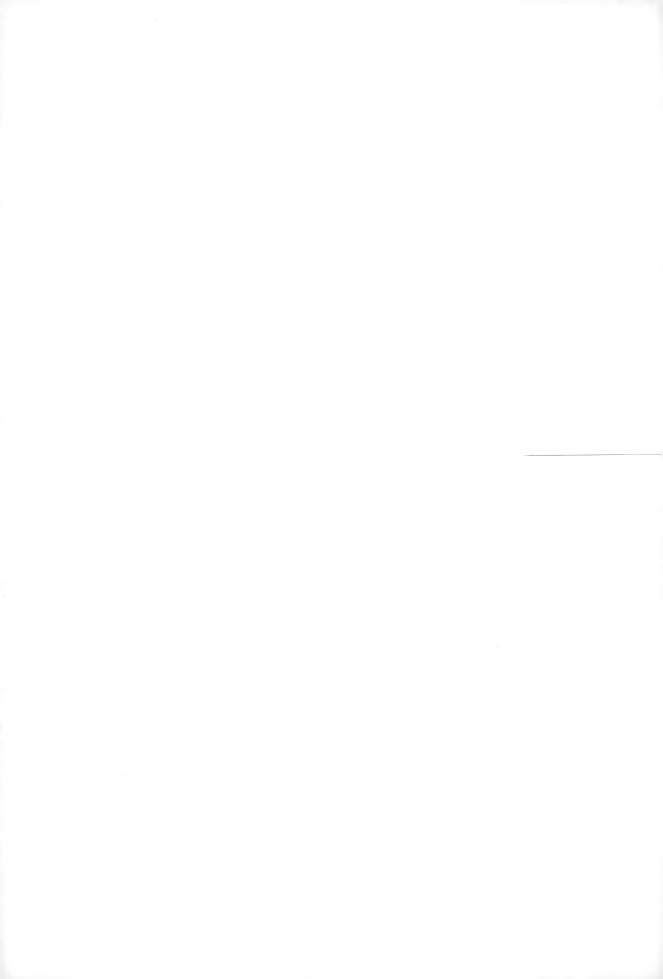

针麻 + 局麻开颅切除脑转移癌

神经外科开颅手术通常在全麻下进行，但有些患者自身疾病非常严重，不合适全麻。对于全麻风险相对大的患者，手术和麻醉决策会产生矛盾。临床医生需要努力克服困难为患者解决问题。

手术视频

病例

1）男性，59 岁。

2）20 年前因肾癌行右肾癌根治术。高血压病史 8 年，血压最高达 180/110mmHg。

3）1 个月前突发头痛伴左侧肢体无力，病情逐渐加重。查体：左侧肢体肌力 4 级。

4）腹部 CT 显示左侧肾上腺占位，提示嗜铬细胞瘤可能性大（图 11-1）。

5）颅脑 MRI 可见右侧顶叶占位（图 11-2）。

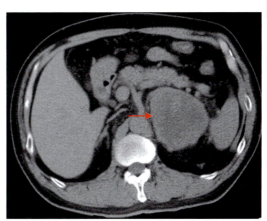

图 11-1 腹部 CT：可见右肾癌切除术后改变，左侧肾上腺占位

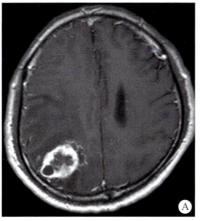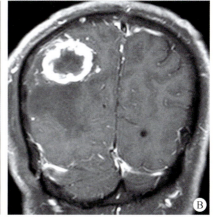

图 11-2 术前颅脑 MRI，肿瘤位于右侧顶叶

　　患者诊断为肾癌脑转移、左肾上腺嗜铬细胞瘤、继发性高血压。患者就诊于外院泌尿外科时，被告知先处理脑转移癌再处理肾上腺肿瘤，而神经外科告知患者先处理嗜铬细胞瘤后再行开颅手术；放疗科医生意见：肾透明细胞癌对放疗不敏感，且肿瘤体积较大，脑转移癌单纯放疗疗效不佳。最后患者来我院就诊。考虑嗜铬细胞瘤容易引起血压大范围波动，全麻风险非常大，术中及术后可能会出现严重的心脑血管意外。患者颅内为单发转移癌，位于右侧顶叶，手术相对安全。切除颅内病灶后，患者能获得一个非常好的预后。手术和麻醉出现了矛盾。最后与麻醉科讨论后决定行经皮穴位电刺激 + 局麻（图 11-3，图 11-4），为患者行开颅手术切除颅内转移癌。力争将嗜铬细胞瘤可能引起的围手术期风险降到最低。

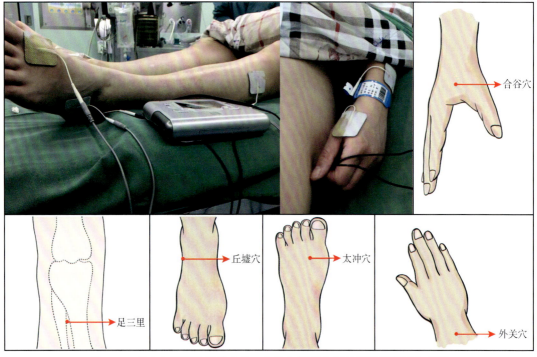

图 11-3　术中电刺激选用的穴位，穴位上贴附电极片后给予持续电刺激

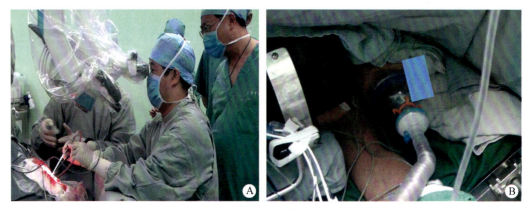

图 11-4　术中情况

A. 手术医师及麻醉医师密切配合；B. 术中患者清醒，可正确回答问题，可遵嘱完成动作

针麻 + 局麻清醒开颅手术要求患者必须有非常好的术中配合度。由于肿瘤位于右侧顶叶，肿瘤前方紧邻中央前回运动区，术中可以让患者活动左手，随时观察是否损伤中央前回；同时麻醉医生和患者密切交流，缓解患者恐惧和紧张的情绪。最后顺利全切除颅内转移癌。患者整个手术过程中生命体征稳定，血压平稳。由于是清醒手术，手术结束后患者即刻转回病房，当天晚上进食，第二天下地行走。

患者手术欲望非常强烈。起初得知无法全麻手术，患者情绪低落，后来知道能局麻开颅手术时，他重新燃起了生的希望，积极配合手术，医患共同努力，最后取得一个非常好的结果。患者术后正常生活，术后 10 个月复查可见颅内转移癌切除满意，未见复发（图 11-5）。术后 22 个月患者因肿瘤的全身进展去世。

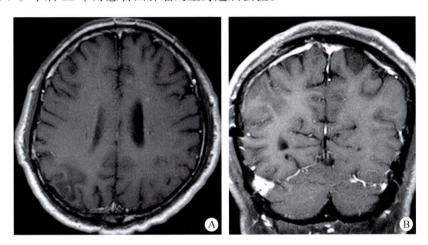

图 11-5 术后 10 个月颅脑 MRI，可见肿瘤切除满意

讨论

开颅手术通常在全身麻醉下进行。对位于重要功能区、小而表浅的肿瘤，手术难度较小，全身情况允许而又能够充分合作的患者可采用局麻手术。一般而言，局麻或术中唤醒主要在涉及重要功能区的手术中使用，术中患者保持清醒，能积极与医生配合，从而确保重要功能区不被损伤。国外大宗病例的前瞻性随机对照研究表明：局麻清醒状态下开颅切除幕上肿瘤是安全可行的。

颅脑手术涉及的痛觉神经集中在硬脑膜及表浅部结构，切开头皮、颅骨、硬脑膜及缝合头皮等操作可引起强烈的疼痛，其原因为机械性损伤和多种炎性介质释放。强烈的刺激引起血压升高和心率加快，造成脑血流量和脑耗氧量增加，继而引起颅内压进一步升高，最终影响手术治疗效果和术后脑功能恢复。因此，开关颅过程的镇痛和镇静是重点环节，同时应尽量缩短手术操作时间。手术过程中要严密监测患者的血压、心率、呼吸频率、指脉氧饱和度及呼气末二氧化碳分压，如患者呼吸减慢，出现打鼾或者上呼吸道轻微梗阻症状，可适当减少右美托咪定及瑞芬太尼泵注剂量，并叫醒患者。肿瘤切除完毕，止血后开始关颅时，可加大右美托咪定及瑞芬太尼泵注剂量，使患者舒适地处于睡眠状态，减少患者的不适感。

穴位针刺麻醉是我国原创的医学成就，其历史可追溯至唐代。自 1958 年第 1 例针刺麻醉手术开始，现代针刺麻醉的临床应用与研究已经历 60 余年。其不仅可以显著减少麻醉药物用量，减轻或避免麻醉药物对人体的副作用，保护心、脑、肺等脏器，同时能降低术后不良反应发生率，具有安全性高、生理干扰低、术后恢复快、并发症轻、后遗症少等优点。

多数学者认为，针刺麻醉可能与脑啡肽、内啡肽、强啡肽等内源性阿片肽类物质的释放有关。此外，Biella 等发现，针刺可激活下丘脑 - 边缘系统，增加脑血流量，导致疼痛神经上传的各种神经信息失衡，进而修正疼痛感觉，提高疼痛阈值，从而缓解疼痛。目前临床上多采用针刺麻醉复合小剂量麻醉药物，称为针药复合麻醉。这种麻醉方式既发挥了针刺麻醉的优势，又可以获得良好的镇痛效果，减少药物用量，减轻药物的副作用，具有广阔的应用前景。

该患者采用了局麻联合穴位电刺激的方法，手术过程平稳顺利，术后恢复良好。这是外科、麻醉和护理等多个团队以患者为中心、通力合作的结果。

专家点评（首都医科大学三博脑科医院麻醉科　王保国）

针刺镇痛在中国历史悠久。针刺麻醉盛行于 20 世纪 70 年代。后来逐渐发展为针药复合麻醉。凡能适应局麻的患者，均能适应针药复合麻醉。针刺或经皮穴位电刺激一些穴位，可以提高痛阈，减少镇痛药的用量，术中患者可以保持清醒，适合脑功能区的手术。选穴原则遵循中医循经取穴、近端穴和远端穴结合，加沿神经干取穴法。电刺激频率 1 ～ 100Hz，诱导 30 分钟后，加用局麻即可开始手术。术中根据需要辅助镇静和镇痛药。开颅手术多采用经皮穴位电刺激（TAES）对合谷、鱼腰、风池、足三里、金门、太冲穴位给予 2Hz 和 100Hz 的交替刺激，效果较好。也可将 TAES 和吸入全麻复合，可以减少全麻药用量 30% ～ 50%。术中密切监护患者的生命体征，给予吸氧，滴定适量的短效镇静镇痛药物，避免呼吸抑制。保持呼吸道通畅非常重要。对于肥胖、颈短、容易发生气道梗阻的患者要特别注意，应减少镇静催眠药的用量。术前与患者充分沟通，术中相互配合非常重要。此例患者的成功，是患者、手术医生、麻醉医生共同配合的结果。

参 考 文 献

潘路平，杨瑜，2021. 经皮穴位电刺激在外科手术中的临床应用进展 . 上海中医药杂志，55（1）：96-100.

JAYARAM K，SRILATA M，KULKARNI D，et al.，2016. Regional anesthesia to scalp for craniotomy：innovation with innervation. J Neurosurg Anesthesiol，28（1）：32-37.

WANG B，TANG J，WHITE P F，et al.，1997. The effect of the intensity of transcutaneous acupoint electrical stimulation（TAES）on the postoperative analgesic requirment. Anesth Analg，85：406-413.

WANG B G，WANG E Z，CHEN X Z，et al.，1995. Transcutaneous electrical acupoint-stimulation potentiates the anesthetic effect of enflurane in humans. J Anesth，9（1）：40-43.

YANG X，MA J，LI K，et al.，2019. A comparison of effects of scalp nerve block and local anesthetic infiltration on inflammatory response，hemodynamic response，and postoperative pain in patients undergoing craniotomy for cerebral aneurysms：A randomized controlled trial. BMC Anesthesiology，19（1）. 91.

YANG Y，OU M，ZHOU H，et al.，2020. Effect of scalp nerve block with ropivacaine on postoperative pain in patients undergoing craniotomy：A randomized，double blinded study. Sci Rep，10（1）. 2529.

脑转移癌的手术技术要点

在条件允许的情况下整块完整切除肿瘤是脑转移癌的手术原则之一。如果分块切除肿瘤，即使全切除了肿瘤，会有脱落的肿瘤碎屑散落在瘤床周围，存在复发的风险。黑色素瘤是一种高度恶性的肿瘤，易发生脑转移，即使手术全切除了脑转移灶，也非常容易原位复发，更需要注意手术技术细节。

手术视频

病例

1）男性，63 岁。

2）4 年前行背部黑色素瘤手术，*BRAF* V600E 基因突变，干扰素治疗 1 年。

3）2 年前左腋窝淋巴结转移，手术切除。

4）1 年前再次行左腋窝淋巴结切除，同年发现肺转移。

5）近 5 天出现头晕，饮食差。

6）术前 CT 及 MRI 发现肿瘤位于左额极，边界清楚（图 12-1）。

肿瘤位于左侧额极，该区域无重要功能区，术中见肿瘤未与重要的脑血管及周围的硬脑膜粘连，沿着肿瘤周边的水肿带将其分离，术中肿瘤无破损，手术时一边分离肿瘤的周边，一边在对应的正常脑组织上覆盖双层棉条，直至肿瘤完整切除（图 12-2），瘤腔周围正常的脑组织也全部被双层棉条覆盖了，然后将棉条一一取出，切记取棉条时不要用水冲洗术腔，以免棉条上可能存在的肿瘤碎屑，经水冲洗后散落在瘤腔周围的脑组织上。

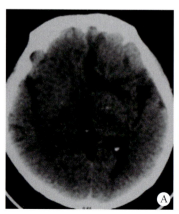
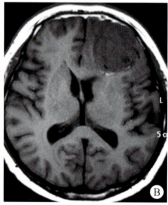
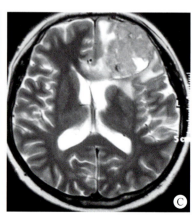

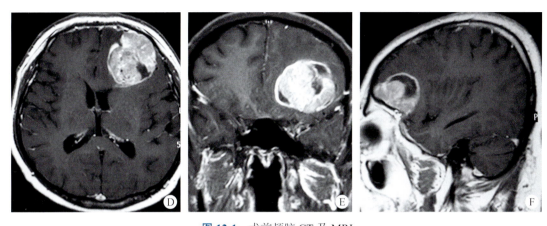

图 12-1 术前颅脑 CT 及 MRI

A. 颅脑 CT，肿瘤位于左额，等密度；B. 颅脑 MRI-T$_1$ 序列，肿瘤等 T$_1$ 信号；C. MRI-T$_2$ 序列，肿瘤等 T$_2$ 信号；D ~ F. 增强 MRI，肿瘤强化明显

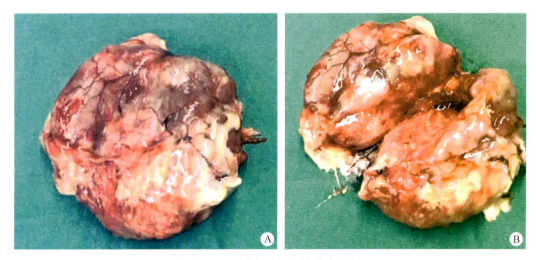

图 12-2 手术切除的脑转移癌标本

A. 整块切除的肿瘤标本；B. 切开肿瘤标本后内部所见

　　因为术中是整块切除的脑转移癌，所以术后嘱患者定期进行颅脑 MRI 随访，术区未做放疗，患者继续内科治疗。术后 10 个月复查未见肿瘤复发（图 12-3）。术后 17 个月患者复查颅脑 CT 可见颅内出现了多个新发的转移灶，但是左额手术部位仍未见肿瘤复发（图 12-4）。

　　患者术后 17 个月虽然颅内出现了新发的多处转移灶，新病灶考虑全身肿瘤血行转移，而非脑膜播散转移所致，而左额手术部位始终未见肿瘤复发，此部位也一直没有进行放疗。所以，手术如能沿着脑转移灶周围的脑组织水肿带分离并完整切除肿瘤，术后手术部位肿瘤复发的概率非常低，而且转移灶被整块切除后，手术部位可以暂时不用放疗，这样可以延迟脑部放疗的时间，避免因放疗引起脑部不良反应。

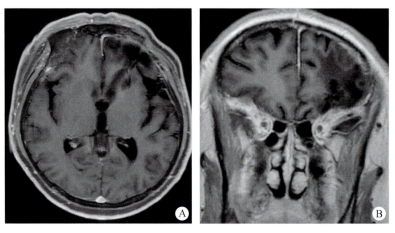

图 12-3 术后 10 个月颅脑 MRI，左额手术部位未见肿瘤复发

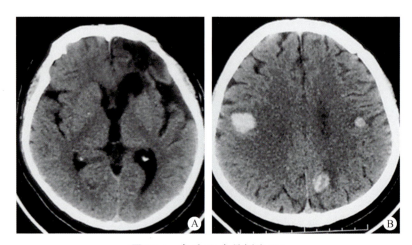

图 12-4 术后 17 个月颅脑 CT

A. 左额手术部位未见肿瘤复发；B. 左额、左顶、右额非手术部位出现了三处新发转移灶，高密度，提示肿瘤有出血

讨论

从手术方式上来讲，颅内转移灶的全切除尤为重要。Yoo 等做了一项前瞻性研究，使用显微全切除技术切除颅内转移癌，在将肿瘤肉眼全切后，再切除周围正常 5mm 的脑组织，结果显示该手术方式切除肿瘤后的患者 1 年的局部复发率为 29%，明显低于近全切除肿瘤后患者的局部复发率（$P < 0.01$）。此外，除了要尽量将肿瘤全切，还应尽可能做到整块切除。在 2010 年，Patel 等研究表明，整块切除肿瘤后复发概率要低于分块切除肿瘤。随后 Patel 等又证明了整块切除颅内转移癌并不会增加患者的术后并发症。同时，将肿瘤整块切除还能降低肿瘤沿脑脊液播散的风险。

之前研究表明，切除范围是决定脑转移癌手术结果的最重要因素之一，与次全切除和（或）分块切除相比，整块切除能达到更好的局部控制和减少复发的目的。术后 MRI 显示肿瘤全切除术后 1 年内仍有 10% ～ 34% 的患者发生局部复发，这是由于脑转移癌可能产生 1 ～ 3mm 的 MRI 观察不到的组织浸润，这已在神经病理标本中得到证实。Baumert

等研究表明大约63%的脑转移癌表现出浸润性生长，超出了肉眼和影像学可见肿瘤边界。而整块切除脑转移癌这种手术切除技术在脑功能区域不可行，只局限在非优势侧的额叶、颞叶或小脑转移癌的手术治疗中。

专家点评（中山大学肿瘤防治中心神经外科　牟永告）

黑色素瘤极易发生脑转移，40%～60%晚期黑色素瘤患者均发生脑转移。黑色素瘤脑转移（melanoma brain metastasis，MBM）进展十分迅速，总体生存期仅3个月左右。MBM治疗在世界范围内的共识指南中仍存在差异，主要分为全身治疗与局部治疗。全身治疗包括靶向治疗、免疫治疗及化疗等。根据CSCO指南推荐，如患者携带BRAF V600突变，首选BRAF抑制剂达拉菲尼联合MEK抑制剂曲美替尼。若无此突变，可选择能通过血脑屏障的化疗药物如替莫唑胺，以及研究证实对脑转移有效的免疫检查点抑制剂如纳武单抗及伊匹木单抗。在靶向治疗中，多中心单臂2期的BREAK-MB和非盲、非随机的2期COMBI-MB等临床试验，均证实了不管是BRAF抑制剂单靶治疗还是联合MEK抑制剂双靶治疗，在MBM的治疗中均具有疗效，单靶治疗颅内缓解率达42%～50%，中位PFS和OS分别达5.5个月和9.5个月；而双靶治疗颅内缓解率可达44%～59%，中位PFS和中位OS分别为5.8个月和11.2个月。而在免疫治疗中，双免疫疗法已被证实可显著延长转移性黑色素瘤患者的生存时间，在NIBIT-M2、CheckMate-204临床试验中，伊匹木单抗联合纳武利尤单抗双免疫治疗在MBM中显示出具有统计学意义的OS改善，中位OS可达29.2个月；在无症状的MBM患者中，36个月颅内PFS率达54.1%，OS率达71.9%。

MBM的局部治疗对缓解症状，改善生存也具有重要意义，其选择应基于症状、脑转移灶的数目、部位及患者全身情况等综合考虑。局部治疗包括手术治疗及放疗，如果出现颅内占位效应，可优先考虑手术能否切除转移灶。有研究证明，免疫治疗前先行手术治疗较单独接受免疫治疗和免疫治疗后接受手术治疗可明显提高中位OS。目前应用的放疗包括立体定向放射外科（stereotactic radiosurgery，SRS）治疗和全脑放射治疗（whole-brain radiotherapy，WBRT）。已有研究证明SRS在控制数目少（<4）和体积小的脑转移灶（总体积<5立方厘米）方面有效，具有更好的长期安全性，能更早地使病灶稳定。对于较大的病灶，也可行分次立体定向放射治疗（stereotactic radiotherapy，SRT）。而WBRT并非黑色素瘤脑转移的首选，当出现瘤负荷状态但无法行SRS/SRT或发生脑膜转移时再考虑行WBRT。多篇系统综述和荟萃分析表明，与单纯SRS治疗相比，SRS联合同步免疫治疗或靶向治疗可展示生存获益。因此，联合免疫治疗或靶向治疗目前为首选，然后进行SRS治疗和（或）手术切除MBM。

该病例是一位黑色素瘤脑转移病例，其特点：肿瘤多发转移，左侧额极病灶为"责任病灶"，占位效应明显，危及生命，短期无其他有效方法。术者在充分评估全身情况，排除禁忌的情况下，实施肿瘤En bloc切除，这是肿瘤学术中"无瘤原则"最重要一环，另外还注意了瘤旁正常组织保护，避免瘤腔冲洗等细节。尽管手术部位一直没有进行放疗，随访术后17个月局部未见复发，证实术者正确的手术策略。

目前，脑转移癌切除术后放疗可以降低局部复发率是普遍的观点。当然手术方式、肿瘤病理类型、是否应用靶向药物、前期的综合治疗措施等都会影响我们对术后局部治疗的决策。作者提出对于 En bloc 切除后可以不放疗这一有意义的观点，也是我们脑转移癌研究者共同关注和感兴趣的课题，尚待进一步临床研究证实。

参 考 文 献

蒋小兵，牟永告，2019. 脑转移瘤的手术治疗. 广东医学，40（1）：17-19.

PATEL A J，SUKI D，HATIBOGLU M A，et al.，2010. Factors influencing the risk of local recurrence after resection of a single brain metastasis. J Neurosurg，113（2）：181-189.

PATEL A J，SUKI D，HATIBOGLU M A，et al.，2015. Impact of surgical methodology on the complication rate and functional outcome of patients with a single brain metastasis. J Neurosurg，122（5）：1132-1143.

YOO H，KIM Y Z，NAM B H，et al.，2009. Reduced local recurrence of a single brain metastasis through microscopic total resection. J Neurosurg，110（4）：730.

脑转移癌复发再手术

脑转移癌（brain metastasis，BM）同其他脑肿瘤一样，手术后也可能复发，复发后的治疗可选择放疗、化疗，或者再次手术切除复发的脑转移癌。

病例

1）男性，67岁。

2）5年前发现左肺占位，行胸腔镜下左肺占位切除术，病理：肺中-低分化鳞状细胞癌，无淋巴转移。行4周期化疗，方案为：吉西他滨+奈达铂（GN方案）。

3）4年前发现颅内转移，行3周期GN方案化疗。8个月前患者出现头痛伴有左侧肢体活动障碍，颅脑CT发现脑转移，转移灶位于右颞顶枕部（图13-1，图13-2A、B）。行右侧颞顶枕开颅肿瘤切除术，术后恢复可（图13-2C、D），术后行脑部放射治疗10次。

4）1个月前复查颅脑MRI发现脑转移癌复发（图13-3A、B），本次入院复查MRI示脑转移癌体积增大（图13-3C、D）。

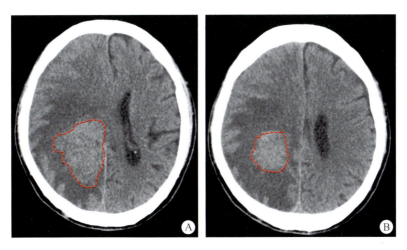

图 13-1　第一次开颅术前颅脑CT，转移灶CT上呈略高密度影，瘤周水肿明显

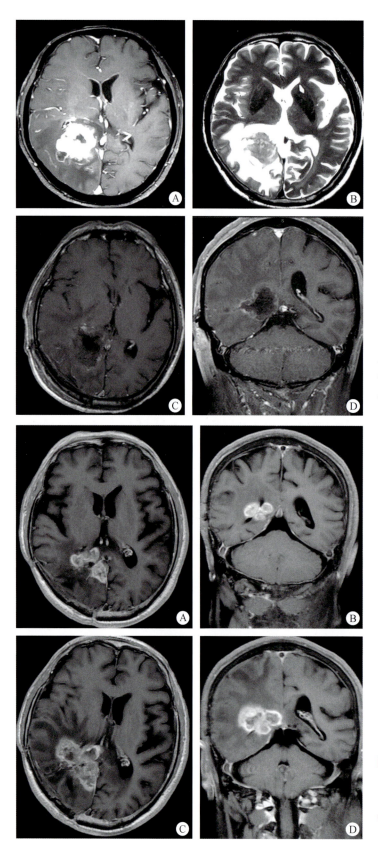

图 13-2　第一次术前、术后颅脑 MRI
A. 术前增强 MRI 可见肿瘤位于右侧颞顶枕部，增强后明显强化；B. 术前 MRI-T$_2$ 序列，肿瘤周围水肿明显；C、D. 术后增强 MRI，肿瘤切除满意

图 13-3　脑转移癌复发后颅脑 MRI
A、B. 第二次术前 1 个月颅脑 MRI，右侧颞顶枕肿瘤复发；C、D. 入院复查颅脑增强 MRI，示肿瘤明显增大

患者虽然诊断非小细胞肺癌脑转移，但病理亚型为鳞状细胞癌。目前肺鳞癌治疗手段有限，基因突变率低，靶向药物少，在2020年以前主要治疗手段仍以化疗和放疗为主。另外，鳞癌脑转移易发生肿瘤出血性卒中，对于单发脑转移灶，手术是非常有效的治疗方法。此例患者手术采用右侧颞顶枕开颅，手术全切病灶，术后手术区域行放射治疗。但遗憾的是患者术后半年脑转移灶原位复发，观察1个月后，复发的转移灶继续增大。

患者脑部手术区域进行了放化疗，脑转移灶仍持续进展，内科治疗和局部放疗不能有效控制脑转移癌。此次为原位复发，仍然为单发脑转移。评估手术可获益。第二次手术切除了转移灶，也进行了瘤周水肿脑组织的扩大切除，既切除了转移灶又进行了颅内减压。

此患者颅内转移灶位于右侧颞顶枕深部，侧脑室三角区周围，第一次手术皮质造瘘切除肿瘤，没有扩大切除范围，肿瘤呈结节状，非整块切除可能是导致肿瘤复发的原因。第二次手术不仅切除了转移灶，还扩大切除了转移灶周围的水肿脑组织，较第一次手术切除更彻底（图13-4）。

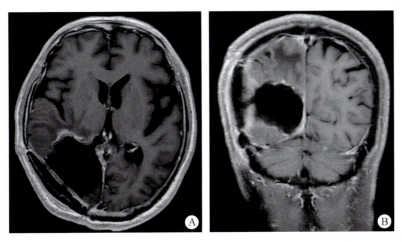

图13-4 第二次术后增强MRI，肿瘤切除满意，同时扩大切除了周围水肿的脑组织

讨论

对于BM开颅手术后复发的患者，再次开颅手术仍是一个可选方案。第一次BM手术后，多数情况下会进行术区的术后辅助放疗，所以再次手术时，复发的肿瘤、放疗后坏死的肿瘤组织及坏死的脑组织混杂在一起，不如第一次手术时肿瘤边界清楚，第二次手术通常需要扩大切除范围，一直切除至正常的脑组织。

复发BM的治疗具有争议，在特定患者中，复发再次手术后的平均生存时间为8.3～11.1个月。Bindal等报道，手术后复发BM的再次手术可延长生存期，提高生活质量。从首次手术到诊断复发的中位时间（中位复发时间）为6.7个月（范围1.2～28.8个月）。再次手术患者的中位存活时间为8.6个月，未再次手术患者的中位存活时间为2.8个月。预后因素包括肿瘤全身进展，KPS评分≤70，复发时间<4个月，年龄≥40岁，原发肿瘤类型等。另一项针对复发肺癌脑转移的研究显示，第二次脑部手术后的中位总生存期为8.3

个月。此外，66.6% 的神经功能障碍患者术后症状有所改善，50% 可恢复正常。

一项针对 147 例转移性黑色素瘤的研究发现，复发 BM 的开颅手术与显著增加的生存率相关。近 16%（$n=24$）的患者在初次治疗后接受了复发 BM 的再手术，其中 8%（$n=2$）成为长期生存者。值得注意的是，一半患者死于全身性并发症，而不是颅内进展。尽管与保守治疗相比，复发 BM 的切除与生存率提高有关，但由于样本量较小，结果可能存在选择偏倚。复发 BM 再手术也有一定难度，先前手术留下的瘢痕和粘连导致辨别解剖结构变得困难，增加手术时间及出血和感染等风险。2010 年 AANS/CNS 转移性疾病再治疗小组得出结论：没有足够的证据对复发 BM 患者提出明确的治疗建议。然而，尽管证据有限，但对于有症状的复发 BM，全面评估患者状态后再次手术，可使部分患者获益。

专家点评（首都医科大学附属北京胸科医院肿瘤内科　张同梅）

脑是肺癌最常见的转移部位之一，初诊患者中 10%～25% 会发现脑转移，疾病进程中约 50% 的患者会出现脑转移。脑转移严重影响患者的生活质量和体能状态，临床治疗棘手，预后差。随着靶向药物和免疫药物的获批上市，驱动基因阳性的非小细胞肺癌患者靶向治疗能有效控制原发肿瘤和转移肿瘤，包括脑转移癌。但对于肺鳞癌来说，驱动基因突变频率低，即使有驱动基因改变，靶向药物治疗效果和持续时间也较肺腺癌差。临床实践中，对于晚期脑转移的肺鳞癌治疗，在化疗基础加上脑放疗是主要的治疗模式。免疫及联合治疗虽然为肺鳞癌患者带来生存获益，但文献显示，脑转移患者免疫治疗疗效较无脑转移患者差。

手术或其他局部治疗在部分晚期肺癌患者中仍有一席之地。对于初诊晚期肺癌患者，如果存在寡转移，手术切除原发灶和寡转移灶是推荐的一种治疗模式；对于治疗中出现寡进展的肺癌患者，也可以选择包括手术在内的局部治疗。有症状的肺癌脑转移通过姑息性放疗能减轻脑转移相关症状，联合全身治疗能改善部分患者的生活质量和预后。对于单发的脑转移灶，尤其是瘤内出血、瘤内卒中或者囊性转移癌患者，放疗存在出现或卒中加重或疗效不佳的风险，而手术可去除寡转移病灶，并减轻脑转移症状。开颅手术后常联合脑放疗及全身化疗能有效控制脑转移癌，改善患者生存和预后。

该例肺鳞癌患者根治术及辅助化疗后，因颅内症状就诊，发现右侧颞顶枕叶单发转移灶，行全身化疗和手术切除颅内转移癌联合术后放疗。众所周知，临床中肺鳞癌患者治疗方案和手段非常局限，放化疗仍为肺鳞癌患者的治疗基石。该患者治疗后半年内颅内转移癌原位复发，症状进行性加重，对全身治疗不敏感。全面评估后，作者发现该患者颅内肿瘤原位复发且为单发，具备二次开颅手术切除转移灶的条件。

因考虑患者第一次颅内转移癌切除术与本次手术为同一部位，并接受了手术区域的放疗，作者仔细评估后行脑转移灶扩大切除手术，连同周围水肿脑组织和坏死脑组织一起切除。这个病例再次向我们展示，对于合适的肺癌寡脑转移患者，行手术切除颅内转移灶安全可靠，甚至再次颅内肿瘤寡进展且原位复发，二次开颅手术切除仍是可选的治疗方式，不仅能改善患者的症状和生活质量，还能让部分患者实现长期生存和获益。

参 考 文 献

AL-ZABIN M，ULLRICH W O，BRAWANSKI A，et al.，2010. Recurrent brain metastases from lung cancer：the impact of reoperation. Acta Neurochir（Wien），152：1887-1892.

BINDAL R K，SAWAYA R，LEAVENS M E，et al.，1995. Reoperation for recurrent metastatic brain tumors. J Neurosurg，83：600-604.

COOPER J S，STEINFELD A D，LERCH I A，1990. Cerebral metastases：value of reirradiation in selected patients. Radiology，174：883-885.

VECIL G G，SUKI D，MALDAUN M V，et al.，2005. Resection of brain metastases previously treated with stereotactic radiosurgery. J Neurosurg，102：209-215.

14

脑转移癌伴脑原发肿瘤的手术治疗

同时存在两种以上原发肿瘤的患者约占所有肿瘤患者的 2.8%，多数属于巧合。脑转移癌有时可以合并其他颅内肿瘤，多数是合并颅内原发良性肿瘤，通常情况下，优先处理脑转移癌，合并的颅内良性肿瘤暂时不处理，因为影响患者生存时间的是脑转移癌，除非颅内原发肿瘤引起了严重的神经功能障碍或者手术治疗脑转移癌的同时可以切除颅内原发肿瘤。

病例

手术视频

1）女性，62 岁。

2）16 年前行经蝶垂体腺瘤切除术。

3）糖尿病 16 年，高血压病史 10 余年。

4）3 年前行肺癌手术，病理为"肺腺癌"，术后化疗 4 个疗程。

5）2 年前复查颅脑 MRI 发现垂体腺瘤复发，未处理，同时发现左额占位，考虑脑转移癌，未处理。

6）3 个月前出现小便失禁，头部不适，2 个月前出现嗜睡，右侧肢体活动力弱，下肢明显。

患者入院复查颅脑 CT 发现脑转移癌发生了出血性卒中，同时发现垂体腺瘤体积巨大，鞍内及鞍上均可见肿瘤，肿瘤堵塞室间孔引起了脑积水（图 14-1～图 14-3）。首先要排除肺癌垂体转移的可能，但是患者垂体腺瘤病史 16 年，无多饮多尿的症状，加之影像学也符合垂体腺瘤的特点。

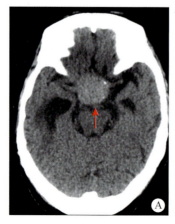
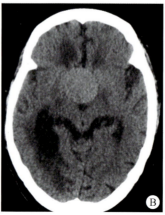

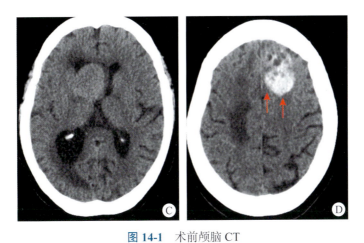

图 14-1 术前颅脑 CT

颅内有两处病变，一处位于鞍内及鞍上，等密度，还有一处位于左额，高密度，提示肿瘤有出血（D，箭头所示）

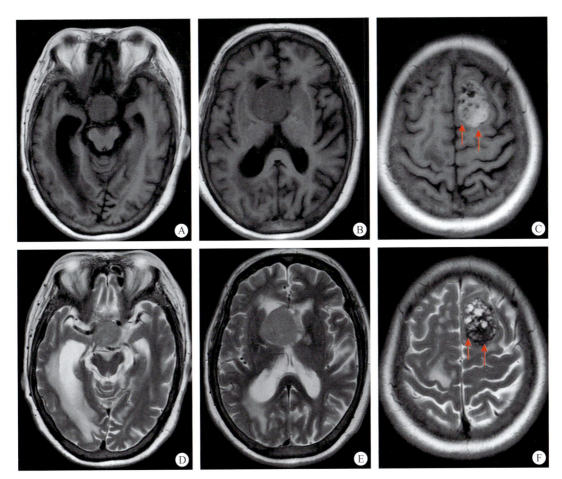

图 14-2 术前颅脑 MRI

A、B. 可见垂体腺瘤呈长 T_1 信号；C. 左额脑转移癌，肿瘤呈短 T_1 信号，提示肿瘤有卒中（红色箭头所示）；D、E. MRI T_2 序列，垂体腺瘤呈等 T_2 信号，可见脑室扩张，脑室周围有室旁水肿，提示脑积水较严重；F. 脑转移癌呈混杂 T_2 信号

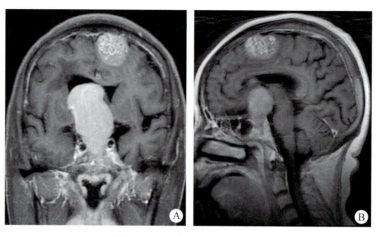

图 14-3　术前颅脑增强 MRI

鞍区的垂体腺瘤体积巨大，上方至侧脑室水平，同时显示左额转移癌，两个肿瘤之间有一定的距离

　　两个肿瘤都需要手术治疗，但是垂体腺瘤手术最好选择冠切右额开颅经额下入路，或者内镜经鼻入路，转移癌可选择左额开颅肿瘤切除术，如果选择两次开颅手术，对患者造成的创伤很大。如果只做一个肿瘤，另一个肿瘤不处理，肿瘤继续增长会加重患者神经功能障碍。最后我们采取左额开颅，先切除左额脑转移癌，全切除左额转移癌后，分离大脑纵裂，经胼胝体穹隆间入路，切除垂体腺瘤。最后两处肿瘤均全切除，垂体腺瘤引起的脑积水症状也得到了缓解（图 14-4）。

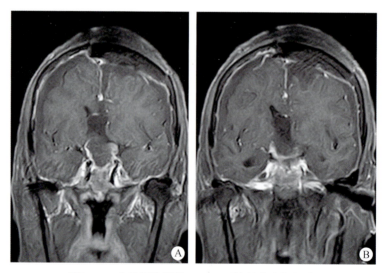

图 14-4　术后颅脑增强 MRI，两处肿瘤全部切除

讨论

　　脑转移癌同时合并颅内原发肿瘤比较少见。有肺癌脑转移合并脑膜瘤一期手术的报道。全身肿瘤发生脑转移属于肿瘤的晚期表现，同时合并颅内原发肿瘤无疑给制定治疗策略增加了困难。

我们总结的手术治疗原则如下：

（1）全身肿瘤合并颅内良性肿瘤，如果良性肿瘤体积较小或者未引起严重的颅内症状，颅内肿瘤暂不处理；先治疗全身肿瘤，待全身肿瘤稳定后可以考虑放射治疗或者手术治疗颅内肿瘤。

（2）如果全身肿瘤合并颅内恶性肿瘤，要充分评估两种肿瘤的进展速度，优先处理对患者生存期威胁更大的肿瘤。

（3）脑转移癌同时合并颅内原发良性肿瘤时，①如果颅内良性肿瘤体积较小、稳定或者没有引起颅内症状，可以暂时不处理颅内原发肿瘤；②如果是驱动基因阳性肿瘤发生脑转移，可以考虑药物或者放射治疗脑转移癌；③如果脑转移癌在药物治疗或者放疗后进展，可以考虑切除脑转移癌；④脑转移癌和颅内原发肿瘤不在邻近部位，优先切除颅内转移癌；⑤脑转移癌和颅内原发肿瘤在邻近部位，可以根据肿瘤部位设计合适的手术入路将它们同时切除。

专家点评（中国康复研究中心/北京博爱医院神经外科　孙炜）

患者为老年女性，16年前有明确的垂体腺瘤手术病史，2年前发现肿瘤复发。近3个月来出现小便失禁等症状，应该与垂体腺瘤向颅内发展堵塞室间孔造成脑积水相关，有明确的手术指征。复发的垂体腺瘤显著向颅内生长，经蝶手术全切肿瘤具有相当难度，残留的肿瘤一旦发生卒中，往往需要开颅手术清除坏死肿瘤和出血，并不是最佳首选。额下入路、经侧脑室入路、纵裂入路都是可以考虑的手术入路。

患者3年前确诊为肺腺癌，2年前发现左额脑转移。但2年来肿瘤进展并不明显，如果3年前肺癌术后仅行4疗程化疗而未行其他治疗，不符合肺癌脑转移生长的一般规律。影像上左额肿瘤呈实体性无明显液化坏死，瘤周水肿并不明显，也不符合肺癌脑转移的典型特征。鉴于肿瘤生长缓慢，无论是转移癌还是原发肿瘤，短期内并不会危及患者生命，都有手术切除肿瘤明确诊断、缓解症状的必要。

术者治疗思路的巧妙之处在于采用一个切口同时切除两个肿瘤。切除左额肿瘤后，再经纵裂-胼胝体-穹隆间入路切除垂体腺瘤，既满足了手术切除左额肿瘤的需要，又实施了切除本例垂体腺瘤的最佳入路。术后影像学显示两个肿瘤切除都很满意，说明术者既具有深厚的多种入路的手术技能，又具有驾驭疾病统筹治疗的综合能力。

参 考 文 献

陈建屏，杨卫忠，石松生，等，1995.脑膜瘤合并肺癌脑转移一例.中华神经外科杂志，11（2）：109.

LIU X，WANG R，LI M，et al.，2021. Pituitary metastasis of lung neuroendocrine carcinoma mimicking pituitary adenoma：case report and literature review. Front Endocrinol（Lausanne），12：678947.

15

脑转移癌出血性肿瘤卒中的手术治疗

脑转移癌发生出血性卒中，约占脑肿瘤卒中的 10%，不同来源的脑转移癌卒中发生率不同，其中颅内转移性黑色素瘤、肾癌最易出血，最高可达 70%。瘤卒中多发生在脑实质内，也可发生在蛛网膜下、硬脑膜下和硬脑膜外腔隙，根据出血部位、出血量不同，发病形式可表现隐匿，也可为急性卒中。

急性卒中起病急，症状重，需急诊手术（图 15-1）。一个现象是多发脑转移灶中所有的转移灶均可发生卒中（图 15-2）。慢性卒中，症状逐渐出现或无症状，常通过影像学或术中发现，在临床中更为常见（图 15-3）。

病例 1

1）女性，70 岁。

2）1 年前行左侧乳腺癌手术，病理回报：非特异型浸润性导管癌，ER（−），PR（−）和 HER2（−），术后放化疗，应用吡柔比星＋环磷酰胺化疗。

3）5 个月前发现脑转移，行开颅手术切除颅内转移灶（图 15-1A），术中全切除转移灶（图 15-1B），术后病理为低分化腺癌，考虑肌上皮癌，术后口服替莫唑胺及卡培他滨，术腔放疗。

4）本次入院当日出现右侧肢体活动障碍伴恶心、呕吐，颅脑 CT 可见 5 个月前左枕转移灶手术部位高密度影，怀疑肿瘤复发且合并出血（图 15-1C）。

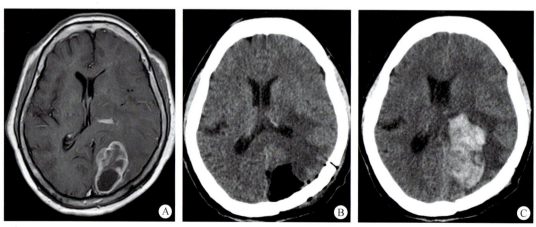

图 15-1　乳腺癌脑转移患者两次手术颅脑影像

A. 5 个月前第一次术前颅脑 MRI，肿瘤位于左枕部，体积较大；B. 第一次手术后颅脑 CT，肿瘤切除满意；C. 本次入院颅脑 CT，左枕第一次手术部位有高密度影，为出血表现，考虑肿瘤复发同时伴有转移灶出血

　　此患者 5 个月前曾行乳腺癌脑转移开颅手术，术后恢复较好，术后行脑部术野放疗，同时化疗。本次入院前突发右侧肢体活动障碍，伴恶心及呕吐，急查颅脑 CT 可见上次手术部位大量出血。行急诊手术，术中见肿瘤复发，同时肿瘤内有大量陈旧性出血，肿瘤及出血一并清除，术后患者恶心及呕吐症状消失，右侧肢体活动好转。此病例为急性脑转移癌卒中的典型表现，往往需急诊手术。

病例 2

1）男性，63 岁。
2）头晕、行走不稳 2 周，进行性加重 5 天。
3）查体：记忆力减退，双眼视力粗测下降，躯体平衡功能减退。
4）颅脑 CT 及 MRI 可见颅内多发肿瘤，且伴有肿瘤出血性卒中（图 15-2）。

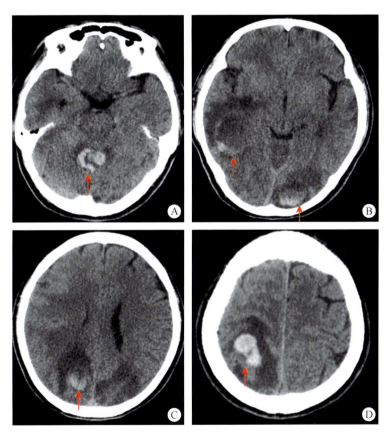

图 15-2　肺癌多发脑转移颅脑 CT
小脑、右颞、左枕、右枕及右顶肿瘤均出现出血性卒中

　　患者以颅内多发转移伴肿瘤出血卒中发病，手术后病理为肺来源的小细胞癌。此例特点是所有脑转移灶同时或先后发生了肿瘤出血卒中。

病例 3

1）男性，61 岁。

2）10 年前行右肾癌切除术，病理：透明细胞癌。

3）1 年前出现间断头痛、头晕、恶心、呕吐，颅脑 CT 示脑出血（图 15-3A）。

4）5 天前再次出现头痛、头晕、恶心、呕吐。

5）查体：平衡功能差，不能直立行走。

6）颅脑 MRI 显示小脑蚓部占位（图 15-3B ～ D）。

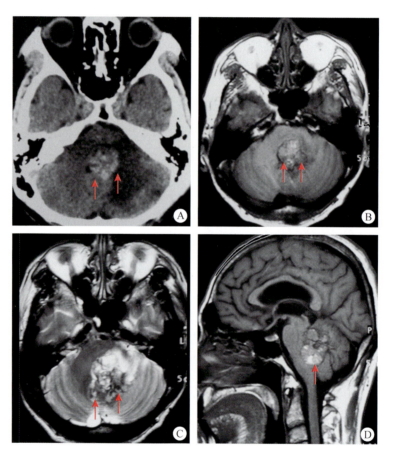

图 15-3　肾癌脑转移伴肿瘤卒中

A. 颅脑 CT 示小脑蚓部占位，呈高密度影；B、D. MRI-T_1 平扫，可见肿瘤部分短 T_1 信号；C. MRI-T_2 序列，肿瘤部分短 T_2 信号，为出血表现，信号混杂，提示肿瘤曾反复出血

　　此例为肾透明细胞癌脑转移，1 年前颅脑 CT 发现脑转移灶伴有出血性卒中，患者颅内症状自行缓解，未治疗。本次入院前症状略加重，复查颅脑 MRI 发现转移灶体积相对稳定，有出血信号。出血程度较急性卒中轻，有时可自行缓解，缓解后可反复发作。

讨论

笔者总结了所在医院41例脑转移癌伴肿瘤出血性卒中的病例,卒中率14.7%(41/278),不同来源肿瘤卒中率由高到低依次为黑色素瘤39.3%,肾癌15.8%,肺癌15.7%,乳腺癌3.4%。由此可见脑转移癌发生出血性卒中的概率很高。慢性出血患者并无特殊的临床症状,体积较小的脑转移癌发生卒中时,患者通常不会有突发症状,但是体积较大的脑转移癌发生出血性卒中时往往出血量较大,患者会突发神经系统症状,严重者可出现昏迷,有生命危险,应急诊手术。

出血性卒中的发生源于肿瘤自身,本组病例中来源于黑色素瘤和肾癌的脑转移灶发生出血性卒中更为常见,两者在病理结构上有丰富血运基础,呈易出血倾向。黑色素瘤由血管生成拟态模式,过渡为马赛克血管,最终形成内皮依赖性的血液供应模式,目的在于保证肿瘤的高血供、高通透性,利于肿瘤生长、侵袭,这在一定程度上导致了黑色素瘤易出血。相比于正常肾组织,肾癌的微血管弥漫不规则,密度显著增高,这种病理特点也是易出血的基础。

肿瘤血管和正常组织血管结构是不同的,VEGF诱发肿瘤的新生血管多发育不完全,管壁薄弱,在血流作用下易扩张变形,进而引起肿瘤出血。此外随着肿瘤不断生长,增大的瘤体压迫周围脑组织造成其变性、坏死出血,压迫回流静脉发生出血性梗死,癌细胞也可直接侵袭破坏血管壁造成出血。

统计结果显示放疗后脑转移癌肿瘤卒中发生率升高,放疗后出血的时间窗不确定,本组放疗后瘤卒中包括男性6例、女性8例。放疗作为脑转移癌的重要治疗手段,难免会引发副损伤,如脑水肿、脑内多发微出血和致命性脑内血肿等。Morrison等利用7T MRI检查放疗2年后的患者,发现所有患者的脑组织存在多发微出血。这种微出血能直接损害周围脑组织,对神经功能、认知等产生不利影响。放疗也可直接引发瘤内血肿,经病理证实放疗后瘤卒中的血管损伤为毛细血管内膜的玻璃样变及海绵状血管瘤改变。

抗血管靶向药物,如贝伐珠单抗、阿帕替尼、舒尼替尼等,在抑制肿瘤生长的同时也会影响血管内皮更新,有引起继发性出血的风险。文献最早报道过1例肝癌脑转移患者,其I期试验使用贝伐珠单抗后出现致命性脑出血,另外,有报道显示8例肾癌脑转移患者使用索拉非尼、舒尼替尼后5例出现致命性脑出血。但后续研究中肺癌脑转移应用贝伐珠单抗后并没有增加出血风险,相反还减少了放疗患者微出血发生,减轻了放疗的副反应,本组41例患者应用贝伐珠单抗并未增加瘤内出血的风险。

专家点评(河北医科大学第四医院肿瘤内科　史健)

实体瘤脑转移是指原发实体瘤细胞转移侵及脑部组织的肿瘤,它通常是癌症晚期的一种表现。常见原发实体瘤包括乳腺癌、肺癌、结直肠癌、肾癌等。转移癌主要通过血行转移至脑部,形成新的瘤块,并对脑组织产生破坏,导致抗肿瘤耐药后病情进展,甚至危及患者生命。部分脑转移癌患者发生脑出血,可能是由转移灶肿瘤卒中引起的。

脑转移癌卒中主要是由于脑内转移的恶性肿瘤导致血管阻塞,或瘤组织破坏血管导致大量出血引起的。患者可能表现为头痛、恶心、呕吐、意识障碍等症状，严重时，可能出现意识丧失、失语、瘫痪等症状，甚至威胁生命。

脑转移癌卒中的诊断通常包括神经影像学检查如 CT、MRI 和脑血管造影，这些检查可以帮助医生确定转移癌的位置和大小，并排除其他脑血管病变。

对于脑转移癌卒中，通常根据患者的症状、体征、影像检查等情况综合评估制定治疗方案，一般包括手术、放疗和化疗，必要时进行 MDT。急性发作可能发生脑疝的患者应急诊手术治疗，有利于减轻占位对脑组织的压迫，并减轻症状。放疗和化疗对于症状较轻的患者，旨在控制癌症的进展和减小脑转移癌的体积。同时综合评估患者体质和并发症给予对症治疗，包括控制高血压、血脂异常、抗凝治疗等。

脑转移癌卒中是恶性肿瘤患者的急症之一，预防非常重要。目前预防脑转移癌卒中的最佳方法是做好原发癌症的治疗和管理，定期复查颅脑 CT 或 MRI，及时发现和治疗原发癌症，减少转移的发生风险。进行科普宣教，保持健康的生活方式，包括健康饮食、适当的体育锻炼、控制体重、戒烟限酒等，也可以帮助降低罹患癌症的风险。

本病例回顾性采集不同实体瘤发生脑转移肿瘤卒中的患者 41 例，进行了不同瘤种的脑转移发生率比较，同时分别以乳腺癌和肾癌脑转移卒中的病例，阐述了不同瘤种发生脑转移癌卒中的发生特点、影像及病理表现，形象直观，对于不同患者给予及时的治疗方案，为临床更好的诊疗提供了良好的指导。

总之，脑转移癌卒中是实体瘤脑转移患者急症之一。由于转移引起的脑功能障碍，严重时危及患者生命，因此需要高度重视。确诊需要进行相关的影像学检查，并根据具体情况制定全面的治疗计划。预防脑转移癌卒中的最佳方法是预防和治疗原发癌症，以及保持健康的生活方式。

参 考 文 献

曹建平，孙鹏，谷春雨，等，2023.41 例脑转移瘤出血性卒中的相关临床因素分析.肿瘤学杂志，29（4）：308-313.

张诗武，郭华，张丹芳，等，2007.黑色素瘤组织内三种血液供应模式时间关系的初步探讨.中国肿瘤临床，34（2）：96-99.

LUPO J M，MOLINARO A M，ESSOCK-BURNS E，et al.，2016. The effects of anti-angiogenic therapy on the formation of radiation-induced microbleeds in normal brain tissue of patients with glioma. Neuro Oncol，18（1）：87-95.

MORRISON M A，MUELLER S，FELTON E，et al.，2021. Rate of radiation-induced microbleed formation on 7T MRI relates to cognitive impairment in young patients treated with radiation therapy for a brain tumor. Radiother Oncol，154：145-153.

TAKAKI T，TSUGU H，HIRATA Y，et al.，2020. A case of radiation necrosis in the right occipital lobe accompanied with massive hemorrhage：histopathological analysis. No Shinkei Geka，48（6）：541-546.

YANG L，CHEN C J，GUO X L，et al.，2018. Bevacizumab and risk of intracranial hemorrhage in patients with brain metastases：a meta-analysis. J Neurooncol，137（1）：49-56.

脑转移癌手术后长期生存病例（一）

肺鳞癌脑转移

肺鳞状细胞癌（LUSC）约占非小细胞肺癌（NSCLC）的25%。LUSC患者发病年龄偏大，伴有慢性阻塞性肺病和肺心病的概率高。此外，LUSC通常起源于近端支气管，并有侵犯主要血管的倾向，这些特征导致转移性LUSC的治疗选择有限，中位生存期比其他非小细胞肺癌亚型短。1%～3%的LUSC患者在诊断时表现出远处转移，转移最常发生在脑、骨、远处淋巴结和肝脏，脑转移患者的5年生存率低于5%。

病例

1）女性，53岁。

2）1年前行肺癌切除术，病理为"鳞癌"，术后发现脑转移，于当地医院行开颅手术治疗，术后行全脑放疗。

3）复查发现脑转移癌复发来院。

4）查体：神志清楚，言语含糊，四肢肌力正常。

5）术前MRI可见颅内单一转移灶，位于左侧顶枕部，囊实性，囊壁强化明显，瘤周水肿明显（图16-1）。

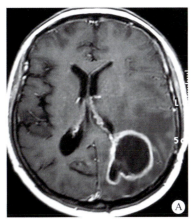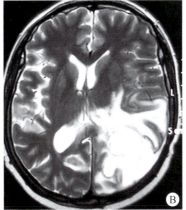

图16-1 术前颅脑MRI肿瘤位于左侧顶枕部

A.增强MRI显示：肿瘤呈囊实性，囊壁强化明显；B.MRI-T_2序列显示瘤周脑组织水肿明显

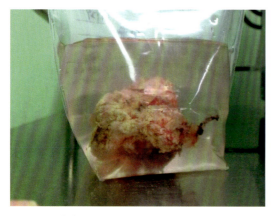

图 16-2　术中切除的脑转移癌标本，肿瘤完整切除

患者脑转移癌复发，体积较大，有神经系统症状，MRI 可见肿瘤周围水肿明显，且为单发转移灶，选择再次手术治疗。手术采用原左侧顶枕开颅肿瘤切除术，术中沿着肿瘤周边脑组织水肿带将肿瘤完整切除（图 16-2）。手术后患者状态较好，未出现新增的神经功能损害，术后每年复查颅脑 MRI 未见肿瘤复发（图 16-3）。目前患者已经随访 10 年，肺部及脑部病情稳定，正常生活。

患者为肺鳞癌脑转移，肺部原发灶、颅内转移灶均手术切除，而全身未再发现其他转移灶。头部全脑放疗，1 年后颅内转移灶复发。此患者脑转移癌的手术适应证明确，肺鳞癌脑转移对化疗敏感性差，肿瘤体积较大且为囊性，放疗效果也不佳。在脑转移癌手术中，如果转移灶不在功能区等重要部位，建议手术完整切除转移灶，避免因分块切除转移灶导致脱落的肿瘤碎片在术野种植，从而增加肿瘤复发概率。因此，本例中将肿瘤整块切除，最大限度地降低肿瘤种植的风险。患者术后随访 10 年，肺和脑部肿瘤未见复发，此例属于治疗效果非常好的病例。但是，由于之前做过全脑放疗，患者认知能力略有下降。

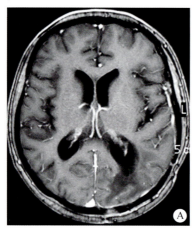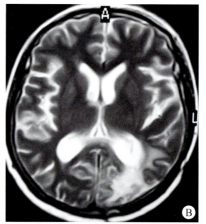

图 16-3　术后 6 年 MRI，肿瘤切除满意，未见复发，瘤周水肿明显减轻

讨论

一组 36 025 例 LUSC 患者研究显示，初诊时有 30.6% 的患者为Ⅳ期，22.03% 的患者至少 1 个器官中有转移，包括肝、骨、肺和脑；5.05% 的患者有脑转移，分析显示脑转移和骨转移预后最差。一些晚期 NSCLC 寡转移患者可以从手术中受益。指南并不建议对Ⅳ期患者进行手术，但手术切除原发部位可以为患者带来 OS 益处。国内也有肺鳞癌脑转移综合治疗后存活 10 年的病例报道。国内一项 185 例肺癌脑转移研究显示：年龄小于 65 岁

的手术患者中位生存期明显高于 65 岁以上的手术患者，接受手术联合放化疗的患者比单纯行放化疗的患者中位生存期长。Pan 等对 147 例未行脑转移手术的肺腺鳞癌患者予以积极的辅助治疗，能延长患者 OS（$P < 0.05$），但这些患者不如脑转移术后予以辅助治疗患者的效果明显。Ernani 等的研究中也提到，手术切除脑转移灶通常是 NSCLC 单发或有症状脑转移的标准治疗方法，有利于联合治疗。在 Ⅳ 期 NSCLC 合并孤立性脑转移的病例中，脑肺联合手术策略可提高患者的生存率和延长无进展生存期。该策略的主要选择标准包括：①肺部原发灶为 N0 期或仅有局部肿瘤扩散；②肺部肿瘤可实现完全性切除。多因素分析结果显示，给予辅助化疗对肺腺鳞癌脑转移术后患者生存有益。结合文献，本例患者能够长期生存的原因主要是：年龄较小，肺部原发肿瘤手术全切除，脑转移灶虽然 2 次手术，但也做到了全切除，即肺部、脑部肿瘤都进行了手术。除此之外，全身无其他部位转移，并进行了脑部的放疗及全身的化疗。

专家点评（四川大学华西医院生物治疗科　马学磊）

10% ～ 20% 的 NSCLC 患者在首次诊断时患有脑转移（BM），而 25% ～ 50% 的 NSCLC 患者会在病程中最终发展为 BM。NSCLC 伴 BM 患者的中位总生存期（OS）为 6 个月，1 年、2 年和 3 年的 OS 率分别为 29.9%、14.3% 和 8.4%。脑转移癌的主要治疗手段有外科手术、立体定向放射外科（SRS）、全脑放疗（WBRT）、分子靶向治疗、抗血管生成治疗、免疫治疗等。

在部分患者中，切除多发性脑转移癌可能是有益的；对于复发性脑转移癌的患者，尽管手术的选择相对有限，但在某些情况下仍可考虑手术治疗。在放疗方面，越来越多的证据支持使用 SRS，尽可能推迟 WBRT。目前有研究正在探索 SRS 治疗≥ 20 处脑转移癌患者的疗效。WBRT 更适用于颅内病灶较多（> 10 个）及脑膜播散患者，其迟发性不良反应包括记忆力下降、思维混乱和白质脑病等，美金刚可有效延缓认知能力下降。为了保护患者的认知能力，一些研究建议在有限的情况下推迟 WBRT，并将其作为挽救治疗的手段。除此之外，靶向治疗是 NSCLC 脑转移患者的重要治疗手段，第三代 EGFR 抑制剂奥希替尼对经过第一代 EGFR-TKIs 治疗后出现病情进展的患者仍然有效，现已成为一线首选的治疗方法；阿来替尼已成为有 ALK 重排的脑转移癌患者的一线治疗；克唑替尼为目前中国唯一批准的 ROS1-TKIs 药物，可以作为 NSCLC 脑转移癌患者的治疗选择。贝伐珠单抗联合化疗和多西他赛联合雷莫芦单抗是治疗晚期肺癌伴脑转移的有效选择。安罗替尼是一种小分子 TKIs，具有抗肿瘤血管生成和抑制肿瘤生长的双重作用，对肺癌脑转移有潜在疗效。肺癌脑转移患者也能从双免 +2 周期短化疗方案中获益。

本文提供的这例肺鳞癌治疗后颅内单一转移病例，患者有神经系统症状，肿瘤周围水肿明显，手术适应证明确，因此作者选择了手术。术后随访 10 年，肺和脑部肿瘤未见复发。此例属于治疗效果非常好的病例，提示我们复发脑转移癌的患者仍有手术的机会。11 年前，患者行第一次脑部手术，术后给予 WBRT 治疗，认知能力略有下降，将来遇到类似的情况，可以考虑 SRS，以期保留神经认知功能。

参 考 文 献

刘志丹，蔡洪庆，赵兵，等，2023. 基于 SEER 数据库肺腺鳞癌脑转移术后预后因素分析. 临床神经外科杂志，20（3）：268-274.

BAYSUNGUR V，TEZEL Ç，KIRAL H，et al.，2019. Results of surgical resection in lung cancer with synchronous brain metastasis. Turk Gogus Kalp Damar Cerrahisi Derg，27（2）：192-198.

QIN L，YU X，XU C，et al.，2023. Prognostic impact of metastatic patterns and treatment modalities on overall survival in lung squamous cell carcinoma：A population-based study. Medicine(Baltimore)，102(29)：e34251.

SOCINSKI M A，OBASAJU C，GANDARA D，et al.，2018. Current and emergent therapy options for advanced squamous cell lung cancer. J Thorac Oncol，13：165-183.

脑转移癌手术后长期生存病例（二）

直肠癌脑转移

结直肠癌是常见的易发生脑转移的肿瘤，居脑转移癌的第三位。关于结直肠癌脑转移的发生率，不同文献报道不同，一般为 1%～3%，最高可达 8%，更有研究提示脑转移的发生率可达 14.6%，其中影像学上发现的无症状的结直肠癌脑转移占 76%。结直肠癌发生脑转移预后极差，平均生存期仅为 6 个月左右。

病例

1）女性，49 岁。

2）因头痛半个月，加重 5 天，发现右额占位（图 17-1），两个半月前在笔者所在医院行右额开颅肿瘤切除术，肿瘤切除满意（图 17-2），术后病理为"中分化腺癌"，提示消化道来源。

3）2 个月前腹腔镜下行直肠癌根治术，淋巴结 2/19，术后化疗 2 周。

4）本次入院前复查颅脑 MRI，发现肿瘤复发（图 17-3）。

患者以发现颅内肿瘤就诊，症状进展快，病程只有半个月，且进行性加重，颅脑 MRI 发现右额巨大占位，术前考虑胶质瘤或者转移癌可能性大。手术采用右额开颅肿瘤切除术，肿瘤全切除。病理结果回报：中分化腺癌，消化道来源。患者出院后外院肠镜检查发现

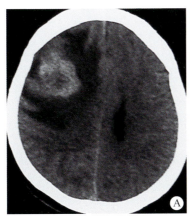
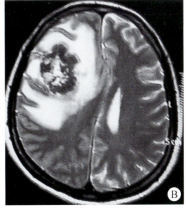

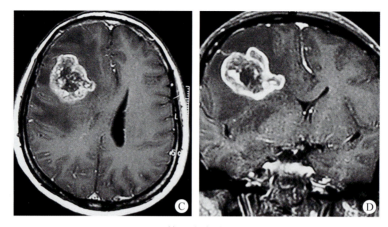

图 17-1 第一次术前颅脑影像

A. 颅脑 CT，肿瘤位于右额，略高密度；B. MRI-T$_2$ 序列，肿瘤呈短 T$_2$ 信号，瘤周水肿明显；C、D. 增强 MRI 肿瘤呈不均匀强化

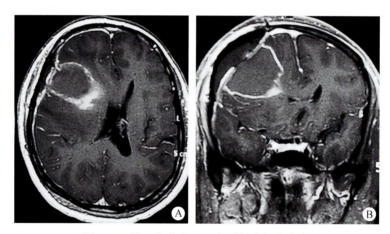

图 17-2 第一次术后 MRI 显示肿瘤切除满意

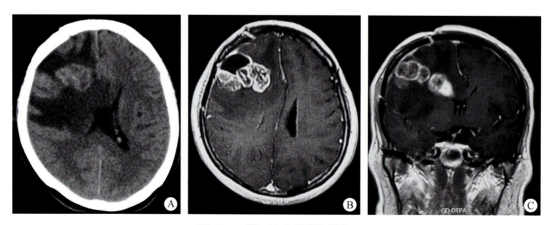

图 17-3 第二次术前颅脑影像

A. 颅脑 CT：右额肿瘤复发，略高密度；B、C. 增强 MRI：肿瘤结节状，不均匀强化

直肠肿瘤，行直肠癌根治术，其间复查颅脑 MRI 发现脑转移癌复发。即开颅手术后两个半月肿瘤复发，且体积非常大。患者再次手术全切除脑转移癌（图 17-4）。术后脑部放疗，全身化疗，未行靶向药物治疗。患者 2014 年 5 月开始治疗，截至目前已超过 10 年，肠道及颅内情况均稳定，未见肿瘤复发，正常生活。

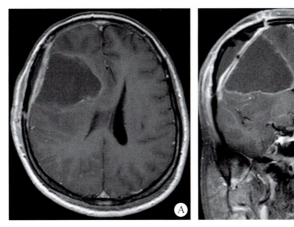

图 17-4　第二次术后 MRI 显示肿瘤切除满意

讨论

结直肠癌脑转移的预后极差，国内一组 80 例结直肠癌脑转移研究显示，中位生存期为 6 个月（1 ～ 33 个月），1 年 OS 率和 2 年 OS 率分别为 29.4% 和 5.7%。Imaizumi 等报道 68 例病例中位生存期为 6.8 个月，这一组中没有长期生存的病例。Koo 报道 106 中有 2 例长期生存的病例。

患者第一次脑转移癌手术后，才进行了直肠癌手术，其间又发现脑转移癌复发，表明结直肠癌原发灶没有切除可能是导致脑转移癌复发的一个因素。切除肺和肝转移被证实可延长生存期，且已成为标准治疗，因此对于结直肠癌脑转移，积极切除原发灶和转移灶有可能获得良好的预后。Imaizumi 的研究提示 KPS 评分≥ 70，脑转移癌病灶数量少于 3 处，发生脑转移前没有系统的全身化疗是良好预后的独立因素。血清 CEA 水平增高和颅外转移灶数量多是预后不良的因素。关于结直肠癌脑转移患者的死亡原因的研究显示，非脑转移导致的死亡病例多于脑转移导致的死亡病例（75% vs. 18%）。

治疗也是影响预后的一个非常重要因素，手术占非常重要的地位。单一治疗中，关于生存时间，手术治疗达到 15 个月，立体定向放疗是 6 ～ 10 个月，全脑放疗为 4 ～ 6 个月。综合治疗较单一治疗能明显延长结直肠癌脑转移患者的生存时间，单一治疗患者只能存活约 4 个月，而综合治疗患者的生存期能延长至 11 个月。对于单一转移灶患者，手术 + 化疗的平均 OS 优于放疗 + 化疗（17 个月 vs. 10 个月）。

总之，此例直肠癌脑转移患者长期生存的因素是单发脑转移，除了直肠周围淋巴结外没有其他部位转移，对原发灶和脑转移灶都进行了手术治疗，随后的放化疗也起到了积极的作用。

专家点评（中国人民解放军联勤保障部队第九〇一医院肿瘤内科　吕东来）

结直肠癌转移的模式根据原发肿瘤的解剖部位、分期、组织学亚型和分子特征，虽有所不同，但常见的转移部位主要还是肝、肺和腹腔内的淋巴结，脑转移在结直肠癌中较为罕见。在所有病例中，脑转移的发生率为 0.6%～3.2%，一般都发生在病程末期广泛转移时。而早期孤立的脑转移现象则极为少见，仅为 0.2%。并且根据原发部位的不同，直肠癌发生脑转移的概率似乎高于结肠肿瘤。本例患者的原发肿瘤部位为直肠，并且出现了极其罕见的孤立性脑转移。

有意思的是，结直肠癌的脑转移大多数发生时都没有明显的神经系统症状，并且由于较低的发生率，目前的大多数指南并没有提供关于结直肠癌患者进行脑部磁共振筛查的建议，这些因素叠加起来就导致了大多数结直肠癌脑转移患者发现颅内转移时，病灶已经较大，此时患者如不能接受有效的治疗，预后往往就很差。但如果患者有机会进行积极的局部治疗和综合治疗，如手术、立体定向放疗、化疗及靶向治疗等，其生存率就有机会得到大幅提高。

本文报告了一例直肠癌脑转移患者的长期生存病例。患者为 49 岁女性，先发现颅内巨大肿瘤，后确诊为直肠癌脑转移。经过多次手术切除、放化疗等综合治疗，患者至今存活已达 10 年，肠道及颅内情况均稳定，未见肿瘤复发，正常生活。其长达 10 年的无病生存时间，在国内外均属罕见，并且其首次手术后，未行综合治疗，短期内即出现颅内复发，但二次手术后再序贯予以术后瘤区放疗及全身系统化疗，肿瘤 10 年无复发，达到了临床治愈，充分反映了结直肠癌脑转移患者进行综合治疗的重要性，单一治疗方式难以取得满意疗效，而综合治疗能明显延长生存时间。总的来说，此病例为临床中较为少见的结直肠癌脑转移患者的综合治疗模式提供了较好的参考样本。

参 考 文 献

AKGÜL Ö，ÇETINKAYA E，ERSÖZ Ş，et al.，2014. Role of surgery in colorectal cancer liver metastases. World J. Gastroenterol，20，6113-6122.

IMAIZUMI J，SHIDA D，NARITA Y，et al.，2019. Prognostic factors of brain metastases from colorectal cancer. BMC Cancer，19：755.

KOO T，KIM K，PARK H J，et al.，2020. Prognostic factors for survival in colorectal cancer patients with brain metastases undergoing whole brain radiotherapy：multicenter retrospective study. Sci Rep，10：4340.

KYE B H，KIM H J，KANG W K，et al.，2012. Brain metastases from colorectal cancer：the role of surgical resection in selected patients. Colorectal Dis，14：e378-e385.

LU X，CAI Y，XIA L，et al.，2019. Treatment modalities and relative survival in patients with brain metastasis from colorectal cancer. Biosci Trends，13（2）：182-188.

SHINDORF M L，JAFFERJI M S，GOFF S L，2020. Incidence of asymptomatic brain metastases in metastatic colorectal cancer. Clin Colorectal Cancer，4：263-269.

第三部分

脑功能区、脑干及丘脑转移癌的
手术治疗

中央区脑转移癌的手术治疗（一）

脑中央区是指中央前回和中央后回，是管理人体肢体运动和感觉的中枢所在区域，此处病变可引起患者出现肢体偏瘫和感觉障碍，是手术高风险区域。脑转移癌也可发生在中央区，尤其是中央前回，部分患者因担心术后可能出现肢体瘫痪拒绝手术，但在有经验的神经外科中心，手术切除中央区转移癌能取得较好的效果。

病例

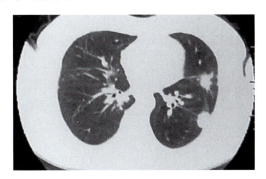

1）男性，60 岁。

2）右侧腮腺癌手术及放疗后 10 年。

3）发现肺部肿物 2 年，未治疗（图 18-1）。

4）发现颅内占位 1 个月（图 18-2）。

5）查体：右侧面瘫，四肢肌力正常，双肺呼吸音粗。

图 18-1　肺部 CT 可见左肺外周肿物

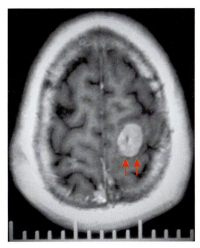
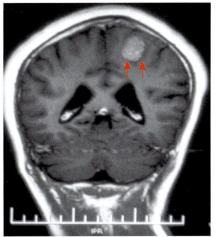

图 18-2　术前颅脑 MRI

肿瘤位于左侧中央前回内，圆形，强化明显（红色箭头所示为肿瘤）

此患者是典型的中央区脑转移癌，腮腺癌术后 10 年，肺部新发病灶 2 年，颅内发现占位 1 个月。腮腺癌通常很少发生脑转移，术前不能排除患者肺部病灶为颅内转移灶的原发病灶。患者颅内已经出现占位，但无肢体瘫痪的表现，肿瘤位于中央前回内，术后可能出现肢体活动障碍。手术可以明确病变性质，为进一步放化疗提供依据，若转移灶为对放化疗不敏感的腮腺癌，则应积极术中全切。若转移灶为肺癌，则术后化疗联合免疫治疗可使患者受益。即使中央区手术有致瘫的风险，但能解除转移灶对中央前回的压迫，有很高概率提升患者生活质量。

手术采用左额开颅，将术区显露后，可见中央前沟静脉，中央沟静脉和中央前回等正常结构（图 18-3A）。为避免损伤重要结构，手术从中央前回前方的脑沟进入，寻找肿瘤后，全切除肿瘤。术中对中央前回皮质做到了最低程度的干扰，中央前沟静脉完好保留（图 18-3B）。

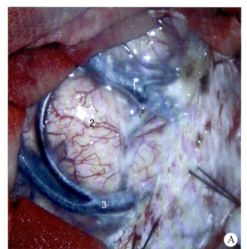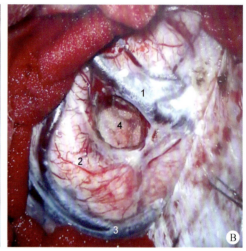

图 18-3 术中照片

A. 开颅后、切除肿瘤之前所见，1 中央前沟静脉，2 中央前回，3 中央沟静脉；B. 为肿瘤切除后所见，1 中央前沟静脉，2 中央前回，3 中央沟静脉，4 瘤腔

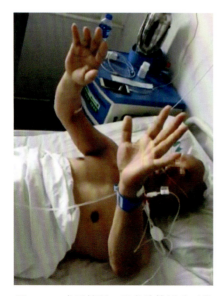

图 18-4 术后情况，患者肢体活动正常

术后患者肢体活动正常，四肢肌力 5 级（图 18-4），面瘫同术前未加重，术后第二天下地行走。复查 MRI 肿瘤切除满意（图 18-5），术后病理为腮腺癌。因为肿瘤切除彻底，术后未建议患者放疗，定期随访。选择手术切除脑转移癌对此患者是有利的，一是肿瘤全切除，解除压迫，避免肿瘤继续增长对神经功能造成影响，二是未造成肢体瘫痪等新发神经功能障碍，三是后续可以继续观察，因为腮腺癌脑转移对放化疗不敏感，手术可暂时推迟后续的治疗。

讨论

中央区脑转移癌手术入路的选择，要依据肿瘤的具体部位而定。开颅过程与其他肿瘤无异，重点应注意

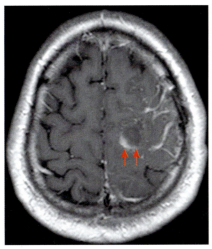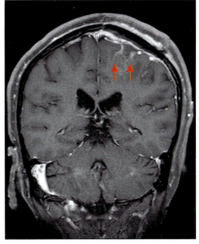

图 18-5　术后 MRI 可见肿瘤切除满意（红色箭头所示为肿瘤切除后的瘤腔）

切开硬脑膜时保护皮质和中央沟静脉。术中可利用超声定位肿瘤，亦可利用皮质电极定位中央区。术前可行 MRI 弥散张量成像（DTI）检查，观察肿瘤与神经纤维束走行的关系，以决定手术入路。国内万经海教授根据肿瘤与皮质脊髓束的关系提出Ⅰ、Ⅱ两个分型，Ⅰ型为皮质脊髓束位于肿瘤前方，手术采取经中央沟入路，Ⅱ型为肿瘤侵犯中央旁小叶，皮质脊髓束位于肿瘤外侧，手术采取对侧纵裂经大脑镰入路。手术全程用以明胶海绵、棉条严格保护周边皮质，轻柔操作，仔细判断瘤脑界面，沿水肿带螺旋形游离，尽可能靠近肿瘤周边胶质增生带，明胶海绵保护周边功能区，直至肿瘤完整切除。

专家点评（北大荒集团总医院 / 黑龙江省第二肿瘤医院肿瘤科　高峰）

　　肿瘤患者一旦出现脑转移，如果不加以干预，其自然病程仅 1 ～ 3 个月。无论原发灶控制如何，脑转移癌均会严重影响患者生存质量、生存时间并导致死亡。临床上，对于病情危重的患者首选给予药物治疗，如激素、脱水药等，一般都能迅速缓解高颅压的症状，若无效并出现脑疝症状时，实施神经外科手术减压，待病情平稳后再根据病情可选择手术治疗、放射外科治疗、全脑放疗、靶向治疗、免疫治疗和化学治疗。血脑屏障的存在，使得化疗对于颅内肿瘤的疗效不如身体其他部位肿瘤的疗效好，因此，一般不将化疗作为首选治疗。目前肺癌的特定靶向药物的出现，可以大幅度改善肺腺癌脑转移敏感突变这部分患者的生存，但对于更多的其他脑转移患者，可能面临的还是手术、放疗等治疗。对于肺癌敏感突变这部分人群，如出现再次进展，取得病理组织进行基因检测也是十分必要的。脑转移癌的手术治疗适应证是：单发的病灶、体积大、水肿和占位效应明显的脑转移癌。手术能迅速缓解症状，解除肿瘤对脑组织的压迫，改善患者的生存质量。

　　本文提供的这个中央区脑转移的手术治疗病例，其肿瘤位于中央区，这种手术出现偏瘫的风险比较大，但因患者既往有腮腺癌，目前肺部也有占位，无法确定患者脑转移癌的来源，所以明确病理，对患者下一步的治疗指导十分重要。因此作者选择了手术治疗，并且手术效果十分明显，患者术后恢复良好，也可以指导患者的下一步治疗。这个病例提示我们，即使是中央区的脑转移患者，凭借术者深厚的外科功底、高超的手术技巧和精湛的技术，也可以解决其他手段难以解决的问题。本病例安全高效，解决了临床和患者的问题，是技巧和决策的完美结合。

参 考 文 献

左赋兴，孔建新，万经海，2019. 神经导航及电生理监测下中央区单发转移瘤 11 例临床分析 . 立体定向和功能性神经外科杂志，32（6）：338-342.

ACHROL A S, RENNERT R C, ANDERS C, et al., 2019. Brain metastases. Nat Rev Dis Primers, 5（1）: 5.

ALIEVA M, LEIDGENS V, RIEMENSCHNEIDER M J, et al., 2019. Intravital imaging of glioma border morphology reveals distinctive cellular dynamics and contribution to tumor cell invasion. Sci Rep, 9（1）: 2054.

19

中央区脑转移癌的手术治疗（二）

病例

1）女性，42岁，左侧肢体无力2周入院。

2）8年前行左腋下黑色素瘤手术。

3）2年前手术切除恶性黑色素瘤肺转移灶，紫杉醇化疗，曲美替尼＋达拉非尼化疗。

4）1年前因癫痫发现脑转移，行伽马刀治疗；半年后脑转移灶进展再次行伽马刀治疗（图19-1）。

5）查体：左侧肢体肌力2～3级，右侧正常，左侧肢体浅感觉减退，余（－）。

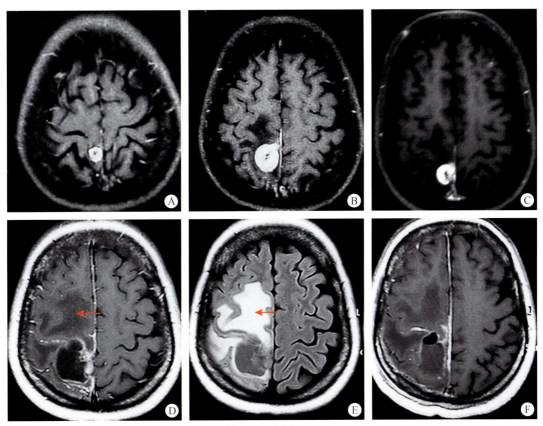

图 19-1 颅脑 MRI

A.1年前颅脑MRI，脑转移灶位于右侧中央后回邻近中央前回，行伽马刀治疗；B.第一次伽马刀治疗后6个月，转移灶增大，再次行伽马刀治疗；C.第二次伽马刀后1个月，肿瘤缩小；D、E.第二次伽马刀治疗后3个月，肿瘤囊变，且瘤周脑组织明显水肿（红色箭头所示为水肿脑组织）；F.手术后MRI，肿瘤切除满意，但水肿仍存在

　　患者原发病为黑色素瘤，脑转移灶位于中央后回，且转移灶体积较小，首选伽马刀治疗，半年后转移灶增大，再次行伽马刀治疗，转移灶囊变，脑水肿加重，肢体运动障碍症状明显加剧，所以选择手术治疗。

　　手术中发现脑组织水肿明显，水肿来源于肿瘤压迫及伽马刀治疗后的放射性反应，中央沟静脉明显狭窄，考虑与放疗有关。从中可以看出，放疗所用的放射线除了直接对脑组织的损伤外，还对静脉有影响，导致静脉管壁损伤、静脉狭窄、回流障碍，加重脑水肿（图 19-2）。

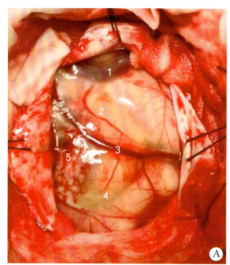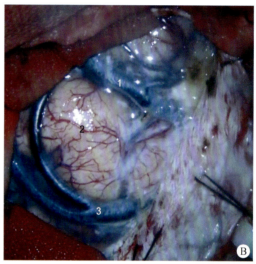

图 19-2　术中照片

A. 此例患者开颅后所见，1 中央前沟静脉，2 中央前回，3 中央沟静脉，4 中央后回，5 转移灶，可见本应该非常粗大的中央沟静脉变得异常狭窄，放疗后脑组织水肿明显，脑组织呈黄白色，乏血供；B. 另一例术前未做放疗的中央前回转移癌病例，可见正常的中央沟静脉（3）较粗大，中央前回脑组织（2）形态及颜色良好

　　由于本例患者曾行放射治疗，术中见肿瘤组织不易与坏死的脑组织区分，肿瘤与周围结构粘连紧密。为保留患者的肢体功能，肿瘤近全切除（图 19-1F），术后肢体肌力较术前有一定改善，但是后期随访时肢体活动未能恢复正常，复查 MRI 肿瘤未见复发，但脑水肿持续存在。由于肿瘤压迫引起的脑水肿可以在较短的时间内消退，但是放射性脑水肿不会短时间消退，因此不如术前未做放疗的患者恢复好。

讨论

　　中央区转移癌何时首选手术，何时首选放疗或者化疗，有时很难确定，所以，多学科协作制定脑转移癌的个体化治疗策略尤为重要。

　　伽马刀起初仅作为颅内某些良性肿瘤的治疗方式，直至 20 世纪 90 年代才开始用于治疗脑转移癌。无论是脑转移癌或是其他良性肿瘤，病灶体积都是伽马刀治疗的限制性因素，因为大体积病灶与放射性坏死的发生风险显著相关（大体积病灶周边脑组织放射剂量较高），因此伽马刀治疗仅适用于体积较小的脑转移癌。对于较小的病灶，是否采取伽马刀等立体定向放射治疗，最好由神经外科医生与放疗科医生讨论决定。一般来讲，此类立体定向放射治疗虽有无创等优点，但囊性肿瘤的放疗效果不佳。一方面因为囊性肿瘤往往体积较大，伽马刀造成放射性坏死风险增大；另一方面，囊液往往对放疗无反应（囊液＞10ml时，伽马刀通常无法起到控制作用），因此囊性脑转移癌常首选手术切除病灶。对于病灶较多、全身一般状况无法耐受全麻开颅手术者，立体定向穿刺抽液后再行伽马刀治疗也是一种选择。对于中央区肿瘤，尽管伽马刀治疗在一定程度上可以控制肿瘤，但放疗可能造成桥静脉、中央静脉损伤，导致周边脑组织顽固性水肿，进而可能造成永久性肢体功能障碍。根据匹兹堡大学放射中心的一项研究数据，31%（30/96）的中央区转移癌患者经伽马刀治疗后运动功能改善，50%（48/96）保持稳定，19%（18/96）的患者出现进行性的运动功能减退，其中运动功能减退与肿瘤体积明确相关，经统计，体积大于9cm^{3}的病变经伽马刀治疗后出现运动减退的风险大幅增加，更适宜手术治疗。韩国亚洲大学医学院放射中心的研究显示，伽马刀放射剂量大于20Gy的中央区转移癌患者出现运动功能减退的风险显著增高。手术方面，德国波恩大学的研究显示，尽管伽马刀治疗后偏瘫的发生概率有减少趋势，但目前神经电生理监测引导下的显微外科手术在保留功能方面显示出了更好的效果，当然，手术的效果与肿瘤的生长部位（主要是与锥体束之间的关系）密切相关，需要详细的影像学评估，同时手术有肿瘤残留风险。因此术前需根据术者经验、肿瘤位置、肿瘤大小，以及患者个人意愿、家庭情况等多种因素做出决策。

专家点评（北京大学第三医院肿瘤放疗科 庄洪卿）

中央区脑转移癌与其他部位脑转移癌具有不同的特点，考虑到对功能的影响，立体定向放疗采用的较多。尽管立体定向放射治疗期间的安全性较好，但其远期损伤需要重视。

本文提供的黑色素瘤病例具有2个主要的启示意义。第一，患者行2次立体定向放疗后，脑部已经出现放射性脑损伤的情况。放射性脑损伤在脑部立体定向放疗患者中是远期第一并发症，尤其是随着靶向药物和免疫药物应用，放射性脑损伤的发生概率明显上升。迟发性放射性脑损伤（放射性坏死）是放射治疗损伤血管和胶质细胞后导致局部脑组织的缺血缺氧，进而表现为脑部的坏死灶。放射性脑损伤不仅表现为局部坏死病灶，同时周围也会伴随水肿等症状。在某些情况下，放射性脑损伤和肿瘤复发还会并存，进一步增加治疗的难度。在此例患者手术中可以看到明确的血管放疗后变化，同时这类血管变化造成的水肿在手术后往往恢复效果不佳。此类患者可以使用抗血管药物处理放射性损伤引起的脑水肿，减轻患者症状。第二，对于这类患者，考虑到立体定向放疗后放射性脑损伤发生率较高，在治疗方式的选择上也要注意。手术可能会影响功能区，但如果脑放射性坏死发生率很高，如长期服用靶向药物患者，常需要考虑解决患者问题和后遗症的综合平衡，进而选择合适的治疗方式。

参考文献

FRANZIN A，VIMERCATI A，PICOZZI P，et al.，2008. Stereotactic drainage and Gamma Knife radiosurgery of cystic brain metastasis. J Neurosurg，109（2）：259-267.

LUTHER N，KONDZIOLKA D，KANO H，et al.，2013. Motor function after stereotactic radiosurgery for brain metastases in the region of the motor cortex. J Neurosurg，119（3）：683-688.

PARK C Y，CHOI H Y，LEE S R，et al.，2016. Neurological change after Gamma Knife radiosurgery for brain metastases involving the motor cortex. Brain Tumor Res Treat，4：111-115.

PINTEA B N，BAUMERT B，KINFE T M，et al.，2017. Early motor function after local treatment of brain metastases in the motor cortex region with stereotactic radiotherapy/radiosurgery or microsurgical resection：a retrospective study of two consecutive cohorts. Radiat Oncol，12：177.

VOGES J，TREUER H，LEHRKE R，et al.，1997. Risk analysis of LINAC radiosurgery in patients with arteriovenous malformation（AVM）. Acta Neurochir Suppl，68：118-123.

中央区脑转移癌的手术治疗（三）

病例

1）男性，69 岁。

2）左侧肢体无力进行性加重 3 周，左侧肢体抽搐 2 日。

3）查体：神清语利，左侧肢体肌力 0 级，余（−）。

4）肺部 CT 可见右肺占位，颅脑 CT 可见右额占位，肿瘤有出血（图 20-1），颅脑 MRI 可见肿瘤位于右侧额上回、额中回及中央前回（图 20-2）。

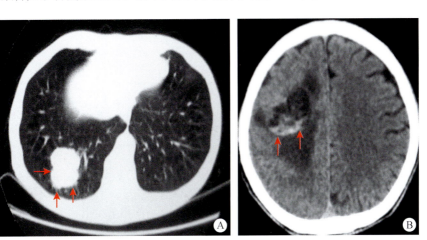

图 20-1 术前 CT

A. 肺部 CT，右肺下部巨大占位；B. 颅脑 CT，肿瘤位于右额中央前回、额上回及额中回，肿瘤有卒中（红色箭头所示为出血）

本例肺癌脑转移，病情进展迅速，临床表现典型。病情每周都有变化，刚发病时左侧肢体力弱，能行走；一周后肢体偏瘫加重，行走困难，需他人搀扶行走；第三周左侧肢体全瘫；入院前两日开始出现频繁的癫痫发作，每日发作 10 余次，急诊平车推入病房。

患者脑转移癌病情进展迅速，且肿瘤有出血，颅内病情加重，患者左侧肢体肌力 0 级，全瘫状态，无肺部症状，病情不允许先处理肺部原发病灶，急诊先切除脑转移癌。术中见肿瘤内部有出血，沿着肿瘤边界全切肿瘤（图 20-3），术后患者癫痫发作频率逐渐减少，左侧肢体活动逐渐恢复，下肢恢复好于上肢，出院前可以自己行走。病理为"肺大细胞神

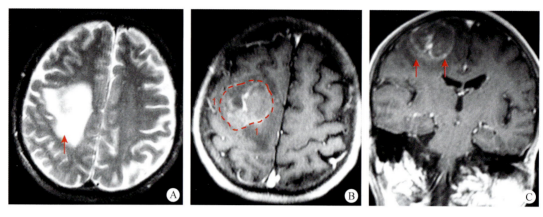

图 20-2 术前 MRI

A. MRI-T_2 可见肿瘤周围脑水肿明显（红色箭头所示），B. 增强 MRI，肿瘤位于右侧中央前回、额上回、额中回后部，强化不明显（红色虚线所示为肿瘤范围，1 为中央前回），C. 增强 MRI 肿瘤不均匀强化

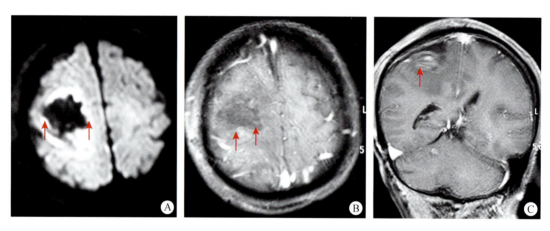

图 20-3 术后 MRI，可见肿瘤切除满意

经内分泌癌"（图 20-4）。首选脑转移癌手术既解除了颅内急症，又获得了病理诊断，无须肺部穿刺活检明确病理，可以进行下一步治疗。脑转移癌症状来得快，手术后症状消退也快。尤其是一些恶性程度高的肿瘤，颅内转移后，转移灶生长迅速且易发生肿瘤出血，进而引发脑疝，严重威胁患者生命，属于神经外科急症。

讨论

对于中央区肿瘤的手术，由于其发生偏瘫等并发症的可能性较大，多数神经外科中心都保持谨慎态度，尤其是对于术前

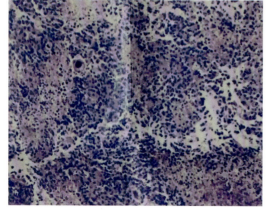

图 20-4 术后病理"肺大细胞神经内分泌癌"（HE×100）

无明显神经功能缺损的患者。其中，中央区脑转移癌患者由于其多被判定为"癌症晚期"，多数神经外科医生可能选择非手术治疗或推荐患者做伽马刀治疗。但是，脑转移癌与胶质瘤的发生机制不同，其手术结果也不相同。胶质瘤起源于神经胶质细胞，倾向于沿神经轴转移，多呈浸润性生长，与皮质边界不清，手术很可能导致皮质损伤，继而出现对侧肢体相应区域功能障碍。然而脑转移癌并非起源于神经细胞，而是颅外恶性肿瘤经血行转移后定植于颅内微血管，形成微转移灶，随后逐渐增长，产生占位效应，其实质为膨胀性生长，对周边脑组织造成推挤，而非浸润，因此脑转移癌多有清晰的边界或胶质增生带，只要采取恰当的手术方式，轻柔操作，完全有可能在保护功能的前提下全切肿瘤，进而使患者获得更长的生存期和更好的生活质量。

专家点评（首都医科大学附属北京胸科医院肿瘤内科　胡瑛）

肺大细胞神经内分泌癌（pulmonary large cell neuroendocrine carcinoma，pLCNEC）是一种相对少见的恶性肿瘤，约占肺癌总发病率的 3%，pLCNEC 多见于既往有吸烟病史的老年男性。pLCNEC 与小细胞癌、典型类癌、非典型类癌一起归为肺神经内分泌肿瘤。根据分子亚型和突变特征可分为小细胞样和非小细胞样两种亚型，其对不同治疗方案的敏感性不同。

pLCNEC 晚期常见转移部位为骨、脑和肝脏，一旦发生远处转移，平均 OS 仅 5 个月，5 年 OS 率不足 5%。pLCNEC 预后差，目前没有标准的治疗方案，多参照小细胞或非小细胞肺癌治疗方案。程序性死亡受体 1（PD-1）及其配体（PD-L1）的免疫抑制剂治疗是目前肺癌治疗的热点，对于 pLCNEC，大多限于个案报道和小样本临床研究，免疫疗法的疗效尚未确定。

对 pLCNEC 脑转移的预防及治疗目前尚未达成共识，脑部放疗可以改善 pLCNEC 脑转移患者的生存期。本例患者肺部病变无症状，以颅脑症状起病，且病情进展迅速，出现了一侧肢体全瘫，病情危急。急诊切除脑转移癌后，症状缓解迅速。提示对于需要紧急缓解症状的脑转移患者，急诊手术可能是一种有效的方式。对于非急症患者，如果没有其他有效的控制颅内病变的方案，手术仍然是需要考虑的有效选择。

参 考 文 献

曹建平，孙鹏，谷春雨，等，2023.41 例脑转移瘤出血性瘤卒中的相关临床因素分析.肿瘤学杂志，29（4）：308-313.

MAIURI F D, ANDREA F, GALLICCHIO B, et al., 1985. Intracranial hemorrhages in metastatic brain tumors. J Neurosurg Sci, 29: 37.

SHAO Y Y, LU L C, CHENG A L, et al., 2011. Increasing incidence of brain metastasis in patients with advanced hepatocellular carcinoma in the era of antiangiogenic targeted therapy. Oncologist, 16: 82-86.

脑干转移癌的手术治疗（一）

约 5% 的脑转移癌发生在脑干，脑干是人的生命中枢，关系到意识状态，管理呼吸和循环等功能，所有脑神经及肢体运动和感觉纤维，全部在脑干内走行。几十年前脑干还是手术"禁区"，脑干肿瘤只能对症治疗，经过神经外科医生多年的探索，脑干已经不再是手术"禁区"。

病例

手术视频

1）男性，54 岁。

2）右侧肢体无力，视物模糊 2 周。

3）查体：右侧肌力 4 级，余（−）。

4）颅脑 MRI，发现脑干占位，大小 2.0cm×1.8cm×1.8cm，高度怀疑转移癌（图 21-1）。

5）肺部 CT，发现右侧上肺 1cm 结节。肺门淋巴结肿大（图 21-2）。

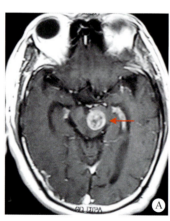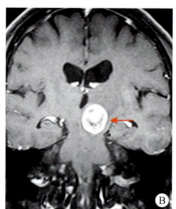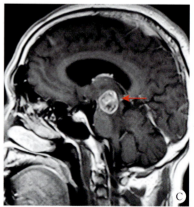

图 21-1 颅脑术前增强 MRI 可见肿瘤位于左侧中脑，边界清楚，强化明显

患者术前考虑肺癌脑干转移，目前颅内转移灶导致的症状较重，无肺部症状，首先考虑颅内转移灶的治疗。如果先内科用药治疗，需明确肺癌的病理及分子病理类型。如果首选放疗，为避免损伤脑干，放疗很难达到足够的治疗剂量，因此放疗对颅内转移灶起不到最佳的治疗效果，无法控制肿瘤生长。当然，手术也有很大的风险，针对本例开颅手术可能出现以下 4 种并发症：①牵拉左侧颞叶可能会导致失语；②肿瘤位于中脑，可能会出

现动眼神经麻痹，导致患者出现上睑下垂；③中脑有网状系统，损伤后患者昏迷不醒；④锥体束从此经过，损伤后会出现肢体瘫痪，患者术前右侧肢体肌力 4 级就是由于肿瘤压迫锥体束所致。

最终选择了"左侧颞枕开颅颞下经小脑幕入路肿瘤切除术"，术中见肿瘤呈灰红色，质软，血供丰富（图 21-3），手术全切转移灶，术后患者神志清楚，言语正常，无复视，左侧上眼睑轻度下垂，右侧肌力同术前，他人搀扶可行走。术后病理为"肺乳头状腺癌"，术后 MRI 显示肿瘤全切除（图 21-4）。

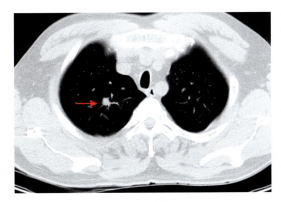

图 21-2　肺部 CT
右肺上叶 1cm 占位

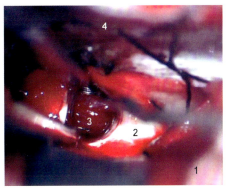

图 21-3　术中图片
1 颞叶，2 脑干，3 肿瘤，4 小脑幕

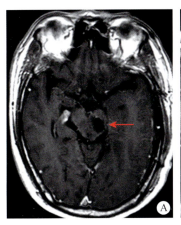 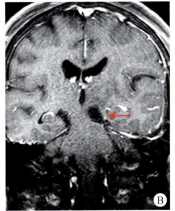 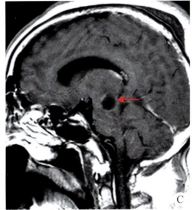

图 21-4　术后 MRI，肿瘤全切除（红色箭头所示）

患者出院后于外院行培美曲塞＋奈达铂化疗，随后行吉非替尼和凯美纳等治疗，未行放疗。1 年后发生颈部转移及上腔静脉内瘤栓形成，20 个月后患者死于原发疾病进展。

对于某些癌种的脑干转移，放化疗效果不理想，这对肿瘤内科医生及放疗科医生都是一个难题，而将脑干转移癌切除后，后续治疗迎刃而解，化疗、放疗都相对安全。虽然脑干手术风险大，但是在有经验的神经外科中心行手术治疗能够获得较好的效果。

讨论

在一组 45 例脑干转移癌患者中，肺癌是最常见来源。脑干转移癌多见于脑桥，其次是中脑。

脑干肿瘤的手术适应证中，弥漫性脑干肿瘤不适合手术治疗，而局限性、囊性、颈髓延髓交界处和背侧外生性脑干肿瘤，并严重影响患者生活质量者均可考虑手术治疗。对进行性局灶性神经功能障碍，由于病变内部出血引起显著占位效应及出现严重临床症状的病例应积极手术治疗。脑干肿瘤行手术适应证如下：①内生局限型肿瘤，肿瘤为实质性或有囊变，位于脑干内局限性生长；②外生型肿瘤，肿瘤突出脑干生长；③部分内生弥漫型肿瘤。外生型和内生局限型肿瘤可完全切除，内生弥漫型肿瘤可部分切除。脑干转移癌都是局限性生长，适合手术。

根据脑干肿瘤不同部位应采用不同的手术入路，并强调在肿瘤最接近脑干表面处切开脑干，常用的入路有：①枕下经小脑幕上入路适用于四叠体区的肿瘤；②枕下正中入路适用于脑桥、延髓背侧的肿瘤；③枕下乙状窦后入路适用于内生性生长至脑桥小脑角区和一侧脑桥腹侧下部、延髓腹侧的肿瘤；④颞下入路适用于中脑腹侧和脑桥腹侧的肿瘤。本例就采用颞下入路切除中脑处转移癌。

关于脑干转移癌手术治疗的文献很少，国外有乳腺癌脑干转移患者经手术及化疗后生存 10 年的报道。文献关于脑干转移癌的治疗多采用立体定向放疗。国内一组立体定向放疗脑干转移癌病例中，KPS 评分大于 70 分及肿瘤体积小于 1cm 能获得良好的预后，其中 30 例病例的平均处方剂量为 14Gy（范围：12 ～ 16Gy）。肿瘤局部控制率 86.7%。平均生存期 11.8 个月（3 ～ 48 个月）。提示脑干转移癌积极治疗较不做处理者能获得相对好的预后。

专家点评（北京大学肿瘤医院肿瘤放射科 余荣）

位于脑干的转移癌既往由于位置原因，手术难度大，完整切除率低。近些年随着手术技术的发展，部分脑干局限性转移癌存在手术机会。尤其对于占位效应明显或瘤内出血的病灶，放疗可能无法取得快速的缩瘤效果，同时可能导致局部水肿加重。手术或许是比较合适的选择。

目前脑转移病灶的放疗首选立体定向放疗或立体定向放射外科，文献报道 1 年局部控制率一般在 80% 以上。但立体定向放疗后存在远期脑坏死的风险，放疗剂量及体积都与放射性坏死的发生率相关。由于脑干功能极为重要，放疗医师在制定放疗计划时往往选择剂量较低的安全方案，可能导致肿瘤控制不佳。外科手术在一定程度上能够弥补放疗的不足，两种治疗方式相互配合可能会有更佳的疗效。

在脑转移癌局部治疗之前，明确晚期肿瘤患者全身病灶控制稳定十分重要。对于全身治疗效果较好，尤其是仅存在颅内寡转移的患者，手术及放疗都可能使患者获得潜在的治愈机会。但在全身肿瘤未控的情况下不应采取过于激进的局部治疗策略，局部治疗往往只能达到姑息减症的目的。

参 考 文 献

刘希奎，李龙，张迪，等，2015.孤立性脑干转移瘤的 MRI 表现.临床放射学杂志，7：1052-1056.

尹俊，张国荣，何占彪，等，2015.脑干转移癌的伽玛刀治疗.中华神经外科杂志，31（10）：1051-1054.

张俊廷，2012.脑干肿瘤的手术治疗：回眸与展望.中国微侵袭神经外科杂志，17：49-51.

AWAD A W，ZAIDI H A，AWAD A H，et al.，2016. Long-term survival after resection of HER2+ Infiltrating ductal carcinoma metastasis to the brainstem. Cureus，8：e462.

脑干转移癌的手术治疗（二）

　　小细胞肺癌（small-cell lung cancer，SCLC）是肺神经内分泌肿瘤，占肺癌的 15% ～ 17%，5 年生存率小于 7%，脑转移是 SCLC 最常见的远处转移类型，15% 的 SCLC 患者于确诊时就发生了脑转移，SCLC 诊断后的 2 年内约 80% 患者发生脑转移。SCLC 脑转移治疗方法有手术、化疗、放疗、靶向治疗和免疫治疗等综合治疗。

病例

　　1）男性，50 岁。

　　2）头痛 1.5 个月，左侧肢体活动差，行走不稳 2 周。

　　3）左侧面瘫，味觉减退，左侧肌力 4 级，左侧肢体痛温觉减退。

　　4）术前肺部 CT 可见右肺门占位（图 22-1），颅脑 CT 可见右侧脑干（脑桥及中脑）、右额有两处体积较大的占位，其中右额占位为囊性，脑干占位为实性（图 22-2），MRI 可见脑干转移灶周围水肿明显（图 22-3），左侧小脑半球还可见小的转移灶（图 22-4C）。

　　患者曾经两次就诊，第一次就诊考虑颅脑手术风险大，行保守治疗，3 周后病情加重，再次就诊，入院时轮椅推入病房。颅内有两处体积大的转移灶，患者行走不稳，肌力下降是由脑干转移灶引起的。由于多个转移灶散在分布，一次手术无法切除所有的转移灶，因此优先切除引起症状的脑干责任转移灶，行右侧颞枕开颅颞下经小脑幕入路肿瘤切除术。术中见肿瘤血供丰富，质地较韧，与周围脑干组织粘连紧密，手术近全切除脑干转移灶。

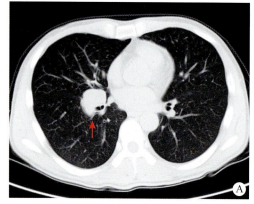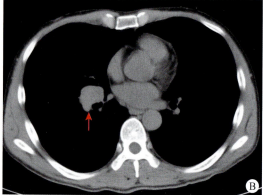

图 22-1　肺部 CT，右侧肺门占位

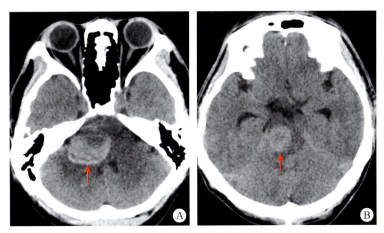

图 22-2　颅脑 CT，肿瘤位于右侧脑桥及中脑，高密度

A.转移灶侵犯脑桥；B.转移灶影响到中脑水平

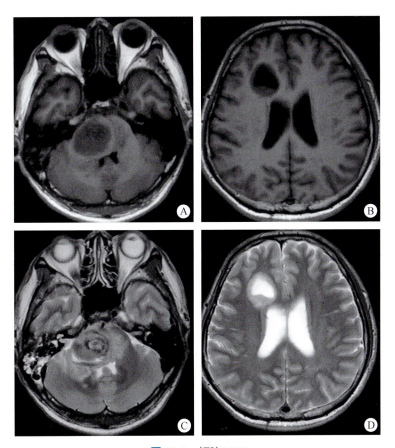

图 22-3　颅脑 MRI

A、B.MRI-T_1 序列，肿瘤呈长 T_1 信号；C、D.MRI-T_2 序列，脑干处为实性转移灶，呈等及短 T_2 信号，瘤周水肿明显，右额为囊实性转移灶

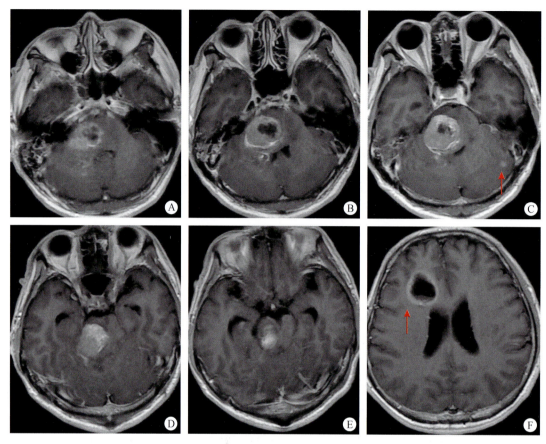

图 22-4　颅脑增强 MRI
颅内多发转移，中等强化，其中 C 图箭头所示为左侧小脑半球小的转移灶，F 为右额囊性转移灶，只见囊壁强化

　　术后病理：小细胞肺癌。术后 MRI 显示脑干肿瘤近全切除（图 22-5C、D），患者头痛症状较术前好转，未出现新发神经功能缺失，饮食正常，肢体肌力好转。术后患者针对小细胞肺癌进行了全脑放疗和化疗。术后 1 年复查，患者行走自如，生活自理，仍有头痛，复查颅脑 MRI 可见脑干处肿瘤治疗效果理想，未见复发，右额转移灶稳定，未见缩小，双侧小脑出现多处新发小的转移灶（图 22-6）。

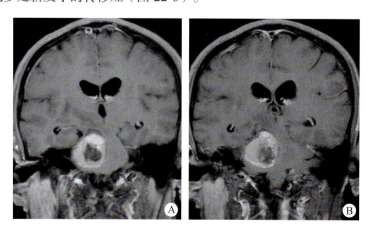

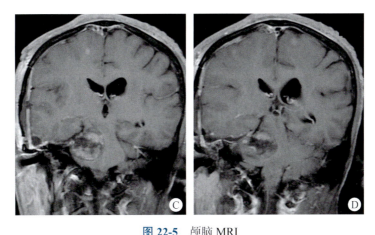

图 22-5 颅脑 MRI

A、B. 术前冠状位增强 MRI，可见肿瘤体积较大；C、D. 术后 MRI 示肿瘤近全切除

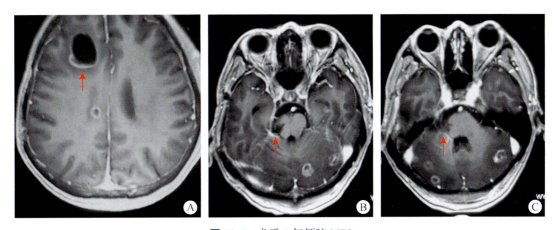

图 22-6 术后 1 年颅脑 MRI

A. 右额转移灶稳定；B、C. 可见脑干处转移灶消失，未见复发，小脑出现多发小的转移灶，原左侧小脑转移灶较前增大

讨论

手术＋全脑放疗（WBRT）是小细胞肺癌脑转移的一线治疗方案，手术＋立体定向放疗（SRT）可以改善脑转移患者生活质量。WBRT 能延长患者生存时间和改善预后，平均生存期为 6 个月，关于 WBRT 在新诊断的成人脑转移癌（BM）循证指南指出，建议使用标准剂量 / 分级方案（30Gy/10 次）；对于 BM ≤ 4 的患者，不推荐使用 WBRT，应考虑局部治疗（手术或 SRT）；使用 WBRT 预防脑转移，推荐剂量为 25Gy/10 次。关于 BM 进行局部放射治疗，SRT 对神经认知功能的影响小，是寡脑转移灶的标准治疗。回顾性研究表明，SRT 对于 SCLC-BM 患者预后良好，1 年局部控制率为 70% ～ 80%。而单独化疗 [应用铂类联合依托泊苷 / 伊立替康（EP/IP 方案）]，缓解率为 60% ～ 80%。

小细胞肺癌对放化疗敏感，即使发生脑转移，对于脑转移灶也可以进行放化疗，同样能达到理想的治疗效果。脑干受压影响患者的意识，甚至影响患者的进食功能，这些神经系统症状继续加重会威胁患者的生命，因此对于本例患者，优先进行脑干转移灶的手术切除，解除了肿瘤压迫，减轻了患者的神经系统症状。脑转移癌患者行开颅手术治疗后辅以放化疗能够明显降低脑转移癌的复发率。本例患者术后进行了全脑放疗、化疗。术后 1 年复查，脑干处转移灶消失，这是手术、放疗和化疗共同起到的非常好的治疗效果。右额部病灶仅行放疗和化疗，转移灶保持稳定，但是其他部位有新发转移灶，提示疾病进展。本例提示多发转移灶的不同治疗方案可产生不同的效果，小细胞肺癌脑转移积极手术联合术后放疗和化疗，能够取得相对良好的预后。

专家点评（南京中医药大学附属医院/江苏省中医院呼吸与危重症医学科　王谦）

　　脑转移是小细胞肺癌严重的、危及生命的并发症。对有症状的 SCLC 脑转移患者，应积极行全脑放疗；对于预期生存时间＞4 个月的患者，可采用序贯立体定向放疗或对脑转移灶进行同步加量的调强放疗。对于有 1～4 个病灶的脑转移癌患者，立体定向放疗比全脑放疗具有延长生存时间的优势，且能更好地保留认知功能。该患者为多发脑转移癌，右侧脑干、右额、左侧小脑半球均有转移灶，脑干转移灶周围水肿明显。

　　脑转移癌患者是否适合外科手术切除需考虑肿瘤个数、大小、部位、组织学类型及患者全身状况等，且以上因素要单独评估，手术选择还应整合所有因素，综合权衡。脑转移癌的患者均为晚期，手术选择应该谨慎。一般来说小细胞肺癌脑转移不首选手术，肺癌脑转移中国指南中提到：＞3 个脑转移病灶的治疗应首选 WBRT 或 SRT，但如出现肿瘤卒中、梗阻性脑积水等危及生命的症状和体征时，应行手术减压。肿瘤最大径＞3cm 者，一般不适合放射治疗，宜首选手术；肿瘤最大径＜5mm，尤其位于脑深部（丘脑、脑干等）宜首选放疗或内科治疗；如肿瘤最大径为 1～3cm，则根据患者全身状况、手术风险等综合评估，再决定首选手术还是其他治疗。对位于脑干、丘脑、基底节的脑转移癌，原则上不首选外科手术。该患者就诊时存在头痛、行走不稳、肌力下降等脑转移症状，且头痛为颅内压升高表现，脑干转移病灶较大，可行手术切除减轻瘤负荷，后续加用全脑放疗及全身治疗可有效控制脑转移灶，改善患者生存质量。该小细胞肺癌脑转移患者接受颅内手术＋放疗联合全身化疗后症状缓解，手术部位病灶消失，表明手术治疗是成功有效的。其他部位病灶出现进展，因此在全身治疗方面，采用化疗联合免疫治疗可能为更优选择。

参 考 文 献

KOCHER M，SOFFIETTI R，ABACIOGLU U，2011. Adjuvant wholebrain radiotherapy versus observation after radiosurgery or surgical resection of one to three cerebral metastases：results of the EORTC 22952-26001 study. J Clin Oncol，29（2）：134-141.

NAHED B V，ALVAREZ B C，BRASTIANOS P K，et al.，2019. Congress of neurological surgeons systematic review and evidence -based guidelines on the role of surgery in the management of adults with metastatic brain tumors. Neurosurgery，84（3）：152-155.

WEN P，WANG T F，LI M，et al.，2020. Meta-analysis of prophylactic cranial irradiation or not in treatment of extensive -stage small-cell lung cancer：the dilemma remains. Cancer Radiother，24（1）：44-52.

23

脑干转移癌的手术治疗（三）

手术视频

病例

1）男性，64 岁。

2）吞咽困难 3 个月，左侧肢体麻木 2 个月，体重下降 12kg。

3）胃镜检查未见异常，胸部 CT 见食管上段狭窄，纵隔淋巴结增大，左肺下叶小结节（图 23-1）。

4）颅脑 CT 可见右侧中脑背侧略高密度占位（图 23-2）。

5）颅脑 MRI 显示中脑背侧占位，大小 19mm×20mm×22mm，呈等 T_1、等 T_2 信号，增强后肿瘤强化明显，合并幕上脑积水（图 23-3，图 23-4）。

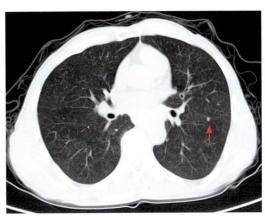

图 23-1 肺部 CT：左下肺可见一个非常小的结节（红色箭头所示）

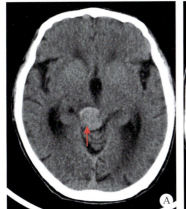
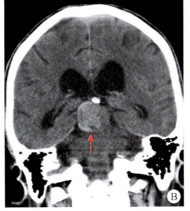
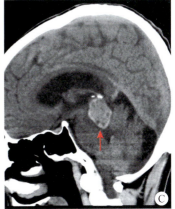

图 23-2 颅脑 CT：中脑背侧可见一处略高密度占位，边界相对清楚（红色箭头所示）

患者有吞咽困难症状，CT 显示食管狭窄，考虑食管癌可能，脑转移灶也考虑食管癌来源可能性大，但胃镜检查食管未见异常，纵隔淋巴结肿大，左肺下叶可见小结节病灶。颅内转移灶体积较大，位于中脑背侧，考虑患者的肢体麻木与此病灶压迫周围脑组织有

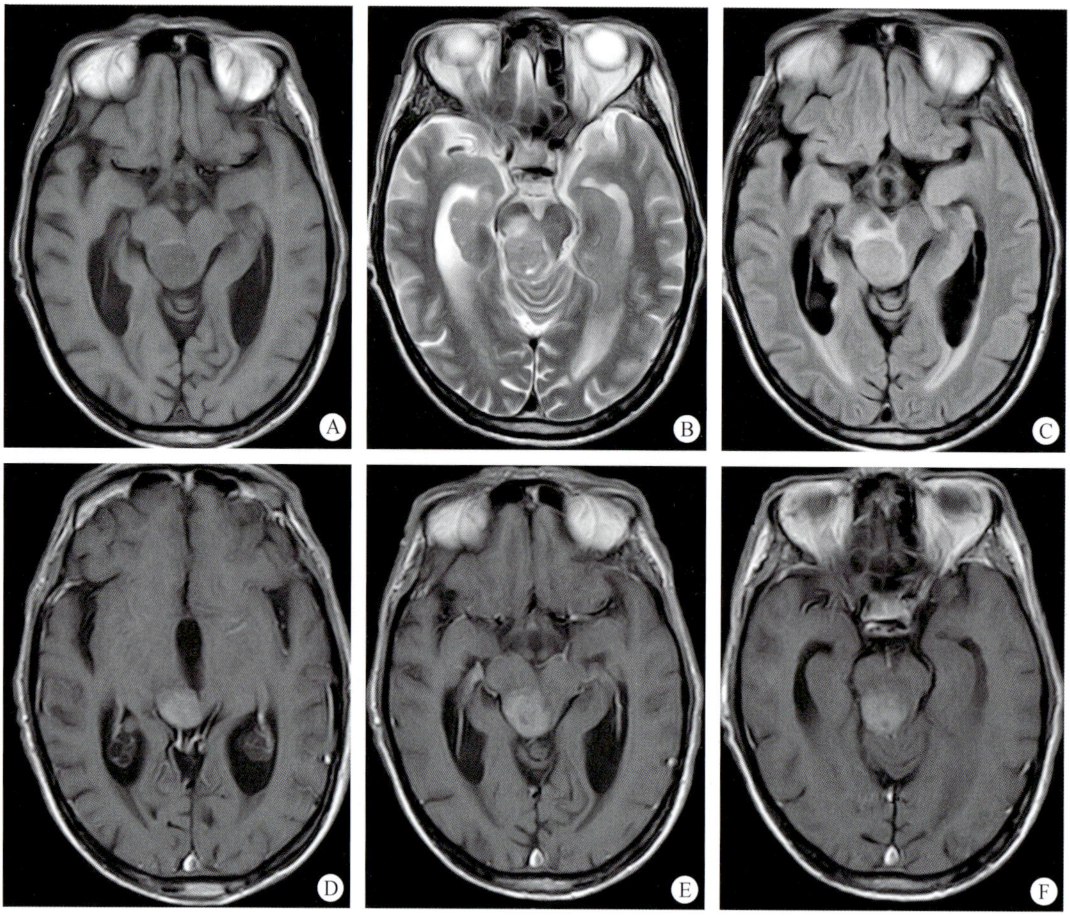

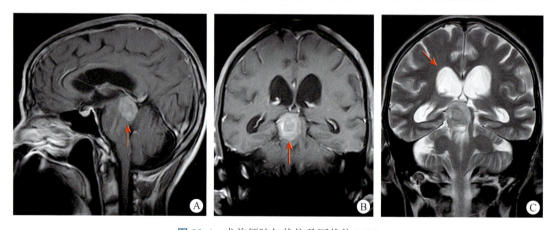

图 23-3 术前颅脑轴位 MRI

A～C.中脑背侧可见一处等 T_1、等 T_2 信号占位，占位周边水肿明显，D～F.增强 MRI 示肿瘤强化明显

图 23-4 术前颅脑矢状位及冠状位 MRI

A、B.中脑背侧占位强化明显；C.冠状位 MRI-T_2 序列可见中脑导水管受压，合并幕上脑积水（红色箭头所示）

关。中脑部位手术、放疗风险较大，但对于患者来说，目前最佳的治疗方案是手术切除中脑转移灶，既可以明确肿瘤的性质，又可以减轻症状，为后续的治疗提供条件。

手术采用幕下小脑上入路，术中见肿瘤呈灰黄色（图 23-5），质地略韧，血供一般，边界清楚，分块近全切除肿瘤（图 23-6）。术后患者未出现意识障碍，无动眼神经麻痹，

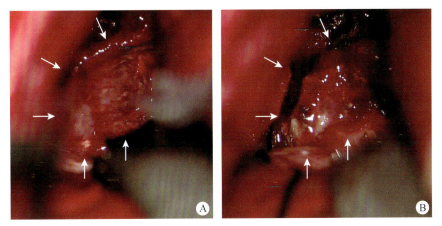

图 23-5　术中肿瘤照片所示，肿瘤呈灰黄色，血供一般（白色箭头所示）

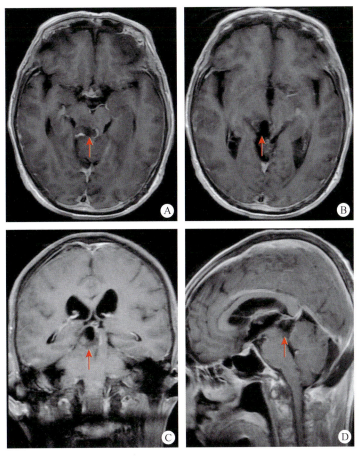

图 23-6　术后 MRI 可见肿瘤切除满意

四肢肌力正常，可以下地行走。术后病理考虑肺来源小细胞癌。此患者通过手术治疗明确原发灶来源于肺而非消化道，同时切除脑干占位解除其对重要结构的压迫，且并未出现新的神经系统功能障碍，使患者获益。

此例脑转移癌术前原发病灶性质不明确，虽有消化道症状，但胃镜观察食管黏膜正常，且肺部仅有一个非常小的结节，活检难度较大。最明确的是体积较大的颅内病灶，虽然位于脑干，手术难度和风险大，但就此患者而言，颅脑手术是明确诊断和治疗的最佳方案。

讨论

一组 327 例肺癌患者中有 7 例发生脑干转移（2%），平均年龄为 51 岁，发生肺癌与发现脑干转移时间间隔为 3 ~ 15 个月（平均 6.8 个月）。脑干转移多见于非老年患者、上肺叶肺癌和非小细胞肺癌（85.7%）；最常见的转移部位是脑桥区（71.4%）；40.8% 的患者出现面部或肢体感觉减退，其他表现包括共济失调和肢体轻瘫。

脑干转移癌影像学表现多变，肿瘤边界清楚，多呈圆形生长，瘤体周边伴有明显的水肿带，增强扫描后肿瘤较均匀强化，瘤体中间可伴有坏死。若肿瘤的基底部窄小，切除较容易；对于广基底者，先将瘤体部分切除，残留脑干表面部分以吸引器吸除为主，尽量做到无牵拉暴露，减少牵拉性脑损伤。对伴有脑积水的患者可先行脑室穿刺外引流，释放脑脊液来降低颅内压，从而增加手术暴露。积极有效的切除脑干转移癌是神经外科医生的共识，为后续治疗提供条件，可显著提高患者生活质量。

未经治疗的脑干转移癌患者的中位生存期仅为 1 个月。接受治疗的患者预后有所改善，但取决于颅内病灶对治疗的反应及颅外病灶的控制。SRS 治疗脑干转移癌患者的中位生存期为 5.6 个月，1 年生存率为 32.7%。在 19 项研究的 703 例患者中，治疗后死亡仅有 2.7% 归因于脑干转移的进展，68.6% 因全身性疾病，18.7% 因非脑干颅内其他因素。

专家点评（郑州大学第一附属医院肿瘤科　高明）

肺癌是世界上肿瘤相关死亡的主要原因之一，其中多数肺癌是非小细胞肺癌，占比85%，小细胞肺癌占 13%。大约 1/3 的晚期非小细胞肺癌患者合并有脑转移，无论是初诊脑转移还是后来发生脑转移，其中位总生存期在 7.8 个月左右；小细胞肺癌倍增时间短，早期易出现远处转移，且血脑屏障使得化疗药物难以进入脑内发挥作用。10% ~ 24% 的小细胞肺癌患者在首诊时就发生了脑转移，超过一半的小细胞肺癌患者在治疗过程中发生脑转移，同时脑转移癌也是影响小细胞肺癌患者生存的重要因素之一，未治疗的脑转移癌患者中位生存期为 1 ~ 2 个月，治疗后延长为 4 ~ 6 个月。

约 80% 肿瘤脑转移发生于大脑半球，而小脑（10% ~ 15%）和脑干（2% ~ 3%）发生率相对较低。对于脑转移癌单发病灶，经过手术、放化疗或靶向治疗后，预后较好。80% 的小细胞肺癌患者最终会出现脑转移，如果符合条件，推荐做脑预防照射，可以减少80% 的脑转移发生率。对于病灶多或者长在脑干等重要部位而无法提高放疗剂量的患者，预后相对较差。尽管靶向治疗、免疫治疗及放射治疗等的发展为肺癌脑转移患者提供了多种治疗选择，但手术切除仍发挥着重要作用。手术切除的益处包括迅速消除占位效应并减轻相关症状，同时获得病理诊断，为后续治疗提供机会。开颅手术适应证包括但不限于：①位置合适且易于切除的较大转移灶（通常最大径＞3cm）；②严重的占位效应、脑水肿或瘤卒中导致脑疝风险者；③疑似肺癌脑转移，但尚未明确病理诊断者；④肿瘤囊变，预期对放化疗或靶向治疗等不敏感者。

本文提供的这例小细胞肺癌患者初诊即有脑干转移。在明确病情及病理的过程中，影像虽提示食管狭窄，高度怀疑食管癌脑转移，但是胃镜排除了该可能性。对于影像提示的肿大淋巴结、左肺下叶小结节和颅内体积较大瘤体的三处病灶，由于患者出现了病灶压迫相关的肢体麻木症状，且在未明确病理诊断的情况下，最佳的治疗方案就是手术切除中脑转移灶，既可以明确肿瘤的性质，又可以切除病变以减轻症状。因此作者选择了行幕下小脑上入路肿瘤切除术，术后患者未出现明显神经系统功能障碍，且通过手术获取了脑部肿瘤性质明确为小细胞肺癌。该病例提示我们，脑干转移手术即使风险高，但在明确病理和减轻症状方面仍起着重要作用，提高了患者生活质量，也为患者后续治疗方案的制定提供指导。

参 考 文 献

张力伟，王忠诚，2010.脑干胶质瘤治疗现状.中国微侵袭神经外科杂志，15（4）：145-147.

LEE J Y，CUNNINGHAM D A，MURPHY E S，et al.，2022. Optimal management of brainstem metastases：a narrative review. Chin Clin Oncol，11（2）：15.

NICOSIA L，NAVARRIA P，PINZI V，et al.，2022. Stereotactic radiosurgery for the treatment of brainstem metastases：a multicenter retrospective study. Radiat Oncol，17（1）：140.

丘脑转移癌的手术治疗

丘脑位于脑组织的深部，是重要的神经中枢，是手术风险较大的一个区域。丘脑肿瘤手术的并发症可能会使患者出现感觉、运动障碍，严重者可导致昏迷。虽然丘脑转移癌的治疗较为棘手，但是，精准而细致的神经外科手术能够做到切除肿瘤的同时保护好丘脑的功能。

病例

手术视频

1）男，57岁。

2）右侧听力下降伴耳鸣6个月。

3）2019年6月行右肺腺癌切除术。

4）入院前1个月复查颅脑MRI时发现右侧丘脑异常信号，考虑转移癌合并出血。

5）查体：粗测右耳听力下降，余（−）。

6）术前颅脑CT可见右侧丘脑高密度占位，提示肿瘤卒中，MRI显示转移灶位于右侧丘脑，肿瘤出血，周围水肿明显（图24-1）。

患者因右侧听力下降而发现肿瘤丘脑转移，与肿瘤压迫内侧膝状体有关。肿瘤出血，且生长较快，手术是一个较好的治疗方案。虽然丘脑位置深在，与感觉和运动神经关系密切，但丘脑肿瘤手术在神经外科是比较成熟的技术。

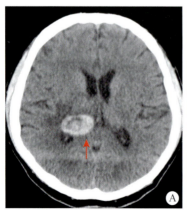
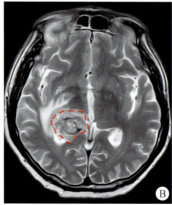
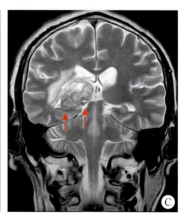

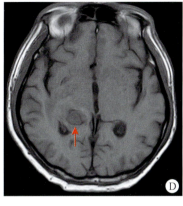
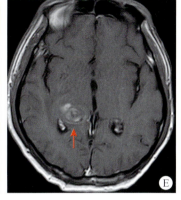
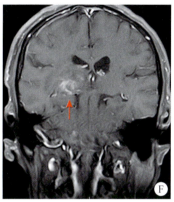

图 24-1　术前颅脑 CT 及 MRI

A. 颅脑 CT，右侧丘脑有一高密度占位，提示肿瘤出血；B、C. MRI-T$_2$ 序列，肿瘤呈短 T$_2$ 信号，信号混杂，提示肿瘤出血，瘤周水肿较明显；D. MRI-T$_1$ 序列，肿瘤呈等 T$_1$ 信号；E、F. 增强 MRI，肿瘤呈不均匀强化

　　手术采取右侧顶枕开颅经三角区入路，术中见肿瘤呈灰红色，质地略韧，血供丰富，边界相对清楚，肿瘤内有陈旧性出血，术中全切肿瘤。术后复查 MRI 肿瘤切除满意（图 24-2），患者术后肢体活动和感觉未见异常，可正常行走。

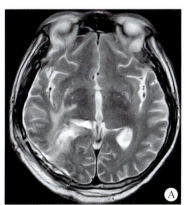
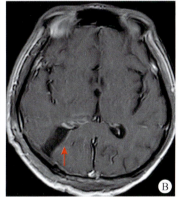
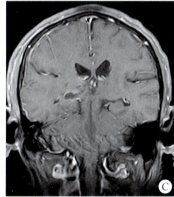

图 24-2　术后 MRI 可见肿瘤切除满意（红色箭头所示为皮质造瘘的手术通道）

　　肿瘤全切，丘脑占位解除，同时也清除了瘤周的出血，病理为肺腺癌，术后患者无新增神经功能缺损，恢复较快。出院后继续化疗。术后 22 个月随访颅内肿瘤未见复发。

讨论

　　丘脑及基底节区属于脑深部组织，是神经外科手术的难点区域，胶质瘤多见，根据胶质瘤生长方式，可以选择活检、开颅切除肿瘤等手术方法。脑转移癌由于边界相对清楚，开颅手术治疗效果较为理想。Kelly 报道了 15 例手术切除的脑深部转移癌病例，其中肿瘤位于半卵圆中心 7 例（47%），基底节区 3 例（20%），丘脑 2 例（13%），小脑 3 例（20%）。术后有 1 例（7%）病情恶化，患者术后小腿无力症状加重，出院后数月随访，腿部无力好转。

Day 描述了 49 例脑深部手术患者；其中 23 例胶质瘤，20 例转移癌和 6 例颅内出血。在这项研究中，术后 5 例（10%）有新发神经功能障碍，1 例（2%）发生出血，1 例（2%）死亡。近期 Bakhsheshian 回顾 25 例手术治疗的丘脑转移癌患者，全切除占 80%，出现肢体运动障碍和深静脉血栓各有 1 例。

对于脑深部转移癌患者，除了手术还可选择立体定向放射外科治疗，近年文献报道较多的是激光间质热疗（laser interstitial thermal therapy，LITT）方法。但是 LITT 治疗脑深部转移癌同样具有较大的风险，一项回顾性研究描述了 70 例应用 LITT 治疗脑转移癌放疗后进展的病例，结果显示，随访患者中位生存期为 12 个月，44 例死亡，其中 20 例死于颅内转移灶进展，24 例死于非颅内原因。值得注意的是，其中 3 名死于颅内原因的患者转移部位在丘脑或脑干，而非颅内原因死亡的患者均无脑深部转移（$P = 0.049$）。

专家点评（首都医科大学三博脑科医院神经外科　闫长祥）

丘脑肿瘤最常见于胶质瘤，其次是淋巴瘤、海绵状血管瘤，最少见的是转移癌。因此丘脑转移癌是临床上相对罕见的一种疾病。目前针对丘脑转移癌的治疗尚无专家共识及指南，其相关的文献研究只局限于零星的个案报道，尚无系统的、包含大量病例的回顾性及前瞻性研究。临床上丘脑转移癌所导致的占位效应需要外科干预。丘脑转移癌的占位效应主要会引起三个方面症状：其一，肿瘤压迫中脑导水管上口所导致的梗阻性脑积水进而引起的颅高压症状；其二，肿瘤压迫及浸润纤维束所引起的偏瘫症状；其三，内侧膝状体和外侧膝状体受压及浸润所引起的听力和视力下降。

丘脑位于脑中央部位，在结构上毗邻中脑、侧脑室、基底节区，且与中脑导水管关系密切。鉴于丘脑重要的解剖位置及复杂的功能属性，丘脑肿瘤的手术切除具有一定的挑战性，有些学者认为丘脑肿瘤应该采取活检手术，但我的观点是：占位效应明显的肿瘤通过手术切除是可使患者获益的，占位效应不明显或影像学上提示对放化疗敏感的肿瘤可以通过活检手术来明确病理，以指导下一步的治疗。丘脑转移癌的特点与胶质瘤不同，转移癌一般边界相对清楚，这为影像学上全切除提供了理论基础。另外，如何切除病灶并降低术后脑积水及偏瘫的风险仍是术者需要关注的一个问题。

文献报道针对丘脑肿瘤手术的入路有很多，但目前最常用的有 2 种手术入路。其一，经额部 - 侧脑室入路，即经过单侧额叶的额中回皮质造瘘，进入到侧脑室额角，这一入路适用于病灶主体位于丘脑，且肿瘤较少侵及丘脑外侧的病例；其二，经颞顶枕 - 侧脑室三角区入路，颞顶枕开颅，经皮质造瘘直达侧脑室三角区，这一入路适用于病灶位于丘脑后部或后外侧方的肿瘤。此例丘脑转移癌的病灶位于丘脑的后外侧，因此，术者选择的经颞顶枕 - 侧脑室三角区入路来切除病灶是非常正确的，术后的影像学也显示肿瘤得到了全切。

另外，值得注意的是，目前针对肺癌脑转移靶向治疗的研究正如火如荼地进行着，明确病理后行靶向治疗也是可采取的一项措施。术前可对肺癌石蜡切片行分子病理检测，如果发现有特定的靶向药物，可先行一段时间的靶向治疗，后续复查影像学，若肿瘤无缩小的迹象，那么再行手术切除是严谨且符合常规的诊疗思维。如果分子病理检测显示无相应的靶向药物，或肿瘤进展迅速引起颅高压危象者可直接行手术切除。

参 考 文 献

DAY J D，2017. Transsulcalparafascicular surgery using brain path for subcortical lesions. Neurosurgery，64（CN_Suppl_1）：151-156.

GASSIE K，ALVARADO-ESTRADA K，BECHTLE P，et al.，2019. Surgical management of deep-seated metastatic brain tumors using minimally invasive approache. J Neurol Surg A Cent Eur Neurosurg，80（3）：198-204.

KAYE J，PATEL N V，DANISH S F，2020. Laser interstitial thermal therapy for in-field recurrence of brain metastasis after stereotactic radiosurgery：Does treatment with LITT prevent a neurologic death? Clin Exp Metastasis，37：435-444.

第四部分

多发脑转移癌的手术治疗

25

幕上多发脑转移癌的手术治疗（一）

单侧大脑半球多发脑转移

随着肿瘤治疗整体水平的提高，患者生存期不断延长，肿瘤脑转移的发生率明显升高，约有 65% 的脑转移癌患者为多发脑转移，治疗棘手，预后极差，未经治疗者生存期仅为 1 个月，对症治疗者生存期可延长至 1.7 个月，单纯放疗者生存期只有 4 个月。

病例

1）女性，59 岁。

2）13 年前行左侧乳腺癌手术，术后病理：浸润性导管癌。

3）5 个月前咳痰、咯血，发现右肺占位，穿刺活检示：低分化腺癌，纵隔 4R 淋巴结转移，培美曲塞 + 顺铂化疗 2 周期，紫杉醇 + 顺铂化疗 1 周期。

4）1.5 个月前开始出现意识、语言障碍及右侧肢体偏瘫，发现脑转移，行脑部放疗 95% PTV 30Gy/5 次（图 25-1）。

5）查体：嗜睡状态，语言障碍（简单发声），右侧肢体肌力 0 级，感觉减退，余（-）。

患者为肺腺癌Ⅳ B 期，发现颅内有三处转移灶（图 25-1），针对脑转移癌行放射治疗，放疗期间出现肿瘤卒中（图 25-2），放疗终止。肿瘤进展较快，患者入院时已经出现失语及右侧肢体偏瘫。住院后次日突发昏迷，颅脑 CT 发现脑转移癌内出血增多（图 25-3），导致脑疝，遂行急诊手术。

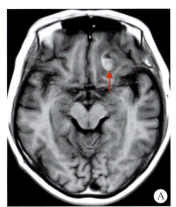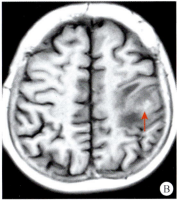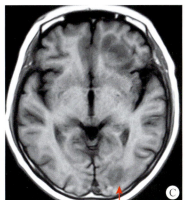

图 25-1 入院前 1.5 个月的颅脑 MRI，可见颅内多发转移灶，分别位于左额、左顶和左枕

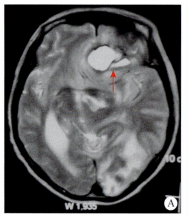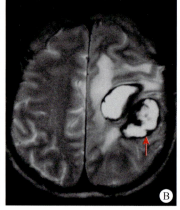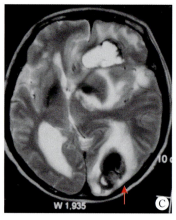

图 25-2 入院前 2 天颅脑 MRI

可见三处转移灶均发生出血性卒中，肿瘤体积增大，瘤周水肿明显，脑中线明显向右侧移位

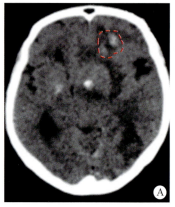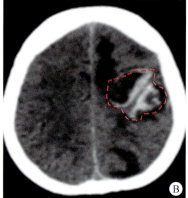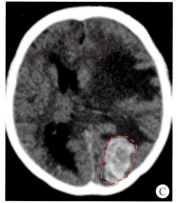

图 25-3 患者突然昏迷，急查 CT 可见肿瘤出血增多

患者三处脑转移灶均在左侧大脑半球，但分别位于不同的脑叶，彼此之间距离较远，手术需要三处独立切口（图 25-4），额叶和顶叶转移灶切除后，枕叶转移灶的手术需再次摆放体位，切口重新消毒。三个肿瘤的切除，相当于同时完成三次手术。最终成功挽救患

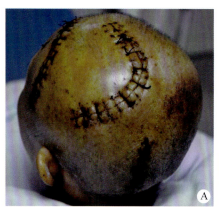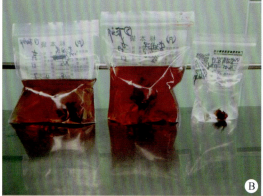

图 25-4 手术切口及切除的肿瘤标本

A. 3 个手术切口；B. 脑转移癌手术切除的肿瘤标本

者生命并一期将三处脑转移灶全部切除（图 25-5）。术后患者神志清楚，能言语，略缓慢，右侧上肢肌力 2 级，右侧下肢肌力 3 级。出院后患者免疫治疗 2 周期。

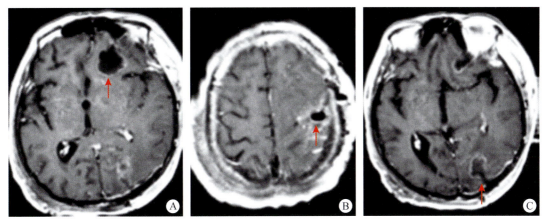

图 25-5 术后 MRI

可见三处转移灶均切除满意，中线明显回位

讨论

手术及术后的综合治疗效果优于单一治疗，不仅适用于单发脑转移癌，还适用于多发脑转移癌。国内天津一组 62 例多发脑转移癌手术病例研究显示，手术联合放化疗组、手术联合放疗组、单纯手术组的中位生存期分别为 15、12、9 个月。外科手术能迅速缓解由于脑转移癌占位效应及瘤周脑水肿引起的颅内压增高症状，是解决高颅压最快捷有效的方法。有报道显示 54 例术前有神经系统症状和体征的脑转移癌患者，术后临床缓解率可达 92%。

多发脑转移癌一期手术切除多个转移灶的方式有两种，一是采用多切口多骨瓣开颅切除多发转移灶，手术期间可能需要变换手术体位，二是设计不变换手术体位可囊括所有目标转移灶的单个切口，将所有转移灶在单个大骨瓣开颅的情况下全部切除。显然本例属于第一种方式。Bschorer 等回顾 2 组多发脑转移癌手术病例，33 名患者为一期手术多部位开颅组，30 例患者接受了 2 部位开颅手术，3 例患者接受了 3 部位开颅手术。术中 7 例（21%）需要变换手术体位，对照组为 36 例多发脑转移癌，单骨瓣开颅手术切除多发脑转移癌。结果显示两种方式的术后 KPS、并发症发生率、新发神经功能缺损发生率和住院时间无显著差异，提示多部位开颅手术并未增加围手术期并发症发生率。

专家点评（北京大学肿瘤医院胸部肿瘤内科 赵军）

远处转移是肿瘤治疗失败的主要原因。脑转移是转移死亡相关的主要原因之一。肺癌是脑转移常见的原发癌来源，发生率 40% ～ 50%。驱动基因阳性（EGFR、ALK、ROS1 等）的肺癌患者脑转移发生率更高，例如 ALK 阳性的晚期非小细胞肺癌患者中 75% 在治疗两年内会出现脑转移。

传统上，脑转移的治疗方式主要是外科切除和放射治疗，包括全脑放射治疗和立体定向放射外科（SRS）。因为 95% 的化疗药物无法通过完整的血脑屏障，所以化疗治疗效果欠佳。近年来分子靶向药物和免疫治疗在临床的应用使肺癌脑转移患者的生存期获得显著延长。

此例患者为女性，肺腺癌，脑部多发转移，未进行肿瘤组织基因检测及 PD-L1 检测。从流行病学资料看，女性、不吸烟、肺腺癌患者 EGFR 突变率高达 50%，如果存在 EGFR 敏感突变，EGFR-TKIs 治疗效果显著，特别是三代药物，如奥希替尼、阿美替尼等，脑转移患者用药后中位无进展时间接近 30 个月。即使没有基因突变，脑转移患者接受化疗联合免疫治疗的中位生存期可以达到 22 个月。

因此肺癌多发脑转移手术的选择应结合患者肺癌病理类型、转移部位、基因突变、PD-L1 表达等因素综合考量，对于单纯颅内转移且有颅内症状的非小细胞肺癌，特别是合并 EGFR 或 ALK 等驱动基因的初治患者或驱动基因阴性但 PD-L1 高表达的患者，应该在全身系统治疗控制后再酌情采取局部脑转移治疗。如果脑转移相关症状严重，出现脑卒中或脑疝，可积极手术，术后配合靶向或化疗联合免疫治疗将更具价值。

参 考 文 献

谈彩丽，何佳，孙增峰，等，2015. 多发脑转移瘤手术治疗临床病理回顾性分析 . 中华肿瘤防治杂志，22：946-950.

BSCHORER M，RICKLEFS F L，SAUVIGNY T，et al.，2023. Multiple craniotomies in a single surgery-the resection of scattered brain metastases. Neurosurg Rev，46（1）：70.

PAEK S H，AUDU P B，SPERLING M R，et al.，2005. Reevaluation of surgery for the treatment of brain metastases：review of 208 patients with single or multiple brain metastases treated at one institution with modern neurosurgical techniques. Neurosurgery，56：1021-1034.

POLLOCK B E，BROWN P D，FOOTE R L，et al.，2003. Properly selected patients with multiple brain metastases may benefit from aggressive treatment of their intracranial disease. J Neurooncol，61：73-80.

幕上多发脑转移癌的手术治疗（二）

双侧大脑半球多发脑转移

病例

1）男性，42岁。

2）9个月前发现左侧肺癌，活检提示腺癌，ALK（＋），克唑替尼治疗，肺部肿瘤缩小。

3）1个月前开始出现右侧肢体乏力，伴有性格改变。

4）查体：脾气暴躁，余（－）。

5）术前颅脑MRI可见颅内多发转移灶（图26-1，图26-2）。

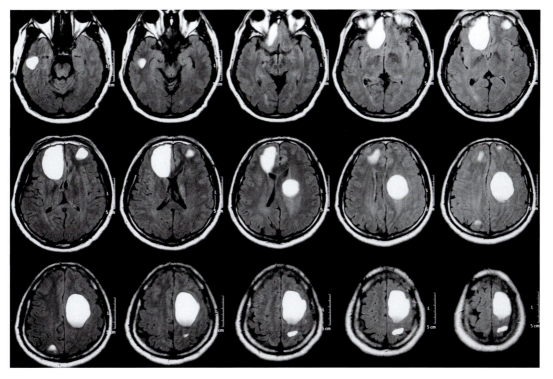

图26-1　术前 MRI-T_2 FLAIR 序列，全脑多发囊性转移灶

患者为肺癌多发脑转移，颅内共 7 处囊性转移灶（图 26-1，图 26-2）。口服克唑替尼治疗后，颅内转移灶未能控制，转移灶均为囊性，放疗效果不佳，病情进展迅速，1 个月内出现临床症状。

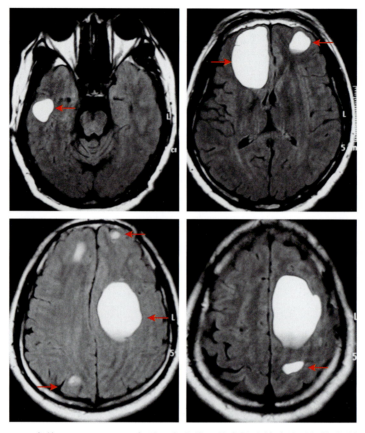

图 26-2　术前 MRI-T$_2$ FLAIR 序列，全脑共 7 处囊性脑转移灶（如箭头所示）

此例特点是转移灶位于双侧大脑半球，位置分散，额叶、顶叶及颞叶都有转移灶。如果只切除大的转移灶，其他的转移灶不切除，手术意义不大，如果分两次手术，会增加患者创伤风险及经济负担。

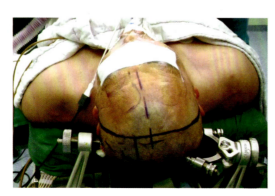

图 26-3　手术体位及切口，双额＋左顶开颅

手术切口设计为冠状切口为主切口，左顶直线为副切口（图 26-3），4 处开颅，4 个骨瓣（图 26-4）。由于患者的转移灶间距较远，单一大骨瓣，不能将其全部囊括在内，因此设计了 4 个骨瓣。经过努力，7 处转移灶中的 5 处全部切除，其中包括 3 处较大的转移灶与 2 处较小的转移灶。1 处较小的转移灶位于功能区，为避免术后出现肢体运动障碍，在术中仅释放囊液，最后 1 处较小的转移

灶因远离手术切口而无法切除。

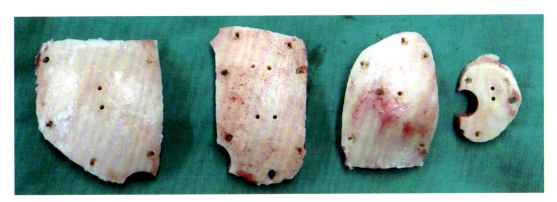

图 26-4 手术开颅 4 处，4 个骨瓣

　　术后患者恢复良好，无肢体运动及感觉障碍，根据脑转移癌基因检测结果，选用阿来替尼继续控制颅内转移灶。术后 1.5 年行全脑放疗（图 26-5）。术后 6 年颅内有一处转移灶进展，口服洛拉替尼后转移灶控制理想（图 26-6），目前患者手术后正常生活 7 年余，肺部及头部肿瘤控制良好，偶有癫痫发作，药物可控制。

　　本例患者虽为多发脑转移癌，但手术 + 后续治疗发挥的积极作用使患者生存至今。按照目前肺癌脑转移的治疗指南，本例患者并不建议开颅手术的。在有条件的情况下，尽量对患者进行积极的手术治疗可使一部分患者获益。

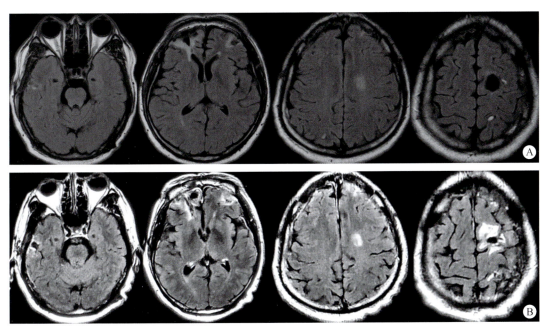

图 26-5 术后 5 个月和 1.5 年的 MRI
A. 术后 5 个月颅脑 MRI，肿瘤切除满意；B. 术后 1.5 年，患者放疗后的颅脑 MRI，未见肿瘤复发

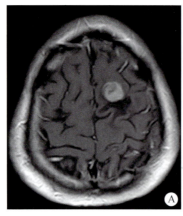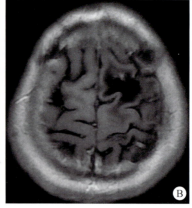

图 26-6 术后 6 年和 7 年颅脑 MRI

A. 术后 6 年颅脑 MRI，患者左额转移灶进展，开始口服洛拉替尼；B. 术后 7 年颅脑 MRI，口服洛拉替尼后，左额转移灶控制理想

讨论

对于多发脑转移癌患者，目前可采取的治疗方式主要是综合治疗。若肿瘤分散且体积较小，可采取放疗、化疗、靶向治疗等方法抑制疾病进展；驱动基因阳性的肺癌和乳腺癌患者可首先应用药物治疗，出现单个或多个转移灶迅速增大，可考虑手术治疗，不仅可以保护神经功能，改善患者症状，还能通过尽可能全切肿瘤来抑制疾病进展。对于多发脑转移癌患者，无论有无临床症状或直径是否大于 3cm，有条件时，手术切除应为最佳治疗方法，视情况争取将多个病灶一期切除，解除占位效应明显或体积增长迅速的瘤体，其余转移灶尽早行其他辅助治疗。笔者总结了所在医院 75 例多发脑转移癌手术患者，其总体中位生存期为 14 个月，其中肺癌脑转移患者中位生存期 11 个月，乳腺癌脑转移 17 个月，消化道肿瘤脑转移 10 个月，黑色素瘤脑转移 8 个月，生存率优于部分文献报道，这可能与积极采取手术治疗、争取全切肿瘤及围手术期管理相关。因此，笔者提倡对于多发颅内转移的患者要充分全面地评估病情，有条件行手术切除转移灶者应争取早期手术切除，不仅可改善预后，还可以降低围手术期并发症的风险。

专家点评 （中国医学科学院肿瘤医院肿瘤内科 李峻岭）

这是我经治的一位患者，这个病例给我留下了很深的印象。患者是一位来自内蒙古的年轻男性，罹患了肺癌。病期较晚，失去了手术及放疗治愈的机会，但比较幸运的是患者驱动基因检测为 ALK 阳性。在当时，针对 ALK 阳性的唯一可及的全身治疗药物是克唑替尼。根据克唑替尼与化疗对比的Ⅲ期临床研究，克唑替尼治疗晚期 ALK 阳性肺癌的中位无进展生存时间为 11 个月，疾病的控制时间显著优于化疗。克唑替尼在临床应用的主要短板是入脑浓度较低，大约 30% 的患者疾病进展表现为颅内转移。该患者服用克唑替尼后疾病控制了 9 个月。全身情况良好，但复查脑核磁显示多发的脑转移癌，共有 7 处病灶。由于患者的颅内转移灶均为囊性病变，请放疗科会诊，认为不适合放疗。当时第二代的 ALK 抑制剂还没有在国内上市（阿来替尼 2018 年上市）。2017 年 7 月 31 日患者在北京三博脑科医院接受了手术治疗，手术很成功，患者术后恢复较好。此后患者接受了颅内残存病灶的放疗，口服了第二代靶向药物阿来替尼，疾病控制了 6 年。2023 年 7 月 16 日脑转移癌再次复发，目前开始第三代靶向药物洛拉替尼治疗。

根据医科院肿瘤医院的资料，ALK 阳性肺癌占肺腺癌的 6% 左右。根据真实世界的临床研究，转移性 ALK 阳性肺癌经过规范的治疗，中位生存时间可达 89 个月。随着患者生存时间的显著延长，患者的脑保护问题就变得格外重要。靶向药物经过一段时间的治疗会无一例外地出现耐药及疾病的进展。如果患者只表现为颅内的进展，而颅外病灶控制较好，在没有第二代药物可及的情况下，放疗成了主要的选择。遗憾的是由于是囊性颅内多发转移，放疗不适合这位患者。按照指南，对于单发的颅内转移，如果颅外病灶控制较好，是可以行病灶切除的。但该患者是 7 处颅内多发转移病灶，至此似乎无路可走。

患者抱着最后的希望到了三博脑科医院，找到了张明山医生。后面的故事就如同病例资料里介绍的，张医生带领他的团队，经过精心的准备和策划，及时并成功地为患者实施了手术。患者术后没有出现手术并发症，恢复良好，生存时间已经超过 7 年，生活质量一直较好。

这例患者治疗成功最主要的原因是在患者出现颅内多发囊性转移，且常规治疗手段无法控制的情况下，及时接受了手术治疗。手术的成功，得益于术者丰富的临床经验和背景知识、精湛的技艺和稳定的心理素质，以及治疗团队的完美协作。

这个病例告诉我们，在临床实践中学无止境，任何时候都不要轻言放弃，在符合患者利益的前提下，要寻找一切可能的手段和方法使患者在治疗中获益。

参 考 文 献

BINDAL R K，SAWAYA R，LEAVENS M E，et al.，1993. Surgical treatment of multiple brain metastases. J Neurosurg，79：210-216.

BROWN P D，BALLMAN K V，CERHAN J H，et al.，2017. Postoperative stereotactic radiosurgery compared with whole brain radiotherapy for resected metastatic brain disease（NCCTG N107C/CEC·3）：a multicentre，randomised，controlled，phase 3 trial. Lancet Oncol，18：1049-1060.

PAEK S H，AUDU P B，SPERLING M R I，et al.，2005. Reevaluation of surgery for the treatment of brain metastases：review of 208 patients with single or multiple brain metastases treated at one institution with modern neurosurgical techniques. Neurosurgery，56：1021-1033.

POLLOCK B E，BROWN P D，FOOTE R L，et al.，2003. Properly selected patients with multiple brain metastases may benefit from aggressive treatment of their intracranial disease. J Neurooncol，61：73-80.

SALVATI M，TROPEANO M P，MAIOLA V，et al.，2018. Multiple brain metastases：a surgical series and neurosurgical perspective. Neurol Sci，39：671-677.

幕上多发脑转移癌的手术治疗（三）

双侧大脑半球多发脑转移分期手术

多发脑转移癌如需手术，提倡一期手术切除，一期手术可以减轻患者创伤，降低费用。但是，一期手术可能使患者处于长时间的全麻状态，增加术后并发症的发生率，而分期手术可以减轻术后并发症。

病例

1）女性，34岁。

2）入院前8个月因"宫颈癌"行子宫及附件切除术，术后病理：浸润性癌，分化差，不除外低分化鳞癌。

3）术后行放化疗，盆腔外照射，同步顺铂化疗。

4）8个月前自觉右侧上肢无力，间断头痛，20天前上述症状加重。

5）查体：神清语利，右上肢肌力远端1级，近端3级，余肢体肌力正常。

6）术前CT可见颅内转移灶位于左额、右额及右颞，左额转移灶邻近中央区，囊性，低密度，其他为实性，略高密度（图27-1）。

7）术前MRI显示肿瘤呈长T_1、短T_2信号，增强MRI显示肿瘤强化明显（图27-2，图27-3）。

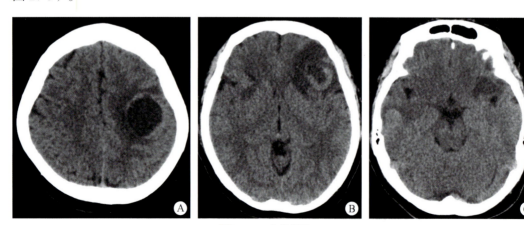

图 27-1 术前颅脑CT

A. 左额近中央区转移灶，囊性，囊液呈低密度；B. 双侧额叶实性转移灶，略高密度；C. 右颞实性转移灶

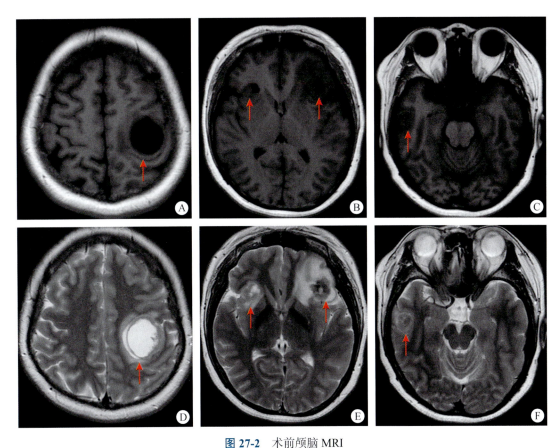

图 27-2 术前颅脑 MRI
A. 左额近中央区转移灶，囊性；B. 双额实性转移灶，呈长 T_1 信号；C. 右颞实性转移灶，呈长 T_1 信号；D. 左额近中央区囊性
转移灶，囊液呈长 T_2 信号；E、F. 实性转移灶，呈短 T_2 信号

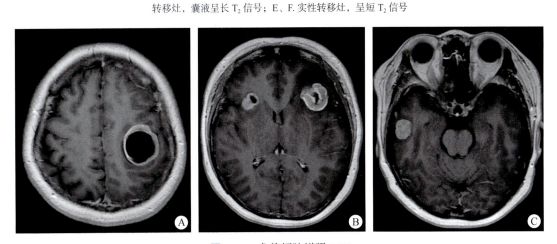

图 27-3 术前颅脑增强 MRI
A. 左额近中央区囊性转移灶，呈环形强化；B、C. 实性转移灶，强化较明显

　　本例为宫颈癌多发脑转移，转移灶位于功能区，肢体无力症状进展较快，化疗后颅内
转移灶控制不理想。鳞癌虽多对放疗敏感，但起效慢，因此对有症状的宫颈癌脑转移患者
而言，通过手术切除病灶以减轻症状可能是最佳的治疗方法。脑转移灶一共 4 处，分别位

于左额运动性语言中枢附近、左侧中央前回附近、右侧额叶及右侧颞叶，位置较分散。虽可以一次切除 4 处肿瘤，但手术时间较长，且需变换体位，因此采用分期手术。第一次手术优先切除引起明显症状的左侧两处肿瘤。手术采用左额 + 左额顶开颅（图 27-4），切除两处肿瘤，肿瘤呈灰红色，质地略韧，边界清楚，血供中等（图 27-5）。术后患者右侧肢体活动较术前好转。半个月后行右侧额颞开颅术，切除右侧两处转移灶（图 27-5）。两次术后患者均恢复良好。

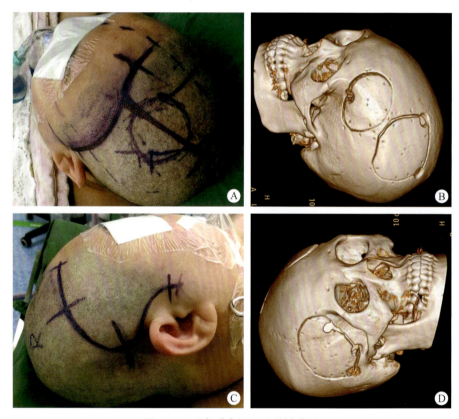

图 27-4 两次手术切口及骨瓣范围

A、B. 第一次手术切口及骨瓣；C、D. 第二次手术切口及骨瓣

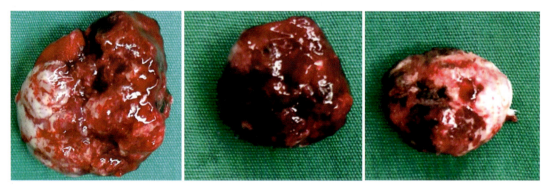

图 27-5 两次手术切除的实性转移灶标本所见

术后患者继续全身化疗，为获得更好的生活质量，颅内暂未行放疗，仅定期复查。术后半年复查 MRI，未见颅内转移灶复发及新发转移灶（图 27-6），目前随访 4 年，患者正常生活。

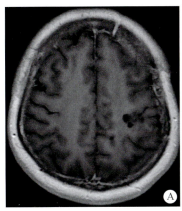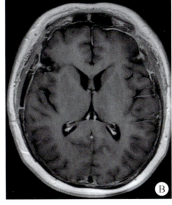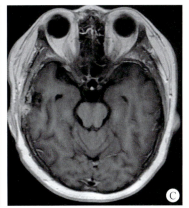

图 27-6　术后 6 个月颅脑增强 MRI，可见 4 处转移灶切除满意，未见复发

讨论

宫颈癌脑转移发病率为 0.4% ～ 1.18%，但是随着宫颈癌治疗方法的改进，宫颈癌患者的生存时间逐渐延长，脑转移发生率也不断升高，文献报道，尸检宫颈癌脑转移发生率为 3% ～ 15%，可能包括了部分无症状而未被发现的宫颈癌脑转移，宫颈癌患者不常规行颅脑 CT 及 MRI 检查是漏诊的原因之一。

肿瘤分期晚、特殊病理类型（宫颈小细胞神经内分泌癌、腺鳞癌、低分化鳞癌）、肿瘤体积大、子宫内膜受侵犯等，是宫颈癌发生远处转移的危险因素。35 岁以下年轻宫颈癌患者肿瘤的生物学行为为高度恶性，易发生远处转移。一项 59 例宫颈癌脑转移文献荟萃研究，显示宫颈癌脑转移的平均发病年龄为 48.2 岁，原发癌到颅内转移的时间为 26 个月，其中 67% 脑转移灶发生在幕上。

目前报道多是对单发宫颈癌脑转移灶行手术治疗，多发脑转移灶提倡 SRS 治疗。手术＋放疗模式明显优于非手术组，手术＋放疗生存期为 14.8 个月，只行脑部放疗生存期为 6.8 个月。国内最大宗妇科肿瘤脑转移 23 例报告中，仅有 2 例行脑转移灶手术治疗，这一组病例的中位生存期仅有 6 个月，明显低于笔者近年总结的 9 例妇科肿瘤脑转移手术患者生存期的 13.4 个月。总体来说，宫颈癌脑转移生存期不理想，平均为 3 ～ 10 个月。

专家点评 （首都医科大学附属北京妇产医院妇科肿瘤科　孔为民）

宫颈癌脑转移较为罕见，预后极差，特别是在病程晚期发现时。从诊断为脑转移到死亡的中位生存期为 2.3 个月。目前宫颈癌脑转移尚无令人满意的、规范的、有效的治疗方法。化疗、放疗和手术治疗是其主要治疗方法。其中顺铂是治疗远处转移宫颈癌的标准化疗药物（临床上常选择以顺铂类为基础的双药化疗）。姑息性放疗能减轻脑转移相关症状。手术可去除寡转移病灶，减轻脑转移症状。开颅手术后常联合化疗和（或）脑照射，近年来，立体定向放射外科（stereotactic radiosurgery，SRS）开始广泛应用于临床。SRS 侵袭性较小，更适合于难以触及的病变或不适合手术的患者，在控制局部脑转移癌方面具有优势，而 SRS 联合化疗可提高疗效。

宫颈癌脑转移的治疗经过多年的发展，已经从单纯的全脑放射治疗（WBRT）发展到包括手术切除（开颅）或 SRS + WBRT 和（或）化疗的多模式治疗。对于治疗的具体选择，多发性脑转移患者可以首先考虑单独化疗，控制转移病灶；伴有多灶转移者，姑息性脑放射治疗更为合适。开颅手术联合化疗 / 放疗则多用于颅内寡转移或者出现脑转移症状者。此外，近来免疫治疗和靶向治疗用于复发转移性卵巢癌取得突破性进展，也可用于宫颈癌脑转移的单独治疗或者联合治疗。

本文提供的这例宫颈癌病例治疗后多发脑转移。肿瘤位于功能区，化疗无效果。脑转移灶一共 4 处，分别位于左额运动性语言中枢附近和中央前回附近、右侧额叶和颞叶。转移灶引起症状，因此作者选择了手术治疗。因考虑一次切除 4 处颅内肿瘤，手术时间较长，且需变换体位，所以作者决定分两次手术。术后患者右侧肢体活动较术前好转。两次术后患者恢复良好。这个病例提示我们，一些有脑转移的病例，手术成功率高，而联合术后化疗 / 放疗可能会长期获益。

参 考 文 献

张健欣，王淑珍，李博，等，2016. 妇科恶性肿瘤脑转移 23 例临床分析 . 中华医学杂志，96（23）：1843-1846.

BYRON C B，JAMES H，GIACOMO G V，2014. Brain metastases from cervical cancer-a short review. Tumori，100：e171-e179.

CORMIO G，PELLEGRINO A，LANDONI F，et al.，1996. Brain metastases from cervical carcinoma. Tumori，82（4）：394-396.

KUMAR L，TANWAR R K，SINGH S P，1996. Intracranial metastases from carcinoma cervix and review of literature. Tumori，82：391-392.

幕下多发脑转移癌的手术治疗（一）

单侧小脑多发脑转移

多发脑转移癌的手术，原则上在手术开颅的骨瓣范围内，将所能切除的转移灶全部切除，因此多发脑转移癌手术时需要开颅显露的范围尽可能大一些。

病例

1）女性，67 岁。

2）2 年前行"右侧结肠癌根治术＋肝右叶部分切除术＋胆囊切除术"，术后化疗。

3）3 个月前出现持续头晕、头痛，阵发性加重，伴视力模糊、听力下降，MRI 发现颅内多发占位。

4）头部放疗 13 次，放疗后神志变差，双下肢乏力，活动受限。

5）颅脑 MRI 可见肿瘤位于左侧小脑半球，多发转移灶（图 28-1，图 28-2A）。

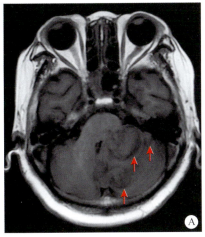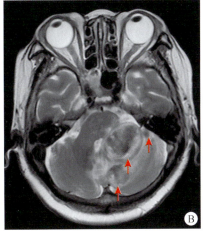

图 28-1 术前颅脑 MRI，左侧小脑半球多发占位

A. MRI-T$_1$ 序列，肿瘤呈长 T$_1$ 信号；B. MRI-T$_2$ 序列肿瘤呈短 T$_2$ 信号，大小不等，瘤周水肿明显

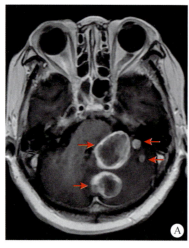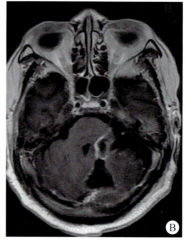

图 28-2　术前与术后颅脑增强 MRI

A. 术前颅脑增强 MRI，可见左侧小脑半球多发占位，转移灶共 4 处，大小不等，呈不均匀强化；B. 术后增强 MRI，
4 处转移灶均全部切除

　　患者为结肠癌多发脑转移，曾行放化疗，但放疗后病情进展，MRI 上可见多发脑转移灶，均位于左侧小脑半球，其中两个体积较大、两个体积较小，并伴有明显的脑水肿。患者入院时饮食差，恶心呕吐明显，共济失调，无法行走，需要搀扶才能坐起。

　　本例为多发小脑转移癌，占位效应明显，需要手术治疗。肿瘤位于同侧小脑半球，小脑半球的手术入路有：枕下后正中开颅，适合于小脑蚓部或者近中线处的小脑半球转移灶；枕下旁正中入路，适合于小脑半球转移灶；枕下乙状窦后入路适合于小脑外侧区域转移灶。就这个患者而言，体积较大的两处转移灶，一处位于小脑中线，选择枕下后正中开颅较好，一处邻近脑桥臂，选择枕下乙状窦后入路较好。要想二者兼顾并一期同时切除两处小的转移灶,需联合两种手术入路。本例采用了枕下正中左拐的一个切口（图 28-3），兼顾了后正中开颅及乙状窦后开颅，手术从两个方向切除肿瘤，最终一期将 4 处肿

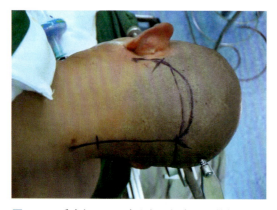

图 28-3　手术切口，正中左拐，相当于远外侧切口，枕下开颅，范围内侧至中线，外侧至乳突水平

瘤全部切除。

　　手术后患者头痛症状明显好转，复查 MRI 可见小脑半球 4 处转移灶全部切除（图 28-2B）。出院后随诊，患者食欲增加，可由他人搀扶下地行走。

讨论

　　幕下小脑多发脑转移癌，转移灶多位于同侧，扩大手术开颅显露范围并利用多个间隙

显露病灶可一期切除多个转移灶。转移灶若位于双侧小脑且均靠近中线，枕下后正中开颅也可一次切除多发脑转移灶。但是，如果双侧小脑半球转移灶位于双侧小脑半球偏外侧，那么就需要双侧枕下开颅，需先切除一侧肿瘤，翻身变换体位后再切除另一侧肿瘤（图 28-4）。

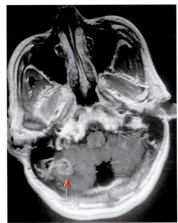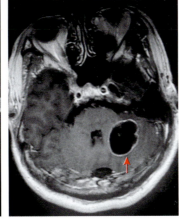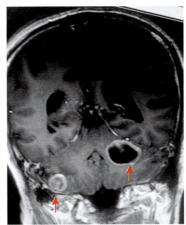

图 28-4 另一例双侧小脑半球转移癌的病例

右侧转移灶位于右侧小脑外侧，左侧转移灶位于左侧小脑旁正中处，手术需要双侧枕下开颅

如果多发脑转移癌中有体积较大的转移灶并伴有其他中小体积转移灶，单独使用 SRS 或 WBRT 可能无效，难以解除大型肿瘤的占位效应，患者难以承受放疗不良反应。切除最大的转移灶同时行 SRS 或 WBRT 治疗其他小转移灶可能有助于延长部分患者的总生存期，改善生活质量。单次开颅切除位于同侧半球的多个体积较大的转移灶是一个很好的选择。

专家点评（北京裕和医院神经外科 赵英杰）

长期以来，多发脑转移癌，曾被一些神经外科医生视为手术禁忌。但是，随着社会时代发展、临床技术进步、治疗理念革新，越来越多的神经外科医生开始尝试针对多发脑转移癌进行手术切除。

从解剖来看，幕下、后颅窝，空间相对狭小，且容纳有脑干、小脑、第四脑室等重要结构。幕下、后颅窝一旦出现多发脑转移癌时，一方面，因为转移病灶数目多、各个病灶周边水肿、第四脑室受压伴脑脊液循环梗阻等病理生理改变；另一方面，因为幕下后颅窝代偿空间极其有限，故患者常出现明显头痛、恶心、呕吐等颅高压症状。有的患者甚至面临枕骨大孔疝及生命危险。因此，越来越多的神经外科医生，针对幕下后颅窝多发转移，更加倾向于手术切除，以便达到迅速降低颅内压，尽量避免发生急性枕骨大孔疝。

病例 1（图 28-1～图 28-3），对局限于左侧小脑的 4 个转移灶，采用一个切口、一个骨窗，一期全切除，术前术后影像对比显示手术切除效果满意。病例 1 手术难点之一：术中精准定位左侧小脑半球岩骨面的 2 个微小病灶。病例 2（图 28-4）因转移灶分布于双侧小脑半球，且病灶之间相隔较远，遂采取两个枕下切口、两个枕下骨窗，一次全麻、左右翻身侧卧、一期全切除转移灶。病例 1 及病例 2 充分体现出手术设计的个体化。

　　在临床实践中，针对幕下后颅窝多发脑转移癌，手术切除转移灶时，有时需加做后颅窝减压、去骨瓣手术。因而，病例资料中如有术前术后颅脑 CT 骨窗像，则更加能够展示手术过程中的一些细节。

　　开展幕下多发脑转移癌手术，要注意：①认真观察各个转移灶所在位置，厘清判定引发当前功能障碍的责任病灶，以便论证优先切除；②争取一期全切除幕下多发转移灶，但要视术中实际情况而定，不能勉强全切除；③仔细判定肿瘤界面，尽量避免可能存在的脑脊液播散；④术毕，后颅窝硬脑膜认真处理，以免脑脊液漏、颅内感染，加速病情恶化；⑤重视幕下多发脑转移癌的综合治疗，适时启动或延续放化疗等。

参 考 文 献

KOCHER M，SOFFIETTI R，ABACIOGLU U，et al.，2011. Adjuvant whole-brain radiotherapy versus observation after radiosurgery or surgical resection of one to three cerebral metastases：results of the EORTC 22952-26001 study. J Clin Oncol，29（2）：134-141.

SALVATI M，TROPEANO M P，MAIOLA V，et al.，2018. Multiple brain metastases：a surgical series and neurosurgical perspective. Neurol Sci，39：671-677.

幕下多发脑转移癌的手术治疗（二）

双侧小脑多发脑转移

多发脑转移癌治疗比较棘手，指南对于发生了 3 处以上的脑转移灶，不推荐首选开颅手术，建议放疗或者化疗。临床中神经外科医师遇见的往往是转移灶体积较大、病情较急、不及时手术将威胁生命的病例。临床可将多发转移灶分组处理，体积大的、引起症状重的转移灶为一组，考虑优先手术处理；体积小的，可以考虑非手术治疗。

病例

1）女性，37 岁。

2）8 年前行乳腺癌根治术，术后放化疗。

3）20 天前出现头晕、头痛、恶心、呕吐、行走不稳。

4）术前颅脑 MRI 可见幕上有 2 处体积较小的转移灶，分别位于左额、左侧基底节区。幕下小脑半球有 3 处转移灶，右侧小脑半球 1 个，左侧小脑半球 2 个（图 29-1）。

手术视频

患者为乳腺癌颅内多发脑转移，共 5 处转移灶，其中小脑的 3 处转移灶体积较大，肿瘤生长迅速，病情进展快，继发小脑扁桃体下疝，随时有发生脑疝的风险。对于 5 处脑转

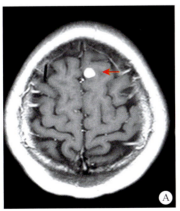
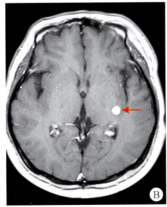
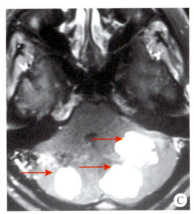

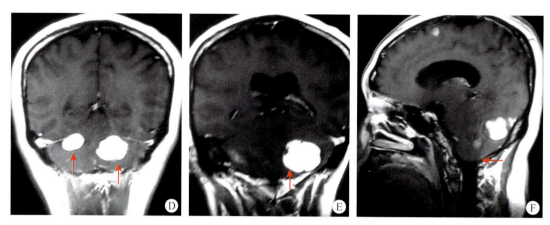

图 29-1 术前增强 MRI，颅内多发转移灶，幕上 2 个转移灶，体积较小

A. 左额转移灶；B. 左侧基底节区转移灶；C ~ F. 显示双侧小脑半球共 3 处转移灶，体积较大，其中 F 图可见小脑扁桃体下疝

（红色箭头所示）

移灶的治疗，指南建议放疗，但该患者小脑 3 处转移灶体积较大，后颅窝张力高，如果选择放疗可能会诱发脑疝，加重病情。小脑这 3 处转移灶可以划分为高威胁病灶组，采用手术切除。行"枕下后正中开颅肿瘤切除术"（图 29-2），术中全切除小脑 3 处转移灶，患者术后恢复良好，术前的头晕、头痛、恶心、呕吐、行走不稳症状消失。幕上 2 处小转移灶体积较小，尚未产生颅内症状，被划分为低威胁病灶组，术后进行放疗。

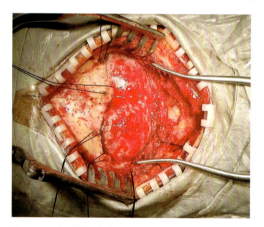

图 29-2 术中枕下后正中开颅所显露的术野范围

此患者为典型的多发脑转移癌，遇此情况，多数医生和患者会选择姑息治疗。这个患者转移癌虽多发，但是幕上 2 处转移灶体积较小，可选择非手术治疗，3 处体积较大的幕下转移灶，是引起症状的责任转移灶，虽然位于双侧小脑半球，其中左侧小脑转移灶比较靠外侧，标准的枕下后正中开颅骨瓣对于显露这个肿瘤较困难。通常采用两处切口切除肿瘤，而笔者采用了一个比较长的枕下切口，骨瓣的范围非常宽阔，这样就通过一次开颅手术全切 3 处小脑转移灶。患者后续治疗取得了很好的效果，术后 2 年复查，小脑的转移癌未见复发（图 29-3）。一些多发脑转移癌经积极手术及后续治疗，能够获得良好的预后。

目前患者术后存活 8 年，因幕上肿瘤放疗后的放射性坏死引发了部分神经功能障碍，但患者仍存活。

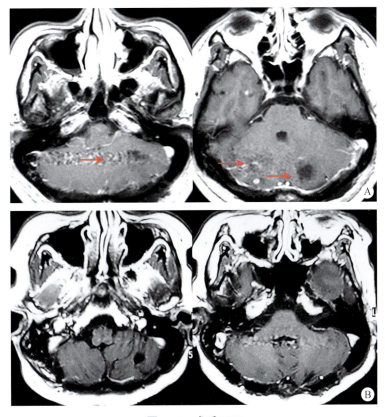

图 29-3 术后 MRI
A. 术后一周 MRI，可见 3 处转移灶全切除；B. 术后 2 年 MRI，未见肿瘤复发

讨论

多发脑转移癌（BM）的手术适应证目前并不统一，国内周先申等根据 31 例多发 BM 的手术治疗资料，总结多发 BM 手术适应证如下：①年龄小于 60 岁，术前 KPS 评分大于 70 分；②肿瘤最大径大于 3cm，且临床症状明显；③肿瘤数量较少（2～3 个），位置表浅，非功能区，④原发病灶得到有效控制，且对放化疗不敏感，如肾透明细胞癌、结肠癌等。

Bindal 等发现多发 BM 患者的所有脑转移灶全部被切除，与单发 BM 手术患者具有同样的预后。2005 年，Paek 等回顾了一系列接受手术的 2～3 个脑转移灶患者，并得出结论：与单发脑转移癌相比，多发脑转移癌患者手术后的生存期和神经功能的改善无明显差异，围手术期并发症无显著增加。

专家点评（北京大学肿瘤医院乳腺肿瘤内科　严颖、邸立军）

晚期乳腺癌根据组织病理的免疫组化特征，分为三种亚型：①激素受体阳性 /HER2

阴性型〔ER 和（或）PR 阳性，且 HER2 阴性〕；② HER2 阳性型；③三阴性型。三种亚型乳腺癌的临床特征、生物学行为、治疗药物选择差别较大，临床实践遵循"分型施治"的策略。其中，HER2 阳性型和三阴性型脑转移发生率较高（＞20%）。发现脑转移后，通常采用多学科诊疗（MDT）的治疗模式，即颅脑的局部治疗（手术、放疗等）联合全身药物治疗。

既往报道显示，HER2 阳性乳腺癌脑转移发生率为 20%～30%，随着抗 HER2 的大分子抗体（曲妥珠单抗和帕妥珠单抗）在一线治疗中的广泛应用，HER2 阳性晚期乳腺癌患者的生存期大幅度延长，中位生存期超过 5 年。随着生存期延长，脑转移发生率明显增加，近期报道可达 50%。目前，HER2 靶向治疗药物不断涌现，并且多种药物显现出抗脑转移活性，主要包括小分子酪氨酸激酶抑制剂，如吡咯替尼、奈拉替尼、图卡替尼等，以及新型抗体偶联药物（antibody-drug conjugate，ADC）德曲妥珠单抗（靶向 HER2 的 ADC）。临床研究报道，HER2 阳性晚期乳腺癌脑转移患者应用全身治疗药物联合颅脑局部治疗手段，其生存率明显提高，中位生存期可达 3 年左右。

三阴性乳腺癌脑转移的发生率也为 20%～30%，由于三阴性乳腺癌侵袭性强，预后差，又缺乏有效的治疗靶点，目前仍然是乳腺癌治疗的"瓶颈"。三阴性乳腺癌一旦发生脑转移，主要以颅脑局部治疗为主，全身药物治疗作用有限。虽然抗体偶联药物戈沙妥珠单抗（靶向 Trop-2 的 ADC）和德曲妥珠单抗对脑转移有一定抗肿瘤作用，但三阴性晚期乳腺癌中位生存期仍不足 2 年，脑转移患者预后更差。

虽然晚期乳腺癌伴多发脑转移癌常规不推荐首选开颅手术，通常选择放疗联合全身药物治疗，但本例患者多发脑转移病灶体积较大，临床症状重，威胁生命，无论是放疗还是药物治疗，很难在短时间内起效、减轻症状、降低死亡风险。对于这类患者，优先选择手术，减轻症状，降低生命威胁，可为后续的放疗和全身药物治疗争取机会，改善患者预后。特别是 HER2 阳性晚期乳腺癌脑转移，通过手术解决危及生命的问题后，后续的药物治疗可以进一步延长患者的生存期，并改善生活质量。

另外，转移灶的组织标本，包括颅脑手术后的脑转移灶标本，可以提供更多的生物标志物相关信息，如激素受体的状态、HER2 的状态、基因突变情况等，为下一步治疗提供更多的治疗靶点，为全身药物选择提供更多的依据。

参 考 文 献

周先申，万经海，2017. 多发脑转移癌手术指征及综合治疗探讨. 中国临床医生杂志，45（4）：69-72.

BINDAL R K，SAWAYA R，LEAVENS M E，et al.，1993. Surgical treatment of multiple brain metastases. J Neurosurg，79（2）：210-216.

PAEK S H，AUDU P B，SPERLING M R，et al.，2005. Reevaluation of surgery for the treatment of brain metastases：review of 208 patients with single or multiple brain metastases treated at one institution with modern neurosurgical techniques. Neurosurgery，56（5）：1021-1034.

SANKEY E W，TSVANKIN V，GRABOWSKI M M，et al.，2019. Operative and peri-operative considerations in the management of brain metastasis. Cancer Med，8（16）：6809-6831.

幕上 + 幕下多发脑转移癌的手术治疗（一）

单侧幕上、下多发脑转移（1）

多发脑转移癌可同时发生于幕上和幕下。幕上和幕下的病灶通常距离较远，但对于窦汇附近，即小脑、枕叶及颞叶后部，同时发生的转移癌，可以经幕上下联合开颅一期切除这些部位的多发脑转移癌。

病例

1）女性，56 岁。

2）3 年前右肺下叶肺癌手术，病理为低分化腺癌，肺部放疗 50Gy/25 次，培美曲塞 + 奈达铂化疗 4 周期。

3）2 年前发现颅内转移，行陀螺刀治疗 12 次。

4）近一个月患者出现头痛，吐字不清，复查颅脑 MRI 显示肿瘤增大。

5）颅脑影像学检查显示左颞枕部及小脑多发脑转移灶（图 30-1，图 30-2）。

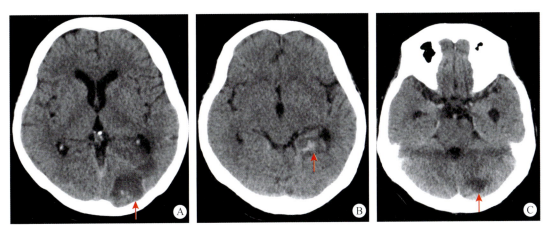

图 30-1 术前颅脑 CT，可见颅内有 3 处转移灶，呈低密度影

患者共有 3 处脑转移灶，分别位于左侧枕叶、颞叶后部和小脑，转移灶均位于近中线处，且邻近横窦，适合幕上下联合一期手术。手术采用枕部正中直线左拐 "7" 字形切口，

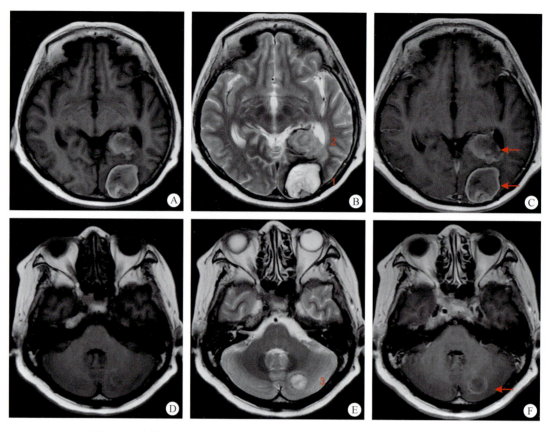

图 30-2 术前 MRI 可见颅内有 3 处转移灶，位于小脑、枕叶和颞叶后部
A、D. T$_1$ 序列，肿瘤呈短 T$_1$ 信号；B、E. T$_2$ 序列，肿瘤呈短 T$_2$ 和等 T$_2$ 信号；C、F. 增强 MRI，肿瘤呈不均匀强化

枕部和后颅窝 2 个骨瓣开颅，全部切除幕上 2 处转移灶和幕下 1 处转移灶（图 30-3）。术后患者病情稳定，未有新发神经功能缺损症状，复查颅脑 MRI 可见 3 处肿瘤全切除（图 30-4）。

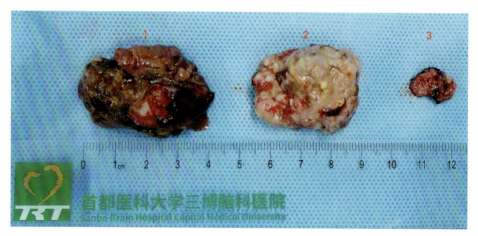

图 30-3 手术切除的 3 处转移灶标本
1. 枕叶处标本；2. 颞叶后部标本；3. 小脑处标本

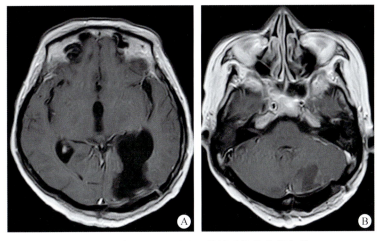

图 30-4　术后 MRI 可见 3 处转移灶均全部切除

讨论

在所有新诊断的脑转移患者中，47%～51% 为多发脑转移（≥2 处转移灶），41% 有≥3 处脑转移灶。有些脑转移癌治疗分类方案将多发脑转移患者降级为预后较差的病例，所以，这些患者很少有机会接受手术治疗。由于预后不良，一些具有里程碑意义的手术和全身治疗的临床试验将多发转移患者排除在外。尽管如此，对于多发脑转移癌患者，尤其是那些体积大的和引起明显水肿的转移灶，还是建议手术治疗。

对于有脑转移的患者来说，除了放疗外，手术也是有效的治疗方法。一般而言，手术后放疗仍可预防脑转移癌的复发。一些回顾性队列研究特别探讨了手术切除在多发脑转移癌患者中的作用，结果显示，手术切除多发脑转移癌患者的术后生存率与手术切除单发脑转移癌患者相似。值得注意的是，在单次手术中，多处开颅的患者并没有比一处开颅的患者出现更多的并发症。2018 年一项研究（仅包括 KPS 大于 60 的患者）得出类似的结果，单发脑转移手术患者与多发脑转移手术患者的生存率无显著差异。另一项研究发现手术切除单个和 2～3 处转移灶的患者的平均生存时间无显著差异（8 个月 vs. 11 个月）。

后颅窝脑转移约占所有颅内转移的 20%。与幕上转移相比，后颅窝转移的患者生存率较低。手术前须评估后颅窝转移灶的大小、周围水肿范围。无论后颅窝转移灶体积有多大，只要小脑、第四脑室或脑干受压都应该积极手术治疗。一项针对后颅窝脑转移灶患者的研究显示，与 SRS、WBRT 或单独手术相比，WBRT、SRS 和手术相结合的积极治疗可使患者获得了更佳的生存获益。

专家点评（吉林大学白求恩第一医院肿瘤中心　陈晓）

肺癌患者脑转移发生率高、预后差，自然平均生存时间仅为 1～2 个月。外科手术、放射治疗技术和内科治疗的迅速发展为肺癌脑转移患者提供了越来越多的治疗选择。肺癌脑转移患者的总体治疗原则包括在全身治疗的基础上进行针对脑转移的治疗，包括外科手术、全脑放疗、立体定向放疗、内科治疗在内的多学科综合治疗，其目的是治疗转移病灶、改善患者症状和生活质量，最大限度地延长患者的生存时间。

　　脑转移癌患者是否适合外科手术切除，需考虑肿瘤个数、肿瘤大小、肿瘤部位、组织学类型、患者全身状况等，一般脑内单发、部位适合、易于切除，且肿瘤或其水肿占位效应重或导致脑积水的患者适合外科手术切除，多发脑转移癌外科手术治疗目前尚有争议，但一般认为：若肿瘤数目≤3个且手术能完全切除，则与单发脑转移癌患者一样，能获得满意的治疗效果。＞3个脑转移病灶的治疗应首选 WBRT 或 SRT，但如果出现肿瘤卒中、梗阻性脑积水等危及生命的症状和体征时，也应行手术治疗。

　　本文提供的老年女性肺癌患者，在手术治疗后1年出现了脑转移，经过放疗后脑转移灶出现了进展，并出现了相关的头部症状，3处转移灶所在部位也允许进行手术切除，在这种情况下是可以通过手术切除转移灶达到缓解症状的目的。本例患者顺利切除转移灶，症状得到明显缓解，说明肺癌伴有脑转移的患者在放疗无效的情况下也可以通过手术治疗达到控制局部病情的目的。

参 考 文 献

CHAICHANA K L，RAO K，GADKAREE S，et al.，2014. Factors associated with survival and recurrence for patients undergoing surgery of cerebellar metastases. Neurol Res，36：13-25.

KANNER A A，SUH J H，SIOMIN V E，et al.，2003. Posterior fossa metastases：aggressive treatment improves survival. Stereotact Funct Neurosurg，81：18-23.

PAEK S H，AUDU P B，SPERLING M R I，et al.，2005. Reevaluation of surgery for the treatment of brain metastases：review of 208 patients with single or multiple brain metastases treated at one institution with modern neurosurgical techniques. Neurosurgery，56：1021-1034.

SALVATI M，TROPEANO M P，MAIOLA V，et al.，2018. Multiple brain metastases：a surgical series and neurosurgical perspective. Neurol Sci，39：671-677.

SUNDERLAND G J，JENKINSON M D，ZAKARIA R，2016. Surgical management of posterior fossa metastases. J Neurooncol，130：535-542.

幕上+幕下多发脑转移癌的手术治疗（二）

单侧幕上、下多发脑转移（2）

发生于颅内不同部位的多发脑转移癌，会引起不同的症状。对于一些压迫重要解剖部位（如邻近脑干处）的转移癌，如果不积极治疗，则会威胁生命。

病例

1）男性，49岁。

2）21个月前发现直肠黑色素瘤，化疗控制病情。

3）1周前出现头痛、头晕伴恶心及呕吐，无法下地行走，一直卧床。

4）颅脑 MRI 显示颅内多发脑转移癌，体积较大的转移灶位于小脑扁桃体，压迫脑干，肿瘤最大径 4.5cm（图 31-1）。

黑色素瘤脑转移，病情进展较快，患者为多发脑转移，体积小的转移灶位于右侧枕叶，体积较大的转移灶位于小脑扁桃体，压迫脑干，引起患者头晕、恶心、呕吐及饮食困难，使患者无法下床活动。症状均为颅内转移灶引起，肿瘤压迫脑干背侧，使迷走神经背核受刺激导致患者频繁呕吐，同时颅内压增高，这也可以引起呕吐。这种情况下，放疗风险极大，放疗期间肿瘤可能继续进展，患者面临随时发生脑疝的风险。

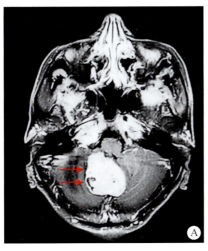
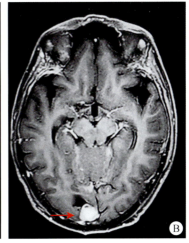

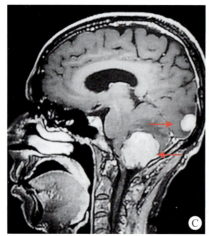
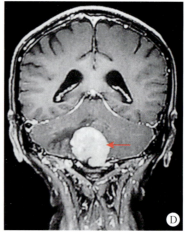

图 31-1　术前增强颅脑 MRI

A. 轴位增强 MRI，肿瘤位于右侧小脑扁桃体，体积巨大，压迫延髓；B. 可见另一处转移灶位于右侧枕叶，体积相对较小；
C、D. 矢状位、冠状位增强 MRI，后颅窝转移灶体积巨大，C 图可见延髓受压变细

　　患者身体状态最佳时手术最安全，因此，有的患者及家属常问"是否能等患者状态好一些再手术"。其实脑转移癌患者颅内病情进展迅速，如果没有得到有效治疗，病情不会好转，只会恶化，所以，尽早手术方为最佳选择。

　　患者 2 处转移灶相距较近，适合幕上下联合一期手术切除。手术采用枕部后正中切口幕上下联合入路，术中将 2 处转移灶全部切除，术后复查颅脑 MRI 可见肿瘤全切除，延髓受压明显好转（图 31-2）。术后患者症状明显改善，恶心、呕吐减轻，随之饮食增加，体重增加，精神状态明显好转，在他人搀扶下可以下地行走。

讨论

　　脑转移癌的手术治疗能够延长一部分患者的生存时间，能够改善大多数患者的临床症状。本例患者脑转移癌体积较大且位于脑干的背侧，化疗后肿瘤未见缩小，放疗风险大，只有手术能减轻目前的临床症状。手术后患者的临床症状明显改善，饮食增加，身体状态也随之逐渐好转，为后续其他治疗，如化疗和放疗，提供了良好的条件。

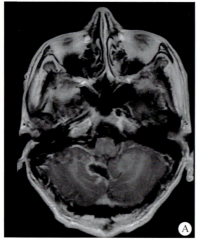
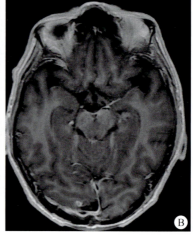

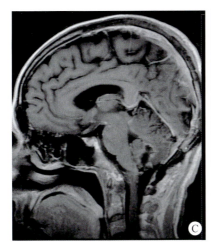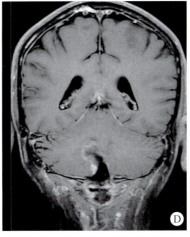

图 31-2 术后颅脑增强 MRI

A、B. 轴位增强 MRI 可见肿瘤切除满意；C、D. 矢状位、冠状位增强 MRI，其中 C 图可见后颅窝转移癌切除后，延髓受压缓解，形态基本恢复正常

黑色素瘤被认为是最具嗜中枢性的肿瘤之一，10%～40% 的黑色素瘤患者在病程中会出现脑转移，而尸检发现的脑转移比例更高（73%～90%）。黑色素瘤从诊断到发生脑转移的中位间隔时间为 2.5 年。主要的危险因素包括原发灶的厚度（浸润深度＞ 4mm）、有无溃疡及原发灶的部位（头皮恶黑更易出现脑转移）。在化疗时代，脑转移患者的中位总生存期仅为 2～4 个月，而新型靶向免疫治疗的出现，极大改善了脑转移癌患者的预后。

手术仍是黑色素瘤脑转移，尤其是寡转移的首选治疗方式。近年来众多靶向药物和免疫治疗药物的问世，使黑色素瘤脑转移患者的治疗更有希望。近年来，笔者为 22 例黑色素瘤脑转移患者进行了手术治疗，患者手术后中位生存期为 8 个月，长于其他文献报道，手术＋综合治疗可明显改善症状，延长黑色素瘤脑转移患者的生存期。

专家点评（北京大学肿瘤医院黑色素瘤与肉瘤内科　郭军）

黑色素瘤是最易发生脑转移的肿瘤之一，10%～40% 的黑色素瘤患者在病程中可观察到脑转移。黑色素瘤脑转移的危险因素包括更深的浸润深度、原发灶溃疡及原发灶位于头皮。脑转移灶超过 40mm 的患者应先行局部治疗（手术或立体定向放疗），改善脑转移症状；而对于脑转移灶 5～40mm 且无显著症状的患者，可首选药物治疗。随着靶向免疫治疗的出现，药物治疗极大地改善了黑色素瘤脑转移患者的预后。早在 2017 年，针对脑转移的三项研究（ABC，checkmate204，combi-MB）就奠定了双靶（BRAFi+MEKi）、双免（anti-CTLA-4+anti-PD-1）治疗在脑转移药物治疗领域的重要地位，并取得了 50% 左右的颅内有效率，其中双免疗法（checkmate204）针对无症状脑转移患者的中位总生存期已逾 5 年。

本例患者肿瘤最大径 45mm，且已压迫脑干，危及患者生命。应首选手术治疗，迅速解除压迫。2 处脑转移灶距离相近，可同时切除，因此该患者通过手术治疗迅速改善症状，为后续治疗赢得了时间。对于同时存在大的小的转移灶的患者，亦可先手术切除具有占位效应的大转移灶，后续再针对小的转移灶进行局部放疗和药物治疗，以实现改善生活质量、延长患者生存期的目的。

参 考 文 献

CAGNEY D N，MARTIN A M，CATALANO P J，et al.，2018. Implications of screening for brain metastases in patients with breast cancer and non-small cell lung cancer. JAMA Oncol，4（7）：1001-1003.

DAGOGO-JACK I，GILL C M，CAHILL D P，et al.，2017. Treatment of brain metastases in the modern genomic era. Pharmacol Ther，170：64-72.

LAMBAN N，CATALANO P J，CAGNEY D N，et al.，2021. Seizures among patients with brain metastases：a population- and institutional-level analysis. Neurology，96（8）：e1237-e1250.

SOFFIETTI R，AHLUWALIA M，LIN N，et al.，2020. Management of brain metastases according to molecular subtypes. Nat Rev Neurol，16（10）：557-574.

幕上＋幕下多发脑转移癌的手术治疗（三）

双侧幕上、下多发脑转移

病例

1）男性，63岁。

2）头晕、行走不稳2周，进行性加重5天。

3）2周前出现头晕、双下肢乏力、行走不稳、协调性差。头晕表现为阵发性眩晕，左侧卧位时加重，改变体位后可自行缓解，偶有恶心、记忆力减退及视力下降。5天前上述症状加重，不能转头及下床活动，体重减轻约7kg。

4）查体：记忆力减退，粗测双眼视力下降，平衡功能减退。

5）颅脑CT及MRI可见颅内多发肿瘤，且伴有肿瘤出血性卒中（图32-1，图32-2）。

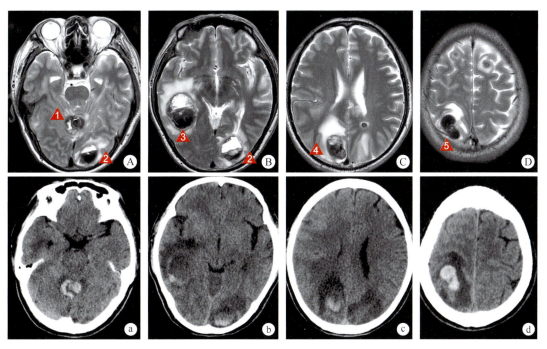

图 32-1　术前颅脑影像

A ～ D. 术前MRI轴位 T_2 序列，颅内多发转移灶呈短 T_2 信号，提示转移灶均有出血性卒中，共5处体积较大的转移灶；a ～ d. 术前颅脑CT，可见转移灶高密度，提示出血

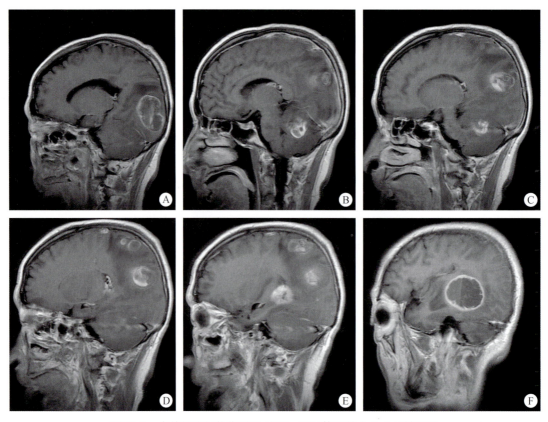

图 32-2　术前颅脑矢状位增强 MRI，可见体积较大的 5 处转移灶

　　患者就诊时颅内多发脑转移癌占位合并出血，病情进展快，既往无全身肿瘤的病史。影像表现显示所有的转移灶均发生出血性卒中，临床症状重，尤其是小脑转移灶出血引起患者眩晕，睁眼时自觉天旋地转，呕吐明显，无法进食。住院期间，出血量持续增加，症状继续加重，颅内压也随之增高。

　　5 处较大转移灶分布于小脑、右颞、右顶及左枕（图 32-1，图 32-2）。只有通过一次手术全切除 5 处转移灶，才能达到理想的治疗效果。手术设计了 2 处切口。首先取俯卧位，顶部至枕下一个直切口，两个骨瓣，切除 4 处转移灶（小脑和左枕各 1 处，右顶 2 处，位于中线附近）后，关颅；然后患者左侧卧位，右颞开颅（图 32-3），切除右颞体积较大的转移灶。术中见肿瘤呈实性，灰红色，质地略韧，边界清楚，内有出血（图 32-4）。

　　术后患者无新增的神经功能缺损症状，无肢体运动及感觉障碍，术前的症状逐渐好转，尤其是小脑转移灶引起的眩晕症状明显好转，呕吐次数减少，可以少量进食、坐起，出院时可搀扶下地站立。5 处转移灶全切除（图 32-5，图 32-6），病理回报"低分化腺癌并神经内分泌分化"，颅内转移灶的来源不确定。

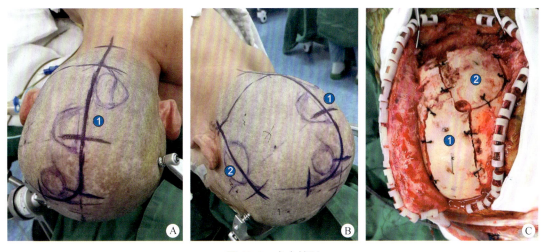

图 32-3 术中情况

A. 切口 1 为顶部至枕下直线右拐切口，此切口为了切除接近中线的 4 处转移灶；B. 切口 2 为右颞直切口，此切口为了切除右颞转移灶；C. 切口 1（如图 A、B 所示）开颅骨瓣，标记 1 为切除右顶两处转移灶骨瓣，标记 2 为切除左枕及小脑两处转移灶的骨瓣

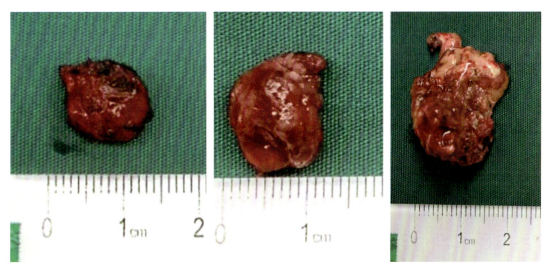

图 32-4 部分切除的转移灶病理标本

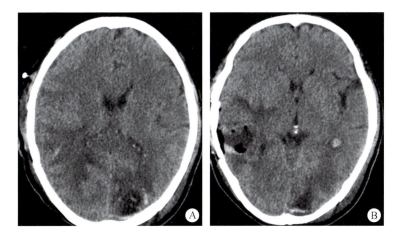

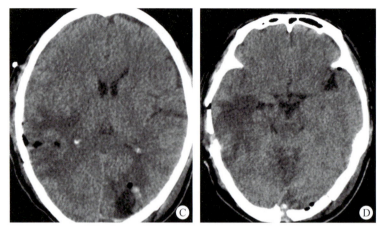

图 32-5　术后 CT，可见肿瘤全部切除

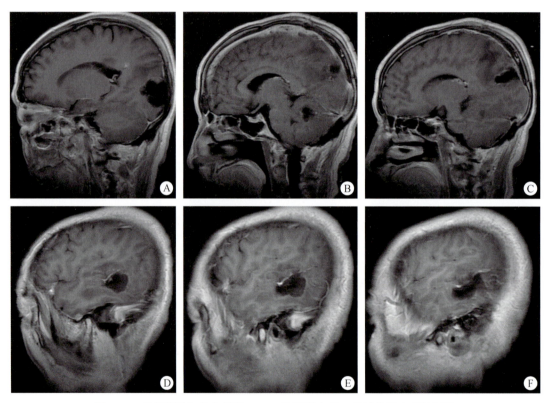

图 32-6　术后颅脑矢状位增强 MRI，体积较大的 5 处转移灶全部被切除

讨论

　　手术切除脑转移灶可以缓解颅高压症状，并明确病理诊断，特别适合脑转移灶体积较大、病理性质不明确、易于手术切除、占位效应明显或导致脑积水的患者。手术有望延长患者的生存期。对于转移灶体积较小或颅外疾病未得到控制的多发脑转移癌患者，选择手术治疗还是放射治疗需要医生团队依据患者的具体病情综合考虑。

　　一般认为，对于孤立的或数量较少的脑转移癌（通常小于 3～5 个），手术治疗和立体定向放射外科（SRS）治疗的效果相差不大。但考虑到病理标本的获取和放射性损伤的避免，手术的优势较大。本例患者颅内病灶较多，症状明显，原发灶病理性质不明确。手术切除不仅可以取得标本，还可以缓解颅高压症状，为后续治疗提供机会。本例患者脑转移癌有出血，属于神经外科急症，需优先处理。该患者的转移灶虽然分散，但是多数集中在脑后中线附近，设计好手术切口后可以一期将转移灶全部切除。有时多发脑转移癌可以只切除引起症状较重的转移灶，但本患者几处体积较大的转移灶都有出血，均对患者造成了影响，只能将 5 处大的转移灶一次性手术切除。

　　2022 年美国临床肿瘤学会（ASCO）、美国神经肿瘤学会（SNO）和美国放射肿瘤学会（ASTRO）发布了《ASCO/SNO/ASTRO 脑转移癌治疗指南》。该指南对于脑转移癌给出了综合性指导意见：①未发现原发病灶的疑似脑转移癌患者可以通过手术切除病灶并获得病理学诊断；②具有占位效应的大体积脑转移癌患者可能从手术治疗中获益；③多发脑转移癌颅外疾病控制欠佳者可能无法从手术中获益，除非颅外疾病得到控制。

　　对于脑转移癌，放射治疗和手术治疗各有优缺点，具体哪种方案是更好的选择目前没有定论。患者的具体情况不同，须由医生团队依据患者的具体病情综合考虑而决定。近年来，已有多种新的抗肿瘤药物能够突破血脑屏障，部分药物对颅内转移癌的效果也较为满意。期待这些治疗手段的发展能够进一步改善脑转移患者的疗效。

专家点评（郑州大学附属肿瘤医院/河南省肿瘤医院神经外科　徐欣）

　　本例患者以颅脑症状起病，症状进展迅速，影像学检查提示颅内多发占位伴卒中，水肿严重且占位效应明显。结合患者年龄、影像学证据，考虑转移癌可能。术前患者颅脑症状重，且呈进行性加重状态，手术指征明确，需尽早行颅内肿瘤切除。手术切除肿瘤可达到以下几个目的：第一，可以解决责任病灶的占位效应，迅速改善颅内高压症状；第二，可以通过手术获取的组织标本进一步明确病理诊断及分子病理诊断，指导后续的综合治疗；第三，通过手术切除肿瘤可大幅减轻肿瘤负荷，为后续治疗提供极大助力，改善局部控制情况。

　　本例患者颅内存在 5 处明确病灶，且病灶分布广泛，侵犯左右双侧大脑，通过一次手术全切所有颅内病灶，其手术风险高、创伤大，对手术方案制定及术者手术功底、技巧有相当高的要求，对相关科室协同配合亦有较高要求。手术团队通过密切配合成功实现一次性全切 5 处病灶，术后患者症状迅速缓解，手术效果显著，疗效突出。术后病理提示：低分化腺癌并神经内分泌分化。病理结果未能明确肿瘤来源，患者既往无明确肿瘤病史，可行全身 PET/CT 检查以明确外周原发病灶情况，协助后续治疗。

　　随着影像学技术的不断发展及检查设备的广泛普及，脑转移癌的诊出率逐渐升高。另外，外周肿瘤综合治疗手段的快速进步使得肿瘤患者生存期明显延长，脑转移癌的发生率较前亦有升高。目前，脑转移癌已成为最常见的颅内恶性肿瘤，其发病率远高于原发脑恶性肿瘤，其中肺癌占比最高，占脑转移癌的 40%～50%。当脑转移癌发生时，在外周病灶不明确的情况下，可通过手术获得肿瘤诊断及来源判断，为后续治疗提供可靠依据，并可通过外周肿瘤相对完善的放疗＋内科治疗等综合手段实现患者的长期生存。

参 考 文 献

杜伟,薛亚轲,魏新亭,等,2022. 2022 版《ASCO/SNO/ASTRO 脑转移瘤治疗指南》解读. 中华神经外科杂志,38（7）：649-652.

GONDI V，BAUMAN G，BRADFIELD L，et al.，2022. Radiation therapy for brain metastases：An ASTRO clinical practice guideline. Pract Radiat Oncol，12（4）：265-282.

VOGELBAUM M A，BROWN P D，MESSERSMITH H，et al.，2022. Treatment for brain metastases：ASCO-SNO-ASTRO guideline. J Clin Oncol，40（5）：492-516.

第五部分

脑转移癌放疗和化疗后改变及进展的手术治疗

脑膜转移鞘内注射化疗后白质脑病

　　肿瘤发生脑膜转移后，一个重要的治疗方法就是鞘内注射化疗药物（以下简称鞘注），其中甲氨蝶呤（MTX）最为常用，但 MTX 可引起口腔及胃肠道黏膜损伤、骨髓抑制、肝肾损害及神经系统不良反应。MTX 静脉滴注或鞘内注射引起的白质脑病是最常见的神经系统不良反应的表现形式，大多在注药后 1 周内出现，发生率为 3.8 %。因其在 MRI 上呈脑内异常信号，需要与脑膜转移或者脑内转移癌相鉴别。

病例

1）女性，44 岁。
2）肺腺癌活检术后，培美曲塞 + 卡铂化疗，后用奥希替尼治疗。
3）8 个月前因癫痫发作，发现颅内及脑膜转移，鞘内注射甲氨蝶呤（图 33-1）。
4）鞘内注射治疗期间，定期复查颅脑 MRI（图 33-2，图 33-3）。
5）2 个月前开始出现双下肢无力、麻木，排尿困难。
6）MRI-FLAIR 序列见大脑半球半卵圆中心及双侧小脑中脚对称性异常信号（图 33-4）。

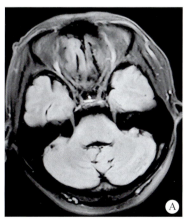 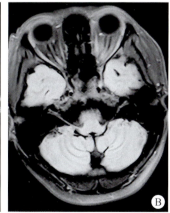 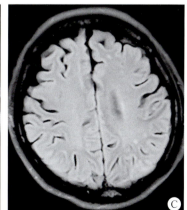

图 33-1　甲氨蝶呤鞘注前，颅脑 MRI-FLAIR 序列，未见异常信号

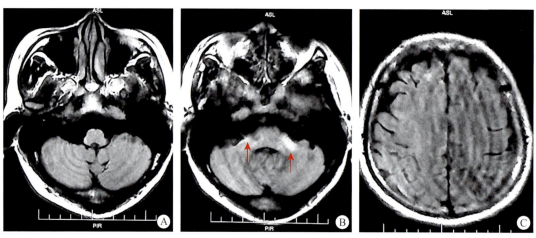

图 33-2 甲氨蝶呤鞘注后 1.5 个月颅脑 MRI-FLAIR 序列

A. 延髓；B. 双侧小脑中脚异常高亮信号；C. 大脑半球半卵圆中心，未见异常信号

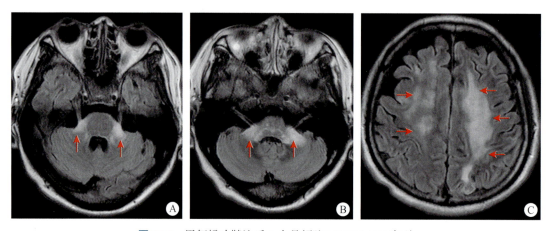

图 33-3 甲氨蝶呤鞘注后 3 个月颅脑 MRI-FLAIR 序列

A、B. 双侧小脑中脚对称性高亮信号；C. 大脑半球半卵圆中心，高亮信号，为脑白质受损的表现

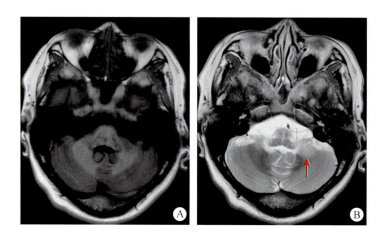

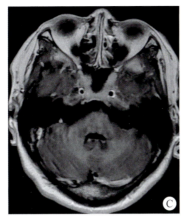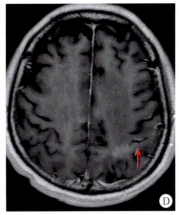

图 33-4　本次入院颅脑 MRI

A. MRI-T_1 序列，基本未见异常；B. MRI-T_2 序列，左侧小脑中脚异常 T_2 信号；C. 增强 MRI，小脑中脚未见强化，提示此处非肿瘤转移；D. 增强 MRI，可见脑膜播散，脑沟附近强化（红色箭头所示）

　　患者为肺癌脑膜播散转移，脑脊液中存在脱落的肿瘤细胞，先行培美曲塞鞘注治疗，再行甲氨蝶呤鞘注，鞘注后复查 MRI 显示脑膜转移控制较为理想，鞘注前未见脑组织异常信号（图 33-1），鞘注后 1.5 个月小脑中脚开始出现异常信号，FLAIR 序列上呈高亮信号，大脑半球半卵圆中心处未见异常（图 33-2），鞘注后 3 个月，双侧小脑中脚及大脑半球的半卵圆中心均可见异常信号（图 33-3）。

讨论

　　MTX 可以通过鞘内注射来预防或治疗肿瘤脑膜转移，白质脑病是鞘注 MTX 的特征性并发症，是其诱导的神经毒性的最常见表现，可表现为局灶性神经功能缺损症状，包括头痛、意识错乱、卒中及惊厥，发生率为 3.1% ～ 3.8%，症状通常在鞘注 MTX 后 5 ～ 13 天出现，随后波动数日，然后完全消退。无症状患者也可发生白质脑病，其存在与 MTX 暴露量增加有关。

　　根据 MTX 神经毒性的作用程度，白质脑病可分为早期和晚期两个阶段。在病例的早期，MRI 上所见的白质改变通常可逆，临床上表现为不明显的症状或显著的神经功能缺损。晚期白质脑病发展较慢，最终将导致永久性、局灶性神经功能缺损。脑室周围和中央白质经常受累，而皮质下纤维受影响小，胼胝体和前联合体通常不受影响。白质 MRI 信号的变化通常在治疗结束后一段时间消失，但有可能持续终身，也可能伴有继发性非特异性改变（神经胶质增生和中度脑室扩张）。MTX 相关白质脑病的组织学改变具有一定特异性。白质内离散的、多灶性播散性凝固性坏死是其特征，周围白质呈海绵状改变和中等程度的星形细胞反应，坏死区域内和周围存在脱髓鞘和胶质细胞丢失及明显的轴突肿胀。大脑皮质和深部核团通常不受影响。值得注意的是，炎症反应不存在或极少出现。

　　MTX 引起白质脑病的确切机制尚不清楚，其危险因素包括大剂量化疗、鞘内注射、年轻患者和颅脑放疗。研究发现血浆 MTX 和亚叶酸比值升高与白质脑病的发病风险增加相关。MTX 引起白质脑病的发病部位通常取决于患者的症状。在无症状患者中，发生病变的部位通常典型，而急性症状患者病变常发生在不典型的部位，如幕下皮质、皮质下白质和丘脑。影像学表现为 MRI-T_2 加权和 FLAIR 序列的白质高信号，而这些异常信号通常在症状缓解后持续存在。

MTX 所致白质脑病的治疗药物通常包括亚叶酸、右美沙芬和氨茶碱，这些药物可帮助纠正代谢紊乱。尤其是亚叶酸，它是四氢叶酸的来源，MTX 会抑制叶酸储备。也有研究报道，脑脊液分流术可以改善 MTX 引起的白质脑病临床症状和影像学表现。

专家点评（中国人民解放军东部战区总医院呼吸内科　吕镗烽　王栋）

白质脑病是甲氨蝶呤鞘注后引起的一种特异性并发症，特别是在应用剂量较高、多次治疗、鞘内和静脉给药及与颅脑放疗联合应用时容易引发。MTX 作为一种有效的抗代谢药，属于细胞周期特异性药物，其通过抑制核酸和蛋氨酸的合成，阻碍中枢髓鞘的生成，继而导致白质脑病的发生。对于早期及时识别 MTX 诱发的白质脑病，颅脑 MRI 检查具有重要的应用价值，有助于及时地识别及干预治疗。对症治疗、及时地补充叶酸等可以为中枢髓鞘的形成提供基础条件，从而起到减轻神经毒性的作用。一般来说，合理地对症治疗后患者的预后通常是良好的，但延迟诊断和处理不当可能导致永久性脑损伤。颅脑 MRI 检查对于白质脑病患者预后转归评估也有较大的应用价值，若 MTX 造成了严重的白质脑病，可及时改变药物治疗方案，再行 MRI 复查随访病灶变化。

MTX 诱导白质脑病的诊断是基于可逆性神经毒性症状、典型放射学特征和排除其他可能原因。本病例为肺腺癌脑膜转移患者，在行靶向治疗联合鞘内注射 MTX 3 个月后出现中枢神经系统相关的不良症状，颅脑 MRI 表现为双侧小脑中脚及大脑半球半卵圆中心的异常信号。在临床中，通过脑脊液中的常规、生化、病原体检查及抗感染治疗是否有效可与颅内感染相鉴别；通过鞘注前后的颅脑 MRI 对比可与新发脑转移癌相鉴别。考虑到本例患者未曾行颅内放疗，但有多次鞘内注射 MTX 的病史，结合患者颅脑 MRI 检查出的脑白质受损性表现，因此考虑是药物造成了中枢神经系统不良反应。

这个病例提示我们，当肿瘤患者应用 MTX 行鞘内注射治疗时，应警惕白质脑病的发生。在 MTX 治疗过程中，可考虑对患者常规行颅脑 MRI 筛查及 MTX 脑脊液浓度测定。若患者在使用 MTX 的过程中出现头痛、视物模糊、言语障碍、肢体麻木、四肢无力、瘫痪、癫痫等症状时应结合病史、体检和颅脑 MRI 等检查仔细分析，做到早期诊断和早期治疗。及早地对症干预治疗可以提高患者的生活质量，也能够预防患者产生永久的、严重的脑损伤。

参 考 文 献

BADR M A，HASSAN T H，EL-GERBY K M，et al.，2013. Magnetic resonance imaging of the brain in survivors of childhood acute lymphoblastic leukemia. Oncol Lett，5（2）：621-626.

BHOJWANI D, SABIN N D, PEI D, et al., 2014. Methotrexate-induced neurotoxicity and leukoencephalopathy in childhood acute lymphoblastic leukemia. J Clin Oncol, 32 (9): 949-959.

CRUZ-CARRERAS M T, CHAFTARI P, SHAMSNIA A, et al., 2017. Methotrexate-induced leukoencephalopathy presenting as stroke in the emergency department. Clin Case Rep, 5 (10): 1644-1648.

INABA H, KHAN R B, LANINGHAM F H, et al., 2008. Clinical and radiological characteristics of methotrexate-induced acute encephalopathy in pediatric patients with cancer. Ann Oncol, 19 (1): 178-184.

SALKADE P R, LIM T A, 2012. Methotrexate-induced acute toxic leukoencephalopathy. J Cancer Res Ther, 8 (2): 292-296.

脑转移癌放疗后液化性坏死

放疗是治疗脑转移癌的一种常用方法，对大多数脑转移癌治疗效果理想，但放疗可能会引起肿瘤或周围脑组织的放射性坏死。放射性坏死通常可以通过脱水、激素或抗血管生成药物进行保守治疗，但仍有部分患者保守治疗效果不佳，需通过手术切除坏死病灶以达到减压的目的。

手术视频

病例

1）女性，41 岁。

2）发现右肺占位，颅内转移 4.5 年，锁骨上淋巴结活检病理为"腺癌"。

3）口服埃克替尼 + 奥希替尼，肺部及颅内转移灶缩小。一年半前肺部病灶增大，更换卡铂 + 培美曲塞 + 贝伐珠单抗治疗，3 个月前行走不稳，颅脑 MRI 发现丘脑转移灶增大。

4）1 个月前颅脑转移灶放疗 12 次，放疗后症状略改善。

5）影像学表现，转移灶位于左侧丘脑，体积巨大（图 34-1）。

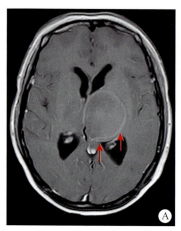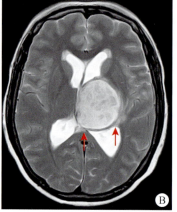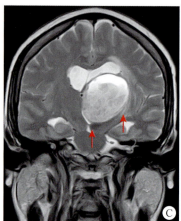

图 34-1 术前颅脑 MRI

左侧丘脑巨大占位，脑室受压变形，合并脑积水、中线移位（红色箭头示肿瘤的包膜）

颅内转移灶体积较大，虽发现多年，但近期增大明显并出现临床症状，行手术治疗。手术采取左额开颅经皮质入路，术中见瘤腔内大量黄白色坏死组织，清除内容物后，占位的囊壁即为正常的脑组织，并未见到明显的肿瘤实质成分。手术后 CT 显示囊腔明显缩小，病灶对周围脑组织的压迫较术前缓解，术后患者并未出现新的神经功能障碍症状（图 34-2）。病理考虑大量坏死的组织，坏死组织内存在个别散在小簇状分布、体积较大的核异型性细胞（图 34-3）。术后患者继续化疗。随访 2 年后死于颅内转移灶进展。

此病例为肺癌脑转移放射性坏死。脑转移癌的坏死分为凝固性、混合性及液化性坏死。患者放疗后 1 个月，应用了靶向药物及贝伐珠单抗。放射性坏死为黄白色黏稠样的液体，与脓液类似。这种液化性坏死很难自行吸收或者通过药物控制，且坏死组织中可能存在肿瘤的成分，所以选择手术治疗可使患者受益。

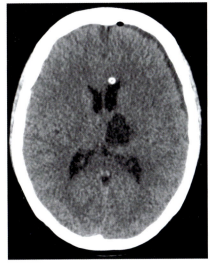

图 34-2　术后 CT，可见病灶切除满意，残留空腔清晰可见，中线回位

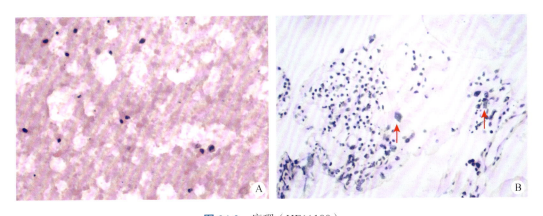

图 34-3　病理（HE×100）

A. 可见视野下为坏死的组织，散在一些细胞成分；B. 细胞簇内，散在核异型性的肿瘤细胞

讨论

脑转移癌发生坏死的情况很常见，但其生物学和临床意义尚不明确。近期的研究发现，病灶中存在中度坏死，与稀疏或高度坏死相比，存活时间更长，并且肺癌脑转移可能比其他癌症的脑转移更易发生坏死。

迟发性放射性坏死（radiation-induced delayed inflammatory response，RIDIR）通常迟发出现（治疗开始后 3～9 个月），由于 RIDIR 和肿瘤复发在成像上显示出相似的特征，因此脑转移癌放疗后 RIDIR 的诊断和管理特别具有挑战性。尽管灌注 MRI、DWI、MR 光谱学和 PET/CT 可在一定程度上鉴别 RIDIR 与肿瘤复发，但组织学活检仍是诊断 RIDIR 的金标准。此外，由于难以确诊，RIDIR 的实际发生率是未知的，一些研究报道称放疗后

RIDIR 的发生率为 9% ～ 14%，但也有报道称高达 24% ～ 82%，且放疗期间同时接受化疗的患者发生 RIDIR 的概率明显高于未接受化疗的患者，约为后者的 3 倍。此外，随着 SRS 和多模式治疗（尤其是免疫治疗）的应用日益增多，RIDIR 的发病率也逐渐攀升。更为复杂的是，单纯 RIDIR 而无复发肿瘤的病例很少见。

　　本例患者为肺癌囊性脑转移，放疗后 1 个月进行手术。病理显示囊内容物以坏死为主，也存在肿瘤成分。综合以上情况，考虑该患者囊性转移灶发生了放射性坏死，病灶体积增大阻塞脑脊液循环导致脑积水。这种情况下药物治疗无法发挥有效作用，加之其内容物黏稠，无法进行穿刺抽吸，所以手术切除脑转移灶是有效的治疗手段。

专家点评（重庆大学附属肿瘤医院肿瘤放射治疗中心　罗茜）

　　脑是肺癌最常见的远处转移部位之一，肺癌脑转移的发生率和诊断率逐年升高。首诊时即发生脑转移占肺癌 7.4% ～ 10%，在病程中 20% ～ 65% 的肺癌患者会发生脑转移。囊性脑转移癌常因瘤体较大、占位效应明显、临床症状重，给患者的生活质量及生存期带来极大的影响。伴有脑转移 EGFR 突变的 NSCLC 患者的中位总生存期不足 1 年，还可能伴随多种症状，造成严重的生活质量下降。对于有症状而颅外病灶稳定的脑转移患者，应积极靶向治疗，3 个月左右开始行局部放射治疗。无论采用立体定向放射外科（SRS）治疗或全脑放疗（WBRT），放疗仍是治疗脑转移癌的基石。全身系统性治疗的改进能更好地控制颅外病变，放射外科的应用也能改善对颅内病变的控制。脑转移癌患者的生存期延长，会增加放射治疗的迟发效应，迟发效应之一是放射性坏死（radiation necrosis，RN）。对于脑转移癌，放射性坏死的真实发生率难以估计，可能在 5% ～ 25% 之间。SRS 治疗后 RN 的发生取决于多种因素，如处方剂量和分割、既往或同步 WBRT 暴露、同步全身化疗、靶向治疗、原发肿瘤亚型及靶区大小。目前还没有一种单一的方式可以可靠地鉴别放射性坏死和肿瘤复发，需要借助多模式成像（如增强 MRI、灌注成像、波谱和功能成像等）进行诊断。在不确定性的情况下，应考虑病理证实或连续影像学随访。

　　对 RN 的处理主要取决于症状。症状包括头痛、恶心、认知障碍、癫痫，以及与病灶位置有关的局部神经功能障碍。有症状的 RN 可导致严重的并发症，应该积极予以处理。由于 RN 的诊治充满挑战，在临床决策中风险因素的评估就变得相当重要。应用皮质类固醇激素、贝伐珠单抗和外科手术均可能有效。选择治疗方式时应考虑患者的一般情况和疾病相关因素，包括患者临床情况的紧迫性。

　　本文提供的这例患者初诊时已是晚期肺癌伴脑转移，脑部转移灶为囊性病灶，位于丘脑，经靶向治疗联合放疗后，囊性成分增多，实性成分减少，有行走不稳的症状。磁共振检查提示左侧丘脑巨大占位，脑室受压变形，有脑积水，中线移位。从清除囊性病灶、减轻占位效应、明确是否有肿瘤残留、进而挽救生命的角度评估，该患者有手术指征。术后也证实囊性部分既有坏死物也有肿瘤成分。手术既减轻了占位效应又切除了残余肿瘤，提高了患者的生活质量，延长了生存时间。

参 考 文 献

SAHGAL A，RUSCHIN M，MA L，et al.，2017. Stereotactic radiosurgery alone for multiple brain metastases? A review of clinical and technical issues. Neuro Oncol，19：ii2-ii15.

YOO J，CHA Y J，PARK H H，et al.，2022. The extent of necrosis in brain metastases may predict subtypes of primary cancer and overall survival in patients receiving craniotomy. Cancers（Basel），14（7）：1694.

YORITSUNE E，FURUSE M，KUWABARA H，et al.，2014. Inflammation as well as angiogenesis may participate in the pathophysiology of brain radiation necrosis. J Radiat Res，55：803-811.

YOSHII Y，2008. Pathological review of late cerebral radionecrosis. Brain Tumor Pathol，25：51-58.

脑转移癌放疗后凝固性坏死

放疗是脑转移癌治疗的一个重要手段，其原理主要是通过放射线使肿瘤细胞坏死。放疗引起的脑转移癌坏死，有时不易与肿瘤进展相鉴别，可通过手术确诊。

病例 1

1）女性，44岁。

2）12年前行左侧乳腺癌根治术，病理为 II 期腺癌，局部放疗 20 次。

3）6年前出现咯血，发现胸壁转移，手术切除后证实为乳腺癌转移。

4）1年前出现头晕，MRI 检查发现右顶占位，考虑脑转移癌（图 35-1），行全脑放疗，剂量为 46Gy，2 个月后右顶占位，行伽马刀治疗（中心 28Gy，周边 14Gy），头晕症状缓解。

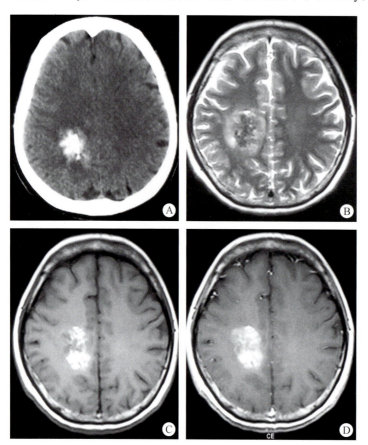

图 35-1　放疗前颅脑影像
A. CT，右顶占位，肿瘤主体呈高密度影；B. MRI-T_2 序列，肿瘤呈短 T_2 信号；C. MRI-T_1 序列，肿瘤呈短 T_1 信号；D. 增强 MRI，肿瘤有轻度强化

5）5 个月前出现头痛、恶心、呕吐、左侧肢体麻木无力，再次行伽马刀治疗（中心 30Gy，周边 12Gy）。头痛无缓解，呈进行性加重。

6）神经系统查体：左下肢肌力 3 级，左上肢肌力 4 级，巴宾斯基征阳性。

7）复查 MRI 发现瘤周水肿明显（图 35-2）。

乳腺癌脑转移患者 3 次放疗后肿瘤稳定，但脑水肿明显加重，MRI 可见肿瘤形态改变（图 35-2，图 35-3），且出现左侧肢体活动障碍。放疗前 CT 显示肿瘤为高密度影，

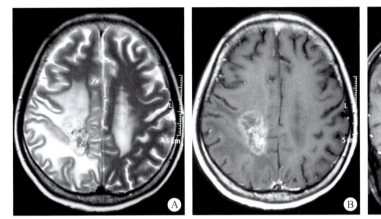
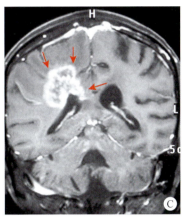

图 35-2　放疗后颅脑 MRI

A. MRI-T$_2$ 序列，病变呈短 T$_2$ 信号，范围缩小，但脑水肿明显加重；B、C.增强 MRI，病变呈不均匀强化，病变周围形态不规则

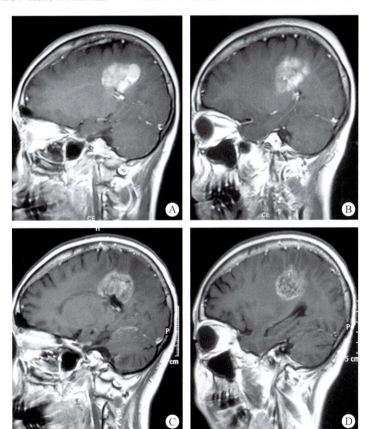

图 35-3　放疗前、后的颅脑 MRI 对比

A、B. 放疗前矢状位增强 MRI；C、D. 放疗后矢状位增强 MRI；放疗前表现为肿瘤边缘较光滑，放疗后病变呈不均匀强化，病变周围不规则

考虑"无机盐沉积"或"肿瘤钙化"，通常转移癌钙化发生率低，腺癌内无机盐沉积可能性大。因为患者病变周围水肿明显，有颅内压升高症状，为缓解症状及明确病灶性质，选择手术治疗，采用右额顶开颅肿瘤切除术，手术切除全部病灶，病理结果为"未见肿瘤细胞，均为凝固性坏死"（图 35-4）。考虑放疗后肿瘤全部坏死，放疗效果显著。

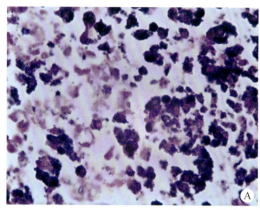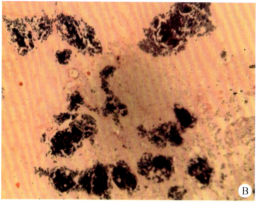

图 35-4　开颅术后病理（HE×200）

肿瘤细胞凝固性坏死，伴无机盐沉着。间质成分全部凝固性坏死，伴有胆固醇结晶裂隙

手术视频

病例 2

1）女性，58 岁。

2）2 年前头晕，行颅脑、肺 CT 检查，发现右肺下叶占位，右侧小脑占位，考虑肺癌脑转移（图 35-5），肺部穿刺活检病理为腺癌，EGFR-19 号外显子突变，口服奥希替尼（泰瑞沙）化疗。

3）复查颅脑 MRI 发现小脑转移灶增大，右侧小脑转移灶放疗 30Gy/3 次，1 年后复查颅脑 MRI 显示右侧小脑半球转移灶稳定，左侧大脑半球出现新发转移灶，新发灶放疗 40Gy/10 次，全脑 30Gy/10 次（图 35-5B、C）。

4）入院前一个月患者颅脑 MRI 显示右小脑及左顶肿瘤体积均增大，水肿明显，强化不明显，低灌注（图 35-6，图 35-7），患者出现行走不稳的症状。

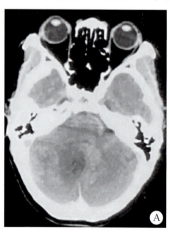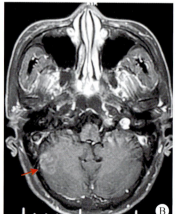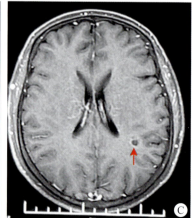

图 35-5　颅脑影像

A. 小脑转移灶放疗前的颅脑 CT，可见右侧小脑半球低密度影；B. 右侧小脑放疗后 1 年的 MRI，病变不均匀强化；C. 左顶新发转移灶

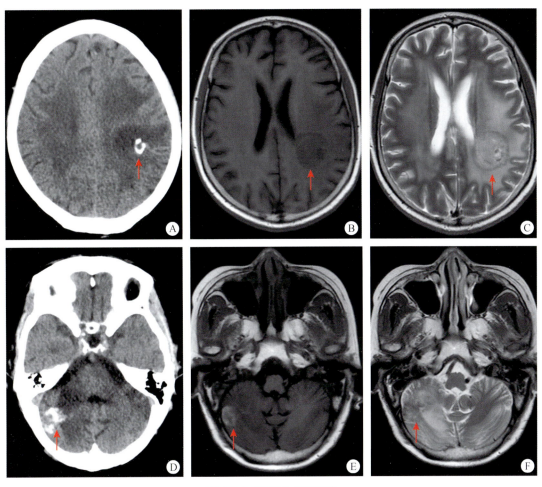

图 35-6 脑部放疗后影像

A、D. 颅脑 CT，右侧小脑及左顶叶转移灶为高密度影，为钙化团块（红色箭头所示）；B、E. MRI-T$_1$ 序列，左顶病灶呈等长 T$_1$ 信号，小脑病灶为短 T$_1$ 信号（红色箭头所示）；C、F. MRI-T$_2$ 序列，左顶病灶为等 T$_2$ 信号，小脑病灶为短 T$_2$ 信号（红色箭头所示）

此患者为肺癌脑转移，2 年前小脑转移灶放疗，放疗 1 年后左顶再次出现转移灶，继续行局部放疗，同时全脑放疗。患者 2 年前小脑刚发病时的转移灶 CT 扫描未见钙化。入院前的 CT 可见左顶和右侧小脑半球的病灶均呈高密度影，可能为钙化，但不除外无机盐的沉积。鉴于患者目前病灶较前增大，水肿范围也明显增大，选择手术治疗。计划先切除右侧小脑病灶，病理如果为肿瘤，继续切除左顶病灶，如果为坏死，左顶病灶保守对症治疗。

手术采用右侧枕下乙状窦后入路，术中见病灶主体呈黄白色（图 35-8A），质软，边界不清，乏血供，病灶内部有质地硬韧的钙化团块，病变大部分切除，减压充分。术后病理为"坏死组织，内有钙化团块，偶可见散在的肿瘤细胞"（图 35-8B）。诊断考虑放射性坏死。放射性坏死合并钙化少见。

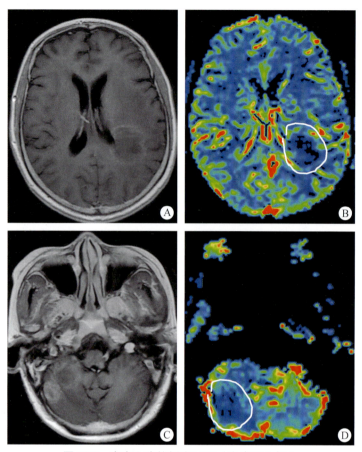

图 35-7 本次入院的颅脑 MRI（发病后 2 年）

A、C. 颅脑增强 MRI，病灶强化不明显；B、D. MRI 灌注像，可见左顶及右侧小脑病灶呈低灌注（白色实线区域）

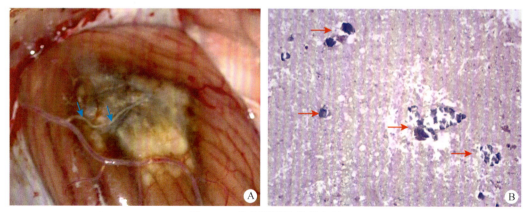

图 35-8 术中所见及术后病理

A. 手术中所见，中心区域为病灶，黄白色，明显区别于周围正常的小脑组织，病灶的供血动脉呈闭塞状态（蓝色箭头所示），呈黄白色，而非正常血管的红色；B. 病理切片（HE×100），脑组织内大片坏死，伴散在钙化（红色箭头所示）

讨论

放射性坏死是颅内肿瘤放疗后较为严重的并发症。放射性坏死发病机制目前尚不明确，涉及过度的炎症反应、氧化应激、微血管损伤、神经再生能力减弱、脱髓鞘和神经胶质细胞的衰退等。组织学主要表现为脱髓鞘、血管异常和脑白质坏死。关于放射性坏死机制的血管假说认为白质坏死是因放疗造成血管晚期迟发性损伤从而导致脑组织缺血。放射性损伤的组织可见血管扩张、内皮细胞核增大、血脑屏障破坏、纤维素样物沉积及毛细血管扩张。

MRI 灌注成像（perfusion imaging，PWI）在放射性坏死的诊断上有非常重要的意义：PWI 可观察组织微循环的血流灌注情况，比常规 MRI 增强扫描获取更多信息。常规增强 MRI 扫描明显强化并不一定说明病灶血供丰富或者高灌注，反之亦然。在放射性脑损伤的研究中，PWI 主要用于肿瘤术后复发和放射性损伤的鉴别。

对于小的、无症状的放射性坏死，可以采用随诊观察策略，定期进行临床及影像学随访。而对于有症状的放射性坏死，经典治疗包括手术、应用糖皮质激素或抗凝剂。也有学者尝试用高压氧和大剂量维生素治疗。最近，一些学者尝试使用新的药物（如贝伐珠单抗、神经生长因子和神经节苷脂）来治疗放射性坏死。

坏死病灶的活检是诊断脑放射性坏死的金标准，但有侵袭性，且活检只能取一处或几处组织送检，检查结果存在误差。对于一些症状较重的放射性坏死，可以考虑开颅手术，放射性坏死脑组织不同于肿瘤，不要求彻底清除病灶，且病灶清除后周边水肿脑组织止血困难，会引起不必要的损伤，甚至会加重神经系统功能障碍。

钙化被认为是放射性脑损伤最常见的病理表现之一。放疗后钙化的发生机制尚不完全清楚。放疗导致组织缺氧，细胞膜上正常钙梯度被破坏，从而导致细胞内钙的积累。高浓度的钙在细胞内是钙化形成的基础。钙化过程随着细胞死亡而发生，与放疗的剂量或全身化疗无明显关联。

专家点评（北京大学肿瘤医院肿瘤放疗科　石安辉）

脑转移癌在癌症患者中的发生率约为 20%。其中，肺癌（40% ～ 60%）、乳腺癌（15% ～ 25%）和黑色素瘤（7% ～ 16%）是最常见的 3 种原发性肿瘤类型。脑转移癌整体预后较差，中位总生存期（OS）仅为 3.5 个月。放疗作为脑转移癌的重要治疗方式之一，特别适用于放射敏感性较高的肿瘤亚型，如淋巴瘤、小细胞肺癌、非小细胞肺癌、乳腺癌和生殖细胞肿瘤等。目前，针对脑转移癌的放疗主要包括立体定向放射治疗（SRT）和全脑放射治疗（WBRT）。

随着放疗技术在脑部病灶中的广泛应用，放射性坏死（radiation necrosis，CRN）已成为放疗后远期最常见的并发症之一。放射性坏死的发生率为 5% ～ 25%，不同研究采用了不同的诊断标准，包括病理组织学和影像学改变等。约 50% 的患者出现相关症状。已经证实剂量 - 体积关系、放疗剂量、单次分割剂量大小、分割次数、是否联合全脑放疗、全身治疗情况及其放疗平台的选择等多种因素均与放射性坏死有关。虽然组织病理学检查是诊断放射性坏死的金标准，但 MRI、灌注 MRI 和 MRI 弥散加权成像等影像学检查常被用于临床实践中。

脑放射性坏死的治疗手段，包括糖皮质激素、贝伐珠单抗、脱水药物、脑保护治疗药物及高压氧治疗等。对于保守治疗效果不佳、病灶持续进展引起明显症状、反复癫痫发作或颅高压需要紧急处理的放射性坏死患者，可以考虑通过外科手术切除坏死病灶以缓解相关临床表现。尤其对于较大的囊性坏死灶，在占位效应明显且保守治疗无法起效的情况下，一般建议及时进行手术干预。

　　本文提供的这两例患者脑转移癌经放疗后出现放射性坏死，出现神经功能障碍相关症状并有影像学改变，经手术治疗后，减轻病灶占位效应并提供病理组织诊断，指导后续治疗。因此，该病例提示我们，对于放射性坏死病灶进展迅速、药物治疗效果不佳，以及占位效应明显、颅内压增高引起神经功能障碍进行性加重的患者，推荐积极进行手术治疗。

参 考 文 献

牟永告，王振宁，魏大年，等，2010. 放射性脑坏死的影像学特征及手术治疗. 中国微侵袭神经外科杂志，15（6）：248-250.

施铭岗，王金环，2012. 高级别胶质瘤综合治疗后放射性脑坏死的研究进展. 国际神经病学神经外科学杂志，39（3）：239-243.

ALI F S，AREVALO O，ZOROFCHIAN S，et al.，2019. Radiation necrosis：incidence，pathogenesis，diagnostic challenges，and future opportunities. Curr Oncol Rep，21（8）：66.

LI H，RONG X，HU W，et al.，2021. Bevacizumab combined with corticosteroids does not improve the clinical outcome of nasopharyngeal carcinoma patients with radiation-induced brain necrosis. Front Oncol，11：746941.

YANG X，REN H，FU J，2021. Treatment of radiation-induced brain necrosis. Oxid Med Cell Longev，2021：4793517.

脑转移癌放疗后进展的手术治疗（一）

黑色素瘤脑转移

放疗是治疗脑转移癌的一个重要手段，放疗可以使转移灶消失、缩小或者使其处于稳定状态。放疗后处于稳定状态的脑转移癌有时会再次进展，对于进展的脑转移癌，可选择再行放疗或药物治疗；但对于放疗后病情进展迅速的患者，选择手术治疗能得到更佳的预后。

病例

1）男性，53岁。

2）左耳廓黑色素瘤手术及左下肺转移灶切除术后16个月，胃内黑色素瘤转移灶切除术后3个月。

3）发现脑转移放疗后10个月，化疗6次。

4）头痛、头晕，伴左侧肢体肌力下降1个月。

5）术前颅脑 MRI 可见转移灶位于右额，体积较大，肿瘤呈洋葱皮样改变，瘤周水肿明显（图 36-1）。

患者黑色素瘤脑转移放疗后10个月，肿瘤进展，症状加重，术前影像可见肿瘤体积较大，瘤周水肿明显。应用贝伐珠单抗、甘露醇和激素治疗后症状未见好转。来笔者所在医院行手术治疗，术中颅内压非常高，将肿瘤全部切除后颅内压下降。术中见肿瘤周边为

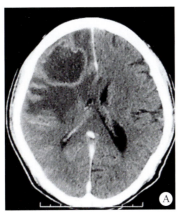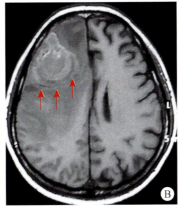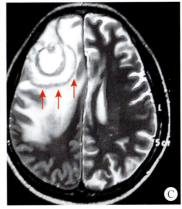

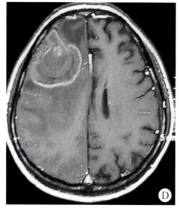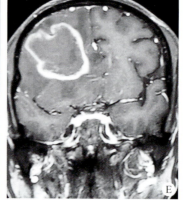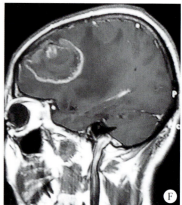

图 36-1　术前颅脑影像

A. CT 平扫，肿瘤位于右额，低密度，瘤周水肿；B. MRI-T₁ 序列，肿瘤呈混杂 T₁ 信号；C. MRI T₂ 序列，肿瘤呈分层状结构，类似于洋葱皮样改变（B，C 红色箭头所示），瘤周水肿明显；D ～ F. 增强 MRI 肿瘤强化不明显，只有周边环形强化

一层白色坏死组织，中心为灰红色肿瘤组织（图 36-2）。该病变特征符合影像学上的洋葱皮样改变。肿瘤体积较大，虽做了放疗，但肿瘤未全部坏死。术后复查颅脑 MRI 显示肿瘤切除满意（图 36-3）。

　　手术后患者头痛症状明显好转，术后第 7 天头痛症状再次出现且逐渐加重，术后第 10 天复查颅脑 CT 可见瘤周水肿明显，水肿范围较术后当日 CT 明显增大，手术切除肿瘤后残存的瘤腔空间几乎被水肿的脑组织填满（图 36-4），继续给予脱水等治疗后病情平稳，6 个月后患者死于肿瘤全身进展。

　　脑转移癌可引起明显的瘤周水肿。肿瘤压迫周围脑组织是水肿的原因之一，将肿瘤切除后，肿瘤对周围脑组织的压迫解除，瘤周水肿会逐渐好转，直至消退，症状也会逐渐减轻。曾行放疗的患者同样会有脑组织水肿的表现，放疗后进展的脑转移灶即使行手术切除，

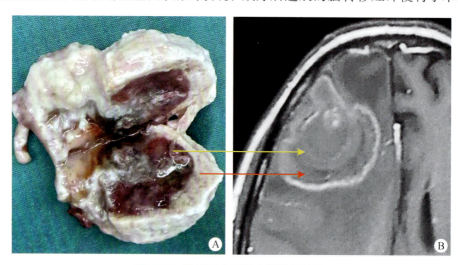

图 36-2　肿瘤标本与磁共振影像对比

A. 肿瘤标本剖开后所见，中心灰红色为肿瘤组织，周边黄白色为坏死组织，类似于洋葱皮样改变，与 B 图 MRI 对应，（黄色箭头所示为中心部分，红色箭头所示为周边部分）

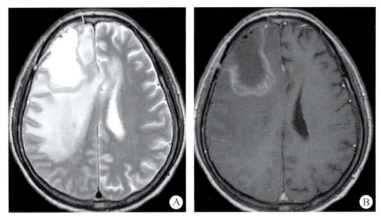

图 36-3 术后 MRI 肿瘤全切除，但是瘤周水肿仍然很明显

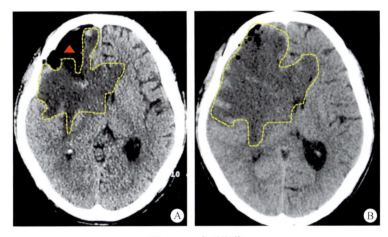

图 36-4 术后影像

A. 术后当天颅脑 CT 可见肿瘤全切除，但瘤周水肿仍然明显（黄色虚线所示的范围为水肿范围，红色三角形为肿瘤切除后的瘤腔）；B 术后 10 天颅脑 CT 可见脑水肿进一步加剧（黄色虚线所示的范围为水肿范围），瘤腔基本消失

解除病变对脑组织的压迫后，脑水肿也很难消退，甚至会继续加重，这是由于瘤周水肿除因肿瘤压迫外，还因脑组织放射性损伤引起，往往长期存在。本例患者切除了脑转移癌，解除了占位的压迫，但瘤周放疗引起的脑水肿持续加重，患者的症状缓解不明显，临床治疗非常棘手。

讨论

Truong 等报道，接受 SRS 和放疗进展后手术治疗的脑转移癌患者比未手术的患者预后更好。由于全身状态较好或生存时间较长的患者更可能接受手术治疗，而全身状态较差的患者通常放弃手术治疗，因此上述结果可能存在选择性偏倚。Kano 等评估了 SRS 进展后需要手术的脑转移癌患者生存相关的预后因素，术后的中位生存期为 7.7 个月，术后 6、12 和 24 个月的局部肿瘤控制率分别为 71%、62% 和 43%。SRS 进展后手术的死亡率为 1.7%，与文献报道的首次手术的死亡率相似。手术 1 个月后，KPS 评分可提高至 90 分。切除病变的组织学证实标本内有残留肿瘤的比例为 55%，混合肿瘤和放射性坏死成分为 45%。Vecil 等评估了 61 例 SRS 失败后接受手术的复发脑转移癌患者预后，中位总生存期为 11.1 个月，25% 的患者存活 2 年或更长时间。

专家点评（山东第一医科大学附属肿瘤医院 / 山东省肿瘤医院放疗科　胡漫）

　　脑转移癌是成人最常见的颅内恶性肿瘤，其发生率是脑原发恶性肿瘤的 10 倍以上。脑转移癌是各种恶性肿瘤患者都可能出现的问题。随着药物和各种治疗技术的发展，恶性肿瘤患者生存期的逐渐延长，脑转移癌的发病率随之逐渐增高。脑转移癌常发病隐匿、进展快、预后差。80% 来源于肺癌、乳腺癌、肾癌、黑色素瘤和胃肠道肿瘤。手术、放疗是治疗脑转移癌最常用的局部治疗手段。临床上根据转移灶的数目和体积确定局部治疗的方式。美国放射肿瘤学会（ASTRO）推荐，对于 ECOG 0 ～ 2，数量为 1 ～ 10 个脑转移灶的患者，推荐 SRS；对于直径＞ 4cm 的脑转移灶，推荐手术治疗以迅速缓解症状，并明确组织病理诊断。在脑转移癌完全或不完全切除后，建议对术腔进行 SRS（EANO：I，A；ESMO：I，A）。

　　本文提供的病例是黑色素瘤脑转移，行放疗后 10 个月，化疗后 6 次，出现头痛、头晕症状加重，颅脑 MRI 显示病灶较大，中央坏死、囊性变，周围水肿范围较大，水肿程度较重。虽然行手术治疗，手术治疗后症状明显缓解，但时间短，1 周后症状再次加重，CT 证实周围水肿明显加重。手术虽然切除了肿瘤部分，但瘤床及周围水肿快速进展，这可能与放疗相关。放疗导致的脑组织水肿与放射野的范围、单次分割剂量、放疗总剂量密切相关。因此，对于脑转移癌，需要选择合适的放疗方式。放疗方式如立体定向放射外科（SRS）、立体定向放射治疗（SRT）、全脑放疗＋局部推量（SIB）的选择不仅取决于转移灶个数，还要考虑体积、位置、设备、技术等多种因素，同时也需考虑原发灶的病理类型及其对放疗的敏感性。脑转移癌的治疗需要多学科协作，选择合适的治疗方式对于控制肿瘤、减轻不良反应至关重要。

参考文献

JEON Y S，KOH Y C，SONG S W，et al.，2016. Palliative resectionof metastatic brain tumors previously treated by stereotactic radiosurgery. Brain Tumor Res Treat，4（2）：116-123.

VECIL G G，SUKI D，MALDAUN M V，et al.，2005. Resectionof brain metastases previously treated with stereotactic radiosurgery. J Neurosurg，102（2）：209-215.

脑转移癌放疗后进展的手术治疗（二）

肺癌脑转移

放疗是治疗脑转移癌非常重要的一种手段，但对于一些囊性脑转移癌，其放疗效果逊色于实质性脑转移癌。

病例

1）男性，62岁。

2）7个月前出现行走不稳，发现肺部占位，颅内占位，考虑肺癌脑转移（图37-1），脑转移癌行局部放射治疗。

3）治疗后出现脑水肿，给予甘露醇、激素治疗7个月。

4）1个月前行颈部淋巴结活检，病理为"腺癌"。

5）查体：嗜睡，可言语，下地行走困难。

6）术前MRI可见肿瘤位于右侧颞叶，呈囊性，瘤周水肿明显，中线移位明显（图37-2）。

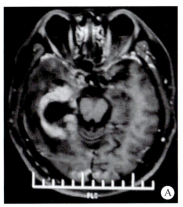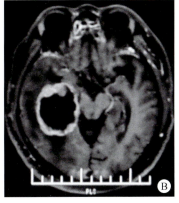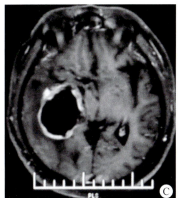

图37-1 放疗前颅脑MRI轴位增强扫描

肿瘤位于右侧颞叶，呈囊性，囊壁较薄，强化明显

患者为肺癌脑转移，脑转移癌体积较大，呈囊性，放疗后脑转移灶较前缩小，但转移灶周围的脑水肿加重，使用甘露醇和激素缓解严重的脑水肿。由于长期应用激素，患者体重明显增加，保守治疗期间患者整体状态变差。

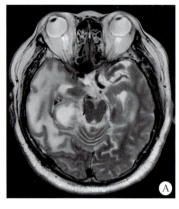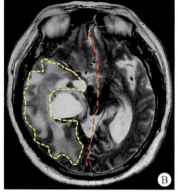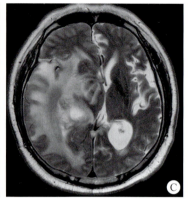

图 37-2　术前颅脑 MRI

A～C. MRI-T$_2$ 序列，与 7 个月前相比，肿瘤体积略有缩小，水肿范围广泛（黄色虚线所示），中线偏移（红色虚线所示）

　　行颞枕开颅肿瘤切除术，术中见肿瘤呈囊实性，内有坏死，瘤体呈黄白色及部分灰红色，血供一般，与周围坏死脑组织边界不清。最后全切肿瘤，术后患者头痛及嗜睡症状缓解，激素及甘露醇逐渐减量。复查 MRI 示肿瘤切除满意，瘤周水肿范围明显减少（图 37-3，图 37-4）。

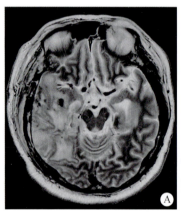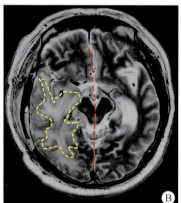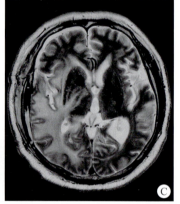

图 37-3　术后颅脑 MRI

A～C. MRI-T$_2$ 序列，肿瘤全部切除，瘤周水肿范围明显缩小（黄色虚线所示），中线基本回归正常位置（红色虚线所示）

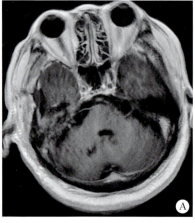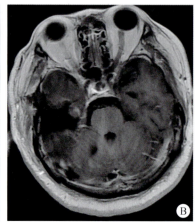

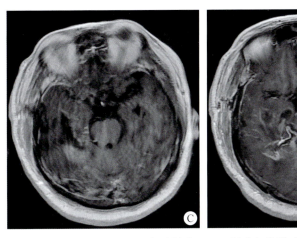

图 37-4　术后增强 MRI，肿瘤切除满意

讨论

囊性脑转移癌相对少见，其中肺癌发生率最高，也可发生于其他癌种，如乳腺癌、胰腺癌、肾癌、黑色素瘤。脑转移癌囊变的机制尚无定论，Cumings 认为，囊肿的形成是由于肿瘤发生了变性，而后组织液自周边血管渗出所致。另外，Gardner 等认为，脑肿瘤中的囊性成分只是间质液，是由于周围大脑缺乏淋巴管，没有正常的引流途径造成间质液淤积所致。囊性成分大于 10ml 的肿瘤经过 SRS 治疗后很难控制。因此针对囊性转移癌，需要手术切除或囊液抽吸后再行 SRS 治疗。

囊性肿瘤体积通常较大，且实体成分仅为肿瘤外层囊壁，因而，在接受放疗时高剂量区所覆盖的是肿瘤中心囊腔而非实体肿瘤，通常达不到预期的治疗效果。同时肿瘤实体部分周围的正常脑组织受照射容易出现放疗损伤所致的神经功能障碍等并发症。

未经放疗的脑转移癌与周围正常或水肿的脑组织有明确的界限，而脑转移癌行放射治疗后，坏死的肿瘤与周围坏死的脑组织边界不清，且颜色通常均为黄白色。术中切除肿瘤时，很难辨别肿瘤与脑组织的边界，增大了手术全切肿瘤的难度。

Vecil 等评估了 61 例 SRS 失败后接受手术治疗的复发脑转移癌患者的预后。结果显示手术组较未行手术组患者使用类固醇激素的剂量明显减少，术后需要长期应用类固醇激素的患者不到 5%，而术前 40% 的患者应用类固醇激素超过 3 个月。

专家点评（中国医学科学院肿瘤医院放射治疗科　张烨）

肺癌是我国最常见的恶性肿瘤，脑实质是肺癌最常见的转移部位，20% ～ 65% 的肺癌患者在病程中会发生脑转移。随着技术的进步，脑转移癌可选择的治疗方式有很多，如放疗、手术、化疗、靶向治疗及免疫治疗等。各种治疗手段的合理应用明显提高了患者的生活质量，延长了生存时间。

放疗是脑转移癌重要的局部治疗手段，但与实性脑转移癌相比，囊性脑转移癌放疗的疗效欠佳，尤其囊性脑转移癌往往体积较大，放疗后的损伤也较重，通常表现为顽固性的脑水肿，激素、甘露醇等疗效欠佳，需要手术干预。因此，有研究探讨囊性脑转移癌先手术切除再辅助放疗，或者手术抽取囊液，待肿瘤缩小后再行放疗。

本文提供的这例肺腺癌脑转移患者，肿瘤为囊性且体积较大，首选放疗后出现了较为明显的脑水肿，长期给予激素及甘露醇治疗脑水肿，治疗效果差，而且患者神经系统症状明显，复查颅脑 MRI 显示肿瘤残存、瘤周大片水肿及中线移位明显。术者果断选择手术干预，术后效果显著，患者临床症状明显得到缓解，激素及甘露醇逐渐减量。这个病例再次提示我们，不同特点的脑转移癌需要不同的治疗手段，对于大的、囊性的脑转移癌患者，尽量选择以手术为主的综合治疗手段，提高局部控制率，降低单纯放疗后顽固性水肿的发生风险。

参 考 文 献

FLICKINGER J C, 2001. Radiotherapy and radiosurgical management of brain metastases. Curr Oncol Rep, 3: 484-489.

KIM M, CHEOK S, CHUNG L K, et al., 2015. Characteristics and treatments of large cystic brain metastasis: radiosurgery and stereotactic aspiration. Brain Tumor Res Treat, 3 (1): 1-7.

LOEFFLER J S, BARKER F G, CHAPMAN P H, 1999. Role of radiosurgery in the management of central nervous system metastases. Cancer Chemother Pharmacol, 43: S11-S14.

UCHINO M, NAGAO T, SEIKI Y, et al., 2000. Radiosurgery for cystic metastatic brain tumor. No Shinkei Geka, 28: 417-421.

脑转移癌放射性坏死的手术治疗（一）

乳腺癌脑转移

病例

1）女性，37 岁。

2）15 年前行乳腺癌根治术，术后行放、化疗。

3）7 年前发现乳腺癌多发脑转移（图 38-1），行开颅手术切除 3 处小脑转移灶。

4）术后对小脑 3 处手术部位及幕上 2 处转移灶进行局部放射治疗。

5）5 年前患者开始出现右侧肢体乏力，言语迟钝，持续头痛，间断恶心、呕吐，MRI 发现幕上基底节区转移灶放疗部位水肿明显（图 38-3 ～图 38-5），保守治疗无效后，行左额颞开颅，颞叶部分切除减压术。

6）查体：言语困难，右侧肢体瘫痪。

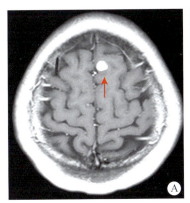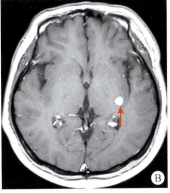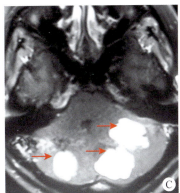

图 38-1 第一次（7 年前）开颅术前颅脑 MRI

共有 5 处转移灶，分布于左额（A）、左侧基底节区（B）、双侧小脑半球（C）

患者第一次手术切除了 3 处小脑转移灶，术后幕上 2 处小的转移灶连同小脑术区局部放疗。手术及放疗后患者一般状态明显好转。但 2 年后患者开始出现右侧肢体乏力，言语迟钝，持续头痛，间断恶心、呕吐。颅脑 MRI 见左额转移灶放疗后消失，小脑的 3 处转移灶未复发（图 38-2），而左侧基底节区转移灶出现放射性坏死，坏死周围脑组织水肿明显，范围广泛（图 38-3 ～图 38-5）。最初应用甘露醇、激素、贝伐珠单抗等治疗能够缓解症状，但不久之后药物治疗效果不佳。复查颅脑 MRI 发现脑坏死及水肿范围持续增大，患者呈嗜睡状态，只能行第二次开颅手术减压来缓解患者的颅高压症状。由于坏死脑组织及水肿位于运动及言语中枢，手术仅能切除左侧部分颞叶，同时敞开硬脑膜以达到减压的目的，术后患者症状有所好转。

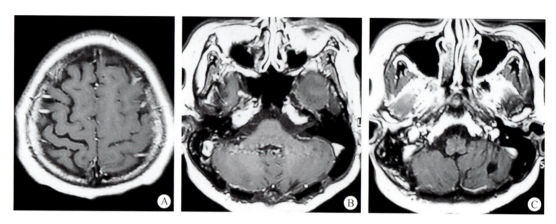

图 38-2　第一次手术及放疗后 2 年颅脑增强 MRI

左额转移灶放疗后控制良好，小脑处转移灶经手术及局部放疗后未见复发

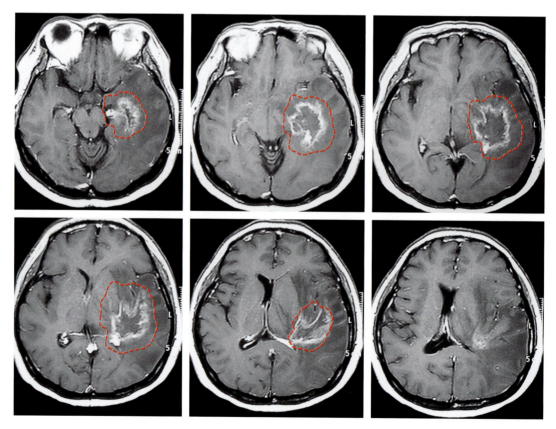

图 38-3　第一次手术及放疗后 2 年颅脑增强 MRI

左侧基底节区大片不规则的强化病灶（虚线部分所示），考虑为放射性坏死

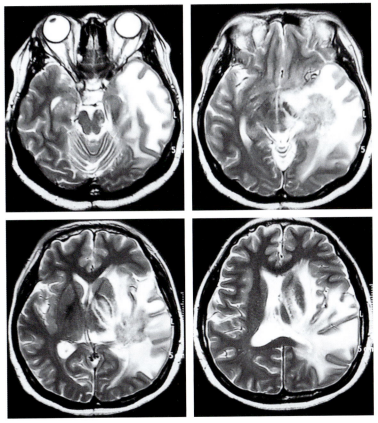

图 38-4 第一次手术及放疗后 2 年颅脑 MRI-T$_2$ 序列

左侧基底节区、颞叶、顶叶大范围脑水肿，考虑放疗后坏死周围脑水肿，中线结构明显向右侧移位

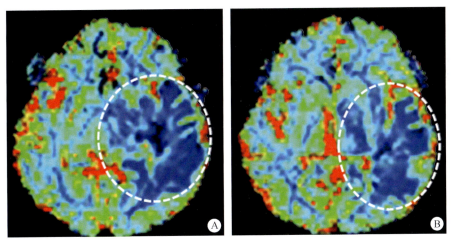

图 38-5 第一次手术及放疗后 2 年颅脑 MRI 灌注序列

病变区域蓝染色，提示低灌注，考虑放射性坏死（白色虚线所示），而非肿瘤复发

患者虽进行了脑组织内减压术，但脑组织坏死仍持续进展。由于此处坏死位于管理人体运动功能的基底节区，因此患者右侧肢体活动障碍继续加重。内减压术 4 年后复查，患

者右侧肢体偏瘫，拄拐行走，言语含糊，可以进行简单的表达。与 4 年前相比，颅脑 MRI 显示坏死已经稳定，放疗区域脑组织萎缩，脑水肿仍存在，占位效应消失（图 38-6，图 38-7）。基底节区及皮质萎缩，患者的运动和言语功能未恢复正常。

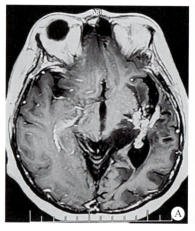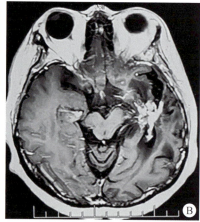

图 38-6　放疗后 6 年（颅内减压术后 4 年）颅脑增强 MRI
左侧基底节区及左颞皮质萎缩

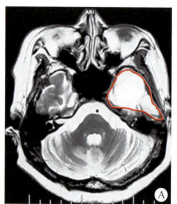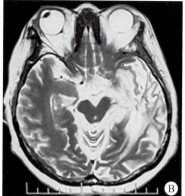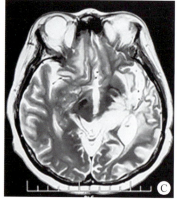

图 38-7　放疗后 6 年（颅内减压术后 4 年）颅脑 MRI-T$_2$ 序列
左侧基底节区及左颞皮质萎缩，但皮质下脑白质仍有水肿，A 图红色区域为内减压术颞叶切除的范围

　　这是一例放疗后长期生存的脑转移癌患者，通过这个病例，可见放疗后 6 年时间内放疗部位脑组织的变化过程，严重的水肿之后就是脑萎缩。多数情况下放射治疗对脑转移癌患者是有利的，但少数患者经过放疗后，不良反应终身伴随，就这个患者而言，肢体的瘫痪和言语障碍将无法恢复正常。

讨论

　　除了手术切除，立体定向放疗（SRT）是脑转移癌的重要治疗手段，转移灶数量较多的患者常用全脑放疗（WBRT）。其中放射性坏死（RN）的发生率为 5% ~ 25%。RN 是放射治疗的迟发性不良反应，大多数发生在放射治疗后 6 ~ 11 个月。与常规分割放疗相比，SRT 使患者面临较高的 RN 风险。

RN 的确切机制尚不清楚，主要与血管内皮损伤有关。据推测，放疗后血管密度降低和水肿引起周围组织缺血，导致缺氧诱导因子（HIF）-1α 和血管内皮生长因子（VEGF）的产生。VEGF 随后诱导血管无序增殖，加重水肿并促进缺血，随后发生梗死和坏死。RN 患者手术切除的病理标本提示。坏死周围区域的特征是血管增生和血管渗透性增加，以及 HIF-1α 和 VEGF 表达增加。另外，免疫激活和炎症反应也会通过增加血管通透性和水肿，促进 RN 进展。最终，血管损伤和免疫激活之间的协同作用导致了水肿、缺血和坏死结果。这一发病机制也正是 VEGF 治疗放射性坏死的基础。

临床上往往需要对 RN 与肿瘤复发进行鉴别，虽然 MRI 灌注成像、DWI、波谱分析及 PET/CT 在二者的鉴别上有一定价值，但组织活检仍是诊断的金标准。在治疗方面，皮质类固醇、高压氧和贝伐珠单抗是治疗 RN 的有效手段，而对于占位效应较明显的病灶仍需要手术切除。手术可以切除坏死病灶，或者连同坏死病灶周围无功能脑组织一并切除，达到颅内充分减压的目的。

专家点评（吉林大学白求恩第一医院放疗科　姜新）

脑放射性坏死（RN）是一种由于放射治疗导致的脑部组织损伤，通常在放射治疗后的数月或数年内出现，是一种放射治疗后的严重并发症，其发病机制涉及多个方面。放射线可以直接损伤神经细胞，导致 DNA 链断裂和细胞凋亡，尤其是在大剂量放疗时。然而，随着放疗技术的进步，这种急性期、大剂量导致的损害已逐渐减少。最新的研究表明，除了直接的放射线损伤，血管损伤和自身免疫反应也在 RN 的发展中起到关键作用。另外，血管损伤和血管内皮细胞的改变被认为是引起亚急性期和晚期 RN 的主要原因。放射线可以损伤血管内皮细胞，增加血管通透性，导致渗出增多和水肿形成，进一步引发继发性脑组织缺血和坏死。

RN 的诊断是一个综合性的过程，涉及患者的病史、临床表现和影像学检查等多个方面。颅脑放射治疗史是诊断 RN 的重要线索。RN 的症状通常出现在放射治疗后的数月到数年。常见的症状包括头痛、恶心、呕吐、认知功能障碍、癫痫发作、视力障碍、运动障碍等。这些症状取决于病灶的位置和大小。该患者的 RN 区域怀疑为左侧基底节区，这也与患者右侧肢体乏力，言语迟钝，持续头痛，间断恶心、呕吐等症状对应。但临床上，RN 常常与肿瘤复发难以鉴别，这一方面需要临床医生的丰富经验，另一方面也需要多模态影像的支持。通常磁共振是诊断脑放射性坏死的重要方式，表现为局部明显强化，晚期也会出现所示区域高信号，与肿瘤复发的 MRI 增强信号相似，但 RN 的磁共振灌注成像通常表现为低灌注，这与肿瘤复发是相反的，同时，波谱分析放射性坏死通常表现为 Cho/NAA 及 Cho/Cr 的比值小于 2。如果具有检查氨基酸 PET 的条件，在鉴别诊断上将更具有优势，RN 的氨基酸 PET 表现多为低代谢，而肿瘤复发通常为高代谢。该患者通过磁共振灌注成像技术，最终诊断 RN。

RN 的治疗涉及多个方面，但疗效不确切，常用的治疗方法包括药物治疗、高压氧治疗及手术治疗。药物治疗主要包括激素及抗血管生成药物，辅以营养神经、改善循环等药物。血管损伤和血管内皮细胞的改变被认为是引起亚急性期和晚期 RN 的主要原因，因此抗血管生成药物常具有较好短期疗效，该患者也曾经使用过激素及贝伐珠单抗治疗，但对于范围较大的 RN，该类药物作用一般难以持久。高压氧治疗是一种利用高压氧环境来改善脑部组织氧供应和代谢的治疗方法，对于 RN 的治疗具有显著效果。其机制主要包括增加氧分压、改善微循环、减轻炎症反应及促进神经功能恢复等。RN 的手术治疗是一种针对严重或非手术治疗效果不佳病例的治疗方法，旨在切除坏死组织、减轻颅内压和恢复神经功能。一般术式包括坏死组织切除术及减压术，前者可以切除已经坏死的脑组织，后者适用于广泛性脑水肿和占位效应明显的患者，通过减压术来降低颅内压。该患者反复药物治疗后，效果不佳，经过手术切除也获得了一定的疗效。除了上述常见的 RN 的治疗方法外，目前也有人尝试使用基因疗法、细胞疗效及免疫疗法治疗 RN，并取得了一定的疗效。基因疗法通过操纵或修正基因的表达，从而达到修复受损的脑细胞、抑制脑坏死进展或促进脑组织再生的目的，如利用 CRISPR-Cas9 等基因编辑技术，可以精确地定位和编辑导致 RN 的基因缺陷，从而达到治疗目的。细胞疗法利用引入具有多种能力的干细胞，具体作用到坏死脑组织，促进细胞再生、修复损伤、加强抗炎、神经营养、改善代谢、促进血管生成、坏死细胞替代和减少正常细胞凋亡等以起到治疗 RN 的作用。此外，在 RN 的过程中，免疫细胞也发挥着重要的作用，特别是巨噬细胞、淋巴细胞和中性粒细胞等，它们能够迁移到受损区域，参与炎症反应和组织修复。在 RN 中，免疫疗法旨在调节过度的炎症反应，促进组织的修复和再生，如利用单克隆抗体针对特定的分子靶点进行免疫调节，利用细胞因子调节免疫微环境等。

本文提供的这例脑转移癌患者在放疗后，疾病控制稳定，但出现了 RN。该患者通过磁共振灌注成像确诊 RN，经激素及抗血管生成药物后治疗效果曾一度好转，但药物保守治疗难以维持长久疗效，患者症状反复，影像学提示 RN 占位效应明显，为防止出现脑疝，作者选择切除部分坏死脑组织及硬脑膜敞开减压手术。术后患者占位效应解除，但也存在部分功能无法恢复。该病例提示我们，RN 是放疗后不可忽视的一类并发症，需要高度重视。一旦出现，临床处理起来复杂且棘手，需要多个学科共同参才能获得较好的治疗效果。

参 考 文 献

DELERY W，SAVJANI R R，2023. Radiation necrosis versus tumor progression：the path toward an optimal discriminator. Radiol Imaging Cancer，5（2）：e239004.

KIRKPATRICK J P，SOLTYS S G，LO S S，et al.，2017. The radiosurgery fractionation quandary：single fraction or hypofractionation? Neuro Oncol，19：ii38-ii49.

LEE D，RIESTENBERG R A，HASKELL-MENDOZA A，et al.，2020. Brain metastasis recurrence versus radiation necrosis：evaluation and treatment. Neurosurg Clin N Am，31（4）：575-587.

39

脑转移癌放射性坏死的手术治疗（二）

黑色素瘤脑转移

放疗是治疗脑转移癌的一个重要手段，放疗能够控制多数转移灶，使肿瘤稳定或者体积缩小，甚至发生坏死。有时肿瘤的放射性坏死进展迅速，临床症状明显，影像学上表现为"占位体积增大"，不易与肿瘤复发鉴别。

病例

1）男性，47岁。

2）头痛1年，加重1周入院。

3）5年前因左足跟黑色素瘤行手术治疗，术后多次复发，多次手术；放疗20次，化疗4次。

4）2年前出现肺内转移，化疗6次。

5）1年前发现脑转移，行脑转移灶局部放射治疗2次。

6）术前MRI可见颅内肿瘤多发，位于右枕叶、左岛叶、左顶叶深部，脑转移灶较2个月前明显增大（图39-1）。

患者为颅内多发黑色素瘤脑转移，共有3处转移灶，均行放疗，之后肿瘤进展，4个月后再次对转移灶进行局部放疗。入院前一周，头痛症状明显加重。复查颅脑MRI发现3处转移灶均明显增大，此时距离第二次放疗结束9个月。根据病史和影像学表现，考虑肿瘤放疗后进展，选择手术治疗，计划一期将3处转移灶切除。首先切除左顶深部转移灶，其位置深，寻找困难，手术拟在导航下进行，再切除左侧岛叶转移灶，因为这两处肿瘤都位于左侧，手术体位可以选择右侧卧位，经2个切口同时切除2处转移灶，最后术中变换体位为左侧卧位，切除右枕体积较大的转移灶。

手术按计划先切除左顶深部转移灶，术中发现"肿瘤"呈黄白色，质地软，血供一般，此处病灶术中冰冻病理结果回报"未见细胞结构，为坏死组织"。由于黑色素瘤肉眼所见通常是黑色或者灰红色，考虑转移灶放疗后坏死。遂改变手术计划，第二个切除右枕体积较大处病变，冰冻病理仍是"坏死组织"。考虑到体积较大的转移灶经过放疗后肿瘤已坏死，那么体积小的转移灶经过放疗后坏死的可能性也非常大，最终，手术仅切除2处病灶。左岛叶处病灶未切除。最后石蜡病理结果显示2处"转移灶"均为坏死组织（图39-2）。

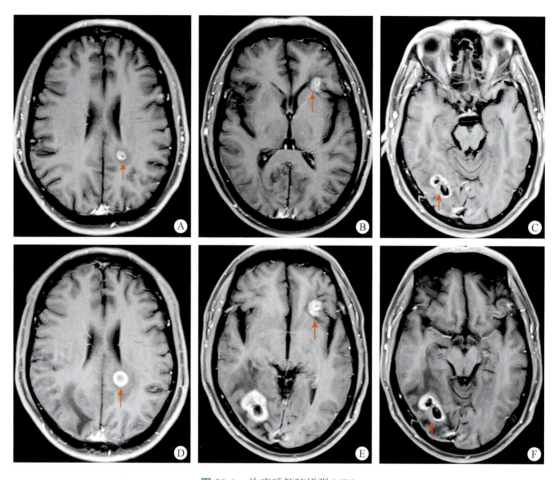

图 39-1   放疗后颅脑增强 MRI

A ～ C. 增强 MRI，2 次放疗后，入院前 2 个月颅脑 MRI，可见颅内多发脑转移灶、分布在右枕、左顶深部及左岛叶，D ～ F. 入院颅脑增强 MRI，3 个转移灶体积明显增大

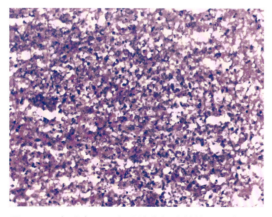

图 39-2   术后病理，未见肿瘤细胞结构，为大片坏死成分（HE×100）

这个病例是转移灶放疗后发生了放射性坏死。患者临床症状加重，增强 MRI 显示"转移灶强化明显且体积增大"，易诊断为肿瘤进展。此患者 3 处转移灶放疗前体积较小，放疗后手术病理未见存活的肿瘤细胞，证明放疗效果满意，这种情况下肿瘤复发概率较低。放疗后进展的脑转移灶手术后病理多数既有坏死的组织也有残存的肿瘤细胞，这种情况下肿瘤复发概率较高。

讨论

文献报道，放射治疗后症状性放射性坏死（RN）的发生率为3%～17%，并且随着时间的推移会大幅增加，放疗后12个月的发生率为15.4%～17%，放疗后2年的发生率为25.5%～34%。鉴别肿瘤复发和放射性坏死对后续治疗决策的制定至关重要。然而，由于两种病变的影像学特征（增强、水肿、占位效应）十分相似，并且常常具有非常相似的临床表现，这使得二者的鉴别十分困难。对此，MRI灌注成像、DWI、波谱分析及PET/CT具有较大价值。本例患者在影像上难以区分病灶坏死和肿瘤进展，最终以手术病理结果予以明确。

近年来，免疫抑制剂（ICIs）逐渐成为黑色素瘤重要的治疗手段并且取得了令人瞩目的疗效。同时ICIs在其他脑转移癌中的应用逐渐增加。鉴于免疫系统在RN发病机制中的作用，有研究者提出ICIs联合SRS可能会增加RN风险。目前的数据提示，SRS和ICIs联合治疗后，10%～33%的患者出现了RN，有症状的RN发生率为3%～22%。与其他情况相比，RN风险有所增加，但无统计学意义。

无论如何，ICIs联合放疗可能导致RN的风险升高，应得到重视，尤其是对黑色素瘤的患者。本例患者颅内病灶出现的放射性坏死较为完全，说明其治疗效果较好。

皮质类固醇是RN治疗的主要方法，它可以通过减少炎症细胞因子的产生和降低血管通透性迅速改善症状。血管内皮生长因子（VEGF）在RN发病机制中起到核心作用，其拮抗剂贝伐珠单抗对RN的治疗效果显著。包括2项随机对照试验和1项单组Ⅱ期前瞻性研究表明，与安慰剂和地塞米松相比，从增强MRI上看，贝伐珠单抗治疗能显著减小病变的体积、减轻病变周围水肿。

专家点评（北京大学肿瘤医院肿瘤放射科　李永恒）

随着全身系统治疗的改进，立体定向放射治疗（SRT）和立体定向放射外科（SRS）在黑色素瘤脑转移的应用日趋广泛，而随着脑转移癌患者的生存期延长，脑放射性坏死日益引起放射肿瘤医生及神经科医生的关注。实际上因部分患者无症状，放射性坏死的真实发生率难以估计，文献报道在5%～25%之间。目前认为放射性坏死的相关因素包括肿瘤体积、处方剂量、分割次数、正常脑组织受照容积、既往接受过放疗及同步进行的全身系统性治疗等。

因放射性坏死的特点与肿瘤复发有较大的重叠，将放射性坏死误诊为肿瘤复发可能会带来对患者有害的治疗。而磁共振成像是研究脑放射性坏死的最常用方法，应用增强扫描、磁共振灌注、磁共振波谱及正电子发射断层扫描可有助于鉴别。而对于有症状的放射性坏死需进行积极地处理，口服皮质类固醇激素（如地塞米松）可作为一线治疗，而应用贝伐珠单抗亦有较好的临床改善率。

对于该患者，既往多程化疗后，脑转移灶接受了二程放疗，具有脑放射性坏死的高危因素，且核磁共振常规序列上显示脑转移灶体积较前增大，因存在明显头痛症状，故初诊考虑肿瘤进展并进行挽救性手术治疗，最终基于术后病理明确诊断为脑放射性坏死。这个病例提示我们，对于部分接受放疗的脑转移癌病例，放疗后如出现头痛等相关症状，应详细评估患者既往治疗病史和影像学检查，明确诊断并决定后续治疗方案。

参 考 文 献

DIAO K，BIAN S X，ROUTMAN D M，et al.，2018. Combination ipilimumab and radiosurgery for brain metastases：tumor，edema，and adverse radiation effects. J Neurosurg，129：1397-1406.

KOENIG J L，SHI S，SBOROV K，et al.，2019. Adverse radiation effect and disease control in patients undergoing stereotactic radiosurgery and immune checkpoint inhibitor therapy for brain metastases. World Neurosurg，126：e1399-e1411.

LEE D，RIESTENBERG R A，HASKELL-MENDOZA A，et al.，2020. Brain metastasis recurrence versus radiation necrosis：evaluation and treatment. Neurosurg Clin N Am，31（4）：575-587.

MARTIN A M，CAGNEY D N，CATALANO P J，et al.，2018. Immunotherapy and symptomatic radiation necrosis in patients with brain metastases treated with stereotactic radiation. JAMA Oncol，4：1123-1124.

VELLAYAPPAN B，TAN C L，YONG C，et al.，2018. Diagnosis and management of radiation necrosis in patients with brain metastases. Front Oncol，8：395.

第六部分

脑转移癌的活检手术及姑息性手术

立体定向活检明确颅内病灶性质

穿刺活检术是明确肿瘤性质的一个好方法，肺部肿瘤、肝脏肿瘤、肾脏肿瘤都可以进行穿刺活检。对于颅内占位，由于存在颅骨的限制，操作上有一定的难度，通常采用立体定向穿刺活检技术。

尽管 CT 及 MRI 等影像学的发展对肿瘤定位与诊断已有极大帮助，但对部分体积较小的肿瘤或部位特殊而不适宜手术的颅内病变，影像学检查的正确诊断率仍然较低，即使使用最新影像学技术仍有 12% 的误诊率，而立体定向活检的正确诊断率可达到 95%。立体定向系统采用三维空间定位装置确定颅内靶点，其计算靶点的误差仅为 1 ~ 2mm。立体定向活检具有定位精确、损伤小、操作简便、安全可靠及并发症少的特点，一般采用局麻，对患者呼吸、循环等生理功能影响较小、风险较低，且具有术后恢复快、医疗费用低等优点。

病例 1

1）女性，71 岁。

2）左侧肢体活动障碍半个月。

3）左侧肢体肌力 4 级，其余肌力正常。

4）肺气肿病史 10 年。

5）颅脑及肺部 CT 可见颅内胼胝体体部占位，肺部有一个非常小的病灶（图 40-1）。

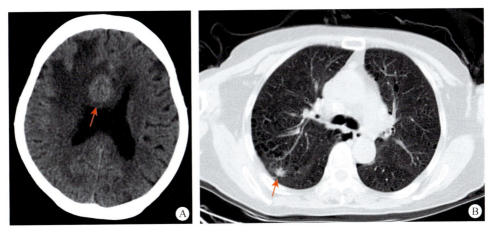

图 40-1 病例 1 术前 CT 检查

A. 颅脑 CT，肿瘤位于胼胝体体部，略高密度，边界清楚，瘤周水肿明显；B. 肺部 CT 可见右肺小片状阴影

　　患者病情进展极快,肢体活动障碍仅半个月,颅脑MRI可见胼胝体占位,强化均匀明显,且水肿异常明显（图40-2）,患者肺部有小片状阴影,诊断考虑肺癌脑转移,但不能排除原发中枢神经系统淋巴瘤的可能。患者年纪较大,家属的治疗意愿趋于保守。因此采取的治疗方案为脑内病灶立体定向活检术（图40-3～图40-5）,旨在明确肿瘤性质,并根据颅内病灶性质决定下一步治疗。术后病理结果为肺腺癌。

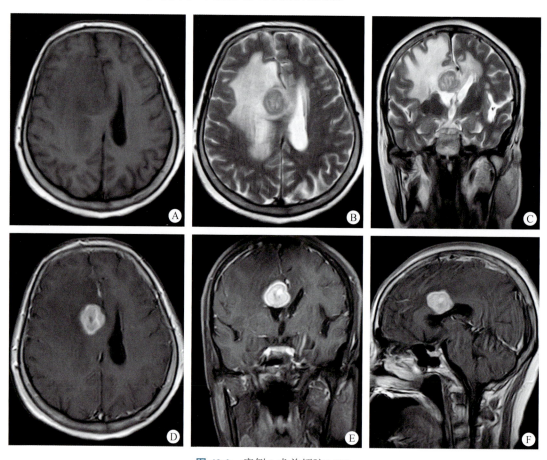

图 40-2　病例 1 术前颅脑 MRI

A. MRI-T_1序列,肿瘤等T_1信号；B、C. MRI-T_2序列,肿瘤位于胼胝体体部,略短T_2信号,边界清楚,瘤周水肿明显；D～F. 增强MRI,肿瘤均匀一致强化

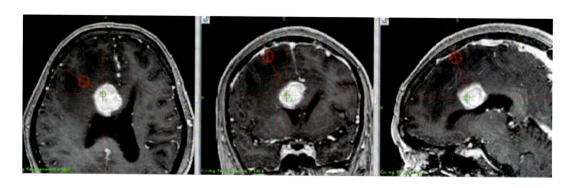

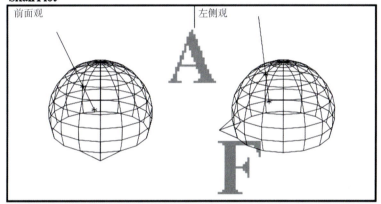

图 40-3 计算机辅助定位，优化最佳穿刺路线和部位，制定的计划避开重要的脑功能区和血管

Path: Path1 (path # 1)

弧弓0点在患者	靶点坐标 X, Y, Z（mm）	环角度（°）	弧弓角度（°）
右侧	91.0, 122.0, 85.0	82.0	67.0

Comments:
穿刺坐标点：$X=74.9$ $Y=127.3$ $Z=47.5$（mm）
靶点与穿刺点距离：41.2（mm）

Skull Plot

前面观　　　　　　　　　左侧观

图 40-4 计划穿刺定位的坐标及参数

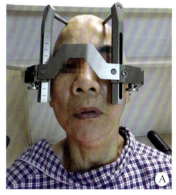
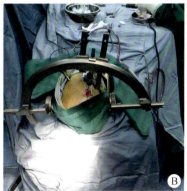
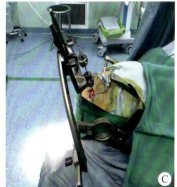

图 40-5 术中情况

A. 术前患者头部安装立体定向框架；B、C. 连接立体定向弧弓及导引装置，头皮小切口，颅骨钻孔，然后根据计划的角度和深度进行穿刺

病例 2

1）男性，3 岁。

2）间断呕吐 1 个月，走路不稳半个月。

3）右侧肢体肌力 4+ 级，余未见明显异常。

4）颅脑 MRI 可见脑干内弥漫性不均匀异常信号，部分肿瘤明显强化（图 40-6）。

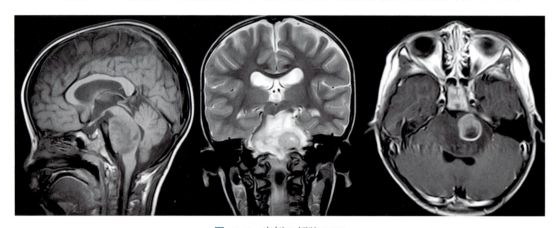

图 40-6　病例 2 颅脑 MRI

矢状位 T_1、冠状位 T_2 及轴位 T_1 增强 MRI，见脑干内弥漫性异常信号，局部呈不均匀强化

患者为幼儿，病灶位于脑干。脑干的功能结构极其重要，手术无法将肿瘤全切且风险极高。明确病理后综合治疗是本例的主要治疗方案。常规框架立体定向活检需患者保持坐位或者侧卧位，配合欠佳的幼儿可全麻后固定框架，再行 CT 检查及手术，过程相对烦琐，采用机器人辅助定位下活检可避免上述问题，同时其定位精度可达到亚毫米级别，可明显提高活检的准确性。该患者采用机器人辅助定位下活检（图 40-7～图 40-9）。

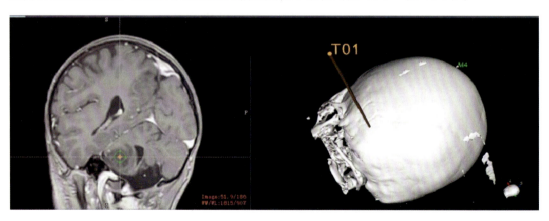

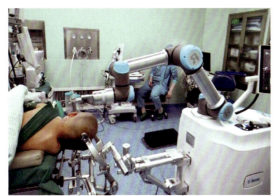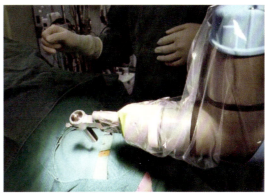

图 40-7　制定穿刺路径及手术计划

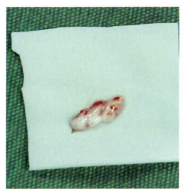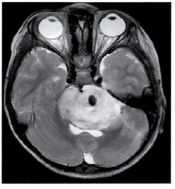

图 40-8　连接机器人、注册并验证精度（左）；机器人自动定位并引导操作（右）

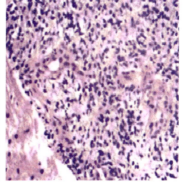

图 40-9　穿刺所得病理标本（左）；术后颅脑 MRI 可见穿刺点处少量气体及针道影（中）；HE（×100）
染色下病理图像（右）

讨论

立体定向或机器人辅助脑活检术在脑转移癌中的应用如下：一是穿刺活检明确病变性质，如病例 1，术前很难判断占位性质是脑转移癌还是淋巴瘤，且病变位置较深，手术有一定的难度，如果是淋巴瘤，活检术后放化疗即可，如果是肺癌，能够明确具体的病理性质，而且立体定向活检取到的组织体量完全可以做分子病理学检测。二是囊性脑转移癌的辅助治疗，国内一项研究纳入 58 例囊性脑转移癌患者，进行了立体定向穿刺放液后减压，辅助放疗，随访 54 例患者的生存时间为 21 个月，极大提高了囊性脑转移癌的治疗效果。三是鉴别放疗后肿瘤坏死和肿瘤复发，对于一些放疗后的脑转移癌，当临床和影像学上很难区分肿瘤复发和放射性坏死时，立体定向活检术提供了一个非常好的诊断手段。

立体定向或机器人辅助脑活检术最常见的并发症是出血。活检术后出血有 2 种可能，第一种是穿刺道出血，针对此应操作仔细、轻柔，避开穿刺中可能损伤的血管，遇到阻力时应反复旋转穿刺针，必要时更换穿刺点或靶点；第二种是取材处出血，即肿瘤血供丰富，用穿刺针穿刺后肿瘤出血，对血供丰富的病灶一定要注意止血。穿刺后出血的发生率为 1%～2%，其中多为穿刺道少量出血，可自行吸收。国内田增民等报道了 1000 例脑立体定向活检病例，其颅内出血发生率为 0.6%，需要开颅清除血肿的案例极少。

肺部肿瘤活检的风险主要是气胸和肺部出血，不同文献报道的发生率差异很大，其中气胸的发生率为 7.3%～25.45%，肺出血的发生率 12.2%～37.69%（多数不需处理），高于脑立体定向活检的并发症发生率。因此，对于一些颅内和肺部都存在病灶，且怀疑肺癌脑转移的患者，如果肺部肿瘤处于活检风险较大区域，如远胸膜的肺部病变或者肺下叶的肿瘤，可以考虑对脑部病灶进行立体定向活检，以降低肺部活检并发症的发生风险。

专家点评（首都医科大学宣武医院神经外科　王亚明）

颅内转移癌为身体其他部位的恶性肿瘤转移至颅内，癌瘤、肉瘤及黑色素瘤均可转移至颅内。不同地域脑转移癌占颅内肿瘤的比例不同，国外文献统计占颅内肿瘤的 7%～23.6%，国内报道发病率在 3.5%～10% 之间。近年来随着癌症患者生存期的延长和影像学对脑肿瘤诊断能力的提高，脑转移癌的发病率有所增加。

恶性肿瘤转移至颅内有三条途径：①经血流；②经淋巴循环；③直接侵入，如鼻咽癌侵入颅底；其中经血流为最多见的途径。脑转移癌易侵犯脑实质，转移灶可以呈孤立的单发病灶，也可以表现颅内多发，大多数转移灶位于侧裂后部颞顶枕交界脑实质内，皮髓质交界区，考虑主要与肿瘤性栓子经大脑中动脉分支游行至血管末端沉积有关，小脑也是转移癌好发部位之一，小脑转移癌占孤立性脑转移癌的 16%。

因为部分脑转移癌会以神经损害为首发症状，并在后期的检查中不能找到隐匿的原发病灶，因此对既往没有肿瘤病史的颅内多发病灶，单纯根据影像学征象（水肿严重、多发病灶等）来诊断转移癌而采取治疗措施，缺乏循证医学的根据。很多情况下脑转移癌病灶的影像学特征并不典型，"同病异像、异病同像"现象广泛存在，部分多发脑转移癌在影像学特征上容易与淋巴瘤、脱髓鞘病变、隐匿性脑脓肿早期、多发胶质瘤病相混淆，容易导致误诊误治。明确的颅内可疑转移癌组织病理是手术及后继治疗（放射治疗或化疗）的先决条件，并且对寻找隐匿性原发灶有一定帮助。

立体定向病灶活检此时体现出无比的优越性，除了能够明确病理诊断指导后期治疗，对于反向溯源寻找原发病灶也有帮助，如脑内病变活检病理诊断为"印戒"样腺泡癌就指导我们去寻找消化道内小的隐匿性原发灶，且在活检同时能够对深部无法手术的病灶采取囊液抽吸减压或间质内放疗措施（32P、125I 放射性核素的植入）。实性转移癌活检比较容易，对于囊性转移癌活检，要注意活检靶点和路径的选择。如强化厚壁在囊腔顶部或侧壁，靶点虽然可以设计在囊腔中间，但应当调整穿刺路径为通过囊壁强化最厚最明显处，在穿刺针到达增厚囊壁后先活检取材然后再穿刺到靶点抽吸囊液；对于增厚强化囊壁位于肿瘤底部者，应当将靶点设在深处、底部增厚的囊壁上，并使路径穿过囊腔最大横截面，先穿刺到达深部囊壁活检取材，然后回撤针至囊腔抽吸囊液。总的原则就是先囊壁活检取材再做囊液抽吸，以免囊液流失导致囊壁靶点漂移。

微创立体定向活检术取得的小块标本能够精准、安全地完成脑深部病灶的病理学诊断。Benabed 等分析了 3052 例脑瘤活检病例，获得正确的组织学诊断率为 84%，死亡率为 0.6%，暂时性并发症的发生率为 4.5%，永久性神经功能缺失的发生率为 1%。Can 等（2017 年）总结了 512 例 CT 引导的有框架的立体定向活检结果，诊断阳性率为 96.7%，出现并发症 10 例（1.95%），死亡 2 例（0.4%）。Kickingerede 等（2013 年）对 38 项研究中 1480 例脑干肿瘤活检的诊断阳性率和手术并发症进行 Meta 分析，诊断阳性率为 94.5%～97.6%，并发症发生率为 5.6%～10.6%，死亡率为 0.5%～1.4%。Hamisch 等（2017 年）对 735 例儿童脑干肿瘤活检结果分析，其诊断阳性率为 93.5%～98.1%，并发症发生率为 4.2%～9.6%，死亡率为 0.2%～1.3%。

本文提供这例肺腺癌致右侧胼胝体转移的病例。单发的转移癌位置深在，位于功能区，并且影像学特征上具备"中枢神经系统淋巴瘤"的影像学特征：单发、肿瘤位于中线、"握雪团"样均匀强化、周围有指压切迹、瘤周水肿明显，这些都是淋巴瘤的影像表现。患者本身右下肺外带"磨玻璃"样病灶体积小，"肺癌"影像特征并不典型，确定肺癌是原发灶略牵强；而且肺部病灶穿刺不容易，病灶小，病灶会因呼吸移动，且有出血和气胸的风险；即使肺部病灶明确肺癌，也因为脑内病灶影像具备"淋巴瘤"的特征，不能除外"碰撞瘤"二者兼有的可能；所以脑内胼胝体病灶的立体定向活检尤为重要。最终实施颅内病灶立体定向活检明确了"肺腺癌"诊断，也为肺部肿瘤的诊断指明了方向。

参考文献

钱伟，黄润生，房景玉，等，2006. 头、体伽玛刀联合治疗肺癌合并脑转移癌 50 例临床分析. 立体定向和功能性神经外科杂志，19（4）：237-238.

孙康健，谭启富，孙克华，等，2001. 立体定向治疗颅脑病变. 立体定向和功能性神经外科杂志，14（4）：206-208.

邹叔骋，黄红星，严文辉，等，2013. 立体定向活检联合陀螺刀治疗囊性脑转移瘤. 临床神经外科杂志，10（3）：172-173.

DAWES W，MARCUS H J，TISDALL M，et al.，2019. Robot-assisted stereotactic brainstem biopsy in children：prospective cohort study. J Robot Surg，13（4）：575-579.

KARASIN B，HARDINGE T，ESKUCHEN L，et al.，2022. Care of the patient undergoing robotic-assisted brain biopsy with stereotactic navigation：an overview. AORN J，115（3）：223-236.

囊性脑转移癌穿刺后综合治疗

囊性脑转移癌（cystic brain metastases，CBM）是脑转移癌（brain metastases，BM）中相对罕见的一种，占所有 BM 的 1.7%～4.8%。囊性脑转移癌的外科治疗包括手术切除转移灶和囊液穿刺后综合治疗。

病例

1）男性，65 岁。

2）2 年前发现肺癌，未手术，穿刺活检病理证实为腺癌，口服吉非替尼治疗。

3）2 个月前出现性格改变，举止怪异。

4）2 周前颅脑 MRI 检查发现颅内多发占位（图 41-1）。

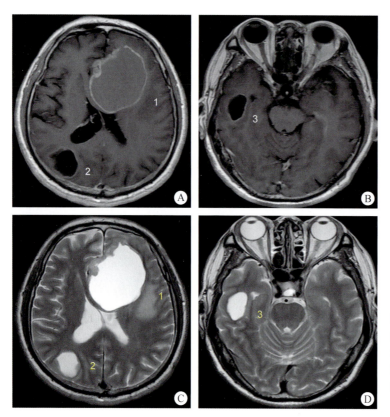

图 41-1　术前颅脑 MRI

左额（1），右顶枕（2），右颞（3），共 3 处转移灶，均为囊性，其中左额转移灶体积巨大。A、B. 增强 MRI，肿瘤囊性，囊壁环形强化；C、D. MRI-T$_2$ 序列，可见囊性病变，囊液信号不同

　　患者为肺腺癌，应用靶向药物治疗后颅内出现 3 处囊性转移灶，其中左额转移灶体积巨大，占位效应明显，患者精神症状与此转移灶有关。目前手术要解决两个问题，一是获得颅内转移灶的病理及分子病理检测结果，为后续颅内转移灶的内科治疗提供参考；二是缓解颅内高压症状，尤其是左额巨大转移灶造成的颅内高压。治疗方案可以选择开颅切除左额巨大转移灶，缓解症状，但家属拒绝开颅手术。因此治疗方案调整为左额巨大转移灶放置 Ommaya 囊，定期抽出囊液，缓解颅内高压；3 处转移灶中，右顶枕转移灶最贴近颅骨，最易取得病理组织标本，采用局部颅骨钻孔病灶组织活检术，同时释放其内囊液。局麻下同时完成两个手术。

　　左额 Ommaya 囊置入顺利，释放约 5ml 黄色浑浊囊液，囊内压力较高，术后第一日患者言语较术前增多，状态好于术前，术后间断抽液缓解颅内压力。术后 1 周复查颅脑 CT 可见左额囊腔明显缩小（图 41-2），受压的脑室明显改善。术后病理提示肺腺癌，分子病理学检测未发现敏感的靶向药物，3 处脑转移灶行局部放射治疗，应用贝伐珠单抗及 PD-1 抗体抑制剂信迪利单抗 200mg，每月一次。术后 1 个月内间断经 Ommaya 囊抽出囊液，共 90ml，术后半年 Ommaya 囊内已经无法抽出液体。术后 1 年复查颅脑 MRI，显示 3 处转移灶几乎全部消失（图 41-3）。

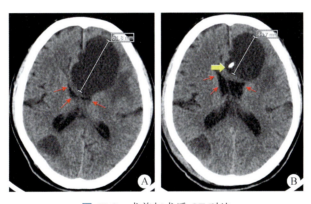

图 41-2　术前与术后 CT 对比

A. 术前颅脑 CT，可见左额转移灶体积巨大，最大径 61.8mm，脑室受压明显，双侧额角几乎消失（红色箭头所示）；B. 放置 Ommaya 囊后 1 周的 CT，其间定期抽出囊液，目前转移灶体积最大径为 44.7mm，黄色箭头为 Ommaya 囊管的末端所在位置，由于囊腔压力降低，侧脑室额角明显恢复（红色箭头所示）

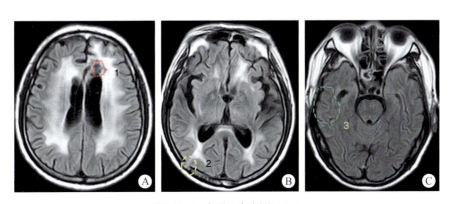

图 41-3　术后 1 年颅脑 MRI

可见左额（1）、右顶枕（2）、右颞（3）的共 3 处转移灶经过放疗及免疫治疗后，几乎消失。

讨论

CBM 最常见的原发病灶是乳腺癌和肺腺癌，腺癌细胞产生的过量黏液及肿瘤微环境改变对血脑屏障的破坏可能是 CBM 囊腔形成的重要因素。CBM 往往比实性脑转移癌更具有恶性的生物学行为，表现为肿瘤进展迅速、颅内占位效应及颅内压增高症状明显、发生脑疝或脑出血的概率高、临床预后差。单发的 CBM 具有手术指征，完整切除可明显缓解临床症状并降低该位置的肿瘤复发率。当患者一般状况较差及病变位于深部或重要功能区域时，手术干预可能会导致严重的神经功能障碍或增加 BM 脑膜播散的风险，无法达到治疗预期。

立体定向放射治疗（SRT）是 BM 手术干预的替代治疗方式，对直径小于 30mm 的 BM 具有较好的治疗效果。然而，CBM 通常较实性 BM 体积大，既往文献报道 CBM 的平均最大径和肿瘤体积分别为 40.1mm 和 20.3cm^3，使针对 CBM 的 SRT 效果具有一定的局限性，表现为治疗后更容易导致瘤周正常脑组织的放射性坏死和其他严重不良事件的发生。因此，有效减小 CBM 体积是 SRT 前的关键举措。

Ommaya 囊是一种使颅内外双向沟通的多功能装置，其囊放置在头皮下方，导管尖端置于颅内囊性病变或脑室中。可通过穿刺 Ommaya 囊反复引流脑脊液或囊性病变的内容物，也可通过向囊内注射药物进行颅内肿瘤治疗。采用 Ommaya 囊进行引流可以有效减小 CBM 囊腔，使其体积缩小至原先的 52.6%～77.9%，以增强其对 SRT 的治疗反应，并通过快速降低颅内压力缓解患者颅内高压症状及改善患者的生活质量。囊液的黏度是决定引流效果的关键因素，可通过颅脑 MRI-T$_1$ 加权信号长短判断囊内是否存在出血及囊液蛋白浓度的高低，囊内出血及蛋白浓度较高时，囊液通常无法有效引流。

CBM 在经囊液引流及 SRT 后通常可使颅内病灶得到有效控制。为延缓全身病灶进展、预防颅内病灶复发及新发 BM，靶向 - 免疫治疗已成为关键治疗策略。靶向治疗根据原发病、遗传及分子特征，将对应的具有更高血脑屏障通透性的靶向药物纳入治疗方案。如奥希替尼作为第三代表皮生长因子受体（EGFR）- 酪氨酸激酶抑制剂（TKIs）的代表药物，在非小细胞肺癌 BM 的治疗中较前几代表现更强的血脑屏障通透性，从而抑制了肿瘤发生 BM 的趋势。同时，随着对肿瘤免疫微环境（tumor microenvironment，TME）理解地加深，免疫治疗也在有针对性的逐步迭代。免疫治疗目前可分为降低免疫抑制和提高抗肿瘤能力两类，通过免疫检查点抑制剂（immune checkpoint inhibitors，ICIs）和嵌合抗原受体 T 细胞（chimeric antigen receptor T-cell，CAR-T）等方式实现。这些靶向 - 免疫治疗方法与常规局部物理疗法的协同作用对顽固性 BM 具有显著效果。

本案例应用以上策略，优先通过 Ommaya 囊引流减小 CBM 体积、活检取得病理组织，再联合 SRT 及靶向 - 免疫治疗，最终抑制了 CBM 的增长并改善了患者生活质量。

专家点评（广州医科大学附属第一医院肿瘤内科　周承志）

囊性脑转移癌较为罕见，尚无标准的治疗方案。传统治疗方法主要是手术切除肿瘤。

肿瘤囊液抽吸术，使用立体定向手术或 Ommaya 囊植入术是一种成熟且侵袭性较小的替代疗法，可立即有效缓解神经系统症状。尤其对于囊性病变较大的病灶，通常会因占位引起神经系统症状。然而，抽吸不是脑转移癌的根治性治疗方法。抽吸后联合伽马刀治疗、立体定向放射治疗（SRT）、全脑放疗（WBRT）等是比较常见的治疗策略。

CBM 发生机制尚不清楚。有人认为是由于肿瘤变性，随后血管附近液体渗出所致；也有人提出了另一种机制，即淋巴引流的改变导致间质液积聚。有研究表明克唑替尼治疗 ALK 重排的非小细胞肺癌（NSCLC）期间出现脑转移癌囊性变，可能与克唑替尼的血脑屏障穿透性差有关。

本文提供的病例为 NSCLC 使用吉非替尼治疗后出现 CBM。患者颅内共出现 3 处囊性转移灶而且左额转移灶体积巨大，出现占位效应。患者家属不同意手术切除转移癌，因此作者选择通过 Ommaya 囊引流囊液，并且联合 SRT，有效减小 CBM 体积和缓解患者症状。患者出现靶向药物耐药，而且重新穿刺后无驱动基因突变，作者选择免疫治疗联合抗血管治疗等系统抗肿瘤治疗方式，使患者脑转移癌达到完全缓解。这个病例提示我们，对于 CBM 患者，在进行系统抗肿瘤治疗的基础上，合适地使用 Ommaya 囊引流囊液并联合 SRT，可以更好地改善患者的预后。

参 考 文 献

COLCLOUGH N，CHEN K，JOHNSTRÖM P，et al.，2021. Preclinical comparison of the blood-brain barrier permeability of osimertinib with other EGFR TKIs. Clin Cancer Res，27：189-201.

HORIGUCHI T，YANAGI S，YATSUSHIRO K，et al.，2020. A case of impaired consciousness due to large cystic metastatic brain tumors from lung adenocarcinoma successfully controlled with Ommaya reservoir placement. Respir Med Case Rep，30：101069.

RAMOS A，GIANTINI-LARSEN A，PANNULLO S C，et al.，2022. A multidisciplinary management algorithm for brain metastases. Neuro Oncol Adv，4（1）：vdac176.

SADIK Z H A，HANSSENS P E J，VERHEUL J B，et al.，2021. Stereotactic cyst aspiration directly followed by Gamma Knife radiosurgery for large cystic brain metastases. Acta Neurochir（Wien），163（2）：343-350.

XU Y B，ZHANG Y，SONG Z，et al.，2021. Treatment and prognosis of solid and cystic brain metastases in patients with Non-Small-Cell Lung Cancer. Cancer Manag Res，13：6309-6317.

ZHOU D，GONG Z，WU D，et al.，2023. Harnessing immunotherapy for brain metastases：insights into tumor–brain microenvironment interactions and emerging treatment modalities. J Hematol Oncol，16（1）：121.

头皮下转移灶活检术

有些全身肿瘤可转移至颅骨或者皮下，因皮下位置表浅，较小的皮下转移灶可经头皮切除。对于体积较大的转移灶，既可手术切除，又可取皮下肿瘤组织活检明确病理性质。

病例

1）女性，67岁。

2）1年前，患者右侧锁骨上淋巴结增大，CT 检查发现胸部病变，经锁骨上淋巴结活检提示转移癌（肺来源），基因检测提示 EGFR 19-Del 缺失突变，诊断为晚期肺腺癌，给予埃克替尼治疗，肺部病变缩小。

3）半年前，患者头顶部出现包块，2 个月后行颅脑 MRI 检查提示颅骨及皮下转移病灶，遂更改治疗方案为奥希替尼治疗，但头部包块呈进行性增大。

4）术前影像学检查示顶部皮下及颅骨占位（图 42-1）。

患者化疗后肺部肿瘤控制理想，半年前发现头顶转移，且呈进行性增大，入院检查发现双顶皮下肿物，CT 及 MRI 可见体积较大的颅骨及皮下肿瘤。入院后计划切除皮下及颅骨肿瘤，并同期行颅骨修补术。但因患者担心开颅手术有风险，故将治疗策略调整为局麻皮下肿物活检术，旨在依据分子病理结果寻找新的靶向药物。患者接受经皮活检手术，切取部分瘤组织送检，术后病理为低分化腺癌（图 42-2），考虑为肺来源，免疫组化结果：

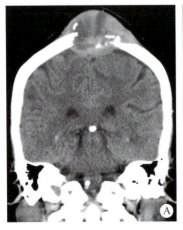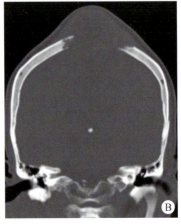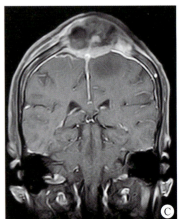

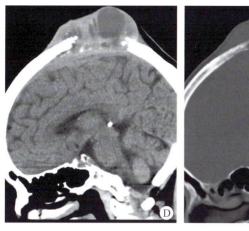
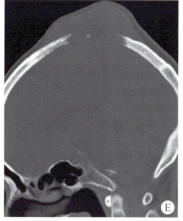
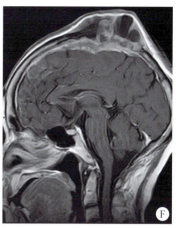

图 42-1 颅脑术前影像

A、D. 术前颅脑 CT 平扫，皮下及颅骨肿物，等密度；B、E. 颅骨骨窗 CT，颅骨破坏明显，骨板结构消失；C、F. 增强 MRI 肿瘤位于皮下，侵犯颅骨，硬脑膜完整，肿瘤囊实性，不均匀强化

Ki-67：40% ～ 60%，p53（+++），EGFR（+++），HER2（−）。基因检测发现 MET14 号外显子跳跃突变，该突变可能导致 EGFR TKIs 耐药。后续给予 MET 抑制剂卡马替尼治疗，3 个月后复查颅脑 MRI 发现肿瘤明显缩小（图 42-3），目前患者仍在继续接受药物治疗中。

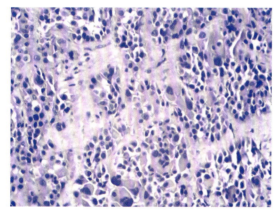
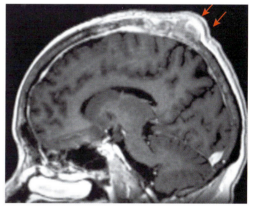

图 42-2 术后病理（HE×100），提示低分化腺癌　**图 42-3** 卡马替尼治疗 3 个月后颅脑 MRI，提示肿瘤明显缩小

讨论

肺癌、前列腺癌和乳腺癌是发生骨转移最常见的三种肿瘤。骨转移的发病率约 18.8/10 万，而肺癌骨转移以 8.7/10 万的发病率排在第一位。对于年龄大于 25 岁且伴发骨转移的患者，首先考虑肺、乳腺和前列腺来源，而对于小于 20 岁的患者需要优先考虑内分泌和软组织来源。

肺癌骨转移较为常见，而肺癌颅骨转移在短时间内出现大范围颅骨破损至如此程度者少见，外科处理包括病变切除、一期颅骨修补术。国内一篇文献报道 13 例颅骨转移癌，其中颅底（40%）、斜坡（15%）、颅盖骨（15%）、鞍区（15%）、视神经管（7.5%）、岩骨尖（7.5%）。乳腺和肺仍是最主要的原发部位，治疗方法包括手术、放疗和化疗的联合治疗。

国外一篇纳入了 209 例肺腺癌骨转移患者的报道中，脊柱和肋骨是肺癌骨转移最常见的转移位置。在颅骨转移方面，左侧肺癌较右侧更为常见（$P=0.018$），而肺上叶和下叶与生存时间无明显差异。

颅底转移癌的处理因神经血管结构复杂和位置深在而更具挑战性。颅盖骨转移的处理难点包括上矢状窦的处理和颅骨缺损的修复，临床中多在切除肿瘤的同时行一期颅骨修补，不增加感染的风险。

MET14 号外显子跳跃突变在非小细胞肺癌的发生率约为 3%。在老年或长期吸烟的患者中发生率更高。在腺鳞癌或多形性癌中的发生率高于腺癌。常用的检测手段为二代测序（next-generation sequencing，NGS），包括 DNA 测序和 RNA 测序。有文献报道 MET14外显子跳跃突变可与 EGFR 敏感突变作为共突变共存。MET 抑制剂卡马替尼和特泊替尼已于 2020 年获美国 FDA 和日本批准用于携带 MET14 号外显子跳跃突变的晚期非小细胞肺癌。GEOMETRY Mono-1 临床试验结果表明，卡马替尼在 MET14 跳跃突变的初治患者和经治患者中，总有效率（overall response rate，ORR）分别为 68% 和 41%。中位缓解时间（duration of response，DoR）分别为 12.6 个月和 9.7 个月。

本例患者的特点是肺癌颅盖骨转移，尽管肿瘤巨大，但肿瘤向外生长明显，患者症状较轻，对脑组织压迫不严重，短时间内不存在脑疝风险，因此可单纯活检进行基因检测筛选靶向药物，继续靶向治疗，从而降低手术风险，延长患者生存时间。幸运的是，该患者成功筛选到靶向药物，并取得良好的治疗效果。若未筛选到靶向药物或靶向治疗无效，可考虑手术切除肿瘤。临床中遇见肿瘤脑转移患者时，尤其是原发肿瘤控制良好而脑转移灶进展的患者，即使患者不愿接受开颅切除脑部转移灶，也应建议其进行脑部转移灶穿刺活检，因为有可能在脑部转移灶内发现新的突变靶点，进而找到相关的靶向药物，为患者争取精准治疗的机会。

专家点评（首都医科大学附属北京胸科医院肿瘤内科　张新勇）

驱动基因阳性晚期非小细胞肺癌的治疗以全身治疗为主，给予相应靶向治疗。以EGFR 敏感突变为例，可选取 EGFR TKIs（酪氨酸激酶抑制剂）靶向治疗。CONVINCE研究证实一代 EGFR TKIs 埃克替尼一线治疗的中位无进展生存期（progression-free survival，PFS）为 11.2 个月，中位总生存期（overall survival，OS）为 30.5 个月。FLAURA 研究证实三代 EGFR TKIs 奥希替尼一线治疗的中位 PFS 为 18.9 个月，中位 OS 为 38.6 个月。靶向治疗进展时需行全面检查评估并做二次活检基因检测，如为有限转移（进展部位 ≤ 5个），可考虑在靶向治疗的基础上给予根治性局部治疗如 SABR（立体定向消融性放疗）放疗或手术；如为广泛转移，需根据二次活检病理基因检测结果更换全身治疗。如提示出现新的基因改变并有相应的靶向药物时，可选择 EGFR TKIs 联合新的靶向药物，否则选择化疗作为全身治疗方案。

骨是肺癌常见的转移部位。出现骨转移意味着肺癌已进入晚期。除上述治疗原则外，建议联合使用双膦酸盐或地舒单抗。

本文提供的这例肺腺癌患者，在靶向治疗期间出现顶骨转移。仅出现顶骨转移为局部进展，可考虑在靶向治疗的基础上做根治性手术或者SABR。因患者对开颅手术有顾虑，行局部病灶活检，病理提示低分化腺癌。幸运的是NGS提示MET14外显子跳跃突变。尽管MET14外显子跳跃突变并非EGFR TKIs的耐药机制，仍可以选择MET抑制剂。患者经卡马替尼治疗后顶骨转移灶缩小。这个病例提示我们，对于驱动基因阳性的晚期非小细胞肺癌患者，靶向治疗期间出现局部进展，可以考虑根治性局部治疗（手术或SABR）；病情进展后二次活检很重要。通过病理及基因检测来确定病情进展原因，以指导下一步治疗。

参 考 文 献

AWAD M M，OXNARD G R，JACKMAN D M，et al.，2016. MET Exon 14 mutations in non-small-cell lung cancer are associated with advanced age and stage-dependent MET genomic amplification and c-Met overexpression. J Clin Oncol，34（7）：721-730.

MATHIEU L N，LARKINS E，AKINBORO O，et al.，2022. FDA approval summary：Capmatinib and Tepotinib for the treatment of metastatic NSCLC harboring MET Exon 14 skipping mutations or alterations. Clin Cancer Res，28：249-254.

MEHTA G U，RAZA S M，2020. Management of skull base metastases. Neurosurg Clin N Am，31（4）：659-666.

RADECZKY P，MOLDVAY J，FILLINGER J，et al.，2021. Bone-specific metastasis pattern of advanced-stage lung adenocarcinoma according to the localization of the primary tumor. Pathol Oncol Res，27：1609926.

ROTOW J K，GUI P，WU W，et al.，2020. Co-occurring alterations in the RAS-MAPK pathway limit response to MET inhibitor treatment in MET Exon 14 skipping mutation-positive lung cancer. Clin Cancer Res，26（2）：439-449.

Ryan C，Stoltzfus K C，Horn S，et al.，2022. Epidemiology of bone metastases. Bone，158：115783.

局麻开颅脑内病变活检术

治疗肿瘤的药物不断更新，临床医生一定要关注药物的不良反应，尤其是发生在中枢神经系统的不良反应。当患者出现颅内症状时，医生需对症状进行鉴别以区分是由于脑转移癌引起还是药物的不良反应所致。

病例

1）女性，68岁。

2）13年前行右肾透明细胞癌切除术，术后干扰素治疗。

3）3年前发现左肾癌，行左肾部分切除术，病理仍为透明细胞癌，术后行干扰素治疗。

4）1年前发现左肾肿瘤复发，口服阿昔替尼（英立达）+卡瑞利珠单抗免疫治疗。

5）2个月前出现双眼视力下降，MRI显示双侧枕叶脑组织异常信号（图43-1），考虑"肾癌脑转移"，行4次TOMO刀治疗后无好转。

6）查体：双眼视力为眼前1米范围内可数指。

此患者入院前2个月出现双眼视力下降，颅脑MRI示颅内多发异常信号，主要位于基底节区和双侧颞枕叶，形态不规则。视觉中枢位于枕叶，患者双侧枕叶有病变，因此与双眼视力下降症状相符。当时初步诊断为"肾癌脑转移"，行4次TOMO刀治疗，未见好转。40天后复查颅脑MRI，可见双侧颞枕广泛脑膜强化，脑水肿明显（图43-2）。根据此时的影像学改变，极易被误诊为脑膜转移癌。随后患者来笔者所在医院就诊，就诊时视力下降已持续近2个月，双眼视力为眼前1米范围内可数指。复查MRI后考虑"脑梗

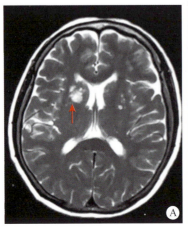 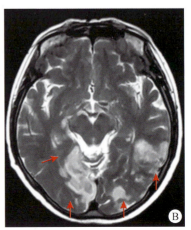

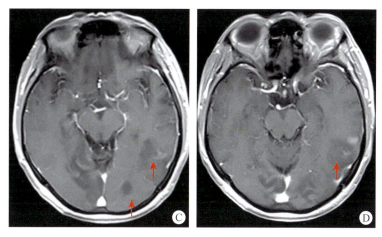

图 43-1 发生视力下降时的颅脑 MRI

A、B. MRI-T$_2$序列，右侧基底节区（A 图红色箭头所示），双侧顶枕部多发异常信号（B 图红色箭头所示）；C、D. 增强 MRI，病变不增强

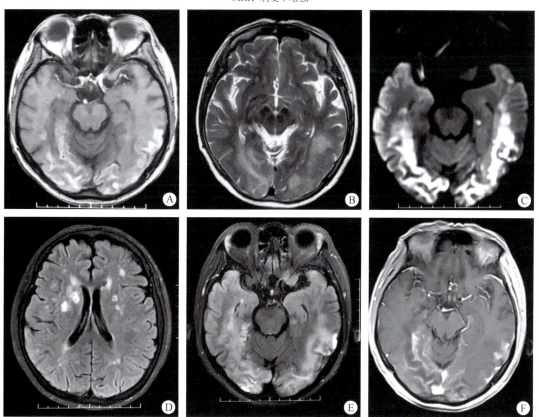

图 43-2 发病 40 天的颅脑 MRI

A. MRI-T$_1$序列，双侧颞枕叶沿着皮质的片状异常信号影，呈短 T$_1$信号；B. MRI-T$_2$序列，双侧颞枕脑组织水肿；C. 弥散像，双侧颞枕高信号，提示缺血可能；D、E. FLAIR 序列，基底节及双侧颞枕高信号；F. 增强 MRI，病变沿着颞枕叶皮质表面强化

死可能性大"（图 43-3），家属要求行活检以明确病理性质。患者在局麻下，取头皮一小段直切口，颅骨钻孔后切开硬脑膜即显露病变，病变脑组织呈黄白色、较稀软、乏血供，无正常脑组织的结构。病理结果为坏死的脑组织，结合临床，考虑梗死＋放疗所致的脑组

织坏死（图 43-4）。

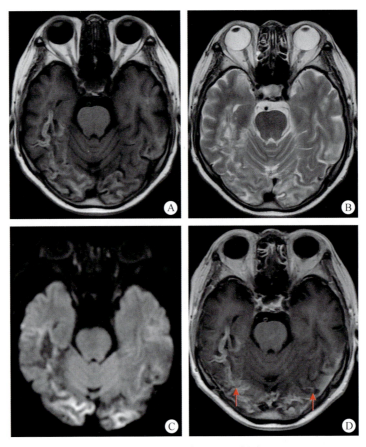

图 43-3　入院后即发病 60 天的颅脑 MRI
A. MRI-T$_1$ 序列，双侧颞枕叶沿着皮质的片状异常信号影，呈短 T$_1$ 信号；B. MRI-T$_2$ 序列，双侧颞枕脑组织水肿，水肿较前好
转；C. 弥散像，双侧颞枕高信号，提示缺血可能，范围较前缩小；D. 增强 MRI，病变沿着颞枕叶皮质表面强化

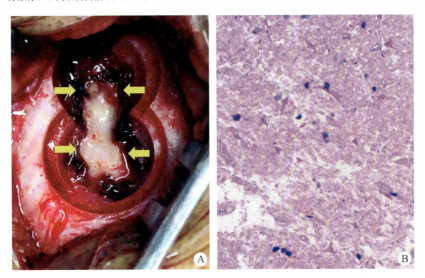

图 43-4　术中所见及病理
A. 术中病变呈黄白色、较稀软、乏血供，无正常的脑组织的结构；B. 病理所见均为无结构的坏死脑组织（HE×100）

患者起初发病时，尽管 MRI 可见多发异常信号影，T_2 序列尤为明显，但增强 MRI 未见明显强化。通常情况下脑转移癌血供丰富，增强 MRI 上脑转移灶多数会呈现明显强化。当时根据 MRI 上的多发异常信号诊断脑转移，并进行 TOMO 刀治疗，无疑使患者病情雪上加霜，进一步加剧了视力下降。1 个月后，MRI 表现为双侧颞枕叶沿皮质分布的片状异常信号影，再次考虑脑膜转移可能性大，继续行抗肿瘤治疗，但视力仍无好转。直至最终通过活检，病理明确为脑梗死。就此病例而言，了解脑转移癌的影像学诊断及脑梗死的病情进展至关重要。

讨论

患者诊断考虑为脑皮质层状坏死（cortical laminar necrosis，CLN）。CLN 是一种特殊类型的皮质坏死，由多种原因引起的中枢神经系统氧和糖的摄取障碍及脑能量代谢异常所致。常见于脑梗死、脑外伤、免疫制剂的使用、放化疗等情况。本病好发于顶枕颞叶皮质，也可同时累及深部的基底节区，且患者通常无脑血管病史。急性期 MRI T_2 序列表现为病变区域呈脑回样高信号，增强后脑回样强化。发病 2 周后 T_1、T_2 均呈脑回样或条样高信号。T_1 序列呈脑回样或条样高信号为其特征性表现。

此患者出现脑梗死的可能因素众多，包括高龄、血管条件差等，另需考虑患者应用了阿昔替尼（英立达）。阿昔替尼对血管生长因子受体可发挥抑制效应，用于一线分子靶向药物治疗失败的晚期肾透明细胞癌患者的二线治疗。阿昔替尼的不良反应包含血管栓塞事件，AXIS 研究中 22 例（5.9%）患者报告静脉血栓栓塞事件，动脉栓塞中短暂性脑缺血发作 3 例，发生率为 0.8%；视网膜动脉闭塞 1 例，发生率为 0.3%；可逆性后部脑白质病综合征（reversible posterior leukoencephalopathy syndrome，RPLS）1 例，发生率为 0.3%，其症状包括头痛、痉挛发作、嗜睡、精神错乱、失明、视觉障碍、神经障碍、轻度至重度高血压。

专家点评（华中科技大学同济医学院附属协和医院神经外科　项炜）

透明细胞癌是肾癌最常见病理类型，占 70% ~ 80%。大概 60% 的患者会出现转移，常见的转移部位为肺、骨、肝，脑转移的占比不超过 10%。早期肾癌以手术治疗为主，术后辅以干扰素治疗。晚期或复发肾透明细胞癌主要治疗方式为靶向治疗、免疫治疗。

该患者为肾癌二次治疗后复发，随后予以靶向联合免疫治疗，这是目前晚期/复发肾透明细胞癌的标准治疗方案。但患者治疗 2 个月后，出现"双眼视力下降，MRI 显示双侧枕叶脑组织异常信号"，初步诊断需要考虑脑转移癌发生的可能。但是，由于患者 MRI 检查并未显示明显的强化病灶；而且，患者年龄大，使用的靶向药物阿昔替尼的不良反应包括高血压、动脉血栓事件、静脉血栓事件、出血、胃肠穿孔、可逆性后部白质脑病综合征等；另外，肾癌远处转移常见部位是肺、骨、肝，单纯转移至脑部相对少见。

因此，该患者的临床诊断需要与脑血管病变等相鉴别。在未明确诊断时，不宜直接对疑诊病灶区使用放射治疗。因为放射治疗的放射线会对正常脑神经细胞及脑血管造成损伤，特别是单次大剂量的立体定向放射治疗。该患者最后的病理活检结果也证实最初的脑转移癌为误诊。

总结该病例，我们建议对于拟诊为脑转移癌的患者，首先应对患者的影像学检查结果进行仔细判读，其次，需结合原发疾病的临床特点和生物学行为进行分析，还要了解患者既往接受治疗的药物相关不良反应，最后，通过上述分析仍不能确定的患者，获取转移灶的病理学诊断也是很有必要的。切忌仅依靠影像学诊断就对患者进行抗肿瘤治疗。

参 考 文 献

于博浪，2017. 中枢神经系统 CT 和 MRI 鉴别诊断 . 3 版 . 西安：陕西科学技术出版社 .

中国医促会泌尿健康促进分会 , 中国研究型医院学会泌尿外科学专业委员会 , 2020. 肾癌分子靶向药物——阿昔替尼用药安全共识 . 现代泌尿外科杂志 , 25（11）：958-963.

危重脑转移癌患者的治疗

脑转移是恶性肿瘤的晚期阶段，手术是脑转移癌的一个重要治疗手段，但一些脑转移癌患者预后非常差，一些患者全身病情迅速恶化，这些情况均不适合手术治疗。

病例 1

1）男性，55 岁。

2）头痛 2 年，进行性视力下降 1 年，加重 2 周。

3）4 年前发现肺部多发占位，患者拒绝手术，口服中药治疗。

4）1 年前发现颅内占位，未治疗。

5）4 个月前头痛加重，予以甘露醇对症治疗，2 周前头痛明显加重伴反应迟钝。

6）肺部 CT 可见双肺多发散在小结节病灶，颅脑 MRI 示转移癌体积较半年前明显增大（图 44-1）。

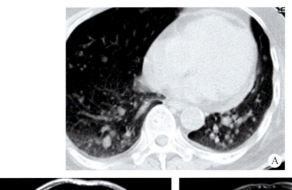

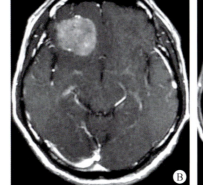
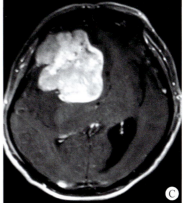

图 44-1 病例 1 术前影像
A. 肺部 CT 显示双肺散在小结节病灶；B. 术前半年的颅脑 MRI，颅内转移灶位于右额；C. 入院后复查的颅脑 MRI 较前次检查相隔半年，转移灶明显增大，中线明显向左移位

　　患者入院后第二天清晨突发昏迷并伴有发热。颅脑 CT 示肿瘤较前明显增大，中线偏移明显，左侧脑室扩张（图 44-2）。加重的症状及颅脑 CT 提示患者已发生脑疝并陷入昏迷，家属讨论后决定行手术治疗，术中见颅脑压力极高，肿瘤血供异常丰富，最终将肿瘤全部切除，颅内压下降明显。尽管全切肿瘤并降低了颅内压力，但术前发生的脑疝已对患者造成了严重的不可逆的病理生理损害。术后 CT 发现丘脑多发小梗死灶，枕叶出现大面积梗死（图 44-3），术后病理诊断为肺癌脑转移。术后患者持续昏迷，呼吸浅快、心率增快、血压降低，给予持续去甲肾上腺素维持血压、呼吸机辅助呼吸及对症支持等治疗。随后患者出现贫血、低蛋白、重度高钠血症、肺炎、腘静脉血栓等一系列的并发症，最终于手术后 1 个月死亡。

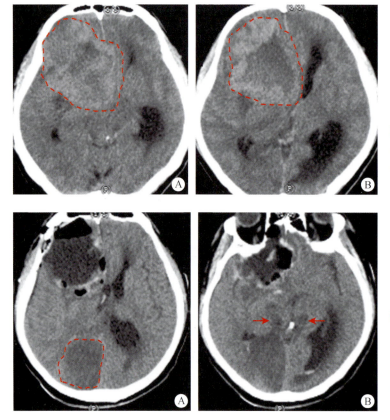

图 44-2　病例 1 发生脑疝后的颅脑 CT，肿瘤体积巨大，脑中线明显向对侧移位，脑室扩大

图 44-3　病例 1 肿瘤切除术后颅脑 CT，右额肿瘤切除满意 A. 可见右侧枕叶低密度，考虑脑疝引起的枕叶梗死；B. 箭头所示丘脑低密度影，考虑丘脑梗死，为患者术后未清醒的原因

　　此例患者早在 4 年前即发现肺部肿瘤，随后又检出脑转移，但均未接受规范的治疗，半年前脑转移灶的体积较小，且位于右额，若当时及时手术，预后本应较为理想。然而，半年内脑转移灶体积迅速增大，直至入院时已出现脑疝，虽然急诊手术暂时维持生命，但脑疝所致损伤未能逆转，患者病情持续恶化，直至全身各脏器功能衰竭而死亡。

病例 2

1）男性，67 岁。

2）6 年前行乙状结肠癌根治术，术后行放疗及化疗。

3）5个月前发现脑转移，随后出现记忆力下降，3个月前出现右侧肢体无力，20天前出现言语不利。

4）查体：恶液质状态，意识朦胧，查体欠配合。

5）肺部CT可见双肺散在多发病灶，双侧胸腔大量积液（图44-4），颅内转移灶体积巨大（图44-5）。

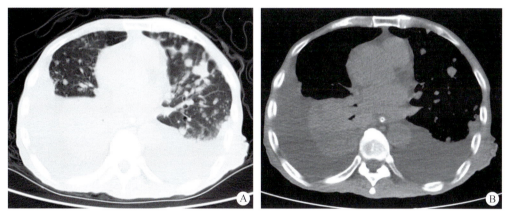

图44-4 病例2患者肺部CT

双肺布满多发小结节病灶，双侧胸腔大量的积液

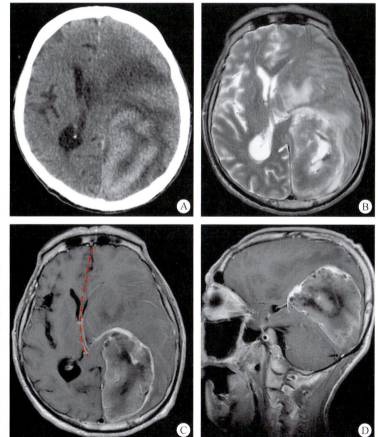

图44-5 病例2术前颅脑影像

A. 颅脑CT，转移灶位于左侧顶枕部，体积巨大；B. 术前MRI-T_2序列，肿瘤呈短T_2信号，瘤周有水肿；C、D. 术前增强MRI示肿瘤呈不均匀强化，中线结构明显向右侧偏斜（C图红色虚线所示）

此例患者颅内转移灶体积巨大，最大径 8cm，颅内高压症状明显，中线结构移位明显，这符合手术适应证。但患者全身状态极差，恶液质状态，且肺部症状严重，属于手术相对禁忌证，术后可能长期依赖呼吸机辅助通气，肺炎加重将引发一系列后续问题。经综合评估，未强行实施手术治疗，而是采取保守治疗，患者因此丧失了手术机会。

讨论

通常情况下，脑转移癌患者手术预后相对较好的指标包括：KPS 评分大于 70 分，开颅手术后预计生存期能达到 6 个月以上。对于明显恶液质、长期卧床、无法自主进食、神志不清的患者，开颅切除脑转移癌的预后较差。此外，伴有严重心肺功能障碍的患者手术风险极大，预后同样不容乐观。考虑脑转移癌手术的同时，还需综合考虑全身肿瘤的进展情况，若原发癌进展快且治疗无效，脑转移癌手术则失去意义。对于存在脑疝风险的患者应尽早手术，避免等到脑转移癌诱发脑疝、陷入昏迷后再行手术，此种情况预后极差。

专家点评（首都医科大学附属北京天坛医院神经外科　郝淑煜）

随着肿瘤分子机制、靶向治疗、免疫治疗等相关研究的进展，体部肿瘤患者的生存期得到了延长，脑转移癌的检出率也逐渐升高。脑转移癌的治疗需要多学科的协作，是一项复杂的工程。脑转移癌的外科手术在治疗的哪个阶段进行干预是一个非常复杂的问题，除了医疗本身，还涉及患者、家属和社会等诸多方面的因素。手术是有创的，因此在选择时一定要慎重，手术的目的是缓解高颅压症状，为随后的综合治疗提供缓冲时间，而且预判综合治疗对于体部肿瘤治疗是有效的。

作者选择的这两例患者代表了预后差的一类脑转移癌。第一个病例对肿瘤的治疗是一种排斥的态度，等体部肿瘤和脑部肿瘤增大到很危险的时候才选择手术，此时对于患者和医生来讲都是非常危险的，患者入院后第二天就出现了脑疝和昏迷，外科手术及时干预缓解了恶性高颅压。如果体部肿瘤和额叶肿瘤能得到早期干预，患者的预后可能与现在大不相同。第二个病例也是同样的，等脑瘤发展到一定程度，全身出现恶液质，也就失去了手术的机会。

所以，提高患者和家属对脑转移癌的认识，及时就诊并选择恰当的治疗非常重要。有理由相信，随着研究的不断深入，脑转移癌的治疗效果将得到极大改善。

参 考 文 献

汤可，孙君昭，潘力，等，2023. 头部伽玛刀治疗肺腺癌脑转移癌专家共识. 中华转移性肿瘤杂志，6（4）：341-346.

中国医师协会结直肠肿瘤专业委员会，2020. 中国结直肠癌脑转移多学科综合治疗专家共识（2020 版）中华结直肠疾病电子杂志，9（2）：109-114.

中国医师协会肿瘤医师分会，中国医疗保健国际交流促进会肿瘤内科分会，2021. 肺癌脑转移中国治疗指南（2021 年版）. 中华肿瘤杂志，43（3）：269-281.

第七部分

脑 膜 转 移

脑膜转移的典型病例

肿瘤发生脑膜转移，通常是由肿瘤细胞沿脑脊液循环广泛播散所致，肿瘤细胞主要附着于柔脑膜上，MRI 表现为脑表面及脑沟内呈线样或粟粒样强化，少数呈团块或者匍匐状生长。

病例 1

1）男性，60 岁。

2）肺癌术后 17 个月，行走不稳半年，头晕半个月。培美曲塞、卡铂化疗 4 周期。

3）肺癌脑转移术后 5 个月，颈部疼痛 2 个月，下肢乏力 5 天。

4）MRI 可见脑膜转移灶位于椎管内，呈匍匐状生长（图 45-1C、D）。

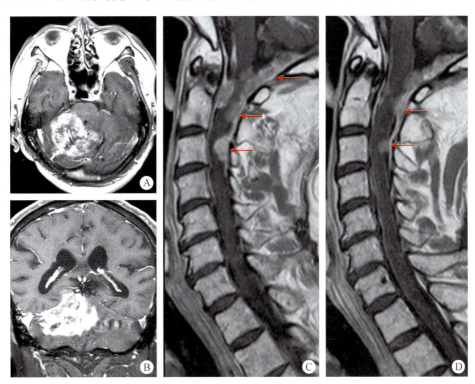

图 45-1　病例 1 颅脑及椎管增强 MRI

A、B.肺癌脑转移手术前颅脑 MRI，肿瘤位于右侧小脑半球，体积较大；C、D.椎管内转移的 MRI，转移灶呈不规整扁片状，匍匐生长，强化明显，颈髓明显受压患者为肺癌脑转移，最初发生于右侧小脑半球（图 45-1A、B），转移灶体积较大。经开颅手术切除小脑转移灶后 5 个月出现颈部疼痛、下肢乏力等症状，复查颅脑 MRI 未见颅内肿瘤复发，但颈部 MRI 提示颈部有肿瘤转移，呈匍匐状生长，系肿瘤在蛛网膜下腔聚集后，沿脑膜匍匐生长并逐渐增厚所致，其生长方式类似于苔藓。

病例 2

1）女性，50 岁。

2）右乳腺癌术后 2 年余，发现脑转移并行伽马刀治疗后 7 个月。

3）头痛、恶心、呕吐 2 个月。

4）颅脑 MRI 可见肿瘤位于右侧枕叶，呈实性，强化明显，椎管 MRI 可见马尾处存在线样强化信号，考虑肿瘤已发生椎管内柔脑膜转移（图 45-2）。

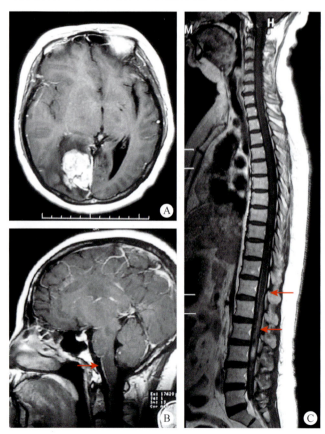

图 45-2　病例 2 颅脑及椎管增强 MRI

A、B. 颅脑 MRI，肿瘤位于右侧枕叶，延髓腹侧脑膜线样强化（红色箭头所示）；C. 椎管 MRI，马尾及圆锥脊膜线样强化，提示脊髓表面脊膜转移

患者为乳腺癌脑转移，行伽马刀治疗后颅内转移灶进展。椎管 MRI 提示全脊髓脊膜转移。对于疑似脑膜转移的患者，除了行颅脑 MRI 检查外，还应行全脊髓 MRI 检查，以避免遗漏脊髓脊膜转移的诊断。

病例 3

1）女性，42 岁。

2）右乳浸润性导管癌术后 4 年。

3）体检发现左枕占位 6 天（图 45-3A、D）。

患者为乳腺癌脑转移，转移灶位于左侧颞枕叶，体积较大，侵犯中脑。脑转移灶行手术治疗，近全切除肿瘤，与脑干粘连紧密处残留薄层肿瘤组织，术后行放化疗。25 个月后患者因头痛再次就诊，发现脑膜出现广泛转移。患者脑转移癌术后两年内，病情一直保持平稳，但近期突然出现脑膜转移，而手术部位未见肿瘤复发。因此，转移癌的复发也可能以脑膜转移的形式出现。

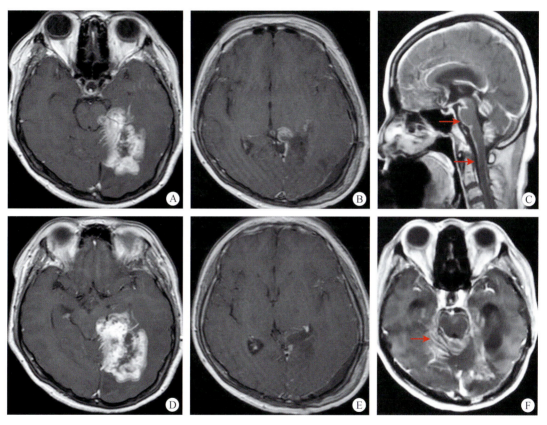

图 45-3　病例 3 颅脑增强 MRI

A、D. 术前颅脑 MRI，可见肿瘤位于左侧颞枕叶；B、E. 术后 MRI，可见肿瘤近全切除，中脑处残存薄层肿瘤；C、F. 术后 25 个月颅脑 MRI，可见脑膜线样强化，提示脑膜广泛转移

病例 4

1）男性，28 岁。

2）肺癌术后 2 年余。

3）头痛伴呕吐 11 个月，头部放疗后 9 个月。

4）MRI 可见右侧小脑转移灶，体积巨大，行手术切除，术后 MRI 可见脑膜线样强化，提示脑膜转移（图 45-4）。

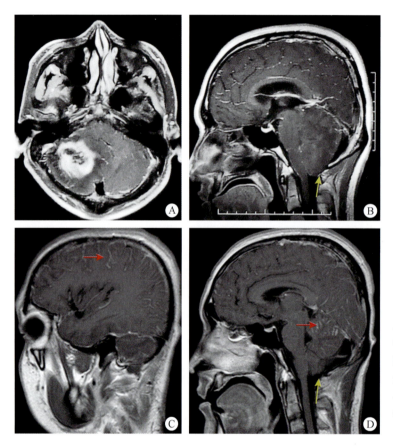

图 45-4　病例 4 颅脑 MRI
A、B. 术前颅脑 MRI，肿瘤位于右侧小脑半球，体积巨大，强化明显，B 图可见小脑扁桃体下疝（黄色箭头所示）；C、D. 术后 MRI，可见脑膜线样强化（红色箭头所示），提示颅内的脑膜广泛转移，小脑扁桃体已经回位（黄色箭头所示）

本例为年轻肺癌患者，转移灶位于右侧小脑半球，体积巨大，症状较重。MRI 可见后颅窝张力较高，出现小脑扁桃体下疝。手术切除右侧小脑半球的转移灶后，颅内高压症状缓解。然而患者术后仍头痛明显，颈项部疼痛，止痛药物控制不理想。复查 MRI 可见小脑扁桃体恢复至正常位置，但存在脑膜广泛转移，因此，患者的头痛症状与脑膜转移密切相关。

讨论

临床诊断的脑膜转移（leptomeningeal metastases，LM）在实体瘤患者中的发生率约为 5%，但在许多实体瘤中，未确诊或无症状 LM 的发生率可能为 20% 或更高。尽管任何癌症都可以转移至脑膜，但乳腺 癌（12%～35%）、肺癌（6%～10%）、黑色素瘤（5%～25%），以及胃肠道肿瘤（4%～14%）是实体瘤相关 LM 较为常见的类型。乳腺癌导致 LM 的危险因素包括浸润性小叶癌、雌激素受体（ER）和孕激素受体（PR）阴性乳腺癌及三阴性乳腺癌。

手术切除小脑和临近脑室的转移癌会增加 LM 的发生风险。其原因可能是癌细胞直接进入脑脊液循环播散所致。此外，有效的全身治疗，包括辅助治疗与挽救治疗，也是导致LM 发病率上升的重要因素，患者生存期的延长使其更易发生 LM。应用血脑渗透性较差的新型靶向药物治疗，如曲妥珠单抗和利妥昔单抗，也是导致 LM 发病率增加的因素之一。

专家点评（中国医学科学院肿瘤医院肿瘤内科　吴熙、邢镨元）

脑膜转移是指恶性肿瘤细胞弥漫性或多灶性浸润脑和脊髓的软脑（脊）膜和硬脊膜，占中枢神经系统转移癌的 11% ～ 20%。3% ～ 9% 的肺癌患者会发生 LM，非小细胞肺癌（non-small cell lung cancer，NSCLC）中 3.8% 会出现 LM，其中间变性淋巴瘤激酶（anaplastic lymphoma kinase，ALK）重排阳性和表皮生长因子受体（epidermal growth factor receptor，EGFR）突变的 NSCLC 分别为 5% 和 9.4%。约 5% 的乳腺癌患者会出现 LM，小叶型乳腺癌及三阴性乳腺癌患者更易发生。约 50% 的 LM 合并脑实质转移。LM 常见于恶性肿瘤晚期，缺乏有效治疗方法，预后极差，未治疗患者中位生存时间仅 4 ～ 6 周，多因进行性神经系统功能障碍死亡。

LM 的临床表现缺乏特异性，很难与脑实质转移区分。可分为大脑半球、脑神经、脊髓及脊神经根受累三大类。临床症状有头痛、呕吐、后背痛、畏光、复视、面神经麻痹、听力下降、声音嘶哑、味觉改变，少数出现癫痫、行走不稳、精神障碍和记忆丧失。脑神经受累最常见于第 III、IV、VI 对脑神经，其次为第 II、V、VII 对脑神经。颅脑增强 MRI 是最敏感的检查方法，灵敏度为 66% ～ 98%，特异度为 77% ～ 97.5%。MRI 增强扫描主要表现为：①软脑膜 - 蛛网膜下腔的弥漫性或结节性强化；②室管膜的弥漫性或结节性强化；③天幕不规则增厚强化；④交通性脑积水。脑脊液细胞学仍然是 LM 诊断的金标准。LM 的治疗以姑息性治疗为主，以改善和稳定神经功能、延长生存时间、提高生活质量为目的，包括全身化疗、靶向治疗、鞘内注射化疗、全脑放疗、脑室腹腔分流手术等。在乳腺癌和 NSCLC 患者中，靶向药物的应用显著改善 LM 预后，中位生存期可延长至 7 ～ 12 个月。

本文提供了 2 例肺癌脑膜转移病例和 2 例乳腺癌脑膜转移病例。患者既往有肿瘤病史，出现神经系统症状时，完善颅脑增强 MRI 检查可以明确诊断。LM 可伴或不伴脑实质转移，当临床高度怀疑 LM 时，需进一步完善全脊髓 MRI 和腰椎穿刺脑脊液细胞学检查。

参考文献

ATALAR B，MODLIN L A，CHOI C，et al.，2013. Risk of leptomeningeal disease in patients treated with stereotactic radiosurgery targeting the postoperative resection cavity for brain metastases. Int J Radiat Oncol Biol Phys，87（4）：713-718.

VOLKOV A A，FILIS A K，VRIONIS F D，2017. Surgical treatment for leptomeningeal disease. Cancer Control，24（1）：47-53.

脑膜转移的鉴别诊断

　　颅内多种疾病均可导致脑膜异常强化，临床需与恶性肿瘤脑膜转移相鉴别。各种细菌、真菌、病毒或其他微生物引起的脑膜炎症与脑膜转移相似，需仔细区分。此外，自身免疫和药物引起的脑膜炎等也应纳入考虑范围，包括兰伯特-伊顿综合征、肌无力危象、小脑变性、脑脊髓炎、神经病变及边缘脑炎等副肿瘤综合征。

　　临床表现及影像学特点在鉴别诊断中具有非常重要的价值。

（一）脑膜炎

　　常见于神经外科就诊的患者，多为细菌性脑膜炎。多数有颅脑手术史，并表现出发热、头痛等症状，脑脊液检查可见脑脊液浑浊、白细胞计数增高、糖和氯化物含量可降低、蛋白水平升高、细菌培养呈阳性，影像学检查可见全脑全脊髓柔脑膜弥漫性强化。通过病史和脑脊液检查，不难与脑膜转移鉴别。

病例 1

1）女性，56 岁。

2）经蝶垂体腺瘤术后 1 个月。

3）发热、头痛、多饮多尿 10 天。

4）颅脑 MRI 可见脑膜广泛强化（图 46-1）。

5）脑脊液白细胞数为 1200×10^6/L。

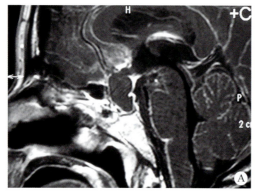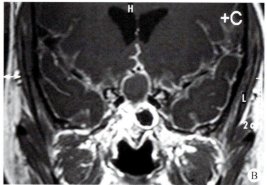

图 46-1　病例 1 颅脑 MRI，全脑柔脑膜呈线样强化

（二）低颅压

正常颅内压是维持颅内结构稳定的关键因素，其对硬脑膜有压迫作用，导致硬脑膜菲薄。患者行手术、腰穿或腰大池外引流后，颅内压降低，硬脑膜受压减轻，硬脑膜内的血管随之扩张，因此影像学上表现为硬脑膜增厚且呈均匀一致的强化。低颅压有时易与脑膜转移混淆，其临床表现为平卧时头痛减轻，坐起或者站立后头痛加剧，在 MRI 上主要表现为硬脑膜几乎均匀一致的增厚，且呈均匀一致的强化。低颅压需与硬脑膜转移进行鉴别，后者通常表现为局部硬脑膜增厚，呈新月形或者凸透镜形。

病例 2

1）男性，11 岁。
2）脑室腹腔分流术后、髓母细胞瘤手术后 2 年。
3）定期化疗，化疗期间复查颅脑 MRI。
4）MRI 显示硬脑膜增厚，呈均匀一致的线样增强（图 46-2）。

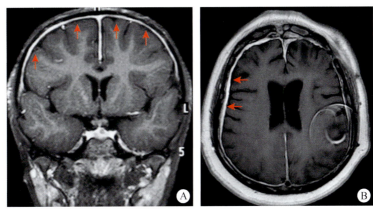

图 46-2 病例 2 颅内肿瘤术后、脑积水分流术后 MRI
可见硬脑膜均匀一致强化，但柔脑膜不受影响

（三）脑脊液动力学改变

脑脊液流经容积较大的颅内和椎管内蛛网膜腔隙时，可能会产生脑脊液涡流现象，这是脑脊液动力学改变在 MRI 上的表现。有时 MRI 上会出现类似结节样的改变，但这并非肿瘤团块，若重复行 MRI 检查，上述现象通常会消失。

病例 3

1）女性，45 岁。
2）右额胶质瘤术后 3 个月。
3）全脊髓 MRI 发现 T_8 节段椎管内异常信号（图 46-3）。

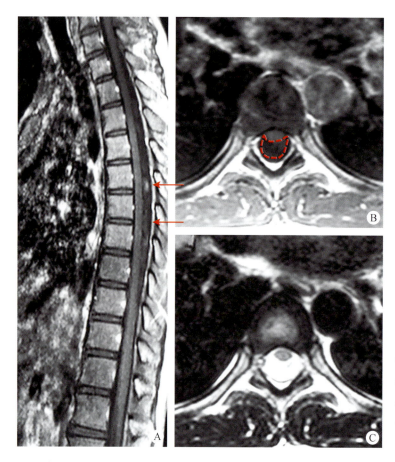

图 46-3　全脊髓强化 MRI
脊髓 T_8 节段蛛网膜下腔可见一结节状信号（图 A 红色箭头所示），为脑脊液流动涡流所致，MRI 可见胸段蛛网膜下腔尤为宽阔（图 B 红色虚线所示）

（四）脑梗死

脑梗死后局部脑组织缺血，血脑屏障破坏，同时再灌注血管扩张。缺血或梗死时 MRI 可表现为皮质强化，这种强化只局限于病变局部及其周围。全身肿瘤的患者可能同时发生脑梗死，并表现出神经系统症状。由于皮质小血管吻合支代偿，增强 MRI 上会呈现柔脑膜局部增强，易与脑膜转移混淆。主要依靠病史及磁共振特殊序列检查加以鉴别。

病例 4

1）女性，67 岁。
2）左侧上肢活动障碍 3 周。
3）颅脑 MRI 显示右额皮质片状不均匀强化（图 46-4）。

（五）原发柔脑膜黑色素瘤

临床少见，起源于柔脑膜的黑色素细胞，病情进展快，预后差。黑色素瘤细胞可在柔脑膜上播散转移，也可侵袭皮质表面，成人多见。

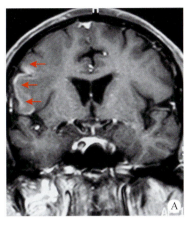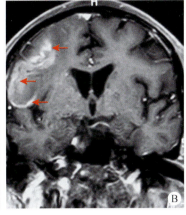

图 46-4 右额叶脑梗死 MRI
可见梗死部分柔脑膜局灶性强化

病例 5

1）女性，22 岁。

2）3 个月前出现头痛和颈部疼痛，最初按脑炎治疗，随后考虑为血栓，行介入取栓及溶栓治疗后症状好转。

3）近 1 个月头痛症状再次加重。

4）颅脑 MRI 检查发现整个颅内的脑膜广泛强化（图 46-5）。

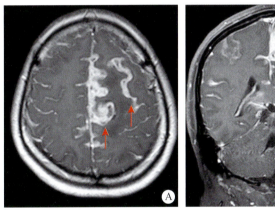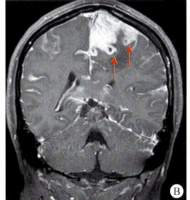

图 46-5 颅脑增强 MRI
左侧额部柔脑膜弥漫增厚强化，病变范围较广，为脑膜原发黑色素瘤

以上列举了一些常见的脑膜增强的典型病例。临床中若遇到 MRI 表现脑膜增强的病变时，应结合临床表现、脑脊液检查和 MRI 影像结果进行鉴别，若无法鉴别时，可考虑行脑膜活检以明确病变性质。

专家点评（大连理工大学附属肿瘤医院 / 辽宁省肿瘤医院神经外科　孙佩欣）

脑膜转移指肿瘤细胞侵入蛛网膜下腔，弥漫浸润软脑膜或蛛网膜（柔脑膜）。脑膜转移是一种罕见的癌症晚期并发症，预后差，治疗选择相对有限。虽然几乎所有的系统性肿瘤都有转移到脑膜的报道，但常见的脑膜转移实体肿瘤为肺癌、乳腺癌和黑色素瘤，也可见于原发性脑肿瘤，如胶质瘤、髓母细胞瘤和室管膜瘤。

脑膜转移患者可以出现多种神经系统症状或体征，主要为 3 组：脑部症状、脑神经症状及脊髓或马尾神经症状。脑部症状包括：头痛、恶心、呕吐、颈项僵硬不适等脑膜刺激征；运动、感觉异常等神经功能障碍；反应迟钝、淡漠等精神异常症状；或疾病初期的头晕、注意力不集中等不典型症状。脑神经出颅前多走行于颅底，易受到肿瘤细胞累及。最常受累的脑神经为展神经、滑车神经及蜗神经，受累表现为复视、耳鸣、听力下降等。脊膜受累造成的神经根症状相对少见，主要表现为神经根痛及尿、便障碍等周围神经症状。疾病进展速度极快，患者常在数周内出现全身不适、厌食、严重呕吐及体重快速下降，并进入恶病质状态。

参考美国临床肿瘤学会、美国国立综合癌症网络的相关指南及其他相关文献制定的诊断方法，符合以下任何一条即可诊断脑膜转移：①脑脊液细胞学检查找到恶性肿瘤细胞；②具有恶性肿瘤病史，存在本病典型神经系统症状或体征，磁共振增强扫描具有脑膜转移影像学诊断性特征；③具有恶性肿瘤病史，存在典型神经系统症状或体征，磁共振增强扫描具有脑膜转移影像学提示性特征者，同时脑脊液生化检查显示葡萄糖降低、蛋白质升高，排除病原微生物所致的脑膜炎病史、开放性脑外伤史；④具有恶性肿瘤病史，存在持续的或严重进行性加重的神经系统症状及体征，影像学检查阴性或与症状的严重程度不符，排除可能引起患者此类症状的其他疾病；⑤脑膜转移相关治疗后症状快速缓解。

辅助检查

脑脊液细胞学　脑脊液（CSF）细胞学检出癌细胞是脑膜转移诊断的金标准，具有高特异度（100%）、低灵敏度（约 50%）的特点。肿瘤恶性程度越高、送检次数越多、留取量越大，阳性率越高。首次送检阳性率为 40% ～ 50%，连续 2 次可达 80% ～ 90%，3 次及以上不能提高检出率。增加 CSF 标本量（≥10ml）和及时（30 分钟内）有效的标本处理有利于获得阳性诊断。使用薄层液基细胞学技术与细胞离心涂片法相比在检测异常细胞方面具有较好的灵敏度和特异度。

脑脊液常规　典型的脑膜转移脑脊液呈现白细胞数和蛋白质增高，糖含量减低。

脑脊液肿瘤标志物　肿瘤标志物是肿瘤患者重要的检查指标。中枢神经系统肿瘤不表达肿瘤标志物，而肺癌、乳腺癌、胃癌、卵巢癌等其他系统肿瘤可表达多种肿瘤标志物，极少量标志物可以通过受损的血脑屏障进入脑脊液，但在脑膜转移患者中主要为原发肿瘤细胞自身产生的标志物。临床上常用于检测的肿瘤标志物有癌胚抗原（CEA）、糖类抗原 7-24（CA7-24）、糖类抗原 125（CA125）、糖类抗原 153（CA153）、糖类抗原 199（CA199）、细胞角蛋白片段 19（CYFRA21-1），以 CEA 最为常见。脑脊液肿瘤标志物的使用受到低灵敏度和特异度的限制，但是 CSF 细胞学阴性者具有一定提示意义。

脑脊液基因检测　液体活检及二代测序为近年来热点。外周血是最常见的液体活检样本，但血脑屏障的存在使血浆难以检测到脑膜转移灶释放的 DNA。脑膜转移患者的脑脊液中富含肿瘤细胞、核酸及蛋白，是目前脑膜转移诊断的最佳"液体活检"样本，可以进行诸如游离 DNA（cfDNA）和循环肿瘤细胞（CTC）检测。CSF cfDNA 在诊断方面比

CSF 细胞学灵敏度更高，更能准确反映颅内基因组情况。有报道通过 CSF cfDNA 检测到 CSF 细胞学阴性者的脑膜转移，而且 cfDNA 检出率高于多次检测得到的 CSF 细胞学检出率，使 CSF cfDNA 检测成为 CSF 细胞学阴性时有益的补充诊断方法。通过使用细胞研究技术对 CSF 的循环肿瘤细胞（CTC）进行捕获，发现 CSF 的 CTC 诊断脑膜转移的灵敏度高达 95.2%，优于传统诊断技术。

神经影像学检查　神经影像学检查是脑膜转移诊断的主要辅助检查手段之一。脑膜转移按照受累部位分为硬脑膜 - 蛛网膜型、蛛网膜 - 软脑膜型及混合型。脑膜转移增强 MRI 的典型表现包括：①可呈延伸至脑沟回的线样或絮状强化影，连续或局灶样分布，或为结节状，此类病灶多见于大脑半球表面、大脑基底池、小脑幕和脑室室管膜表面；②脑（脊）神经膜增强或增厚；③硬脑膜下脊髓外位于脊髓蛛网膜腔内增强结节也可见；④ 8%～10% 患者可出现脑积水表现。

脑膜活检　当 CSF 细胞学等无法诊断且增强 MRI 不典型时可行脑膜活检，但由于创伤性大，临床应用较少。

鉴于脑膜转移广泛的表现特征和复杂的治疗史，鉴别诊断还应考虑其他疾病，包括慢性感染性脑膜炎、自身免疫性疾病（如结节病）、脑膜对脑脓肿的反应、化疗或放疗的副作用、副肿瘤综合征和毒性代谢性脑病。在免疫功能低下的癌症患者中，感染性脑膜炎或脑炎的病因包括细菌性脑膜炎（如结核病、李斯特菌病），真菌感染（如隐球菌病、念珠菌病）或病毒（如巨细胞病毒、水痘带状疱疹病毒、EB 病毒、单纯疱疹病毒）感染等。

本文提供了多例需要与脑膜转移进行鉴别的典型病例。病例 1：脑膜炎。增强 MRI 显示全脑全脊髓柔脑膜弥漫性强化，通过病史和脑脊液检查可以进行鉴别。病例 2：低颅压。增强 MRI 表现为硬脑膜上较均匀一致的增厚，强化均匀一致。诊断困难时可根据病史，脑脊液检查进行鉴别。病例 3：脑脊液动力学改变。MRI 有时可见到类似结节样的改变，这种情况较少见，可进行 MRI 多个序列阅片确定，增强 MRI 显示局部无强化。病例 4：脑梗死。起病急，在脑梗死亚急性期，MRI 表现为片状长 T_1、长 T_2 信号，增强扫描可见脑回样或条索样强化，不难鉴别。病例 5：原发柔脑膜黑色素瘤。病史短，进展快，颈强直明显。增强 MRI 表现为柔脑膜弥漫增厚强化。可通过病史、影像学及脑脊液检查确诊。

脑膜转移的影像学表现

肿瘤发生脑转移有两种形式，一是脑实质转移，二是脑膜转移，发生脑膜转移的病例远比发生脑实质转移的病例多。

诊断肿瘤发生脑膜转移的依据是患者具有全身肿瘤病史，常伴有颅内转移的症状，如头痛、恶心、呕吐、颈部僵硬、腰背部疼痛等，MRI 可见脑膜转移的征象，或在脑脊液中检测出肿瘤细胞。

（一）硬脑膜转移

硬脑膜质地硬韧且血供丰富。在临床实践中，硬脑膜转移较为少见，通常表现为片状或匍匐状生长，形态呈"凸透镜"形，强化明显且较均匀。

病例 1

1）女性，45 岁。

2）肾癌手术病史。

3）头痛 3 周。

4）MRI 提示颅内多发硬脑膜占位（图 47-1）。

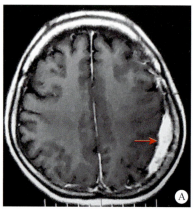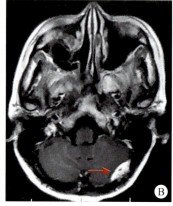

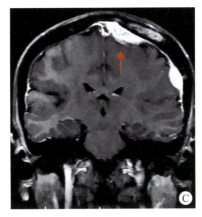

图 47-1　肾癌硬脑膜转移的增强 MRI
转移灶呈片状、匍匐状生长，强化明显，形状呈"凸透镜"形或者"新月"形

讨论（一）

　　Nayak 等回顾性研究了 122 例颅内硬脑膜转移病例，其中最常见的原发肿瘤为乳腺癌、前列腺癌、头颈部癌、白血病及淋巴瘤。事实上，61% 的硬脑膜转移为颅骨转移侵犯硬脑膜所致，33% 的硬脑膜转移为血行转移所致。硬脑膜位于血脑屏障之外，因此很容易发生血行转移。许多病灶位于之前的脑部手术部位，提示术中肿瘤细胞种植也可能是硬脑膜转移的一个途径。硬脑膜转移患者的中位生存期长于脑实质转移患者（9.5 个月 vs. 4～6 个月）和柔脑膜转移患者（9.5 个月 vs. 2 个月）。

（二）柔脑膜转移

　　人类的脑膜分为三层，从外至内依次为：硬脑膜、蛛网膜和软脑膜，其中蛛网膜和软脑膜二者合称柔脑膜（leptomeninges），平时所说的"软脑膜转移"，实际上更准确的表述应是柔脑膜转移。由于蛛网膜和软脑膜共同构成蛛网膜下腔，肿瘤细胞通过脑脊液播散时，两层脑膜均受到癌细胞浸润，而不仅限于软脑膜，因此，"柔脑膜转移"说法更为准确。

病例 2

　　1）女性，33 岁。
　　2）宫颈癌术后 15 个月。
　　3）突发头痛、呕吐 2 天。
　　4）MRI 提示肿瘤脑内及脑膜转移（图 47-2），行手术切除脑内转移灶。

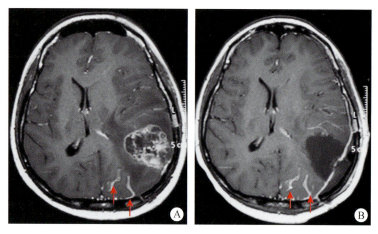

图 47-2 病例 2 术前及术后增强 MRI

A. 术前 MRI 左侧颞顶脑内可见实性转移灶，在左枕脑沟内可见两条线样强化，为柔脑膜转移；B. 术后 MRI 仍可见柔脑膜转移征象

病例 3

1）女性，44 岁。

2）12 年前行左侧乳腺癌根治术。

3）1 年前出现头晕，MRI 显示右顶占位，行全脑放疗。

4）复查颅脑及脊髓 MRI，发现脑实质及柔脑脊膜肿瘤广泛转移（图 47-3）。

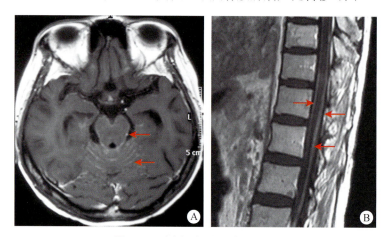

图 47-3 病例 3 颅脑和脊髓 MRI

乳腺癌发生柔脑膜转移，颅内及椎管内转移，脊髓表面线样强化，为转移灶

讨论（二）

肿瘤发生柔脑膜转移（LM），诊断至关重要。目前诊断可以依据病理、脑脊液肿瘤细胞学、脑脊液中 cf-DNA 检测。影像学检查同样是非常重要的诊断手段，有时柔脑膜转移灶极小，需仔细辨认，避免遗漏。MRI 增强 T_1 序列和 FLAIR 序列对 LM 诊断最为敏

感，灵敏度为 76%，特异度为 77%。任何对柔脑膜的刺激，如蛛网膜下腔出血、感染、炎症，都可能导致 MRI 上柔脑膜增强。腰椎穿刺本身会引起脑膜反应，导致柔脑膜强化，因此建议在腰椎穿刺前进行 MRI 检查。在 LM 诊断中，40% ～ 75% 的患者存在脑部受累。LM 的 MRI 可表现为蛛网膜下腔、脑室或实质增强结节、局灶或弥漫性柔脑膜增强，以及室管膜壁、脑沟或脑神经增强，脑积水是 LM 的间接影像学表现。LM 最常见的 MRI 表现是蛛网膜内结节（35% ～ 50%）和柔脑膜强化（15% ～ 50%）。15% ～ 25% 的患者存在椎管受累，神经根强化也可观察到。脑实质转移可能与 LM 有关，占 21% ～ 82%。最近，欧洲神经肿瘤学会（EANO）和欧洲医学肿瘤学会（ESMO）联合建议根据 MRI 神经影像学表现将 LM 分为以下四类：A 型，LM 伴线性柔脑膜疾病；B 型，LM 伴结节性柔脑膜疾病；C 型，LM 伴线性和结节性疾病；D 型，LM 除了可能的脑积水以外，无 MRI 异常。

专家点评（首都医科大学附属北京天坛医院神经影像科　陈绪珠）

脑膜转移是常见的脑转移癌类型，其中柔脑膜转移临床更常见，首先要明确柔脑膜这一概念，它是蛛网膜和软脑膜二者的合称，有些临床医生经常说的软脑膜转移是不够准确的。柔脑膜转移的诊断以影像为主，影像学表现主要为柔脑膜的弥漫性、局限性增厚、强化，FLAIR 为高信号，斑块状脑膜沉积伴血管周围间隙（Virchow-Robin 间隙，V-R 间隙）受侵袭，无脑组织受累，亦可表现为斑块状或结节状脑膜沉积并出现脑实质、脊髓或神经根受侵袭；脑积水是 LM 的间接影像学表现，也可以是首发、唯一的表现。柔脑膜转移很容易漏诊，在阅片时尤其要重点查看脑干腹侧、脑沟内及小脑表面等部位是否有细线样强化。

参 考 文 献

CHAMBERLAIN M C，2012. Comprehensive neuraxis imaging in leptomeningeal metastasis：a retrospective case series. CNS Oncol，2（2）：121-128.

COZZI F M，AMPIE L，LAWS M T，et al.，2023. The role of the dura mater in cerebral metastases. Neurosurg Focus，55（2）：E17.

LE RHUN E，WELLER M，BRANDSMA D，et al.，2017，EANO-ESMO clinical practice guidelines for diagnosis，treatment and follow-up of patients with leptomeningeal metastasis from solid tumours. Ann Oncol，28（suppl 4）：iv84-iv99.

NAYAK L，ABREY L E，IWAMOTO F M，2009. Intracranial dural metasases. Cancer，115（9）：1947-1953.

48

脑膜转移的脑脊液检测

脑膜转移是脑转移癌常见的类型，可以根据临床症状和影像学诊断，患者通常具有全身肿瘤病史，头颈部疼痛，且 MRI 上脑膜呈线样或粟粒样强化。为了进一步明确诊断，可行腰穿检查脑脊液中的肿瘤脱落细胞，若在脑脊液中检测到肿瘤细胞，则诊断依据将更加充分。然而，脑脊液脱落细胞学检测的阳性率较低，单一检测易漏诊。肿瘤细胞会向脑脊液释放 DNA、RNA、外泌体等，必要时可取脑脊液进行液体活检指导临床诊疗。

病例 1

1）男性，57 岁。

2）4 年前发现肺癌，埃克替尼及奥希替尼治疗。

3）5 个月前肺部肿瘤进展，并发现脑膜转移。

4）1 个月前出现意识障碍。

患者接受规范的肺癌治疗，并定期查颅脑 MRI，发病 2 年前的颅脑 MRI 未见异常（图 48-1），随后肿瘤进展，出现意识障碍并逐渐加重，复查颅脑 MRI 可见整个颅内的脑膜呈线样强化（图 48-2），怀疑肺癌脑膜转移。入院后行腰椎穿刺，脑脊液脱落细胞学镜检发现肿瘤细胞（图 48-3），最终确诊为肺癌脑膜转移。

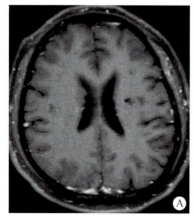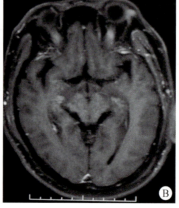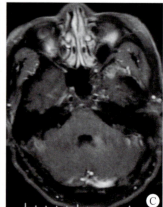

图 48-1 病例 1 颅脑 MRI

发病 2 年前的颅脑 MRI 未见异常

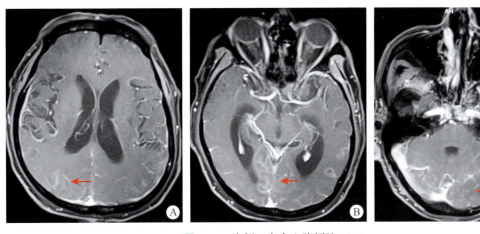

图 48-2 病例 1 本次入院颅脑 MRI

颅内柔脑膜表面线样强化，脑沟内强化尤为明显（红色箭头所示）

病例 2

1）男性，69 岁。

2）右肺上叶肺癌术后及化疗后 3 年，头痛 2 个月。

3）颅脑 MRI 示脑室扩大，双额颞顶枕多发异常信号，未见明显强化灶（图 48-4）。

4）腰穿示颅内压 > 330mmH$_2$O，脑脊液细胞总数 1907×10^6/L，白细胞数 7×10^6/L。

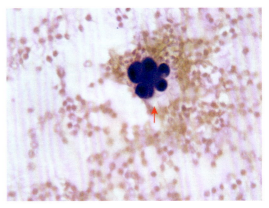

图 48-3 病例 1 脑脊液中脱落细胞检查可见肿瘤细胞（红色箭头所示）

患者肺部病理标本未行基因检测。目前出现脑积水，且高度怀疑脑膜转移。入院后行脑室腹腔分流术，术后患者头痛症状缓解。脑脊液检测发现 *EGFR* 基因突变，这一结果不仅明确了肿瘤脑膜转移的诊断，还为后续治疗提供了依据（图 48-5）。

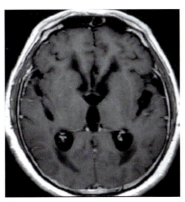
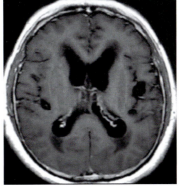
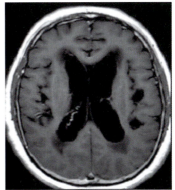

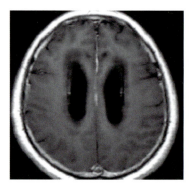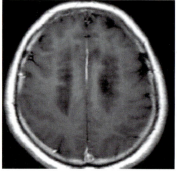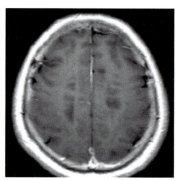

图 48-4 病例 2 颅脑 MRI

可见脑室扩大但未见明显强化病灶

肿瘤特有突变				
基因	变异	突变型	血浆丰度	脑脊液丰度
EGFR	p.L858R 第 21 外显子错义突变	c.2573T>G（p.L858R）	–	44.96%
TP53	p.G245D 第 7 外显子错义突变	c.734G>A（p.G245D）	–	71.79%
BCORL1	p.S164F 第 3 外显子错义突变	c.491C>T（p.S164F）	–	19.63%
CHEK2	p.G272D 第 7 外显子错义突变	c.815G>A（p.G272D）	0.62%	–
FAT1	p.H3689Y 第 19 外显子错义突变	c.11065C>T（p.H3689Y）	–	16.91%
MLH1	p.Y750H 第 19 外显子错义突变	c.2248T>C（p.Y570H）	0.53%	–
NSD1	p.E861Q 第 6 外显子错义突变	c.2581G>C（p.E861Q）		14.02

胚系突变			
基因	变异	突变型	ACMG 分级
SBDS	c.258+2T>C 内含子杂合种系剪切突变	c.258+2T>C	致病的

药物代谢相关酶类多肽性		
基因	变异	突变型
DPYD	DPYD*5 纯合多态性	c.1627A>G（p.1543V）
GSTP1	p.I105V 杂合多态性	c.313A>G（p.I105V）
MTHFR	p.A222V 杂合多态性	c.665C>T（p.A222V）
NQO1	NQO1*2 杂合多态性	c.559C>T（p.P187S）
UGT1A1	UGT1A1*6 纯合多态性	c.211G>A（p.G71R）

图 48-5 病例 2 脑脊液基因检测结果

明确存在肿瘤，脑脊液中 EGFR 突变丰度较高且血浆中未检测到该突变

讨论

　　液体活检通过对血液、脑脊液、唾液、胸水、腹水、尿液等进行取样，从而对疾病进行诊断，能在一定程度上避免组织异质性对肿瘤分子分型产生的影响。目前，基于血液的液体活检是最主要的研究方向。外周血液中包含多种可以被检测的分析物，包括循环肿

瘤细胞（CTC）、循环无细胞 DNA（cfDNA）、循环肿瘤 DNA（ctDNA）、循环无细胞 RNA（cfRNA）、细胞外囊泡（EVs）、外泌体和肿瘤诱导血小板（TEPs）、蛋白质和代谢产物等。目前应用最多的是检测血液中 ctDNA、CTC 和外泌体。

液体活检最大的优势在于具有微创、快捷的特点，且易于动态监测，适用人群更为广泛。对于难以取得活检肿瘤组织或取得的肿瘤组织量不足以进行基因检测的患者，液体活检提供了一个了解肿瘤基因变异状态的有效途径。与传统活检相比，液体活检还具有以下几点优势：①因为 ctDNA 从多个不同肿瘤区域或多个病灶处释放，ctDNA 分析可以发现组织活检中无法发现的体细胞突变，它能够提供对肿瘤基因组的综合描述；②深度测序可以发现肿瘤内异质性和仅在部分细胞中出现的基因突变；③ ctDNA 可以提供肿瘤大小的信息，从而反映出疾病的发展状态和对治疗的反应；④ ctDNA 还具备预测预后的价值；⑤ ctDNA 分析能够发现肿瘤抗体标志物。

近年来，单细胞分析技术取得了飞跃式的发展，这使我们能够更为详细地分析循环肿瘤细胞内的基因组、转录组、蛋白质，以及表观遗传组信息。其中，来自活性循环肿瘤细胞的信息对于评估癌症转移具有重要的作用。

液体活检虽优势明显，但仍存在不足之处。由于大量的正常组织释放基因组 DNA 稀释了肿瘤来源的 DNA，导致 ctDNA 突变丰度极低（一般低于 1%），对 ctDNA 突变的检测无异于大海捞针，因此对相关目标的检测方法灵敏度提出了更高的要求。

脑脊液循环作为中枢神经系统的特殊液体成分，是用于中枢神经系统疾病检测的良好液体活检材料。许多原发及转移性肿瘤可在脑脊液中检出脱落细胞，且目前研究表明脑脊液中 ctDNA 包含丰富的基因信息，可辅助肿瘤的诊断、反映治疗效果及评估预后等。Nayak 等首次证实在柔脑膜转移的诊断中，脑脊液 CTC 比常规影像学手段和脑脊液细胞学方法具有更高的灵敏度和特异度。另有研究表明中枢神经系统恶性肿瘤患者脑脊液中 ctDNA 可能比外周血具有更高的诊断率。近年来液体活检的研究取得了快速进展，但在临床应用前仍存在许多问题，例如标本丰度较低及样品处理检测的时间要求相对较高等。

本章中列举的脑脊液脱落细胞学检测、ctDNA 检测均为患者疾病的诊断、治疗及预后提供了重要的参考信息，脑脊液检测在临床工作中具有很大的应用前景。目前在多数医疗中心，该项检测开展相对较少，建议临床医生予以重视。

专家点评（首都医科大学附属北京天坛医院实验诊断中心　赵晖）

肿瘤脑膜转移是指原发灶中的肿瘤细胞在脑膜和脊髓蛛网膜下腔弥漫性播散和局灶性浸润的中枢神经系统转移癌，常继发于肺癌、乳腺癌、白血病、淋巴瘤等，其中肺癌是最易发生脑膜转移的实体瘤。肿瘤脑膜转移是肿瘤患者的严重并发症之一，预后差。但由于肿瘤脑膜转移的临床表现缺乏特异性，临床上很容易误诊和漏诊。本文也列举了检测肿瘤脑膜转移的多种手段，如影像学、脑脊液细胞学及脑脊液液体活检等，而脑脊液中检测到肿瘤细胞仍然是国内外公认的诊断肿瘤脑膜转移的金标准。

有文献表明第一次腰穿检查脑脊液肿瘤细胞的阳性率较低，需要多次送检增加阳性率。受脑脊液取材量的限制、收集脑脊液与肿瘤部位的距离及检测的延迟等因素影响，在脑脊液肿瘤细胞较少的情况下，脑脊液肿瘤细胞的阳性检出率较低。但脑脊液细胞学仍然是比较经济且直接的实验室检测手段。对于提高检出率，主要有几点建议：①脑脊液标本采集后立即送检，一般不超过 1 小时，因为标本放置过久，细胞会出现自溶，如不能及时送检，可冷藏保存（4～10℃）或冰水浴保存，2～4 小时内送检；②脑脊液有形成分的收集是保证形态学检验质量的前提和基础，推荐采用玻片离心法进行有形成分的收集，比传统的自然沉淀法和离心沉渣直接涂片法收集效果好，细胞检出阳性率较高；③制片前采用试管离心法对脑脊液标本进行浓缩，吸去部分上清液，剩下少量标本混匀后再用玻片离心法处理，对于有核细胞数较低的标本，这种方法可以大大提高脑脊液肿瘤细胞的检出率。

参 考 文 献

BABURAJ G，DAMERLA R，UDUPA K，et al.，2020. Liquid biopsy approaches for pleural effusion in lung cancer patients. Mol Biol Rep，47：8179-8187.

HEITZER E，HAQUE I S，ROBERTS C E S，et al.，2019. Current and future perspectives of liquid biopsies in genomics-driven oncology. Nat Rev Genet，20（2）：71-88.

JAMAL-HANJANI M，WILSON G A，MCGRANAHAN N，et al.，2017. Tracking the evolution of non small cell lung cancer. N Engl J Med，22：2109-2121.

PANTEL K，ALIX-PANABIÈRES C，2019. Liquid biopsy and minimal residual disease-latest advances and implications for cure. Nat Rev Clin Oncol，16：409-424.

PARIKH A R，LESHCHINER I，ELAGINA L，et al.，2019. Liquid versus tissue biopsy for detecting acquired resistance and tumor heterogeneity in gastrointestinal cancers. Nat Med，25：1415-1421.

脑膜脑转移

肿瘤发生柔脑膜转移较常见，柔脑膜转移通常范围广泛，局限转移少见；而脑实质转移通常发生在脑皮质和脑髓质交界处，也就是说，脑实质转移通常发生在脑皮质下，脑皮质转移少见，脑膜脑转移时肿瘤通常会累及脑膜和脑皮质。

病例

1）女性，26岁。

2）胃癌活检术后化疗1年。

3）发现视野缺损2周。

4）术前MRI显示肿瘤位于左侧枕叶，形态不规整，沿脑回形态生长（图49-1）。

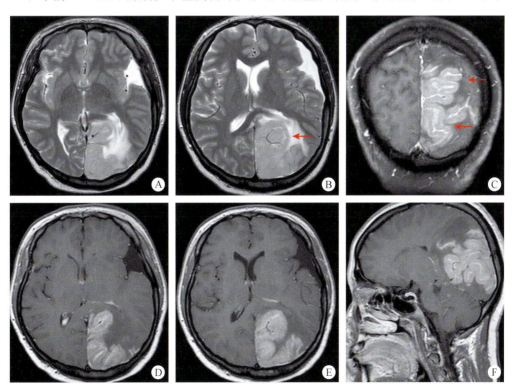

图49-1 术前颅脑MRI，肿瘤位于左侧枕叶

A～C. T_2序列，肿瘤沿脑回生长，形态不规整；D～F. MRI增强扫描，可见肿瘤强化明显，形态如增厚的脑回

　　患者入院后行左枕开颅肿瘤切除术，术中见肿瘤形态与脑回相似，呈灰红色，与周围正常脑组织边界不清。鉴于肿瘤的此种生长方式与脑实质内转移不同，术中较难分辨肿瘤与正常组织边界，可依据 MRI 定位肿瘤的生长范围切除肿瘤（图 49-2）。

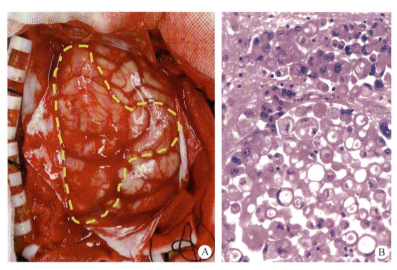

图 49-2　术中所见及术后病理

A. 肿瘤术中所见，肿瘤形态如正常脑回，仅颜色与正常脑组织不同；B. 术后病理（HE×400）可见肿瘤细胞体积较大、圆形、胞浆丰富、淡染或空泡状、核异型性明显，提示印戒细胞癌脑转移

　　术后患者无新增的神经功能缺损，仍存在视野缺损。复查 MRI 示枕部肿瘤切除满意（图 49-3）。因患者为脑膜脑转移，颅内其他部位的脑膜转移持续进展，术后 2 个月即出现眩晕、听力下降，经检查发现双侧蜗神经附近脑膜新发转移灶。术后 6 个月患者因原发癌进展死亡。

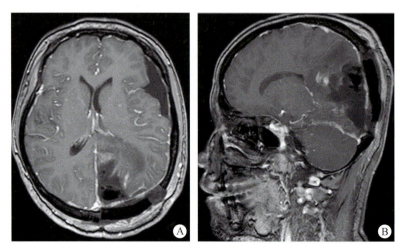

图 49-3　术后 MRI 可见肿瘤切除满意

　　此例为脑膜脑转移，临床罕见。肿瘤细胞先于脑膜处生长，随后向深部侵犯皮质及皮质下白质，肿瘤形态宛如增宽的脑组织（图 49-4C）。这既不同于发生脑实质内转移所形

成的团块状转移灶（图49-4B），又有别于肿瘤细胞只局限在柔脑膜及蛛网膜下腔内的脑膜转移（图49-4A）。

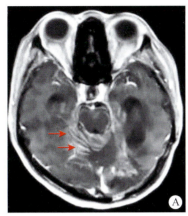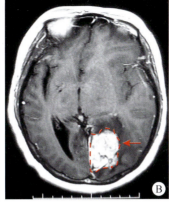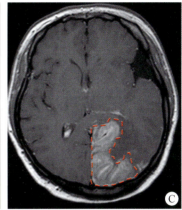

图 49-4 三种脑转移方式的 MRI 表现

A. 肿瘤发生脑膜播散转移，肿瘤细胞沿着柔脑膜播散，呈线样生长；B. 肿瘤发生脑实质转移，肿瘤呈团块状，脑沟和脑回结构消失；C. 本例患者增强 MRI，肿瘤发生脑膜脑转移，脑回增厚，且形态不规整，但脑沟和脑回结构仍清晰可见

讨论

脑转移和柔脑膜转移共存于孤立脑回的情况极为罕见。此病例经手术和病理检查证实脑皮质、皮质下白质和局部柔脑膜均受累。其局灶性脑回样改变的影像学表现较为独特，可能是继发性脑实质转移癌侵入柔脑膜，或脑实质转移与脑膜转移共存所致。放射科医生需留意这种罕见的肿瘤转移至中枢神经系统的影像特征。由于该转移方式并不常见，极易误诊为胶质瘤或亚急性脑梗死。此外，患者的 MRI 成像显示病变下方仅存在轻微的白质水肿，这与典型肿瘤脑转移灶周围的广泛水肿不同。白质的细胞外液比皮质更宽，因此白质通常容易发生水肿，由此推测肿瘤周围轻度水肿的发生与肿瘤主要位于皮质相关。诊断时需与脑梗死、软脑膜受累疾病如原发性脑血管炎（PCNSV）和结核性脑膜炎（TBM）相鉴别。

专家点评（西安交通大学第一附属医院影像科　鱼博浪）

该病例病变与大脑镰及后部脑膜关系密切，广基底连接，确定病变位于脑外，根据 T_2WI 信号和强化特点，再加上明确的恶性肿瘤病史，临床考虑脑转移看似不难，但脑回样特殊形态对神经影像医生来说是特殊的、罕见的，这也是一次难得的学习机会。

颅脑磁共振检查表现为脑回样异常信号主要见于非肿瘤性疾病，包括皮质脑梗死，皮质层状坏死，病毒性脑炎，自身免疫性脑炎，炎性脱髓鞘疾病，放疗后卒中样偏头痛（SMART）综合征，线粒体脑病，中毒相关性脑病，缺氧、缺血和低血糖脑病，癫痫大发作后，偏头痛发作后，克罗伊茨费尔特-雅各布病等。但这些疾病多数 T_2 信号比较高，增强扫描不强化。急性皮质梗死和皮质层状坏死可呈脑回样明显强化，但 PWI 呈低灌注，

MRS 可见明显的乳酸波。SMART 综合征可表现为脑回样高信号和脑回样强化，但病史特殊，是脑肿瘤放射治疗后的并发症。病毒性脑炎和线粒体脑病有时 T_2 信号可不太高，类似于肿瘤信号，PWI 也呈高灌注，但 MRS 检查 Cho 波仅轻度增高，与肿瘤明显不同，而且临床表现完全不一样。癫痫大发作和偏头痛可以表现脑回样 T_2 高信号，癫痫大发作时表现为高灌注，发作后很快转变为低灌注，偏头痛发作时为低灌注，发作后表现为高灌注，临床情况特殊，不会误认为肿瘤。炎性脱髓鞘疾病中，少突胶质的胞糖蛋白抗体相关脱髓鞘（MOG）可出现脑回样高信号，但不强化，常同时有视神经炎和脊髓炎症状。缺氧、缺血和低血糖脑病有特殊病史，DWI 呈明显高信号。克罗伊茨费尔特 - 雅各布病的特点是 DWI 脑回样高信号长期持续存在。中毒相关性脑病范围很广，有些可表现为脑回样高信号，如急性高氨血症等，但增强扫描不强化，与肿瘤磁共振表现不同。

脑外原发性肿瘤最常见的是脑膜瘤，尽管脑膜瘤亚型多达 15 种，除典型表现外，还可有各种不典型影像学表现，但不会出现脑回样形态，其他脑膜原发性肿瘤也没有表现为脑回样形态的病例报告，包括孤立性纤维性肿瘤、弥漫性软脑膜胶质神经元肿瘤等。

脑膜转移常见，多为柔脑膜转移或蛛网膜并硬脑膜转移形式，前者表现为深入脑沟的线条样强化，后者表现为脑表面脑膜较均匀增厚和显著强化，仅根据影像学与感染性脑膜炎区别有时困难。硬脑膜转移少见，可在脑外形成肿块，呈梭形、丘状或类圆形，不会表现为脑回样形态。脑膜转移呈脑回样特殊形态实际上只有一种可能，即软脑膜转移并浸润临近脑皮质，受累部位脑回明显肿大、信号异常、显著强化。脑功能成像 PWI 表现为明显的高灌注，MRS 检查 Cho 波明显升高。临床工作中这种脑回样形态的脑膜转移多见于急性白血病并发的粒细胞肉瘤，其实际上是由白血病细胞软脑膜和临近脑皮质浸润而形成的。胃癌软脑膜转移表现为脑回样形态实属罕见，是一个难得的学习病例。

参 考 文 献

Li N，Wang Y J，Zhu F M，et al.，2022. Unusual magnetic resonance imaging findings of brain and leptomeningeal metastasis in lung adenocarcinoma：a case report. World J Clin Cases，10（5）：1723-1728.

Yokawa K，Matsumoto Y，Nagakita K，et al.，2022. Solitary leptomeningeal metastasis from lung cancer：a case report. NMC Case Rep J，9：323-328.

50

脑膜转移的开颅手术治疗

　　脑转移癌多数发生在脑实质内，且脑膜转移多发生于柔脑膜。相比之下，发生在硬脑膜上的转移癌则罕见。部分硬脑膜转移癌仅呈硬脑膜增厚的表现；一些则生长迅速，形成巨大团块，从硬脑膜处向周围生长，进而压迫脑组织，其生长方式与脑膜瘤颇为相似。

病例

　　1）女性，59岁。

　　2）14年前行乳腺癌手术，术后病理诊断为非特殊型浸润性癌。免疫组化结果显示：ER（++）、PR（−）、HER2（−），Ki-67：40%～50%，术后行放化疗。

　　3）2年前发现胸壁转移，随后出现肺转移、骨转移。

　　4）3周前患者出现右侧肢体无力。

　　5）查体：右侧肢体肌力4级，余（−）。

　　6）术前MRI：左额顶硬脑膜表面多发占位（图50-1，图50-2）。

　　患者为乳腺癌脑转移，病灶体积偏大，颅脑MRI示肿瘤位于左侧额顶凸面硬脑膜，多发，且硬脑膜增厚。除两处较大的转移灶外，还有一些呈匍匐状生长的小转移灶，其生长方式与脑膜瘤相似。

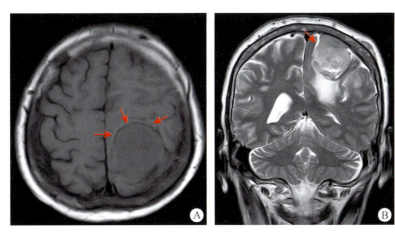

图50-1　术前颅脑MRI

A. MRI-T_1序列，肿瘤呈等T_1信号，肿瘤对脑组织挤压而非浸润，与脑组织边界相对清楚（红色箭头所示）；B. MRI-T_2序列，肿瘤呈等T_2信号，肿瘤与脑组织之间存在蛛网膜间隙（红色箭头所示）

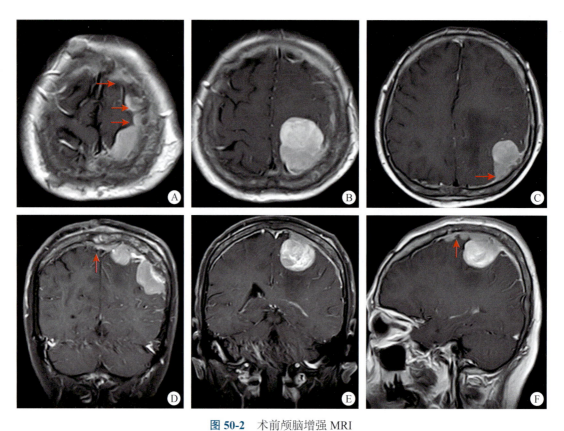

图 50-2　术前颅脑增强 MRI

A. 多发较小的转移灶；C. 可见硬脑膜尾征；D、F. 硬脑膜表面可见多发较小呈匍匐状生长的肿瘤（红色箭头所示）

　　手术采用左侧额顶开颅肿瘤切除术，术中见肿瘤侵袭颅骨，破坏内板，致使颅骨骨质疏松，硬脑膜增厚且张力较高，硬脑膜上的肿瘤呈匍匐状生长（图 50-3），体积较大的肿瘤团块边界清楚，颜色灰红，质地略韧，肿瘤近全切除。鉴于该肿瘤生长方式特殊，与脑组织广泛连接、紧密粘连，切除肿瘤过程中，脑组织出现明显肿胀。即使肿瘤切除后，颅内压仍未下降，遂于术中行去骨瓣减压。

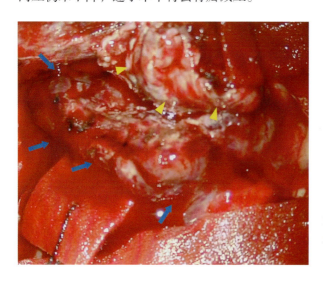

图 50-3　术中照片

黄色三角形所示为翻开的硬脑膜，可见硬脑膜明显增厚，蓝色箭头所示为肿瘤组织，肿瘤嵌入脑组织内，对脑组织呈挤压状态

　　患者术后平稳恢复，无肢体活动障碍。出院后进行化疗，暂未做头部放疗。术后 3 个月复查，示肿瘤控制理想（图 50-4），颅内压恢复至正常水平。目前术后 3 年，患者仍正常生活，复查颅脑 MRI 未见肿瘤复发。

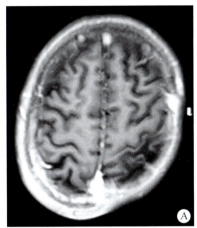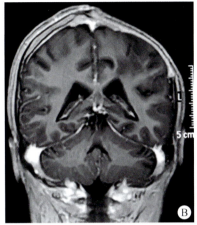

图 50-4　术后 3 个月颅脑 MRI，肿瘤切除满意，未见复发征象

讨论

　　肿瘤的硬脑膜转移与脑实质转移不同，其侵犯范围更为广泛，且通常呈匍匐状生长。依据 MRI 所显示的肿瘤范围进行开颅或者剪开硬脑膜时，往往发现未剪开的硬脑膜下方仍有呈匍匐生长的肿瘤。硬脑膜增厚极为明显，与脑组织表面的皮质及血管粘连紧密，致使在切除肿瘤的过程中，脑组织和血管易受损。

　　硬脑膜转移通常由颅骨转移直接引发，或者通过血行转移导致，后者相对少见。硬脑膜转移癌约占脑转移癌的 10%，多见于颅底硬脑膜。其原发肿瘤常见于乳腺癌、前列腺癌、肺癌等。硬脑膜转移增强 MRI 可表现为线性强化，结节性强化和混合性强化。其中线性强化即受累硬脑膜呈弥漫线样强化，结节性强化即受累硬脑膜呈孤立结节样强化，增强后中等程度强化，与脑膜瘤"硬脑膜尾征"的特点相似，临床中极易误诊，需注意结节性硬脑膜转移癌与脑膜瘤的鉴别。除上述表现外，结节性硬脑膜转移癌或多或少具有一些恶性肿瘤的特征，如形状不规则，多呈分叶状，强化不均匀，可见无强化坏死区，邻近脑组织内多伴有脑水肿，局部颅骨受侵袭导致增厚。

　　日本最近一项针对 8 例乳腺癌硬脑膜转移的研究结果显示：6 例仅有硬脑膜增厚，另外 2 例呈结节状，类似脑膜瘤。结节状生长者采取先手术再放疗，其余均仅行放射治疗。在这组研究中，8 例硬脑膜转移患者与同组 25 例脑内转移及柔脑膜转移患者中位生存期分别为 12 个月和 7 个月。局部治疗后再化疗可延长硬脑膜转移乳腺癌患者的生存期，由于硬脑膜转移不存在血脑屏障，因此化疗效果优于脑内转移及柔脑膜转移患者。

专家点评（中国人民解放军总医院第五医学中心乳腺肿瘤内科　王涛）

乳腺癌脑转移约占所有脑转移癌的 17%，是仅次于肺癌的第二大脑转移原因。大约 20% 转移性乳腺癌会发生脑转移，不同分子分型发生率不同，HER2 阳性发生脑转移在乳腺癌脑转移中的占比约为 50%，三阴性和 ER 阳性 /HER2 阴性的占比分别为约 30% 和 10%～15%，与没有发生脑转移的乳腺癌患者相比，乳腺癌脑转移患者的总生存期显著缩短（37.7 个月 vs. 53.4 个月）。脑实质是最常见的转移部位，80% 的脑实质转移发生在大脑半球，15% 发生在小脑，5% 发生在脑干；柔脑膜转移的发生率为 10% 左右，预后极差，给予积极地治疗后中位生存期仅为 3～6 个月；10% 左右的患者会发生硬脑膜转移，最常见的部位是顶部和额部，硬脑膜转移多源于颅骨转移，不存在血脑屏障，其预后优于脑实质转移和柔脑膜转移。

乳腺癌脑转移的治疗目标是改善神经系统症状、提高生活质量、延长生存期。手术和放疗两种局部治疗为主要的治疗策略，全身治疗策略如抗 HER2 靶向药物亦可作为 HER2 阳性乳腺癌脑转移患者的治疗选择。手术治疗主要适用于脑内单发、位置浅、容易切除的病灶，手术切除脑转移灶可以降低颅内压、缓解症状、预防 / 减轻神经功能障碍和癫痫、减少糖皮质激素的使用。此外，手术标本有助于明确病理诊断、进行分子病理检测。放疗包括全脑放疗（WBRT）和立体定向放疗（SRT）。WBRT 主要针对脑多发病灶，能够减少复发，推迟新发脑转移的出现。SRT 局部控制率高，不良反应轻，可有效保护认知功能，可以单用，也可以与全脑放疗联用或用于全脑放疗后再复发的脑转移治疗。系统治疗药物小分子酪氨酸激酶抑制剂吡咯替尼和图卡替尼、新型抗体药物偶联物德曲妥珠单抗可作为不急需局部干预的 HER2 阳性乳腺癌脑转移患者的治疗选择。硬脑膜转移不存在血脑屏障，全身治疗效果好，依据不同分子分型制定治疗策略，疼痛明显或局部占位效应明显时联合手术 / 放疗局部治疗。

本文提供了一例乳腺癌治疗后多发硬脑膜转移病例，两处大的病灶占位效应明显，对脑组织产生严重压迫，伴肢体活动障碍，是手术切除的适应证。术后患者恢复良好，继续全身化疗，复查显示硬脑膜转移灶切除满意、未见复发征象。由于硬脑膜转移多源于颅骨转移，不存在血脑屏障，因此可以按照乳腺癌分子分型分类的全身系统治疗原则进行，首先明确乳腺癌类型，予以分类治疗策略，以在保证患者生活质量的前提下延长生命为治疗目标。

参 考 文 献

王增光，张广健，杨新宇，等，2012. 弥漫性骨膜、颅骨、硬脑膜乳腺转移癌一例报告及文献复习. 中华神经外科杂志，28（11）：1184-1185.

COLEMAN R E，2001. Metastatic bone disease：clinical features，pathophysiology and treatment strategies. Cancer Treat Rev，27：165-176.

SAKAGUCHI M，MAEBAYASHI T，AIZAWA T，et al.，2018. Whole-brain radiation therapy for breast cancer patients with dural metastasis without concomitant brain metastasis and leptomeningeal metastasis. Anticancer Res，38（11）：6405-6411.

脑膜转移的分流手术

脑膜转移的治疗比较棘手，主要依赖药物及放射治疗，外科治疗脑膜转移的手段有限。播散的肿瘤细胞广泛分布于脑脊液之中，并随着脑脊液循环四处游走，且有大概率会阻塞蛛网膜颗粒引起脑脊液回流障碍，进而导致脑积水和颅内压增高。

病例

1）男性，52 岁。

2）发现肺癌 9 个月，药物治疗。

3）视物不清 10 天，头痛 1 周。

4）查体：左眼视力为 1 米距离可辨别手动，右眼失明，眼底检查：双侧视乳头水肿（图 51-1）。

5）MRI 可见脑膜线样强化，侧脑室略微扩大（图 51-2）。

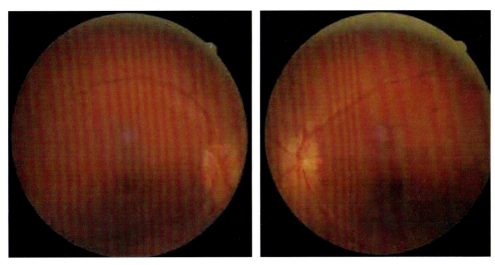

图 51-1 眼底照相可见双侧视乳头水肿

本例为肺癌脑膜转移导致脑积水，进而造成颅内压增高。患者临床表现较为典型，即头痛、恶心、呕吐、视乳头水肿和视力急速下降。治疗的首要目的是缓解颅内高压、挽救患者视力。神经外科可采取的措施为行脑室腹腔分流手术（图 51-3）。手术后患者头痛缓解，1 周后左眼视力有所恢复，从术前仅能在 1 米距离内辨别手动提升至术后可在 30 厘米距离处数指。

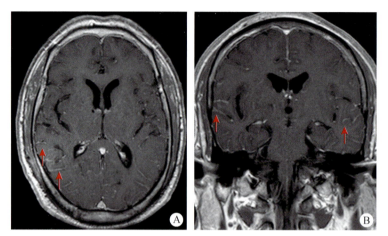

图 51-2　术前 MRI

脑膜广泛散在强化（红色箭头所示），考虑肺癌脑膜转移

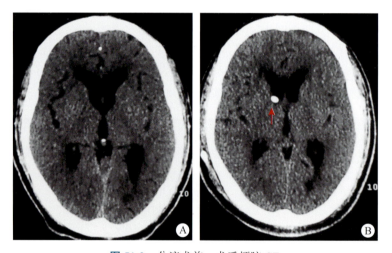

图 51-3　分流术前、术后颅脑 CT

A. 术前 CT，脑室略微扩大；B. 术后 CT，脑室较术前略有缩小，红色箭头所示分流管在脑室内的位置良好

讨论

脑转移癌多发生于脑实质内，可因病灶本身或继发水肿引起的占位效应导致梗阻性脑积水。尤其是位于室间孔、中脑导水管或第四脑室流出道附近的转移灶更易致此症。经手术、放化疗后，若无法缓解梗阻性脑积水，可考虑行分流手术。

相比之下，脑膜转移的病灶极为弥散，常因蛛网膜下腔和血管周围间隙的广泛阻塞引发脑积水。有研究表明，至少半数的脑膜转移患者存在明显的颅内高压和脑积水症状，主要表现为头痛、恶心、呕吐、视力下降、步态不稳、意识障碍等。由脑膜转移引起的脑积水一般症状较重且进展迅速，脑室扩大常不明显，病程中患者往往承受巨大的痛苦。这种情况通常无法手术切除肿瘤，其他针对肿瘤治疗的方式不仅疗效有限且起效时间较长，而分流手术效果确切，可迅速缓解相关症状、解除患者痛苦。

分流手术方式多样，包括脑室-腹腔分流、腰大池-腹腔分流、脑室-心房分流、脑室-矢状窦分流等，脑室-腹腔分流最常使用。为避免过度引流，中压固定压力型分流管一般能够满足需求。但随着病情发展，部分患者会出现压力依赖，常需要调节分流泵压力，因此对于有条件的患者建议采用可调压分流管。分流手术的并发症包括分流管阻塞、感染、引流过度或不足、颅内出血等，而缩短手术时间、采用规范的手术操作可有效减少并发症的发生。

对于脑转移或脑膜转移患者的分流手术而言，患者及肿瘤科医生更为关注肿瘤沿分流装置播散转移的风险。目前已有颅内髓母细胞瘤、生殖细胞瘤等经分流装置发生腹腔转移的相关文献报道，但其发生率低，仅为个案报道。此外，由于这些患者本身已经发生转移，且大多数曾接受全身治疗，因此转移癌再次由颅内转移至其他部位的可能性和危害相对较小，无须过于担忧。

脑室腹腔分流术不仅解除患者因颅内压增高带来的威胁与痛苦，还切实延长了患者的生存期。据文献报道，脑室-腹腔分流术后脑膜转移合并脑积水患者的生存期由 1.7 个月增加至 5.7 个月，另有报道称术后生存期为 3.3 个月。患者的生存期与原发病的类型密切相关，近年来，随着靶向治疗的广泛应用，肺癌、乳腺癌等疾病的治疗效果显著提高。新的放疗手段、能够突破血脑屏障的新型药物，以及脑脊液鞘内注射化疗的应用都能提高脑和脑膜转移癌的治疗效果。根据北京协和医院的最新报道，对于 *EGFR* 突变的 NSCLC 且伴有脑膜转移的患者采用第三代 EGFR-TKIs 奥希替尼进行治疗，其中位总生存期可达 15.7 个月。

原发及转移性中枢神经系统肿瘤均可导致脑积水，其中脑膜转移引起脑积水的占比较高且症状较重。分流手术能简单有效且快速地减轻患者痛苦，为后续治疗提供保障，进而延长患者生存时间。

专家点评（首都医科大学三博脑科医院神经外科 林志雄）

脑膜转移是恶性肿瘤通过血行转移、脑脊液种植播散等途径累及脑膜，或邻近肿瘤直接侵犯脑膜的一种严重疾患，主要包括硬脑膜转移和柔脑膜转移两大类，为恶性肿瘤晚期累及脑膜的表现。硬脑膜转移可见于 8%～9% 的晚期癌症患者，原发灶以乳腺癌、前列腺癌和肺癌等常见。柔脑膜转移是指肿瘤细胞侵犯软脑膜和蛛网膜并随脑脊液循环弥漫性或多发性种植生长，其原发肿瘤多为黑色素瘤、白血病、淋巴瘤、多发性骨髓瘤、肺癌、乳腺癌及中枢神经系统原发性肿瘤。其中实体肿瘤的发生率为 5%～8%，而部分中枢神经系统原发肿瘤柔脑膜转移的发生率很高，如髓母细胞瘤、生殖细胞类肿瘤等。来源于全身肿瘤者多由血行转移至脑或硬脑膜后再播散种植至柔脑膜。柔脑膜转移病灶通常十分弥散且位于蛛网膜下腔，多严重阻碍脑脊液循环，所以出现脑积水的概率极高。此类患者的脑室系统扩大多不显著，但颅内压一般较高，神经系统症状明显，患者十分痛苦且可迅速危及生命。

柔脑膜转移通常意味着肿瘤已至晚期，预后极差，治疗选择有限，未接受治疗患者的总生存期（OS）仅为 4～6 周，而接受传统治疗患者的 OS 为 4～8 个月，多数患者因神经系统转移灶的进展死亡而非原发病灶。目前没有彻底根除蛛网膜下腔内肿瘤细胞的有效方法，也尚无明确的标准治疗方案，需根据患者情况制定个体化方案。治疗目的是缓解症状、改善和稳定神经功能、延长生存期。鞘内化疗是柔脑膜转移的最主要治疗方式，以甲氨蝶呤、阿糖胞苷和塞替派为主要药物；全脑放射治疗是最常用的放疗方法；手术可选择皮下埋置 Ommaya 囊用于鞘内注射化疗药物。脑膜转移在影像学上虽无明显的脑室扩大，但是会出现严重的颅内压增高表现，如剧烈的头痛、呕吐、视乳头水肿，而脑室 - 腹腔分流术可快速缓解颅内压增高，减轻患者痛苦并延长生存时间，且为其他治疗提供机会和条件。当然，这一方法存在争议，其核心是分流手术会人为导致肿瘤细胞扩散到腹腔。但是，支持者认为，对于已经转移的患者，颅内压增高是迫在眉睫的危险因素，所以，分流术是可以让患者受益的。

本例患者肺癌治疗 9 个月后出现脑膜转移，颅内压明显升高且视力减退，进行脑室 - 腹腔分流后神经系统症状缓解。这不仅减轻了患者痛苦、提高了生活质量，也给后续的外周及中枢神经系统综合治疗提供了保障。另外，患者及家属的信心也明显提高，这一点在医疗活动中十分重要。

参 考 文 献

徐海燕，陈恒琦，孔建新，等，2022. 不同酪氨酸激酶抑制剂治疗表皮生长因子受体突变非小细胞肺癌脑膜转移患者的预后分析 . 中华医学杂志，102（6）：399-405.

BRIDGES K，SAUERWEIN R，GRAFE M R，et al.，2017. Seeding of abdomen with primary intracranial hemangiopericytoma by ventriculoperitoneal shunt：case report. World Neurosurg，107：1048. e7-1048. e14.

KWON B S，CHO Y H，YOON S K，et al.，2020. Impact of clinicopathologic features on leptomeningeal metastasis from lung adenocarcinoma and treatment efficacy with epidermal growth factor receptor tyrosine kinase inhibitor. Thorac Cancer，11（2）：436-442.

LI Y S，JIANG B Y，YANG J J，et al.，2016. Leptomeningeal metastases in patients with NSCLC with EGFR mutations. J Thorac Oncol，11（11）：1962-1969.

MURAKAMI Y，ICHIKAWA M，BAKHIT M，et al.，2018. Palliative shunt surgery for patients with leptomeningeal metastasis. Clin Neurol Neurosurg，168：175-178.

52

脑膜转移的 Ommaya 囊植入术

　　脑膜转移是癌症转移治疗中最具挑战性的难题，目前主要治疗手段有放疗、化疗、靶向治疗、免疫治疗、手术治疗和鞘内注射化疗等。

　　脑膜转移伴脑积水患者可以行 Ommaya 囊植入术，Ommaya 囊引流管放置在侧脑室额角内（图 52-1A，B，D），当患者出现颅内压增高时，可穿刺囊泵抽取脑脊液以降低颅内压。还可通过此囊注射化疗药物进行脑室内给药（图 52-1C）。此囊具备可反复穿刺给药的特点，相较于鞘注传统的重复腰穿途径，能显著降低由此给患者带来的创伤及感染风险。

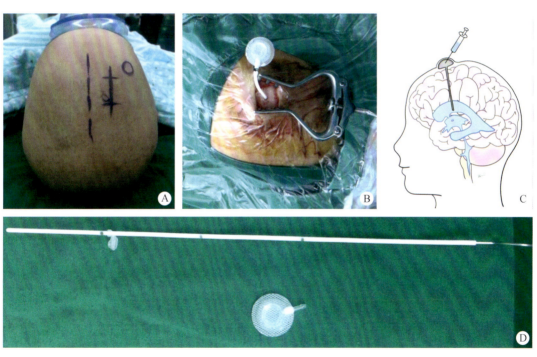

图 52-1　Ommaya 囊手术及装置

A. Ommaya 囊穿刺的位置；B. 术中穿刺放囊的过程；C. 穿刺囊泵给药示意图；D. Ommaya 囊的装置，一个囊泵，一条引流管

病例

1）女性，44 岁。

2）肺腺癌合并全身多处转移 2 年，行多种方案化疗及靶向药物治疗。

手术视频

3）9 个月前突发癫痫大发作，发现脑膜转移且脑脊液中检测到肿瘤细胞。

4）2 个月前复查颅脑 MRI 示脑膜转移进展（图 52-2 A～C），行 Ommaya 囊植入术并通过囊内注射甲氨蝶呤，患者癫痫等症状明显缓解，肿瘤得到控制（图 52-2 D～F）。

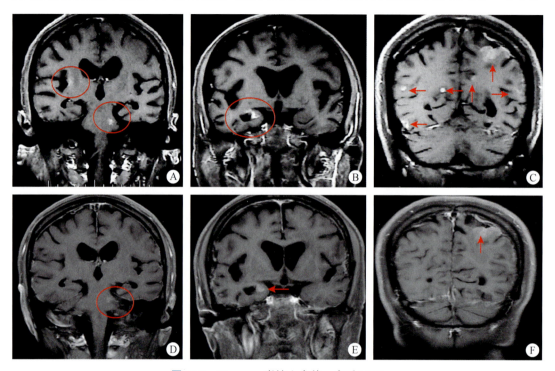

图 52-2　Ommaya 囊植入术前、术后 MRI

A～C. 鞘内注射前颅脑 MRI，可见颅内多发点片状播散转移灶；D～F. 经 Ommaya 囊鞘内注射治疗后 MRI，播散转移灶缩小，强化减弱

讨论

脑膜转移癌又称脑膜癌病或癌性脑膜炎，由外周或颅内原发恶性肿瘤细胞侵及脑 / 脊髓的蛛网膜下腔引起，表现为蛛网膜及软脑（脊）膜弥漫性或多灶性受累，进而导致一系列临床症状，常被认为是癌症晚期的表现。该病进展迅速、症状严重、预后差，未经治疗者平均生存期为 4～6 周，经治疗后增加至 4～6 个月或更长。脑膜转移多见于白血病、淋巴瘤等血液系统肿瘤，实体肿瘤中以肺癌、乳腺癌、黑色素瘤较为常见。

脑膜转移癌治疗比较棘手，放疗可有效缓解临床症状，并可破坏血脑屏障和血脑脊液屏障，提高全身治疗药物穿透性，增加免疫细胞、炎性细胞浸润，但不能直接延长脑膜转移患者的生存时间。

由于血脑屏障的存在，化疗药物如甲氨蝶呤（MTX）、阿糖胞苷、替莫唑胺进入脑脊液内的剂量有限。第三代 EGFR-TKIs 及 ALK-TKIs 靶向药物奥希替尼和劳拉替尼显示了较好的透过血脑屏障的能力，并将 *EGFR* 突变的 NSCLC 伴脑膜转移患者的生存时间提高至 15.7 个月。免疫检查点抑制剂（ICIs）疗法发展迅速，抗程序性死亡受体 1 及其配体

（PD-1、PD-L1）药物也对部分脑膜转移癌患者有一定疗效。目前正在开展多个临床试验以评估上述疗法的疗效。

针对脑膜转移癌的主要手术方式为脑室 - 腹腔分流术和 Ommaya 囊植入术。半数以上的脑膜转移患者会出现脑积水，分流手术是其有效的治疗手段。Ommaya 囊植入术同样具有独特的临床价值，可为脑室内给药提供安全、可靠且便捷的通道。

鞘内注射化疗药物一直是治疗脑膜转移癌的重要手段，可使药物直接穿透血脑脊液屏障，在脑脊液中得到更高的药物浓度，具有更好的肿瘤抑制作用。Asan 医疗中心回顾性分析表明，鞘内化疗可使脑膜转移癌患者脑脊液内肿瘤细胞转为阴性，缓解神经系统症状，但不影响总生存期。鞘注的主要方式包括 Ommaya 囊脑室内给药和腰椎穿刺给药。脑室内给药可使化疗药物均匀分布于脑脊液中，避免药物输送到硬脑膜外或硬脑膜下腔。而反复腰椎穿刺不仅增加患者痛苦、局部损伤和感染风险，且药物浓度分布通常不均匀，导致某些区域药物浓度过高，从而增加神经毒性。有研究表明，应用 Ommaya 囊化疗较腰椎穿刺鞘注化疗的总生存期明显更长（9.2 个月 vs. 4.0 个月，P=0.0006）。

甲氨蝶呤、阿糖胞苷、培美曲塞（Pem）等是鞘内注射化疗的主要药物。北京协和医学院一项 MTX 鞘注治疗肺癌脑膜转移的回顾性研究显示，鞘注患者的症状缓解率为51.9%，中位生存期为 14 个月，明显优于未行鞘注患者。对于第三代靶向药物治疗失败的肺癌患者，鞘内注射化疗也具有明确疗效。一项针对培美曲塞联合地塞米松鞘内注射化疗治疗 EGFR-TKIs 失败患者的研究显示，其临床有效率为 84.6%，中位总生存期为 9 个月，不良反应率为 30%，主要为骨髓抑制。

本患者肺癌治疗期间出现脑膜转移，常规化疗及靶向药物治疗后颅内病灶仍进展，行鞘内注射化疗后得到明显控制。该患者起初反复腰穿进行鞘注，下肢无力症状的原因不能排除由化疗药物局部浓度较高引起的脊神经炎导致，建议暂停腰穿鞘内化疗或更换药物。给予 Ommaya 囊植入可以给患者鞘注提供更为理想的通路，且在肿瘤进展引起脑积水的情况下可释放脑脊液，为患者争取行其他治疗的机会。

专家点评（首都医科大学附属北京天坛医院肿瘤内科　李晓燕）

柔脑膜转移（LM）是恶性肿瘤的一种致死性并发症，其在非小细胞肺癌（NSCLC）患者中的发生率为 3% ～ 5%。特别是伴有表皮生长因子受体（epidermal growth factor receptor，EGFR）突变的 NSCLC 患者，LM 发生率高达 9% ～ 16%。在接受了三代EGFR-TKIs 治疗后，越来越多的患者表现为原发灶、体部转移灶、脑实质转移灶均稳定且新出现脑膜转移，使得我们有理由相信，在更有力的靶向药物治疗压力下，肿瘤细胞进化，为逃避药物选择压力，柔脑膜成为新的避难所，成为 TKIs 耐药的靶器官，也成为临床治疗的难点和痛点。

LM 患者症状重、进展快、预后差、治疗手段有限且疗效欠佳，未经治疗的 LM 患者中位生存期仅 4 ～ 6 周。放疗（WBRT 或 SRS）一直是脑转移癌治疗的金标准，但是对于柔脑膜转移，病灶主要呈点状、线状强化散在分布，有些在 MRI 上显示不清，很难进行SRS。WBRT 的疗效也不如脑实质转移癌，较少柔脑膜转移患者能从放疗中获得 OS 延长。

经静脉注射的化疗药物难以达到柔脑膜病灶局部，不是临床治疗的优选。驱动基因阳性，尤其是 *EGFR* 敏感突变的 LM 患者，TKIs 可以帮助其获得显著临床缓解，但仍有一部分患者是 TKIs 耐药后出现 LM，需要寻找新的有效的治疗方案。

本文提供的这一例肺腺癌患者，为中年女性，既往多线化疗、靶向治疗失败，因癫痫大发作进一步检查明确为柔脑膜转移，植入 Ommaya 囊后进行了鞘注甲氨蝶呤化疗，MRI 提示病灶强化明显减弱、范围缩小、症状缓解，提示治疗有效，无进展生存期（PFS）达 9 个月以上。本病例提供了一种新的给药途径（Ommaya 囊），可以反复注射给药，无须特定体位，无须局麻，进针距离短，注射后不需要去枕平卧 4 ～ 6 小时，一般来说平卧 1 小时即可，与腰穿相比，操作简便，成功率高。甲氨蝶呤是常用的鞘内注射药物，与静脉给药相比，甲氨蝶呤鞘注因单次剂量较低，骨髓抑制不明显，肝肾毒性轻微，成为柔脑膜转移患者首选的鞘注化疗方案。近几年有研究探索了 Pem 用于鞘注的安全性和有效性，结果显示，单次 Pem 50mg，每 2 ～ 3 周鞘注一次，可以显著改善肺腺癌柔脑膜转移的治疗有效率和 PFS，明显延长了 OS。此后多家中心均进一步探索了 Pem 鞘注方案，取得了一致的结果，因此对于肺腺癌柔脑膜转移的患者，多了一种治疗选择。

这个病例提供了一个很好的柔脑膜转移诊疗的视角，患者取得了切实的临床获益，留置 Ommaya 囊进行鞘注化疗也体现了多学科协作特色。这个病例提示我们，虽然肺癌柔脑膜转移仍然是临床治疗的难点，仍需探索更高效低毒的治疗方案，但经 Ommaya 囊鞘注化疗是该部分患者的基础性治疗，帮助患者延长了总生存期，结合脑脊液分子诊断层面的信息，有望更好地改善预后，提供更优化的联合治疗策略。

参 考 文 献

刘小小，陈秀红，张中冕，2021. 非小细胞肺癌脑膜转移治疗进展. 癌症进展，19（9）：873-877.

徐海燕，陈恒琦，孔建新，等，2022. 不同酪氨酸激酶抑制剂治疗表皮生长因子受体突变非小细胞肺癌脑膜转移患者的预后分析. 中华医学杂志，102（6）：399-405.

FAN C，ZHAO Q，XIN T，et al.，2021. Efficacy and safety of intrathecal pemetrexed combined with dexamethasone for treating tyrosine kinase inhibitor-failed leptomeningeal metastases from EGFR-mutant NSCLC-a prospective，open-label，single-arm phase 1/2 clinical trial（unique identifier：ChiCTR1800016615）. J Thorac Oncol，16（8）：1359-1368.

KWON B S，CHO Y H，YOON S K，et al.，2020. Impact of clinicopathologic features on leptomeningeal metastasis from lung adenocarcinoma and treatment efficacy with epidermal growth factor receptor tyrosine kinase inhibitor. Thorac Cancer，11（2）：436-442.

第八部分

全身肿瘤发生特殊部位的

颅内转移

垂 体 转 移

　　肿瘤转移可累及多个器官，其中垂体转移虽不常见，但有着特殊的病理生理特征。垂体位于颅内，却与脑组织特性不同，其血供丰富，且不存在血脑屏障，使化疗药物更易进入，因此相较于脑内转移癌，针对垂体转移的化疗效果通常更好，类似肿瘤肾上腺转移的特点。

　　然而，垂体紧邻在神经内分泌调节中起关键作用的下丘脑，导致在垂体及周边进行手术或放疗时，极易损伤下丘脑，引发严重并发症，使治疗风险增加，因此，在制定治疗肿瘤垂体转移的方案时，需谨慎权衡。

病例 1

1）女性，57岁。

2）左眼视力下降1个月。

3）既往乳腺癌，子宫肌瘤手术史。

4）8个月前因视力下降于外院行开颅鞍区肿瘤切除术，2个月后视力再次下降，于外院行经蝶鞍区肿瘤切除术，现视力再次下降于笔者所在医院就诊。

5）查体：双眼颞侧视野缺损。

6）内分泌检查：甲状腺功能低下，皮质醇水平降低。

7）术前MRI可见肿瘤转移至鞍内及鞍上，并向左侧海绵窦内浸润性生长（图53-1）。

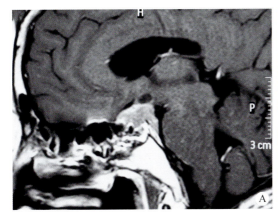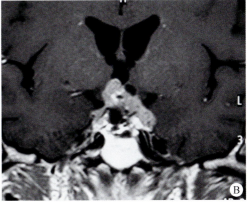

图 53-1　病例 1 术前 MRI

可见肿瘤位于鞍内及鞍上，强化明显，与垂体瘤难以鉴别

患者入院后行开颅手术治疗，术中可见肿瘤与周围组织紧密粘连，部分组织瘢痕形成，肿瘤大部分切除。术后病理诊断考虑乳腺浸润性导管癌转移。患者术后视力略有下降，无尿量异常，5 个月后死于晚期肿瘤并发症。

病例 2

1）女性，42 岁。

2）间断头痛、视力下降 2 年，加重 3 个月。

3）肺部 CT 示左肺占位，活检病理确诊为肺癌，采用培美曲塞 + 顺铂方案化疗 6 周期。

4）于当地医院行经蝶鞍区病变切除术，术后病理诊断为肺癌转移，术后患者双侧视力下降，视野缺损无改善，仍有间断头痛。

5）内分泌检查：FT3 1.59pg/ml（正常值 1.71 ～ 3.71pg/ml），TT3 0.54ng/ml（正常值 0.58 ～ 1.59ng/ml），TT4 3.81µg/dl（正常值 4.87 ～ 11.72µg/dl），TSH 0.183µIU/ml（正常值 0.35 ～ 4.94µIU/ml）。其余激素水平未见明显异常。

6）入院后肺部 CT 可见左肺门巨大占位，颅脑 CT 及 MRI 可见肿瘤位于鞍内及鞍上，体积巨大，增强扫描后肿瘤强化明显（图 53-2）。

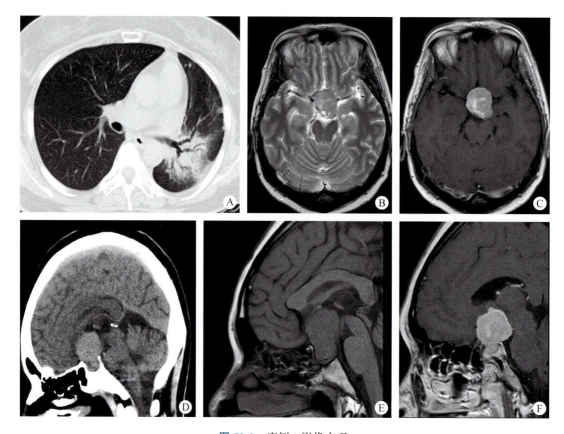

图 53-2 病例 2 影像表现

A. 肺部 CT 可见左肺门巨大占位；B. 颅脑术前 MRI T$_2$ 序列，肿瘤呈等 T$_2$ 信号；C. 轴位增强 MRI 可见肿瘤强化明显；D. 颅脑 CT 平扫可见肿瘤呈略高密度；E. MRI-T$_1$ 序列，肿瘤呈等 T$_1$ 信号；F. 矢状位增强 MRI 可见肿瘤位于鞍内及鞍上，形状类似垂体瘤

患者来院后放弃手术治疗，选择继续化疗，于 2 个月后死亡。

病例 3

1）男性，58 岁。

2）6 年前因肾透明细胞癌行右肾切除术。

3）7 个月前自觉视力下降，于外院诊断为鞍区占位后行经蝶窦肿瘤切除术。

4）2 个月前自觉左眼视力下降，复查颅脑 MRI 提示肿瘤复发。

5）查体：粗测左眼视力下降，右眼视力正常，双眼颞侧视野偏盲。

6）内分泌检查：TT3 0.52ng/ml，TSH 0.013μIU/ml，其余激素水平未见明显异常。

7）术前 CT 可见鞍底骨质破坏明显，MRI 可见肿瘤位于鞍内及鞍上，强化明显（图 53-3）。

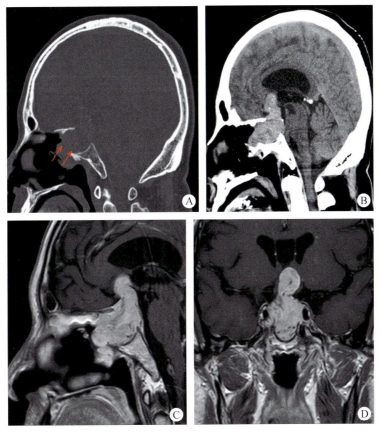

图 53-3 病例 3 术前颅脑影像表现

A. 术前 CT 骨窗像，可见鞍底骨质被破坏；B. 术前 CT，肿瘤呈略高密度；C、D. 增强 MRI 可见肿瘤强化明显，位于鞍内及鞍上，形状类似垂体瘤

患者肿瘤位于鞍内及鞍上，鞍上部分肿瘤明显压迫视神经导致视力下降、视野缺损。入院后行开颅手术，术中见肿瘤质地硬韧，血供异常丰富。肿瘤大部分切除，术后残存肿

瘤行放射治疗，4 个月后肿瘤复发，于外院再次行经蝶手术，术后行靶向药物治疗，其间复查鞍内残存小部分肿瘤，多年随访患者病情稳定，肿瘤未见进展（图 53-4）。目前患者术后 4 年，长期口服索拉非尼，除视力下降外，正常生活。

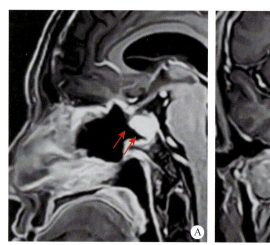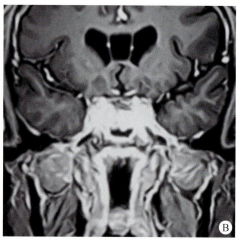

图 53-4　病例 3 术后 2 年颅脑 MRI
A. 矢状位增强 MRI；B. 冠状位增强 MRI，可见鞍内残存小部分肿瘤（红色箭头所示），强化明显

　　上述 3 例患者既往均有全身肿瘤手术史，在发现鞍区占位后，肿瘤垂体转移易被纳入考虑范畴。其中病例 2 未行手术治疗，出院 2 个月后死亡，病例 3 则接受手术等综合治疗，术后 4 年仍正常生活。

　　目前笔者所在医院共收治 5 例垂体转移癌患者：2 例肺癌、2 例乳腺癌、1 例肾癌，其中 4 例接受手术治疗。2 例肺癌垂体转移患者中，一例即病例 2，在化疗 2 个月后死亡，另一例行手术治疗，术中全切除肿瘤，术后 4 个月复查未发现肿瘤复发。2 例乳腺癌垂体转移患者接受多次手术治疗，肿瘤仍复发频繁，均在 6 个月内死亡。

讨论

　　垂体转移癌临床罕见，发病率占所有转移癌的 1.0% ～ 3.6%，是颅外肿瘤转移到垂体区域，常见于鞍内和鞍上，常累及垂体实质、垂体柄、鞍隔及周围硬脑膜、蛛网膜等结构。垂体转移癌原发肿瘤的来源包括乳腺癌、肺小细胞癌、肾细胞癌、甲状腺癌、肝细胞癌等，其中乳腺癌和肺癌的垂体转移最为常见。

　　垂体转移癌与垂体瘤临床表现相似，都有视力下降和典型的双颞侧视野缺损、垂体功能低下等症状。但转移癌病情进展迅速，因此视力下降和垂体功能障碍出现得更为迅速。由于转移癌不仅破坏垂体组织，还会累及垂体柄及下丘脑，更易引起尿崩，因此多饮多尿症状也是垂体转移癌和垂体腺瘤的鉴别点之一。

　　垂体转移癌的治疗通常是姑息性的，包括手术、放疗、化疗、激素治疗、分子靶向治疗等，以外科手术治疗为主。手术以明确诊断和缓解症状为主要目标，并不能延长患者的生存期，术后还需进行综合治疗。垂体转移癌的预后取决于原发肿瘤的恶性程度，通常预后较差，中位生存期仅为 6～7 个月，文献已报道的最长生存时间为 3 年。

专家点评（首都医科大学三博脑科医院神经外科　于春江）

　　垂体转移癌是指身体其他部位的恶性肿瘤转移到垂体。这种情况通常发生在恶性肿瘤的晚期。垂体转移癌会导致鞍区占位的各种表现，如垂体功能障碍、视路受损症状、下视丘受损症状，从而引起各种内分泌失调的症状，如肾上腺皮质激素缺乏、甲状腺功能减退等。

　　垂体转移癌的影像学表现与其他鞍区占位无显著差异，包括垂体增大、垂体柄偏移、垂体信号异常等，垂体转移癌诊断需要结合病史、临床表现、影像学检查和实验室检查等各方面资料。垂体转移癌的治疗方法包括手术治疗、放疗和药物治疗。手术治疗可以切除部分肿瘤，缓解视神经受压，并且有助于明确病理诊断。但是手术本身在延长患者的生存期方面无显著的数据依据。垂体转移癌的预后取决于患者原发肿瘤的性质及部位，一般来说，垂体转移癌的预后较差。垂体转移癌的中位生存期取决于肿瘤的类型、转移灶的大小、治疗方法等各个因素，为数月至数年不等。垂体转移癌不同于其他脑组织转移癌，不受限于血脑屏障，这一特点有利于化疗药物或肿瘤靶向药物治疗肿瘤，应根据不同病情选择个性化的综合治疗方案。

参 考 文 献

ALMEIDA-FREITAS D B，PINHO M C，OTADUY M C，et al.，2014. Assessment of irradiated brain metastases using dynamic contrast - enhanced magnetic resonance imaging. Neuroradiology，56（6）：437-443.

KOMNINOS J，VLASSOPOULOU V，PROTOPAPA D，et al.，2004. Tumors metastatic to the pituitary gland：case report and literature review. J Clin Endocrinol Metab，89（2）：574-580.

SAEGER W，LUDECKE D K，BUCHFELDER M，et al.，2007. Pathohistological classification of pituitary tumors：10 years of experience with the German Pituitary Tumor Registry. Eur J Endocrinol，156（2）：203-216.

松果体转移

肿瘤发生颅内转移最常见于脑组织。其中，大脑半球的转移占全部脑转移的 80%，小脑占 15%，脑干占 5%。临床中，肿瘤同样会转移至颅内一些少见的部位，在鉴别诊断时应加以注意。松果体是一个内分泌器官，虽位于颅内，却不属于神经系统。松果体不存在血脑屏障，且血运丰富，使肿瘤细胞可通过血行途径转移至松果体。原发松果体区肿瘤多见于儿童和少年，老年人出现松果体区原发肿瘤极为罕见，因此，老年人发现松果体区肿瘤，需考虑转移癌的可能。

病例

1）男性，61 岁。

2）视物模糊 20 天。

3）查体：双眼上视困难，余（–）。

4）术前胸部正位片"未见异常"（图 54-1）。

5）术前颅脑 CT 可见松果体区高密度占位，轻度脑积水。MRI 可见肿瘤呈等 T_1、等 T_2 信号，增强 MRI 可见肿瘤均匀一致强化（图 54-2）。

患者以视物不清就诊，颅脑 CT 及 MRI 发现松果体区占位，松果体肿瘤以儿童及青少年患者多见，成人较少，该患者已经 61 岁，术前仅查胸部正位片，未行胸部 CT 检查。术前诊断考虑"松果体实质细胞瘤"可能性大。行右额开颅经胼胝体穹隆间入路肿瘤切除术＋第三脑室底造瘘术，术中见肿瘤呈灰红色、质软、血供较丰富，术中冰冻病理诊断"转移癌或者松果体母细胞瘤可能性大"，近全切除肿瘤。手术后病理诊断为"低分化腺癌"。复查胸部 CT 发现左侧肺门附近有一处占位（图 54-3A）。术后患者脑积水症状缓解（图 54-3B），未出现新发神经功能障碍。

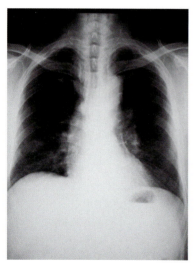

图 54-1 术前胸部正位片"未见异常"

由于此病例是早年病例，2009 年对肺腺癌的诊断和治疗水平不如现阶段成熟，当时术前常规行胸部正位片检查，而非常规肺部 CT 检查，因此术前并未发现肺癌。术后患者头部和肺部进行放疗，以及全身化疗，半年后患者死于颅内病情进展。

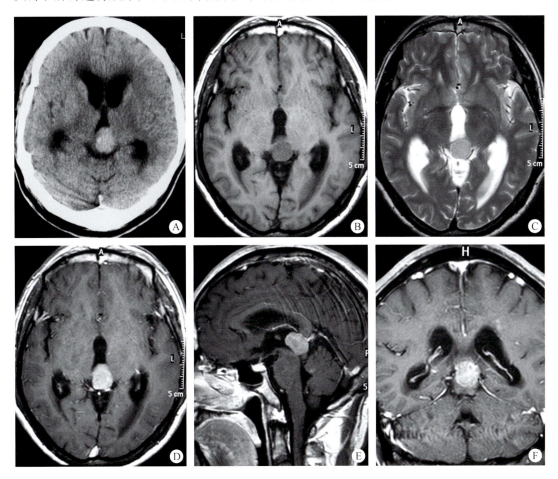

图 54-2 术前颅脑 CT 及 MRI，可见肿瘤位于松果体区

A. 颅脑 CT，肿瘤呈高密度；B、C. 颅脑 MRI，肿瘤呈等 T_1、T2 信号；D～F. 增强 MRI，肿瘤呈均匀一致强化

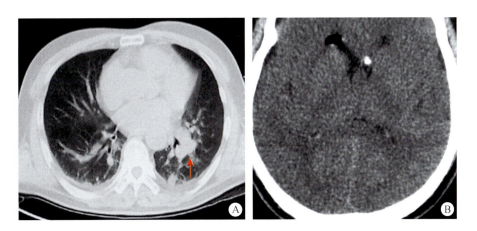

图 54-3 术后胸部 CT 及颅脑 CT

A. 术后胸部 CT 可见左侧肺门附近有一处占位（红色箭头所示）；B. 术后颅脑 CT 可见脑室变小

讨论

发生在松果体区的转移癌极其罕见，通常在尸检中发现，Yoshiaki Tsukada 在 309 例乳腺癌的中枢神经系统转移中，仅发现 14 例（4.5%）松果体转移。然而，在临床中发现的松果体区转移患者的比例远低于尸检。据估计，肺腺癌松果体区转移仅占肺腺癌颅内转移的 0.4%。笔者对 25 篇文献中的 27 例松果体区转移癌临床病例进行了回顾性分析，其中肺癌 14 例，食管癌 4 例，胃癌 2 例，肾癌 2 例，乳腺癌、结直肠癌、膀胱癌、甲状腺癌和肝癌各 1 例；其中女性 7 例，男性 20 例，平均年龄为 59.22±13.94 岁。近半数患者发现松果体转移癌时无颅外恶性肿瘤病史。

颅内压增高是松果体区转移癌的主要临床症状，表现为头痛、恶心、呕吐和视力丧失，主要由脑积水引起。在 27 例中，有 16 例（59.26%）出现颅内压增高的症状，8 例（29.63%）出现帕里诺综合征，9 例（33.33%）出现步态困难，2 例（7.41%）没有明显症状。这些症状没有特异性，与松果体原发肿瘤的症状相同。

原发性松果体区肿瘤虽然少见，但可以起源于多种细胞，如松果体实质肿瘤、生殖细胞肿瘤、星形细胞瘤等。对于没有明确颅外恶性肿瘤病史的患者，基于临床表现、CT 和 MRI 等鉴别诊断非常困难，通常需要手术或活检进行病理诊断。27 例病例中，转移灶呈现不同程度的强化，没有特异性。这组病例的生存期为 5.12±4.43 个月。患者死亡不完全由颅内因素引起，也有部分患者死于全身进展。与颅内其他部位转移癌相同，松果体转移癌经积极治疗后可获得相对较好的预后。

松果体区肿瘤多数伴有脑积水，手术主要有两个目的：一是切除肿瘤，明确性质；二是缓解脑积水症状。要想一次手术同时达到上述两个目的，手术方式可采用经胼胝体 - 穹隆间入路，或经侧脑室 - 脉络膜裂入路，目前应用经侧脑室 - 脉络膜裂较多，可避免前者造成穹隆损伤的风险。

总之，松果体转移癌缺乏特异性，仅从临床表现和影像学表现难以与松果体其他肿瘤相鉴别。因此，对于松果体区病变的患者，特别是老年患者，应考虑转移癌的可能。

专家点评（首都医科大学三博脑科医院神经外科　张宏伟）

脑转移癌发生在松果体区属于比较罕见的情况，由于没有特异性的影像学特征，术前很难做出正确诊断，对于成人、影像学上呈强化比较均匀的松果体区占位，特别是有原发病灶，应考虑到松果体转移癌的可能。

松果体转移癌产生的症状与该部位的生殖细胞肿瘤、松果体细胞瘤是一样的，一般都会引起梗阻性脑积水症状，所以具备明确的手术指征。尽管该部位的转移癌报道较少，但其全切除后远期预后与原发病灶的预后有直接关系，如对放疗是否敏感、是否有合适的靶向药物、是否对免疫治疗有良好的反应等，积极做到全切除可达到满意的预后。

脑内的转移癌一般都会有较明确的供血血管，术中需要将供血血管彻底离断，甚至扩大切除。松果体转移癌，由于部位的富血供特征，一般不会有明确的供血血管，但要力争做到完整切除。至于手术入路，这个区域目前应用比较多的有 Poppen 入路、Krause 入路、经脉络膜裂入路等，各有优缺点，根据术者对每个入路的熟悉程度而采用，对于一个经验丰富的神经外科医生，无论是神经内镜下还是显微镜下都能取得不错的效果。前方入路（脉络裂入路、胼胝体 - 穹隆间入路）的优点是可以同时行第三脑室底造瘘，因为在临床上存在个别患者即使中脑导水管做到了完全打通远期也有再闭合的情况，目前国际上关于中脑导水管术后打通再闭合的发生比例不是很清楚，但这样做无疑使部分患者避免了二次分流手术。

参 考 文 献

张宏伟，张明山，夏雷，等，2012. 经胼胝体 - 穹隆间入路切除第三脑室内部及其后部肿瘤的临床治疗探讨. 中华外科杂志，20（2）：139-143.

JI J P，GU C Y，ZHANG M S，et al.，2019. Pineal region metastasis with intraventricular seeding：a case report and literature review. Medicine，98（34）：e16652.

KENJI N，KAZUTETSU A，MASAYUKI I，et al.，2013. Isolated pineal region metastasis from lung adenocarcinoma with obstructive hydrocephalus：a case report. J Med Case Rep，7：71.

TSUKADA Y，FOUAD A，PICKREN J W，et al.，1983. Central nervous system metastasis from breast carcinoma. Autopsy study. Cancer，52（12）：2349-2354.

颅内双重转移：松果体和侧脑室转移

全身肿瘤发生脑转移主要有两种形式，一是肿瘤细胞通过血行途径转移至脑实质内，二是肿瘤细胞通过脑脊液播散，在整个神经系统内转移，后者以脑膜转移较为常见，脑室转移相对少见。而肿瘤发生双重转移，即同时存在血行转移与经脑脊液转移的情况则更为罕见。

病例

1）女性，51 岁。

2）头痛、恶心、呕吐 1 周。

3）慢性支气管肺炎 8 年。

4）查体：双眼上视困难，辐辏反射消失，余神经系统查体（－）。

5）颅脑 MRI：颅内可见两处肿瘤，一处位于松果体区，另一处位于右侧侧脑室内（图 55-1）。

6）术前胸部正位 X 光片"未见异常"（图 55-2）。

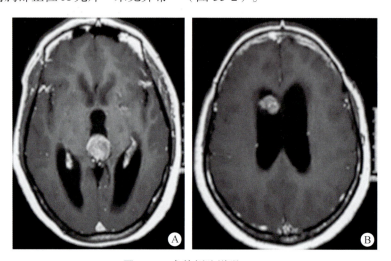

图 55-1 术前颅脑增强 MRI

A. 肿瘤位于松果体区；B. 另一处肿瘤位于右侧侧脑室额角

术前颅脑 MRI 提示松果体区和右侧侧脑室内占位，入院诊断首先考虑松果体区原发肿瘤，侧脑室内占位考虑为松果体区肿瘤播散所致。鉴于是成人患者，考虑松果体实质细胞肿瘤可能性大。行右额开颅侧脑室肿瘤切除＋经脉络膜裂入路肿瘤切除术＋第三脑室底造瘘术。将两处肿瘤同时切除，术后病理诊断为小细胞恶性肿瘤，考虑为肺来源（图55-3）。查胸部CT，可见左侧肺门处存在占位（图55-4）。颅内病变为肺癌脑转移。术后患者在外院行支气管镜肺部病变活检术，证实肺部占位为小细胞肺癌。随后进行系统全身治疗，肺部和脑部放疗。随访：开颅术后21个月患者死于肺部肿瘤复发。

这个病例非常特殊，患者原发病为肺癌，肺癌首先通过血行途径转移至松果体，随后，松果体区的肿瘤细胞又发生了经脑脊液途径播散转移，最终形成右侧侧脑室转移灶，属于典型的双重转移。

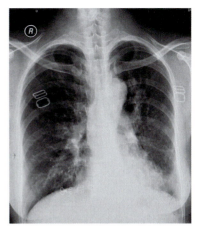

图 55-2 术前胸部正位X光片，"未见异常"

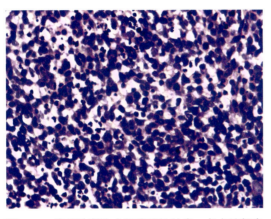

图 55-3 病理诊断为小细胞恶性肿瘤，考虑肺部来源（HE，×100）

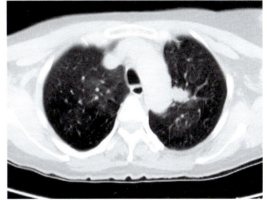

图 55-4 术后胸部CT可见肿瘤位于左侧肺门

讨论

松果体区是一个极其罕见的颅内转移部位，颅外恶性肿瘤向松果体区转移的主要途径为血行转移，由于松果体区缺乏血脑屏障，因此循环血液中的肿瘤细胞更有可能通过这个部位进入神经系统，形成转移灶。Kashiwagi等认为，松果体区充满大量的窦状血管，血管周围没有胶质细胞，更容易受到循环血中肿瘤细胞的影响。Ortega等认为松果体区的转移癌主要由肿瘤细胞通过脉络膜后动脉进入松果体区。本病例中，位于松果体区的病变被认为是第一次转移，而位于右侧侧脑室的病变被认为是第二次转移。第二次转移的原因是肿瘤细胞经过脑脊液循环播散至侧脑室。Pollack等总结了肿瘤播散的潜在机制，发生在脑室和基底池附近的病变容易发生脑脊液播散。松果体原发肿瘤如生殖细胞肿瘤、松果体实质细胞肿瘤，本身就易发生肿瘤的播散转移，其播散转移至侧脑室及第四脑室很常见。从这个病例可以看出，即使是松果体转移癌也具有沿着脑脊液播散至脑室的特点。

肿瘤发生中枢神经系统转移通常意味着疾病的终末期，松果体转移癌的治疗策略根据全身状况、原发肿瘤的病理和神经系统症状的不同而有所不同。对于本病例的治疗策略，笔者进行了肿瘤切除和第三脑室造瘘术。据报道，脑转移癌的生存期通常小于 24 个月，单一脑转移灶的患者（KPS ≥ 70）可以通过积极治疗获得长期生存。本例患者的生存期为 21 个月，两处肿瘤全切除联合术后放化疗及第三脑室造瘘术减轻脑积水症状，可能是患者长期存活的原因。在 Patchell 等关于脑转移癌治疗的随机试验中，手术 + 放疗组的总生存期明显优于单纯放疗组（40 周 vs. 15 周，$P < 0.01$）。

专家点评（北京大学肿瘤医院胸部肿瘤内科　杨雪）

松果体肿瘤是一类极为罕见肿瘤，约占成年人颅内肿瘤的 1%。尽管很多颅外原发肿瘤（肺癌、乳腺癌等）发生脑转移较为常见，但转移到松果体区的仅占所有颅内转移的 0.4% ～ 3.8%。其中，最为常见的是肺癌，其余病例报道的颅外实体瘤包括食管癌、胃癌、肝癌、结肠癌、胰腺癌、肾癌、膀胱癌、前列腺癌、甲状腺癌、乳腺癌、黑色素瘤、骨髓瘤和白血病等。

本病例涉及颅内转移中罕见而复杂的一种情况，即肺癌发生双重转移，分别通过血行转移和脑脊液播散转移到颅内的两个不同位置。患者术前胸部正位 X 光片未能看出肺部占位，术后病理提示肺癌脑转移后，行肺部 CT 发现左肺上叶结节，活检提示小细胞肺癌。多项随机对照试验报道了肺癌低剂量螺旋 CT（LDCT）筛查效果评价，结果提示，与常规胸片比较，LDCT 筛查可使肺癌死亡率显著降低 16% ～ 21%。从本例患者中，我们也可看到 CT 对于肺结节的筛查敏感性明显高于胸片，提示后续应该把胸部 CT 作为术前常规检查的一种方式。

本例患者诊断为小细胞肺癌广泛期脑转移，生存期为 21 个月，远高于小细胞肺癌广泛期中位生存时间（12 个月）。这可能与颅内两处肿瘤全切联合术后放化疗及第三脑室造瘘术减轻脑积水症状密切相关。且患者以脑转移症状起病，手术后症状得到缓解，这个病例提示我们，在全身治疗的前提下，针对每个脑转移患者进行个性化的多学科讨论，对合适的患者进行局部治疗，可能会给这部分患者带来长期获益。

参 考 文 献

JI J P, GU C Y, ZHANG M S, et al., 2019. Pineal region metastasis with intraventricular seeding: a case report and literature review. Medicine, 98（34）: e16652.

KASHIWAGI S, HATANO M, YOKOYAMA T, 1989. Metastatic small cell carcinoma to the pineal body: case report. Neurosurgery, 25（5）: 810-813.

ORTEGA P, MALAMUD N, SHIMKIN M B, 1951. Metastasis to the pineal body. AMA Arch Pathol, 52（6）: 518-528.

PATCHELL R A, TIBBS P A, WALSH J W, et al., 1990. A randomized trial of surgery in the treatment of single metastasis to the brain. N Engl Med, 322: 494-500.

POLLACK I F, HURTT M, PANG D, et al., 2015. Dissemination of low grade intracranial astrocytomas in children. Cancer, 73（11）: 2869-2878.

凸面颅骨转移

全身肿瘤的颅骨转移主要通过血行途径进行转移，其肿瘤细胞常来源于椎静脉系统，占颅内转移癌的 10%，占颅骨肿瘤的 5%。脊柱的每节静脉丛都与胸腔、腹腔或盆腔的静脉丛相交通，肌肉牵拉或排便时，胸腹腔内压力增高，血液和癌栓可通过交通支逆流到椎静脉系统，进而直接转移至颅盖骨。此外，颅盖骨等中轴骨富含红骨髓，癌细胞极易在此停留、增殖，常见于额骨和顶骨中线区。颅脑转移癌的原发病灶主要起源于甲状腺癌、肺癌、尿路上皮癌、胃癌、肾癌、肝细胞癌、胆管癌和尤文肉瘤。多数病例会引起骨质破坏和溶解性病变。

病例

1）男性，54 岁。

2）发现皮下肿物进行性增大 3 月余。

3）查体发现右额及双侧顶枕部皮下巨大肿块，活动度差，无压痛。

4）3 个月前影像检查可见肿瘤体积较小，位于右额颅骨及顶部中线（图 56-1）。

5）目前影像检查可见两处肿瘤体积明显增大，以顶枕部最明显，最大径可达 10cm（图 56-2）。

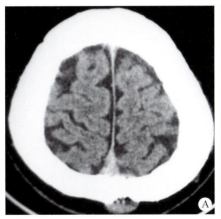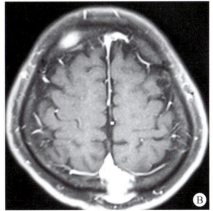

图 56-1 3 个月前发现头皮肿物时的颅脑 CT 及 MRI

A. 颅脑 CT 可见顶部低密度肿物；B. 颅脑 MRI，右额及顶部中线肿物，肿物位于颅骨内并向皮下生长

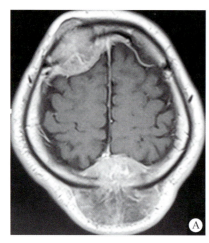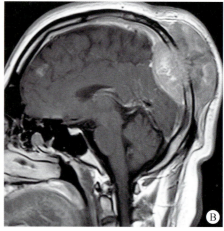

图 56-2 术前颅脑 MRI

右额及顶部的肿块较 3 个月前明显增大，肿物位于硬脑膜外、颅骨及皮下，强化明显，提示肿瘤血供异常丰富

　　患者颅骨和皮下肿物生长迅速，3 个月内肿瘤体积增大近 10 倍，同时肺部占位明确。鉴于头部占位明显，遂决定先行头部手术。术中见肿瘤体积巨大，血供异常丰富，创面面积大（图 56-3），在分离肿瘤时，肿瘤出血汹涌，曾多次出现术中血压下降，直至将肿瘤切除后，出血才得以止住。最终出血量近 8000ml，所幸肿瘤位于硬脑膜外，且患者

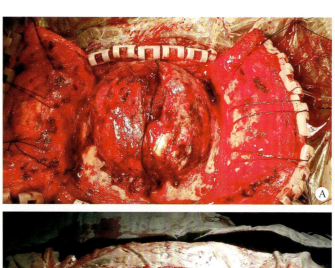
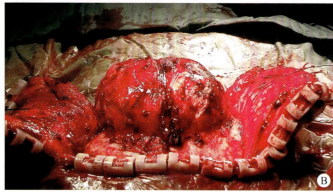

图 56-3 术中肿瘤照片

A. 上面观；B. 侧面观，肿瘤体积巨大，侵犯颅骨，血供丰富

体重 100kg，血容量相对较大，为手术提供了一定的基础条件。术后患者恢复良好，病理诊断为肺癌颅骨转移。颅骨转移癌体积巨大时，手术风险极大，有条件的患者可以考虑术前进行肿瘤供血动脉栓塞，可有效减少肿瘤血供，进而降低在手术过程中大量出血的风险。

　　肿瘤的颅骨转移并不如肋骨及椎骨转移常见，然而一旦发生颅骨转移，病情通常进展迅速。肿瘤体积越大，手术难度及风险越高，因其血供异常丰富，颅骨被肿瘤破坏，通常手术需去除受累的颅骨并更换人工颅骨。为减少术中出血，颅骨的去除不建议整块切除，可以分块用铣刀铣下或者咬骨钳咬除受累颅骨，边去除颅骨边止血，直至最终全部切除肿瘤。

讨论

　　凸面颅骨转移癌早期多无神经系统症状，多表现为头部无痛性包块。当肿瘤直接侵及硬脑膜、脑实质或合并脑膜、脑转移时会引起颅内压增高及其他相应体征。影像学上通常表现为颅骨破坏，部分还伴有膨胀性改变。颅骨转移可分为溶解型、硬化型和混合型。多数位于硬脑膜外区域，常伴有硬脑膜受压。虽然通常不侵犯脑组织，但可能侵犯皮下组织。由于颅骨转移癌的血运极为丰富且主要为颈外动脉供血，术前行血管造影可了解肿瘤供血动脉情况，必要时先行供血动脉栓塞治疗，可有效减少术中出血。

　　凸面颅骨转移癌的切除范围为全层骨板，边缘需达到正常颅骨。肿瘤若严重侵犯硬脑膜或侵犯硬脑膜下，可将肿瘤及硬脑膜一并切除，再取自体筋膜修补硬脑膜。术后根据原发癌或转移癌病理检查的结果辅以放、化疗，内分泌治疗等，综合治疗效果优于单一治疗手段。未经治疗的颅骨转移癌生存期较短，Mostarchid 等报道的病例生存期仅为3 个月。

专家点评（昆明医科大学附属第三医院 / 云南省肿瘤医院神经外科　倪炜）

　　恶性肿瘤晚期发生颅骨转移并不多见，发生于颅盖骨的转移首发症状多为无痛性、进行性增大的头皮下包块，如果合并头皮软组织侵犯，可以出现头皮破溃出血等症状。结合患者肺部病灶，应该首先考虑肺癌颅骨转移的可能性，CT 骨窗对于评价颅骨破坏情况显示得更清晰，通常可以术前做出诊断。由于乳腺癌、肺癌和前列腺癌等常出现脊椎、肋骨等扁骨转移，核素骨扫描检查有助于评估除了颅骨之外的全身骨质有无转移，有利于术前病情综合评估。此外，有一些血液系统恶性肿瘤如多发性骨髓瘤、白血病等也可能以头颅包块、颅骨病变作为首发症状，在原发肿瘤隐匿或无法确定的情况下，诊断思路需要扩展到一些少见病或者罕见病上。

　　该患者原发灶在肺部，从肿瘤整合诊断及治疗角度出发，颅骨转移癌术后可以进行肿瘤内科及胸外科 MDT，更有利于疾病全程化管理。从外科角度出发，该患者颅骨肿瘤生长迅速，血供异常丰富，皮瓣和骨瓣设计合理，超出病变组织 3cm 以上，对于手术切除及术中止血有帮助，由于肿瘤血供大部分来源于颈外动脉系统，术前栓塞有助于控制出血。

本例患者也可以同期实施定制钛网等人工材料修复颅骨。总之，本例患者是一例典型的颅骨转移癌病例，即使对于这类晚期颅骨转移肿瘤患者，合理的治疗方案也可以使患者达到生活质量改善及生存获益的目的。

参 考 文 献

吕健，权瑜，王举波，等，2019. 颅盖骨肿物 34 例诊治分析 . 疑难病杂志，18（10）：991-996.

孟国路，赵继宗，吕刚，等，2002. 颅骨肿瘤 119 例临床分析 . 中华肿瘤杂志，24（1）：90-92.

颅底骨转移

有些肿瘤容易转移至颅底骨，颅底骨存在一些自然的孔道与颅外沟通，这些孔道内走行着脑神经和重要的血管，其受累所引起的症状较重。颅底骨转移常见于斜坡等处的颅骨，容易与斜坡原发肿瘤如脊索瘤、多发骨髓瘤及骨纤维异常增殖症混淆。

病例 1

1）男性，46 岁。

2）丙肝，肝硬化，腹水，胆管癌病史 6 个月。

3）头痛，左侧睁眼困难 1 个月，声嘶 10 天。

4）查体：消瘦体质，左眼上睑略下垂，眼动欠充分。

5）颅脑 MRI：全斜坡异常信号，强化明显（图 57-1）。

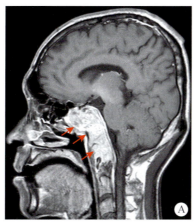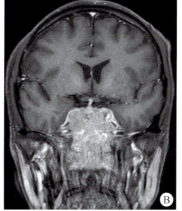

图 57-1 病例 1 颅脑增强 MRI

A. 斜坡骨质被肿瘤侵犯；B. 可见部分蝶窦，全斜坡及部分寰椎骨质被肿瘤侵犯

患者为胆管癌引发斜坡骨转移。胆管癌发生颅骨转移较为罕见，文献中仅有 8 例胆管癌颅骨转移的报道，其中只有 3 例涉及颅底骨，2 例位于眶周，1 例位于岩尖。本病例中，肿瘤压迫动眼神经，导致上睑下垂，肿瘤膨胀性生长，引起头痛。对于这种颅底骨转移性肿瘤，手术很难将其彻底切除，仅能部分或大部分切除，手术目的以减压、缓解症状为主，术后仍需放疗和化疗。

病例 2

1）男性，57 岁。

2）突发左耳失聪 6 月余，头痛 1 个月。

3）查体：左耳听力下降，伸舌左偏。

4）术前影像可见左侧颈静脉孔区有一处实性占位（图 57-2）。

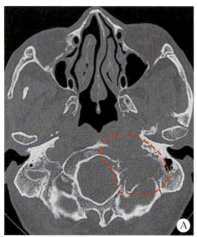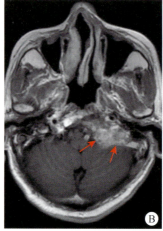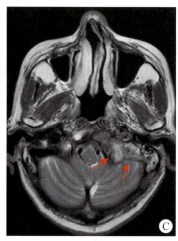

图 57-2　病例 2 术前影像

A. 术前颅骨骨窗像，左侧颈静脉孔明显扩大且呈不规则破坏；B. 术前轴位增强 MRI，肿瘤呈中等均匀一致的强化；C. 术前轴位 MRI-T_2 序列，肿瘤呈等 T_2 信号，略混杂

患者症状进展较快，CT 可见颅底骨质不规则破坏，考虑转移癌可能性大，需与颈静脉孔区原发肿瘤鉴别，如神经鞘瘤或者化学感受器瘤。术后病理诊断为低分化腺癌。手术后未出现新增的神经功能缺损症状，头痛症状缓解。

病例 3

1）男性，55 岁。

2）2 年前因胃癌行手术治疗。

3）间断后枕部及颈部疼痛 2 个月。

4）查体无特殊。

5）术前影像可见右侧枕骨破骨性改变（图 57-3）。

患者有胃癌病史，肿瘤转移至右侧枕骨，为颅骨和颈椎交界的位置，导致患者出现严重的枕颈部疼痛。肿瘤明显破坏骨质，手术过程中除了切除肿瘤、缓解疼痛外，还应该考虑肿瘤对寰枕关节稳定性的破坏，需进行寰枕关节的固定（图 57-4），否则，随着肿瘤进展，寰枕关节如发生脱位可能导致患者出现瘫痪甚至威胁生命。

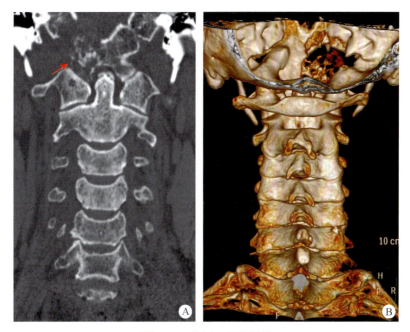

图 57-3 病例 3 术前影像

A. 术前头颈骨窗像，可见右侧枕骨虫蚀状改变（红色箭头所示）；B. 颅骨及椎骨重建，可见右侧枕骨被肿瘤破坏
（红色虚线圈所示）

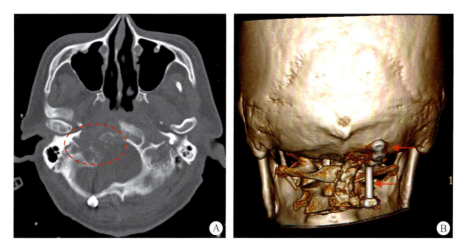

图 57-4 病例 3 术后 CT

A. 术后颅骨骨窗像，肿瘤大部分切除（红色虚线圈所示）；B. 颅骨及椎骨重建，肿瘤切除后进行颅颈固定（红色箭头所示）

（病例 3 由首都医科大学三博脑科医院范涛医生提供）

讨论

恶性肿瘤颅骨转移临床少见，文献报道发生率仅为 2.3%，常见原发病灶为肺、乳腺、甲状腺、前列腺、胃、肝、肾等来源的肿瘤，也曾报道过腹膜后副神经节瘤和睾丸精原细胞瘤颅骨转移的罕见病例。颅骨转移好发于凸面颅盖骨，颅底骨更为少见，约占颅骨转移

的 23.5%。颅骨转移以多发为主，单发少见，且常合并其他部位骨转移。转移灶最早发生于板障，再向颅骨内、外板侵犯，也可侵犯硬脑膜并沿硬脑膜生长，引起硬脑膜外占位，甚至穿透硬脑膜进入硬脑膜下腔。

　　颅底骨转移癌通常早期引起脑神经麻痹与头痛，且头痛部位多与脑神经麻痹在同侧。Kolias 等曾报道颅底骨转移导致多组脑神经麻痹的病例。未经治疗的颅骨转移癌患者生存期较短，文献报道其生存期仅 3 个月。通过本组 3 例全身肿瘤颅底骨转移手术治疗病例，可总结出颅底骨转移癌的手术治疗目的：一是明确诊断，需要与原发颅骨肿瘤鉴别，二是缓解临床症状，有利于后续治疗，三是对于位于颅颈交界处的转移癌，需在切除肿瘤的同时维持颅底稳定性。

专家点评（中国医科大学附属第一医院神经外科　景治涛）

　　颅底骨转移癌较为少见，治疗棘手，可继发于几乎所有类型的原发恶性肿瘤，多数为血行转移。早期通常无症状，累及脑神经时早期可有脑神经麻痹及疼痛，偶尔也会导致静脉窦血栓形成，严重可致残。影像学检查主要包括 CT 和 MRI，两者互为补充。CT 能够显示骨质破坏或增生，MRI 在显示肿瘤、脑组织和脑神经受累方面有重要作用。放射性核素扫描是一种灵敏度高的诊断颅骨转移癌的检查方法。对于颅底骨转移癌目前没有标准的治疗方案，许多学者主张积极治疗，手术治疗、放疗和化疗是主要的治疗方法，综合治疗优于单一治疗。有明显症状的单发颅底骨转移癌患者应考虑手术，切除肿瘤除了缓解临床症状外，还可以获取组织标本，进行分子病理分析，明确诊断，与原发颅底骨肿瘤相鉴别，方便后续治疗。根据肿瘤转移的位置，选择不同的手术入路。如患者全身情况差，不能耐受手术，可仅行放疗和化疗。治疗原发肿瘤的方法可用于治疗颅底转移癌，对放疗敏感的肿瘤（如小细胞肺癌、淋巴瘤、乳腺癌）可结合放疗。来源于胆管细胞癌的颅底骨转移癌对大多数化疗药物耐药，而吉西他滨，特别是与顺铂联合使用，已被证明可以提高总体存活率。新的免疫治疗方法的出现延长了转移癌患者的生存期，免疫 / 放射治疗相结合治疗黑色素瘤和非小细胞肺癌的颅底骨转移癌，延长了总体生存时间。在选择治疗方案前应考虑患者的临床状况及肿瘤的生物学特性，采用多学科治疗的方法，确保根据每个患者选择了最佳的治疗方案。

　　本文的第一例患者为胆管癌斜坡骨转移，肿瘤压迫导致动眼神经麻痹，肿瘤较大，占位明显，引起头痛。手术完全切除困难，作者手术主要目的为解除动眼神经压迫和头痛，术后结合了放疗和化疗。第二例患者头痛剧烈，进展较快，且有听力下降和伸舌左偏的症状，考虑相应脑神经受肿瘤压迫，作者手术切除肿瘤，解除脑神经压迫，缓解了症状，明确了分子病理学诊断。第三例为胃癌转移至枕骨，导致患者严重的枕颈部疼痛，骨质遭到明显破坏，作者手术切除肿瘤，同时增加了寰枕关节的稳定性。这几例病例提示我们，颅底骨转移癌应当积极治疗，手术治疗、放疗和化疗是主要手段，手术切除肿瘤可以缓解患者的症状，同时明确分子病理学诊断。综合考虑患者的情况选择适合患者的治疗方案。

参 考 文 献

高永安，张念察，2007. 临床颅底影像学 . 北京：科学技术文献出版社：277-280.

CHEN M T，ZHOU Y Q，WU T Y，et al.，2020. Rare giant asymptomatic skull metastasis form intrahepatic cholangiocarcinoma. Hepatobiliary Pancreat Dis Int，19（4）：197-199.

KOLIAS A G，DERHAM C，MANKAD K，et al.，2010. Multiple cranial neuropathy as the initial presentation of metastatic prostate adenocarcinoma：case report and review of literature. Acta Neurochir，152：1251-1255.

LI L F，TSE Y H，HO S L，et al.，2011. Duodenal GIST metastasized to skull and orbit managed by surgery——a case report. Asian J Surg，34：181-184.

MOSTARCHID B E，AKHADDAR A，BOUCETTA M，2010. Giant skull and brain metastasis from a neglected thyroid papillary carcinoma. Can J Neurol Sci，37：515-516.

多发颅骨转移癌与多发性骨髓瘤的鉴别

多发性骨髓瘤（MM）在我国的发病率约占血液系统恶性肿瘤的 10%，以颅骨侵犯为首发表现的病例较为少见。颅骨侵犯的 MM 易误诊为嗜酸性肉芽肿、颅骨转移癌、动脉瘤样骨囊肿、颅骨血管瘤和骨肉瘤等疾病。

病例

1）女性，70 岁。

2）头痛 20 余天。

3）20 年前因子宫良性肿瘤行手术治疗，病理不详。

4）颅脑 CT 可见颅骨占位（图 58-1），考虑"多发性骨髓瘤"，当地行骨髓穿刺检测未见异常。

5）颅脑 MRI 可见颅骨和斜坡骨质多发异常信号，右顶部病变体积最大（图 58-2）。

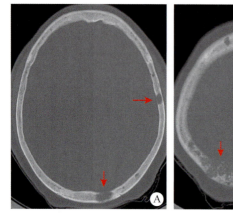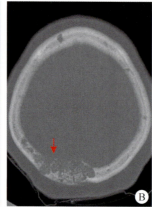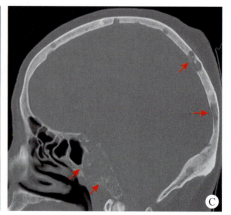

图 58-1 术前颅骨 CT 骨窗

A、B.可见颅盖骨多发虫蚀样改变（红色箭头所示），右顶明显；C.可见斜坡骨质破坏明显

患者因头痛于当地行颅脑 CT 检查发现颅骨多发占位，考虑"多发性骨髓瘤可能性大"，行髂骨骨髓穿刺，检测结果排除多发性骨髓瘤的诊断后来笔者所在医院就诊。入院检查示患者颅骨多发占位，可见骨质破坏，呈虫蚀样改变，颅盖骨及颅底斜坡骨质被肿瘤侵犯。鉴于骨穿已排除多发性骨髓瘤的诊断，因此手术的目的是缓解患者头痛的症状并明确病理

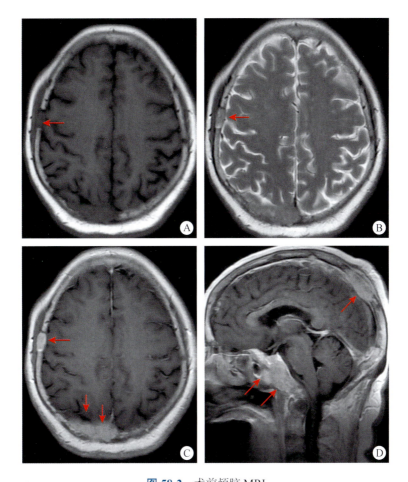

图 58-2　术前颅脑 MRI

A. MRI-T_1 序列，病变呈等 T_1 信号；B. MRI-T_2 序列，病变呈等 T_2 信号（红色箭头所示）；C、D. 增强 MRI，病变呈多发，强化明显，右顶处体积较大，且充满整个斜坡

性质。该患者肿瘤呈多发状态，其中右顶处肿瘤体积最大，是引起症状的责任病灶，因此选择右顶颅骨肿瘤切除术 + 人工颅骨修补术。术后病理诊断为颅骨转移性腺癌，来源不明确。术后行全身 PET/CT 检查示子宫异常高代谢信号，其他部位未见明显异常。

讨论

　　颅骨转移癌作为转移癌的一部分，原发肿瘤以肺癌、乳腺癌和前列腺癌为最常见，甲状腺、肾、子宫、消化道等来源的癌症也是较为常见的原发癌类型。转移途径多为血行转移，主要通过椎静脉丛途径，或经腔静脉回流至右心后，再经左心达体循环。颅盖各骨均属扁骨，板障是位于内、外板之间的骨松质，含有骨髓，且板障静脉位于板障管内，因此血行转移通常最早发生于板障，然后向颅骨内外板侵犯。

　　颅骨转移癌的 X 线光片显示病灶为类圆形骨破坏区，边缘整齐，四周无骨增生及骨膜反应。CT 及 MRI 检查对诊断具有重要价值，CT 主要表现为病灶局部颅骨破坏，部分伴有肿瘤骨形成，呈混杂密度或高密度，均表现为以板障为中心向颅骨内生长。因此考虑癌细胞经血液循环易停留于板障的骨松质，导致颅骨破坏或膨胀性改变。MRI 示病灶通常呈长 T_1 或等 T_1 信号，长 T_2 或等 T_2 信号。CT 及 MRI 可进一步明确肿瘤的大小、部位、与周围脑组织的关系，特别是向颅内及颅底发展的颅骨转移癌，MRI 的显示更具优势。

本病例中，根据患者颅骨的多发溶骨、混合性骨质破坏，边界不清，且出现颅内多发结节灶，增强 MRI 示病灶强化，结合患者原发癌的病史，易确诊为颅骨转移癌。但颅骨多发病变中以多发性骨髓瘤最为常见，因此多发颅骨转移癌需与 MM 相鉴别。多发颅骨转移癌临床常见，张伶等曾报道 17 例颅骨转移癌，其中 14 例为多发转移。

专家点评（北京大学人民医院 / 北京大学血液病研究所血液科　韩婷婷）

多发性骨髓瘤（MM）是一种克隆浆细胞异常增殖的恶性疾病，在很多国家是血液系统第 2 位常见的恶性肿瘤，多发于老年人，目前仍无法治愈。它主要表现为骨髓浆细胞异常增生，并伴有单克隆免疫球蛋白或轻链（M 蛋白）的过度生成。临床主要症状包括骨髓瘤相关器官功能损伤的表现，即高钙血症、肾功能损害、贫血和骨病及继发性淀粉样变性等。其发病机制目前尚不清楚。

骨质损害是多发性骨髓瘤特征性的临床表现之一，约 75% 的 MM 患者在诊断时即有骨骼浸润，如骨痛、溶骨病变、弥漫性骨质疏松或病理性骨折，几乎所有患者在临床病程中都会出现骨损害的表现。国内文献报告以骨痛为首发症状者占 55%～74%，多发生于腰背部及胸肋部。大约超过 50% 的患者在其病程中会发生病理性骨折，疼痛突然出现或加重，常提示病理性骨折或者疾病进展。

骨病可能表现为单一的溶骨性病变，也可能表现为发生于骨骼任何部位的多发性溶骨性病变，尤其是颅骨、脊柱和长骨。在影像学上，早期表现为广泛的骨质疏松，以脊柱和肋骨明显，多发性溶骨性骨质疏松，生长迅速者表现为典型的"穿凿样"破坏，多个界限清晰、穿孔状的溶骨性病变，无反应性骨形成无硬化边和骨膜反应，多见于颅骨、脊柱和骨盆，以颅骨最多见和典型；生长缓慢者呈蜂巢、皂泡样，伴有膨胀性改变，多发于长骨、肋骨、胸骨和肩胛骨。骨髓受累轻时，骨髓信号可正常，T_1WI 呈弥漫黑白相间的点状及颗粒状混合信号，T_2WI 呈弥漫不均匀高信号；脂肪抑制，病灶高信号较 T_2WI 更明显；骨髓受累较重时，表现为弥漫性灶性浸润，T_1WI 呈斑片状、结节状或广泛弥漫低信号，T_2WI 呈高信号，增强后受累骨髓呈弥漫性、不均匀性、灶性强化。

对于临床疑似 MM 的患者，要做骨髓瘤相关检查，然后进行终末器官损害评估，进而对疾病进行诊断及分期以指导进一步治疗。本例患者，因头痛在当地行颅脑 CT 发现颅骨多发占位，行骨髓瘤相关检查未见异常，这时需要鉴别的是：颅骨孤立性浆细胞瘤、颅骨恶性骨肿瘤、颅骨转移癌、淋巴瘤及朗格汉斯组织细胞增生症。而活检病理是诊断和区分此类疾病的金标准。本病例中，为缓解患者头痛的症状和明确病理性质，手术选择右顶处体积最大肿瘤切除术 + 人工颅骨修补术，术后病理诊断为颅骨转移癌，腺癌，来源不明确。之后做全身 PET/CT 检查提示子宫来源。手术治疗，一方面明确了原发病诊断，指导患者进一步治疗，另一方面缓解了临床症状，为进一步治疗创造条件。

参 考 文 献

李江鸿，宋元茂，庞劲宏，等，2009.表现为颅内占位病变的多发性骨髓瘤.临床误诊误治，2（1）：85.

孙建荣，张晓红，王涛，等，2006.核素骨显像对骨髓瘤骨病诊断的临床应用价值研究.国际输血及血液学杂志，29（2）：97-100.

张海波，薛华丹，李烁，2014.多发性骨髓瘤的影像学进展及临床意义.中国医学科学院学报，36（6）：671-674.

张伶，王仁法，关键，等，2009.颅骨转移性病变的 MRI 诊断.放射学实践，24（5）：530-533.

内听道转移

全身肿瘤或者中枢神经系统肿瘤可以发生脑膜转移。柔脑膜是蛛网膜与软脑膜的合称，两层膜共同形成蛛网膜下腔，包绕脑组织、脑神经和脊神经。面神经、前庭蜗神经位于脑桥小脑角处，这两组脑神经周围同样存在蛛网膜下腔，肿瘤沿着柔脑膜转移后，会对两组神经产生影响。

病例 1

1）女性，33岁。

2）腰部皮肤黑色素瘤术后2年，颅内转移1年，予以药物治疗。

3）间断呕吐1个月。

4）发现颅内多发占位，其中体积较大的颅内转移灶位于左侧额顶部，行手术切除。

5）2个月后患者再次出现头痛、呕吐，入院前5天出现双侧听力下降。

6）第一次术前MRI示双侧内听道未见异常，第二次术前MRI可见内听道内强化明显（图59-1）。

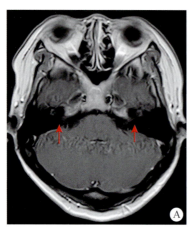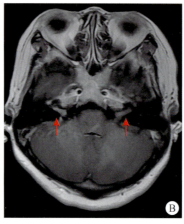

图 59-1 病例1颅脑MRI
A. 患者第一次脑转移癌手术前增强MRI，双侧面神经及前庭蜗神经周围蛛网膜下腔是正常的，未见强化（红色箭头所示）；B. 第二次脑转移癌术前增强MRI（2个月后），同一层面，可见双侧面神经及前庭蜗神经周围蛛网膜下腔内明显强化，提示肿瘤充满双侧面神经及前庭蜗神经周围的蛛网膜下腔及内听道（红色箭头所示）

本例为黑色素瘤多发脑转移，患者第二次入院前5天开始出现双侧听力下降，且进展较快，入院后双耳完全失聪。第一次术前的增强MRI可见双侧内听道及其周围无异常表现，第二次术前的增强MRI可见双侧面神经及前庭蜗神经和包括双侧内听道出现明显强化，提示肿瘤已侵犯双侧面神经及前庭蜗神经周围的蛛网膜下腔，对双侧蜗神经造成破坏，导致患者出现快速进展的双耳听力下降。

病例 2

1）女性，26 岁。

2）胃癌活检术后化疗 1 年。

3）视野缺损 2 周，发现左侧枕叶脑转移灶，行手术治疗。

4）2 个月后出现双侧听力下降、眩晕。

5）术前 MRI 可见右侧内听道内轻度强化，2 个月后 MRI 可见双侧内听道周围均明显强化（图 59-2）。

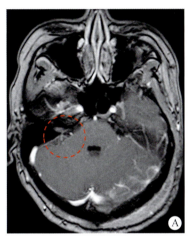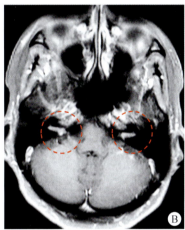

图 59-2 病例 2 颅脑 MRI

A. 患者脑转移手术前的增强 MRI，右侧面神经及前庭蜗神经周围轻度强化（红色虚线区域）；B. 2 个月后增强 MRI，同一层面，可见双侧内听道处明显强化(红色虚线区域)

此例为胃癌脑转移，转移部位是左侧枕叶，同时伴有脑膜转移，术前增强 MRI 发现右侧内听道轻度强化，患者没有相关的症状。2 个月后患者出现眩晕、听力下降的症状，其中，眩晕是肿瘤影响前庭神经所致，听力下降是肿瘤影响蜗神经所致。

讨论

脑膜转移癌最易影响动眼神经、三叉神经和前庭蜗神经，肿瘤主要聚积于脑神经周围的蛛网膜下腔内，对脑神经造成刺激或压迫。Albert 等指出 10% 的脑膜转移癌患者有前庭蜗神经受累，转移灶生长方式各异，既可影响单侧神经，又可累及双侧神经。

内听道转移癌的主要症状表现为面神经和前庭蜗神经受累，听力下降占 6%，Albert 等发现约 10% 脑膜转移的患者出现进行性听力下降同时伴有面瘫，面瘫是此部位转移癌的一个特征性临床表现。双侧 CPA 转移癌可以出现双侧听力下降，Streitmann 等报道一组病例，其中约 74% 的患者出现听力下降，如此高的听力损害率是由于该组病例肿瘤累及岩骨、CPA 及内听道，面瘫的原因是转移癌对面神经及前庭蜗神经束造成严重侵犯。CPA 转移癌通常具有全身肿瘤或原发脑肿瘤的病史，一般很少误诊，高度怀疑 CPA 转移癌时，建议做全中枢神经系统包括颅脑和椎管的 MRI 检查，避免漏诊。

临床中若接诊的肿瘤患者出现听力下降、眩晕、面瘫等症状，需高度警惕 CPA 区占位并仔细查看颅脑 MRI。尤其须关注内听道及其周围是否有强化，以便及时发现肿瘤是否发生内听道转移。治疗原则同脑膜转移，需根据原发癌的性质制定治疗方案。同时可辅助对症治疗，并加用针对眩晕或呕吐的药物。

专家点评（上海交通大学医学院附属第九人民医院耳鼻咽喉头颈外科　汪照炎）

内听道及脑桥小脑角病变类型复杂多样，但以听神经瘤最为常见，其次是脑膜瘤和胆脂瘤，而转移性肿瘤罕见，约占该区域所有肿瘤的 0.7%。在 Brackmann 教授报道的 1354 例内听道 - 脑桥小脑角病变的病例中，91.3% 为前庭神经鞘瘤，3.1% 为脑膜瘤，2.4% 为胆脂瘤，剩余 3.2% 的病变包括三叉神经鞘瘤、蛛网膜囊肿、血管瘤、血管母细胞瘤、星形细胞瘤、髓母细胞瘤、转移性肿瘤、脂肪瘤、恶性畸胎瘤和软骨肉瘤。由此可见，绝大多数脑桥小脑角肿瘤是良性的，转移性肿瘤发生在内听道 - 脑桥小脑角是极为罕见的。

鉴于内听道转移癌多发生在双侧，而其最重要的鉴别诊断是 2 型神经纤维瘤病，其典型特征为双侧发生前庭神经鞘瘤，临床表现为耳鸣、眩晕和听力丧失，这种症状通常缓慢发生，且一侧先发生，另外一侧再发生，而严重的原发性面神经麻痹在听神经瘤患者中很少见，而且仅发生在晚期。因此，当有恶性肿瘤病史的患者出现面部或前庭蜗神经的快速的、单侧或双侧神经功能障碍时，应高度怀疑恶性转移的可能。在文章所报道的两个病例中，患者在短时间内迅速发展为双侧听力下降，这与内听道转移性肿瘤的临床特征一致。

增强 MRI 检查是检测内听道病变的首选检查方法。尽管 MRI 上的内听道转移似乎与前庭神经鞘瘤相似，但转移癌通常包膜粗糙不平，具有向邻近脑组织延伸的特点，而神经鞘瘤通常包膜完整光滑。另外，出现内听道转移时也应该引起对脑实质和脑膜转移性病变的怀疑，特别是存在双侧内听道病变的情况下。当发现内听道病变时，患者应进行彻底的神经系统检查和影像学检查。此外，由于内听道转移通常与其他部位转移同时发生，患者应进行全身检查以发现其他部位是否有转移。

内听道 - 脑桥小脑角转移性肿瘤的治疗包括显微外科切除、立体定向放疗和原发肿瘤的化疗，目的是防止神经功能障碍的进展。内听道转移癌的治疗结果多数较差，可能是由于其毗邻重要的神经血管组织，以及倾向发生于患者的肿瘤晚期。

总之，虽然转移性肿瘤发生在内听道极为罕见，但对于既往有恶性肿瘤病史，并且出现第Ⅶ或Ⅷ对脑神经快速发展的神经功能障碍，如听力丧失、面瘫、眩晕、耳鸣和共济障碍的患者，则应考虑内听道转移性肿瘤的潜在可能。强调早期检查、活检或手术，这可能有助于病理诊断和准确治疗，从而改善患者的预后。

参考文献

ALBERT M C，TERRENCE C F，1978. Hearing loss in carcinomatous meningitis. J Laryngol Otol，92：233-241.

LIM D W，KIM E Y，KIM K S，et al.，2013. Solitary metastasis of gastric carcinoma to the cerebellopontine angle. Korean J Audiol，17：94-96.

OLSON M E，CHERNICK N L，POSNER J B，1974. Infiltration of the leptomeninges by systemic cancer：a clinical and pathologic study. Arch Neurol，30：122-137.

STREITMANN M J，SISMANIS A，1996. Metastatic carcinoma of the temporal bone. Am J Otol，17：780-783.

UPPAL H S，AYSHFORD C A，WILSON F，2001. Sudden onset bilateral sensorineural hearing loss：a manifestation of occult breast carcinoma. J Laryngol Otol，115：907-910.

第九部分

头颈部肿瘤脑转移

鼻腔、鼻窦肿瘤脑侵犯与脑转移

鼻腔内肿瘤成分复杂，来源多样，主要分为上皮来源肿瘤和软组织来源肿瘤。鼻腔恶性肿瘤的转移途径多为淋巴结转移和血行转移，常见转移部位为肺、肝与骨。侵犯至颅内的鼻腔、鼻窦内肿瘤多为肿瘤破坏前颅底骨质后直接向颅内侵犯性生长，并不属于转移范畴，经血行途径转移至脑内的情况较为少见，而发生脑脊液播散转移则极为罕见。

病例1

1）男性，43岁。

2）3年前行开颅嗅神经母细胞瘤切除术，术后全脑放疗（剂量不详）（图60-1A、B）。

3）入院前2个月出现腰背部疼痛，2周前出现双下肢活动障碍，1天前出现双下肢截瘫。

4）椎管MRI显示 $L_1 \sim L_2$ 椎管内占位（图60-1C）。

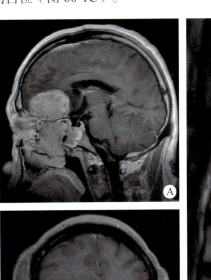
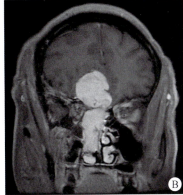
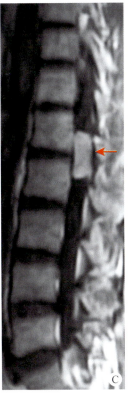

图60-1 病例1开颅术前颅脑及椎管MRI

A、B. 开颅术前颅脑MRI可见肿瘤位于鼻腔并侵犯至前颅底，颅内外沟通性生长；C. 椎管MRI，$L_1 \sim L_2$ 水平可见圆柱形转移灶（红色箭头所示）

患者鼻前颅底沟通肿瘤于 3 年前行开颅肿瘤切除术，术后病理诊断为嗅神经母细胞瘤（olfactory neuroblastoma，ONB），Kadish 分期属于Ⅲ期。3 年后出现椎管症状并发生截瘫，行椎管 MRI 提示 $L_1 \sim L_2$ 节段转移灶，手术后病理诊断结果再次证实为嗅神经母细胞瘤，考虑肿瘤沿脑脊液播散转移至椎管内，此时 Kadish 分期进展为Ⅳ期。

讨论（一）

嗅神经母细胞瘤首次报道于 1924 年，发病率仅为 0.4/100 万，占所有鼻腔肿瘤的 2% ～ 3%，发病年龄多集中在 40 ～ 70 岁之间。ONB 的生物学行为具有多样性，可呈缓慢惰性生长，也可表现为高侵袭性特征，具有区域和远处转移潜能。

1976 年 Kadish 首先提出将 ONB 分为Ⅰ、Ⅱ、Ⅲ三期。Ⅰ期：肿瘤局限于鼻腔；Ⅱ期：肿瘤侵及鼻窦；Ⅲ期：肿瘤超出鼻腔和鼻窦范围，可侵犯筛板、眼眶、颅内及颅底。1993 年 Morita 对 Kadish 分期方法进行修改，将出现颈淋巴结或远处转移者定义为Ⅳ期。

ONB 最佳的治疗方案通常由耳鼻咽喉头颈外科、神经外科、肿瘤科、病理科和放射科医生组成多学科团队讨论决定，这一模式对进展期肿瘤的治疗尤为重要。手术是 ONB 的首选治疗方式，其次是术后放疗。多数专家认为术后放疗是 ONB 的首选治疗方式，但与单纯放疗的患者相比，同时接受手术和放疗的患者局部复发率明显降低。Yin 等报道手术联合放疗的 5 年总体生存率范围为 65% ～ 75%，单纯手术的为 48% ～ 78%，单纯放疗的为 29% ～ 54%。术后化疗对是否能延长患者的无进展生存期和总体生存期尚有争议，而一项回顾性分析显示，手术后辅助化疗可使 Kadish Ⅲ期 ONB 患者获益。

ONB 的复发风险较高，局部复发率为 29%，部分 ONB 具有局部侵袭与远处转移的潜能，20% ～ 48% 的患者会出现转移，典型的转移部位是颈部淋巴结、肺和骨。影响预后的因素包括 Hyams 组织学分级、Kadish 分期、淋巴结受累情况、是否存在远处转移、治疗方式、年龄、手术切缘状态、P53 表达水平、Ki-67 增殖指数等。

曾小莉等对文献中 187 例嗅神经母细胞瘤进行总结分析，发现仅 3 例颅内转移。Jiang W 等总结了 10 例 ONB 脑膜转移的病例，发现转移主要发生在外侧裂周围区域的硬脑膜。ONB 发生神经系统转移主要通过两个途径，一是肿瘤细胞侵犯室管膜上皮，从而进入脑室参与脑脊液循环，二是肿瘤细胞直接进入脑脊液循环。早年一篇文献对 17 例发生中枢神经系统转移的 ONB 病例进行分析，其中 15 例明确 Kadish 分期，包括 10 例Ⅲ期、3 例Ⅱ期和 2 例Ⅰ期。17 例病例中单发为 8 例，多发为 9 例，共计 30 处转移灶，其中 27 处为脑实质转移，3 处为脑膜转移；13 处发生在大脑半球，11 处发生在脊髓，2 处发生在脑干，1 处发生在小脑。该研究得出以下结论：①多数发生中枢神经系统转移的 ONB 患者为 Kadish Ⅲ期，②从诊断 ONB 到发生中枢神经系统转移的间隔时间为 1 ～ 228 个月不等，③患者生存时间均小于 2 年，④手术切除转移灶后行放化疗可延长患者的生存时间。

病例 2

1）女性，59 岁。

2）3年前行右侧上颌窦炎性肌纤维母细胞瘤切除手术，术后放疗。

3）入院前5天出现癫痫发作，表现为左侧肢体抽搐，而后出现左上肢肌力下降。

4）查体：左侧上肢肌力3～4级。

5）颅脑CT、MRI提示右侧中央前回占位（图60-2A，图60-3），肺部CT可见转移灶，体积巨大（图60-2B）。

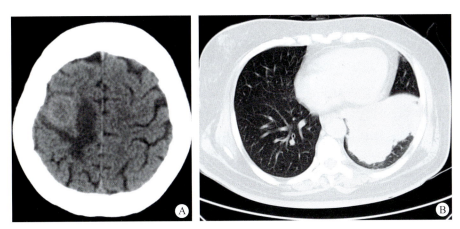

图60-2 病例2术前颅脑及肺部CT

A. 颅脑CT，肿瘤位于右侧中央前回，呈等密度；B. 肺部CT，左肺可见体积巨大的转移灶

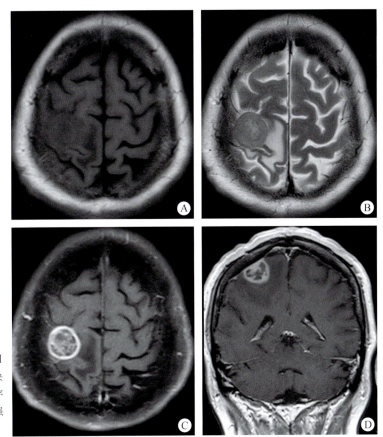

图60-3 病例2术前颅脑MRI

A. MRI-T$_1$序列肿瘤位于右侧中央前回，呈等T$_1$信号；B. MRI-T$_2$序列肿瘤呈等T$_2$信号；C、D. 增强MRI，肿瘤强化明显

本例患者为罕见的鼻腔炎性肌纤维母细胞瘤脑转移，转移灶位于右侧中央前回，与患者术前左侧肢体活动障碍和癫痫的症状相吻合。鉴于该肿瘤对化疗不敏感，放疗风险大且放疗后短期内无法缓解癫痫症状，因此选择手术治疗，行右额开颅肿瘤切除术，术中见肿瘤质地较硬韧、边界清楚、血供丰富，术中全部切除肿瘤，术后患者癫痫症状好转，左侧肢体肌力 2 级。患者出院后继续予以全身治疗，未行头部放疗，出院 2 个月后左侧肢体肌力逐渐恢复至术前水平。术后 7.5 个月患者死于全身肿瘤进展。

讨论（二）

炎性肌纤维母细胞瘤（inflammatory myofibroblastic tumor，IMT）较为少见，属于间叶源性肿瘤，最常见于肺部。头颈部 IMT 主要发生于扁桃体、鼻腔及鼻窦，发病率极低，发生脑转移则更为罕见。文献曾报道肺部 IMT 发生脑转移的病例，转移灶位于顶叶，予以手术切除，病理结果提示肿瘤细胞 ALK 呈阳性，术后术区行伽马刀治疗，半年后小脑出现新发转移灶，同时顶叶转移灶复发，予以阿来替尼治疗后肿瘤体积缩小。因此，对于 IMT 发生颅内转移的患者，手术、放疗及靶向药物等综合治疗可使患者长期获益。

专家点评（首都医科大学附属北京同仁医院耳鼻咽喉头颈外科 周兵）

嗅神经母细胞瘤（ONB）是源自鼻腔顶部嗅上皮细胞的罕见恶性肿瘤，恶性程度较高。ONB 早期出现头颈部淋巴结和颅内转移少见，手术结合术后放疗是标准治疗，且如病例中讨论，需要耳鼻咽喉头颈外科、神经外科及放疗科等多学科合作，首先是选择恰当的手术方式，再结合切缘情况，与放疗科合作，设计恰当的放射治疗方案。这里有一个概念需要明确，即神经系统或脑转移和颅内侵犯应属两个概念。解剖上，嗅上皮汇集形成嗅神经纤维，穿过筛骨水平板，形成嗅束进入嗅球（嗅觉中枢），包括嗅觉纤维的硬脑膜，筛骨上的筛孔是肿瘤进入颅内的天然通道。肿瘤主要通过这个途径进入颅内，是病变侵入颅内的模式，而非转移。因此提示手术需要颅鼻联合进行，才能获得好的切除效果。病例介绍中提示的椎管内病变是转移灶，故本例患者属于 Kadish Ⅳ 期，毗邻鼻腔的前颅底肿瘤，包括鼻腔肿瘤，都应该是复发病灶，总体上看患者应是晚期。

关于复发晚期患者的治疗策略，切除鼻颅沟通肿瘤和椎管内转移灶依然是治疗的关键，完成经颅和经鼻两个入路的肿瘤切除后，建议进行基因检测，筛选可能的靶向治疗药物，虽然理论上尚未明确化疗和靶向治疗可使患者获益，但应尽可能为患者提供一个可供选择的治疗方式。放射治疗依然建议选择，同时可以参考术后组织病理检查中的 Ki-67 水平，选择可行的化疗方案。

参考文献

吴冠华，2021. 鼻腔鼻窦炎性肌纤维母细胞瘤临床病例及影像学分析. 影像研究与医学应用，5：147-148.

曾小莉，黄龙，陈雅婕，等，2017. 187 例中国嗅神经母细胞瘤的治疗疗效和预后因素分析 . 重庆医科大学学报，42（11）：1469-1474.

张力伟，张明山，戚继，等，2006. 侵袭颅内嗅神经母细胞瘤 . 中华神经外科杂志，22（6）：345-348.

CAMILA B X，FELIPS S N A，FABIOLA A S，et al.，2021. Complete response to alectinib following crizotinib in an ALK-positive inflammatory myofibroblastic tumor with CNS involvement. Current Problems in Cancer：Case Reports，4：1-4.

YIN Z，WANG Y，WU Y，et al.，2018. Age distribution and age-related outcomes of olfactory neuroblastoma：a population-based analysis. Cancer Manag Res，10：1359-1364.

鼻咽癌颅底侵犯

鼻咽癌的转移途径主要为淋巴结转移，亦存在血行转移的情况，然而，鼻咽癌经血行转移至脑实质内的现象较为罕见。鼻咽癌常借助颅底自然孔道侵犯至颅内，海绵窦、斜坡及鞍背等为常见受累区域。这些区域一旦受累，则可出现相应的脑神经受损症状。当肿瘤侵犯海绵窦时，可因三叉神经受累出现剧烈的面部疼痛；侵犯斜坡时，则可因展神经受累而导致视物重影。

病例 1

1）女性，45岁。

2）2年前因鼻咽癌行经鼻内镜肿瘤切除术，术后行放疗33次、化疗8次。

3）1个月前出现视物重影、头痛。

4）颅脑CT可见左侧岩尖占位，MRI示肿瘤位于左侧岩尖及斜坡（图61-1，图61-2）。

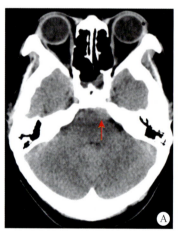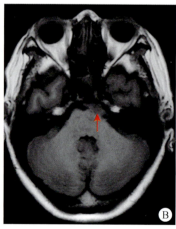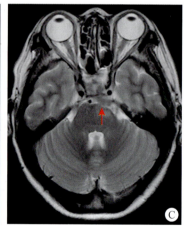

图 61-1 病例1术前影像，肿瘤位于岩尖及斜坡处

A. 颅脑CT，左侧岩尖可见等密度占位（红色箭头所示）；B. 轴位MRI-T$_1$序列，肿瘤呈长T$_1$信号；C. 轴位MRI-T$_2$序列，肿瘤呈短T$_2$信号

该患者因鼻咽癌经颅底间隙侵犯至斜坡，导致展神经受压，进而出现视物重影症状，同时脑干轻度受压，且肿瘤与颅底走行的脑神经关系密切。鉴于肿瘤已侵犯颅内，遂先行开颅手术切除转移灶，旨在缓解脑神经受压状况，为后续放、化疗创造有利条件。行"左

侧颞枕开颅颞下经小脑幕入路肿瘤切除术"，术中见肿瘤呈灰黄色，质地硬韧，边界清楚，血供一般，近全切除肿瘤。术后 1 个月针对残存肿瘤行伽马刀治疗，术后 1 年肿瘤复发，再次行伽马刀，术后 2 年第三次行伽马刀治疗。截至目前，随访显示患者病情平稳。

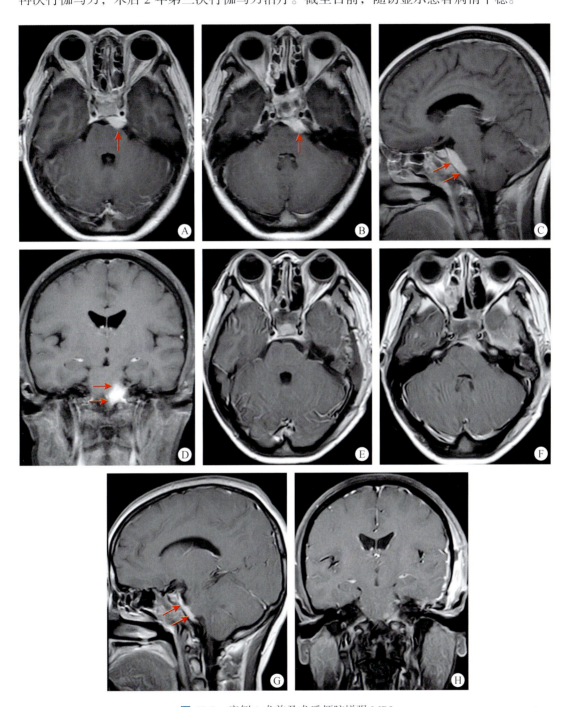

图 61-2 病例 1 术前及术后颅脑增强 MRI

A ～ D. 术前增强 MRI，肿瘤位于岩尖及上中斜坡，强化明显，E ～ H. 术后增强 MRI，肿瘤近全切除，中下斜坡处可见少许残存肿瘤

病例 2

1）男性，57 岁。

2）2 年前行鼻咽癌手术，病理诊断为非角化未分化癌，术后行术区放疗 26 次及顺铂化疗。

3）1 个月前开始出现视物重影、左枕部头痛。

4）术前 MRI 可见肿瘤位于鞍背及上斜坡，侵犯下丘脑，增强明显（图 61-3）。

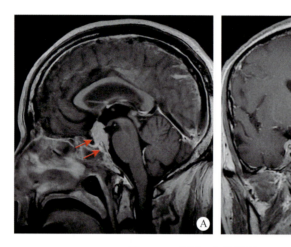

图 61-3　病例 2 术前增强 MRI
肿瘤位于鞍背及上斜坡，强化明显，下丘脑受侵犯

病例 2 与病例 1 情况类似，均为鼻咽癌侵犯颅底。鼻咽癌侵犯颅底的常见部位多集中于斜坡或者斜坡毗邻区域，如岩尖、海绵窦等。在本病例中，患者肿瘤位于鞍背及上斜坡，压迫动眼神经、下丘脑及垂体等结构。鉴于直接放疗可能导致上述结构损伤，故优先选择手术治疗，行右侧额颞开颅肿瘤切除术，术中见肿瘤呈灰黄色，质地硬韧，与周围结构粘连异常紧密，致使周围结构难以与肿瘤实现有效分离（图 61-4），仅大部切除肿瘤。术后患者行 2 周期尼妥珠单抗靶向治疗、3 周期顺铂化疗，以及局部放疗。术后 9 个月复查提示颅内肿瘤复发，复发肿瘤位于下斜坡（图 61-5），遂再次手术治疗，术后继续放化疗。

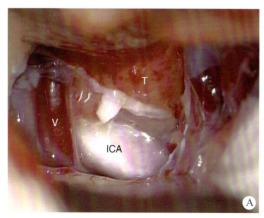
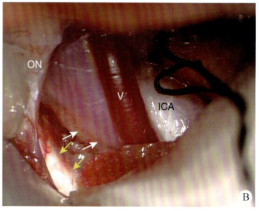

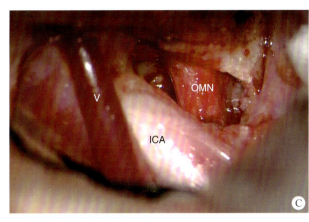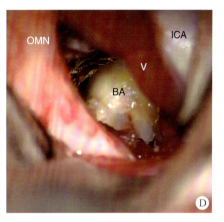

图 61-4 病例 2 第一次手术术中所见

A. 显露肿瘤；B. 第二间隙所见，肿瘤侵犯颈内动脉外膜及视束（白色箭头示肿瘤侵犯颈内动脉外膜，黄色箭头所示肿瘤侵犯视束）；C. 第三间隙所见，肿瘤侵犯动眼神经，正常动眼神经呈白色，此处动眼神经明显增粗且颜色暗红；D. 切除鞍背斜坡处肿瘤后所见，基底动脉外膜被部分肿瘤侵犯（V：回流静脉，ICA：颈内动脉，T：肿瘤，ON：视神经，OMN：动眼神经，BA：基底动脉）

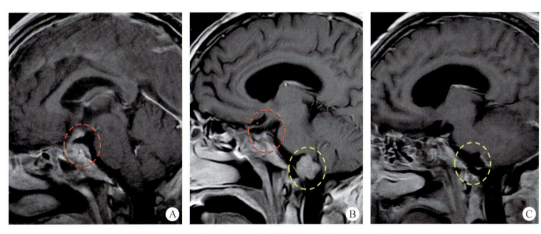

图 61-5 第一次手术后及第二次术前、术后影像

A. 第一次术后增强 MRI，紧邻下丘脑区域肿瘤小片残留；B. 第二次术前增强 MRI，复发肿瘤位于下斜坡（黄色圆圈所示），第一次术后残存的肿瘤经综合治疗后消失（红色圆圈所示）；C. 第二次术后增强 MRI，下斜坡肿瘤近全切除（黄色圆圈所示）

讨论

由于鼻咽癌侵犯颅底时易累及颅底的神经和血管，且肿瘤与神经和血管通常粘连紧密，术中分离难度大，全切困难，因此手术目的主要为最大限度地切除肿瘤，减轻肿瘤对神经的压迫，从而为后续术区放疗提供安全的边界。

国内一项纳入 101 例鼻咽癌颅底侵犯的研究结果显示，84 例（83.2%）患者存在颅底直接侵犯的情况。其中，48 例侵犯蝶窦和鞍底，38 例侵犯海绵窦，36 例侵犯斜坡，35 例侵犯颈内动脉管。由此可见，鼻咽癌颅底直接侵犯最常见的位置为颅中窝底。鼻咽癌可通过颅底孔裂或破坏骨质直接侵入颅内。Teresi 等指出肿瘤可经咽鼓管、翼管、蝶腭孔、颈内静脉淋巴结、颈内动脉及直接侵犯共 6 条途径扩散至颅中窝。Chong 等指出肿瘤亦可通过卵圆孔、棘孔、破裂孔或破坏颅底和蝶窦进入颅内。

　　早期和中期鼻咽癌经合理治疗后生存率与局部控制率较高，但 T3 期局部控制率仅为 40%～70%，T4 期为 40%～50%。放疗后局部复发仍是治疗失败的主要原因，其中孤立性局部复发是最常见的复发方式。对于初次治疗后发生颅内侵犯的鼻咽癌，由于脑神经及下丘脑等重要结构受累，放疗剂量受限，此时可手术切除侵犯颅内部分肿瘤，使肿瘤与重要结构分离，再行术腔放疗，安全性将大幅提升。

专家点评（北京大学肿瘤医院肿瘤放射科　孙艳）

　　海绵窦及颅内侵犯的 T4 期鼻咽癌经标准放化疗后仍有较高的复发率，颅底破坏和肿瘤颅内侵犯为常见复发模式，临床上可以出现顽固的疼痛和脑神经损伤症状，严重地影响患者生活质量。系统药物一线治疗的推荐方案为 GP 方案（吉西他滨＋顺铂）或联合免疫治疗，其有效率低且维持时间短。在无远处和广泛转移的情况下，手术和再程放疗是首先考虑的。手术切除复发灶的原则是，肿瘤边界清晰，避免增加与再程放疗相关的额外并发症；当切缘阳性时应考虑再程放疗；对于行挽救性手术的患者，当切除边缘小于 2～5mm 时应考虑再程放疗。而再程放疗要充分考虑年龄、KPS 评分、复发时间、复发后肿瘤分期、复发肿瘤大小，以及既往放疗引起的并发症情况等因素。在首次放疗后，相当大比例的一部分患者会出现晚期毒性，因此在患者已有 ≥G1 脑干、脊髓或视交叉的毒性、≥G3 颞叶、视神经或臂丛的毒性情况下不建议再程放疗。再程放疗最常用的方法为调强放疗或容积调强放疗（IMRT/VMAT），此外，可以选择的方法还有质子放疗、立体定向放疗等。由于危及器官（OAR）放疗剂量的限制，再放疗的 OAR 剂量就要降至最低，同时肿瘤剂量低于 60Gy 时预后明显变差，而提高治疗剂量则伴随死亡风险增加。再程放疗的风险与获益及治疗可能带来的后遗症，是需要医生和患者共同面对的。

　　危及器官剂量限制严格，保护困难，再程放疗风险很高的患者，如果通过手术切除紧邻重要器官的肿瘤，可以为后续的放疗提供可实施的边界，同时使降低放疗剂量成为可能。

　　本文提供两例颅内复发鼻咽癌手术治疗病例。第一例复发位于左侧岩尖及斜坡，肿瘤通过颅底间隙侵犯斜坡，压迫脑干和展神经，患者出现神经压迫症状。治疗原则是缓解患者神经压迫症状，争取再程放疗控制肿瘤。手术切除压迫脑干和展神经的肿瘤，缓解压迫症状为再程放疗提供安全边界。第二例肿瘤位于鞍背及上斜坡，压迫动眼神经，侵犯下丘脑及垂体等结构，直接进行再程放疗，有效治疗剂量对上述结构和功能会造成严重损害，治疗风险大，手术切除肿瘤后解除压迫、缩小肿瘤体积、增大治疗安全边界，为降低放疗剂量提供可能。

　　鼻咽癌放化疗后颅底复发、颅底破坏和颅内侵犯需要多学科综合治疗，合理选择手术和再程放疗可以得到满意的局部肿瘤控制，降低治疗相关不良反应，提高长期生存患者的生活质量。

参 考 文 献

韩军，张秋航，杨治宇，等，2014.鼻咽癌颅底转移特点的临床研究．中国微侵袭神经外科杂志，19（1）：18-21.

CHONG V F，FAN Y F，KHOO J B，1996. Nasopharyngeal carcinoma with intracranial spead：CT and MRI characteristics. J Comput Assist Tomogr，20（4）：563-569.

TERESI L M，LUFKIN R B，VINUECLA F，et al.，1987. MR imaging of the nasopharynx and the floor of the middle cranial fossa part II. Malignant Tumors. Radiology，164（3）：817-821.

鼻咽癌放射后颞叶放射性坏死

鼻咽癌（NPC）在我国发病率为 3/10 万。NPC 对电离辐射高度敏感，放射治疗是 NPC 治疗策略的核心。放射性脑病是鼻咽癌放疗后严重的晚期并发症之一，发病率 6%，多数为患者出现脑部症状后行影像学检查时发现。若定期行颅脑 MRI 随访，放射性脑病的发生率可达 20% 左右。坏死多发生于放疗后 6 个月至数年。放射性脑病的典型症状包括头痛、认知功能障碍、吞咽困难和精神障碍，严重影响患者的生活质量。

放射性脑病的发生与放射源、单次剂量、总剂量的分割和总治疗时间有密切关系。放射剂量越大、照射面积越广，越易发病。脑损伤主要发生在照射后 1 ～ 3 年。全脑照射 5 周 5000c Gy 时 5% 的患者出现明显脑损伤；全脑 TD5/5，5500c Gy，超过此限值可能引发放射性脑病。

病例

1）女性，49 岁。

2）30 年前发现鼻咽癌，行放射治疗。

3）4 年前出现癫痫发作。

4）近期出现记忆力下降，偶有眩晕。

5）颅脑 CT 及 MRI 可见双侧颞叶水肿（图 62-1）。

患者因鼻咽癌行放射治疗后出现癫痫，近期查颅脑 MRI 发现双颞水肿，考虑癫痫症状与颞叶病变有关。颅脑增强 MRI 排除颞叶病变为肿瘤的可能，考虑为放射性脑损伤。患者放疗后 30 年，虽出现放射性脑损伤，但症状不严重，予以口服抗癫痫药物对症治

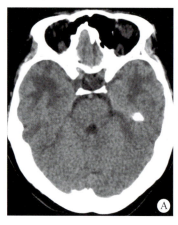
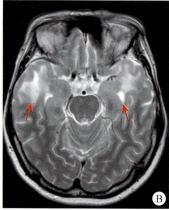
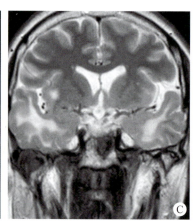

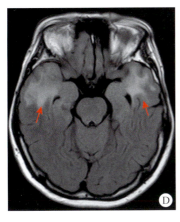
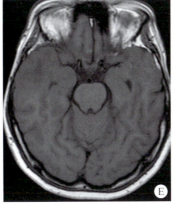
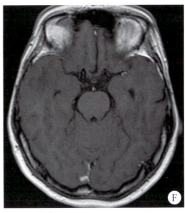

图 62-1 颅脑 CT 及 MRI

A. 颅脑 CT 可见双侧颞叶低密度；B、C. MRI-T$_2$ 序列，双颞叶指状水肿；D. MRI-FLAIR 序列，清晰可见水肿的范围；
E. MRI-T$_1$ 序列，双颞呈略短 T$_1$ 信号；F. 增强 MRI 未见强化

疗，暂无须手术干预。然而，对于部分放射性坏死较为严重的病例，则需手术减压
（图 62-2，图 62-3）。

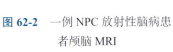

图 62-2 一例 NPC 放射性脑病患者颅脑 MRI

A. MRI-T$_2$ 序列，右颞叶混杂信号，脑水肿明显；B. 增强 MRI 可见右颞叶不规则强化

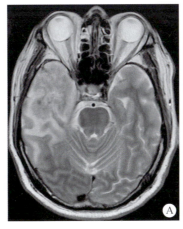
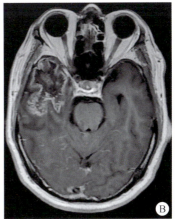

图 62-3 另一例 NPC 放射性脑病患者颅脑 MRI

A. MRI-T$_2$ 序列，双侧颞叶混杂信号，脑水肿明显；B. 增强 MRI 可见双侧颞叶散在不规则强化

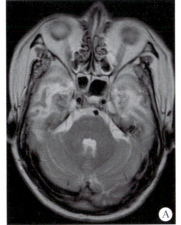
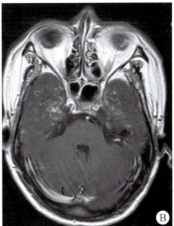

讨论

　　颞叶脑坏死（TLN）是遗传、临床和放疗相关因素的联合效应。放射剂量和放疗参数是放疗相关因素中最关键的部分。放疗参数，包括剂量分割、总辐射剂量、照射体积等，被认为在 TLN 的发展进程中发挥核心作用。通常，总放疗剂量增加或每组分剂量增加可导致 TLN 风险增加和潜伏期缩短。采用二维常规放疗（2D-CRT）并使用不同的分割策略时，TLN 的发病率波动在 1.6%～22% 之间。然而，随着调强适形放射治疗（IMRT）在 NPC 中的广泛使用，长期生存者的 TLN 发生率趋于下降。同时，与 2D-CRT 时代常见的双侧 TLN 病变相比，IMRT 诱导的 TLN 大多发生在同侧，且体积相对减小。这些改善在很大程度上得益于 IMRT 在保留颞叶方面的剂量优势，即减少高剂量照射区域。

　　放射性脑损伤可发生于颞叶、脑桥、中脑及小脑，可为单侧或双侧。CT 表现为白质内"指状"分布的低密度影，或表现为颞叶、脑桥、中脑及小脑内脑脊液样密度影，密度均匀，边界清楚，占位效应多不明显。增强扫描病灶多无强化，少部分病灶可有斑点状强化。MRI 表现为长 T_1、长 T_2 信号，有轻度占位效应。坏死灶内可有积液和肉芽组织增生，信号不均匀，后者在增强扫描时可有局部强化，长期病变者可发生纤维化和脑萎缩。

　　放射性脑损伤属于不可逆的慢性病变，但也可存在急性发作期，及时地发现与治疗可使病情得到稳定控制。目前主要治疗方法包括激素、脱水药、神经营养药的使用及高压氧治疗等，对于伴有抑郁、焦虑等情感改变的患者，应该给予适当的精神类药物。

　　对保守治疗效果差、颅内压高及对手术耐受性好的脑放射性坏死患者，外科手术治疗可迅速缓解患者因颅内压增高引起的临床症状，改善其生活质量。对坏死伴有囊性变、中线移位及颅内压增高者，可采用开颅手术切除坏死病灶，或部分切除坏死病灶联合颞极切除及颞肌下减压，最后根据患者颅内压选择是否行去骨瓣减压。

专家点评（北京大学肿瘤医院肿瘤放射科　郑宝敏）

　　放射治疗是鼻咽癌治疗策略的支柱。放射性脑病是鼻咽癌放疗的严重晚期并发症之一，如果定期行颅脑 MRI 随访，放射性脑病的发生率可达 20% 左右。坏死多发生在放疗后 6 个月至数年。随着 IMRT 在 NPC 中的广泛使用，长期生存者的 TLN 率趋于下降。同时，与 2D-CRT 时代常见的双侧 TLN 病变相比，IMRT 诱导的 TLN 大多发生在同侧，体积减小。

　　在鼻咽癌患者放疗后的随访过程中，患者出现颞叶影像学表现异常或者颞叶相关症状时，首先要进行鉴别诊断：是肿瘤进展还是放射性损伤？需要从多个维度进行分析，包括影像学详细逐层对比、症状部位及照射剂量分布的对照，以及必要时行代谢检查等方法。作者在文中已做详细阐述，通过扎实的实践病例进行分析，并给出不同解决方案。

　　确诊放射性损伤后如何进行分层个体化治疗，以期给予每一位患者最适合的治疗方案？作者在文中也做了详细探讨，并通过翔实的病例给予解答。仅有影像学异常的患者如何处理？影像学异常，通过随访范围扩大者怎么解决？如何严密随访及和患者保持紧密沟通？出现明显神经症状的患者怎么解决？涉及症状程度、病变范围及稳定性等，采用不同治疗方案会有怎样的临床获益？又会面临哪些后续相关副反应？作者也做了非常扎实的临床工作与探索。

　　科研工作来源于临床，回归临床，最终希望患者受益。在鼻咽癌放射治疗后脑损伤治疗研究领域，作者以扎实，翔实的临床病例为基础，进行了总结与探索。随着病例的积累与系统研究的深入，在治疗规范的框架下，希望为此类患者的治疗带来更适合的个体化解决方案。

参 考 文 献

李帅，2015. 鼻咽癌放疗后放射性脑坏死的影像学表现与外科治疗. 中国临床研究，28（3）：350-353.

LI H，RONG X，HU W，et al.，2021. Bevacizumab combined with corticosteroids does not improve the clinical outcome of nasopharyngeal carcinoma patients with radiation-induced brain necrosis. Front Oncol，11：746941.

ZHOU X，LIU P，WANG X，2020. Temporal lobe necrosis following radiotherapy in nasopharyngeal carcinoma：new insight into the management. Front Oncol，10：593487.

甲状腺癌脑转移

头颈部肿瘤以喉癌、甲状腺肿瘤为主。头颈部恶性肿瘤的转移途径通常以淋巴转移为主，鲜有通过血行转移至颅内的情况。甲状腺癌易转移至颅底骨，而转移至脑实质内的病例却极为少见。

病例 1

1）女性，46 岁。

2）3 年前行甲状腺滤泡癌切除术。

3）1 个月前出现左侧上眼睑下垂及头痛。

4）查体：左侧上眼睑下垂，左眼活动障碍、瞳孔散大。

5）颅脑 CT 及 MRI 提示蝶骨占位（图 63-1，图 63-2）。

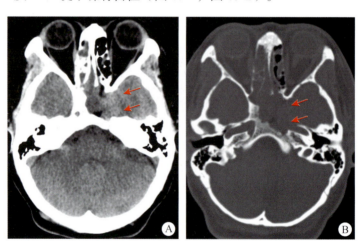

图 63-1 病例 1 术前颅脑 CT

A. 可见蝶骨占位，呈等密度影（红色箭头所示）；B. 骨窗 CT 显示蝶骨被肿瘤破坏（红色箭头所示）

患者既往有甲状腺癌手术史，此次出现动眼神经麻痹症状，颅脑 CT 及 MRI 提示蝶骨占位，骨质被肿瘤破坏明显。肿瘤位于鞍区、体积较大、压迫海绵窦，是导致动眼神经麻痹的主要原因。手术采用内镜经鼻蝶窦入路切除肿瘤，目的是明确肿瘤性质及缓解肿瘤压迫引起的动眼神经麻痹。

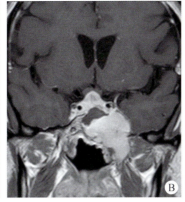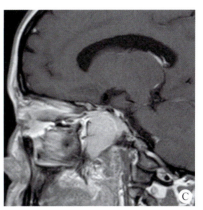

图 63-2 病例 1 术前增强 MRI

转移灶位于鞍区，偏左侧，强化明显

病例 2

1）女性，53 岁。

2）体检发现颅内占位 2 年，间断舌肌抽搐 2 周。

3）2 年前颅脑 MRI 提示右额叶存在一处囊性占位（图 63-3）。

4）本次入院复查颅脑 MRI 提示右额叶囊性病变无明显进展（图 63-4）。

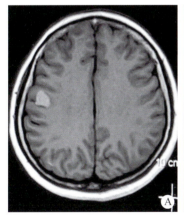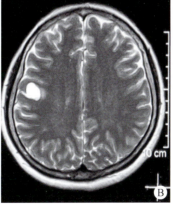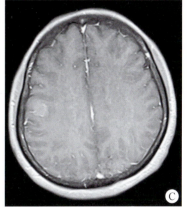

图 63-3 病例 2 两年前颅脑 MRI

右额中央区囊性占位，边界清楚。A. MRI-T_1 序列，肿瘤呈短 T_1 信号；B. MRI-T_2 序列，肿瘤呈长 T_2 信号；C. 增强 MRI 显示
肿瘤强化不明显

患者 2 年前体检发现右额占位，初步诊断为"海绵状血管瘤"。海绵状血管瘤为先天性疾病，无症状可随诊观察。入院前 2 周出现舌部肌肉间断不自主抖动症状，复查颅脑 MRI 提示右额占位变化不明显，术前仍考虑为良性病变，海绵状血管瘤可能性大，现出现症状，具有手术指征。手术采用右额开颅肿瘤切除术，术中见肿瘤呈囊实性，囊液为暗红色液体，考虑出血，囊壁较韧，边界清楚，予以完整切除肿瘤。术后病理诊断为甲状腺乳头状腺癌。随后行甲状腺超声检查，结果显示：甲状腺左叶实性结节，双侧颈部 Ⅱ、Ⅲ 区

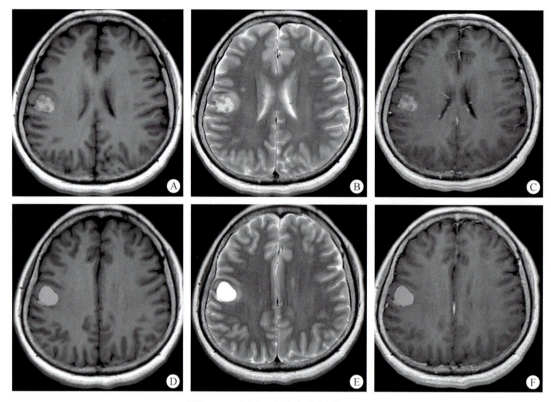

图 63-4 病例 2 本次入院颅脑 MRI

右额中央区囊实性占位，仍以囊性为主，边界清楚，呈短 T_1、长 T_2 信号，增强后强化不明显；2 年间肿瘤体积未见明显增大；A、D. MRI-T_1 序列，B、E. MRI-T_2 序列，C、F. 增强 MRI

多发淋巴结肿大。最后确诊为甲状腺乳头状癌脑转移。甲状腺乳头状癌生长缓慢，其发生脑转移后生长同样非常缓慢，患者自发病起 2 年内在未做任何治疗的情况下，肿瘤体积几乎没有变化。目前脑转移癌术后 2 年，随访，患者正常生活，肿瘤未复发。

讨论

头颈部肿瘤以甲状腺癌和喉癌最为常见，这些肿瘤一般都是通过淋巴结进行转移，通过血行转移至颅内者罕见。对于病例 1 颅骨转移患者，手术虽无法全切除肿瘤，但缓解了复视的症状。病例 2 患者有癫痫症状，致痫灶为脑内转移癌引起，手术可缓解癫痫症状。

甲状腺癌根据病理类型可分为分化型甲状腺癌（乳头状癌和滤泡状癌）和分化较差的甲状腺癌（髓样癌、未分化癌等）。分化型甲状腺癌一般预后较好，10 年生存率为 80% ～ 95%，远处转移少见（3% ～ 20%），常见转移部位为肺和骨，而脑、肝转移少见。一旦发生远处转移，生存率明显下降，10 年生存率约 50%，其中脑转移患者的生存时间仅约 1 年。据文献报道分化型甲状腺癌脑转移的发生率约 1%，分化较差的甲状腺癌脑转移的发生率约 18%。近半数甲状腺癌患者无临床症状，多为偶然发现，病理类型以乳头状癌最为常见，约占 70%，故其脑转移的病例报道较多。甲状腺癌脑转移的诊断主要依赖颅脑 CT 和 MRI，甲状腺癌脑转移放射性核素摄取率低，容易漏诊，有文献报道 23 例甲状腺癌脑转移核素检查中仅 1 例阳性。甲状腺癌脑转移的转移灶卒中发生率高，约为 12%，增强颅脑 MRI 多呈环形强化，有完整包膜。治疗以手术、放疗和化疗为主，也可用碘 131 治疗，一组 8 例甲状腺癌脑转移患者经碘 131 治疗的研究显示其生存期为 2～35 年。另一组 23 例甲状腺癌脑转移研究表明：女性、乳头状甲状腺癌、寡转移灶及转移部位在幕下的患者预后较好。

专家点评（厦门大学附属中山医院普通外科　吴国洋、严威）

脑转移在甲状腺癌患者中罕见，有文献报道乳头状癌（PTC）和滤泡状癌（FTC）的发生率为 1%，髓样癌（MTC）为 3%，而未分化癌（ATC）为 10%，临床上对于来自甲状腺癌脑转移的特征、治疗和预后了解较少。

在临床特征方面，有报道甲状腺癌脑转移最常见的表现是症状性单个病灶。诊断时年龄较高，中位年龄为 68 岁，脑转移患者诊断的中位时间为：PTC 13 年、FTC 4 年、MTC 22 年。

在治疗和预后方面，目前神经外科手术、脑部病灶立体定向放射治疗对生存期有积极影响，其他治疗包括化疗、靶向治疗、免疫治疗、碘 131 治疗等，但经验有限。有部分学者报道了总体生存期，患者的平均生存期为 19.8 个月，有无分化型组织学类型、原发肿瘤大小和有无骨骼受累是与预后相关的显著风险因素。不同组织类型甲状腺癌脑转移生存期有明显差异，有学者报道 PTC 患者为 13 个月，FTC 患者为 26 个月，MTC 患者为 12 年，ATC 患者为 3 个月，总体来说，脑转移通常被认为是不良预后因素，但个别患者在局部治疗后也可以获得长期生存，手术被认为是最佳选择。

对于病例 1，患者是一名 46 岁的女性，既往有甲状腺滤泡癌的手术史。她出现了左侧上眼睑下垂、头痛等症状，经颅脑 CT 和 MRI 检查发现在蝶骨处有占位病变。根据影像学表现，肿瘤体积较大且压迫了海绵窦，导致动眼神经麻痹。由于肿瘤位于蝶窦内，采用内镜经鼻手术切除肿瘤，旨在明确肿瘤性质并减轻动眼神经麻痹的症状。而对于病例 2，患者是一名 53 岁的女性。她在体检中发现颅内占位已有 2 年，并出现间断舌肌抽搐的症状。先前的 MRI 检查显示右侧额叶有一处囊性占位，而本次入院复查 MRI 显示占位体积无明显变化。考虑到已有的症状和囊实性占位的特点，决定进行手术治疗。术后的病理结果证实为甲状腺乳头状癌脑转移。这例甲状腺乳头状癌生长缓慢，而脑内转移的生长也非常缓慢，且该患者在 2 年的随访期间没有肿瘤复发。但对于 2 例患者仍需要长期的随访复诊，观察其复发生存期，评估术后是否需要辅助化疗、靶向治疗、免疫治疗及碘 131 治疗等。需要更多的病例总结、经验来评估各种治疗方式或联合治疗方式在甲状腺癌脑转移患者整体预后方面的价值。

参 考 文 献

唐颖，王运，刘义涛，等，2020. 甲状腺癌脑转移的 MRI 表现. 中国医学计算机成像杂志，26：521-525.

余永利，朱瑞森，陆汉魁，2003. 碘 131 治疗分化型甲状腺癌脑转移 . 中华核医学杂志，（1）：34-35.

BUNEVICIUS A，FRIBANCE S，PIKIS S，et al.，2021. Stereotactic radiosurgery for differentiated thyroid cancer brain metastases：an international，multicenter study. Thyroid，31（8）：1244-1252.

HENRIQUES De FIGUEIREDO B，GODBERT Y，SOUBEYRAN I，et al.，2014. Brain metastases from thyroid carcinoma：a retrospective study of 21 patients. Thyroid，24（2）：270-276.

HONG Y W，LIN J D，YU M C，et al.，2018. Outcomes and prognostic factors in thyroid cancer patients with cranial metastases：a retrospective cohort study of 4683 patients. Int J Surg，55：182-187.

SALVATI M，FRATI A，ROCCHI G，et al.，2001. Single brain metastasis from thyroid cancer：report of twelve cases and review of the literature. J Neurooncol，51（1）：33-40.

WOLFF L，STEINDL A，POPOV P，et al.，2023. Clinical characteristics，treatment，and long-term outcome of patients with brain metastases from thyroid cancer. Clin Exp Metastasis，40（3）：217-226.

WU T，JIAO Z，LI Y，et al.，2021. Brain metastases from differentiated thyroid carcinoma：a retrospective study of 22 patients. Front Endocrinol，12：730025.

第十部分

肺癌脑转移

青年肺癌脑转移

　　肺癌好发于 50 岁以上的中老年人。目前，全球开展了诸多临床研究，以分析肺癌患者的临床特征与预后影响因素。近年来调查发现，肺癌的发病趋于年轻化。文献报道青年肺癌患者占所有肺癌患者的 9.7% ～ 18.6%，远大于 10 余年前 Nugent 所报道的 3.4%。

病例

　　1）女性，28 岁。

　　2）3 年前诊断肺腺癌，接受克唑替尼治疗。

　　3）1.5 年前开始出现癫痫，发现多发脑转移，行塞瑞替尼治疗后，部分转移灶缩小，部分增大。

　　4）颅内多发转移灶中的 4 处进行了伽马刀治疗，肿瘤缩小。

　　5）3 个月前头痛，左手抽搐，左下肢肌力弱。

　　6）颅脑 CT 及 MRI 示颅内多发转移灶，伴转移灶出血，其中右侧额部转移灶体积较大（图 64-1，图 64-2）。

　　此病例为青年肺癌患者，肺部肿瘤治疗后 1.5 年出现多发转移，行化疗和伽马刀治疗后病情进展。行右额开颅肿瘤切除术，切除右额转移灶后患者行走不稳及癫痫症状好转。2 个月后患者出现右手抽搐，复查 MRI 发现左额转移灶增大（图 64-3），再次入院行左

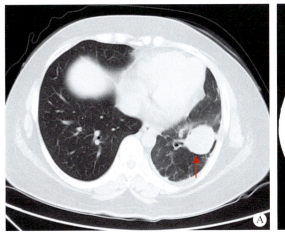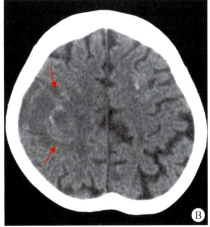

图 64-1　第一次术前的肺部 CT 及颅脑 CT

A. 肺部 CT，可见左肺肺癌；B. 颅脑 CT，转移灶呈低密度，内有散在高密度影，考虑出血性卒中可能（红色箭头所示）

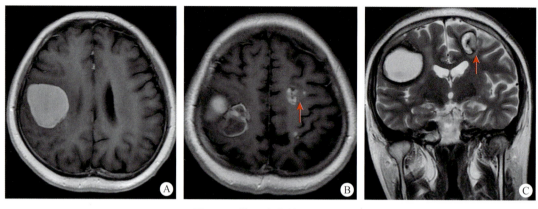

图 64-2　第一次术前颅脑 MRI

A、B. MRI-T_1 序列，转移灶呈短 T_1 信号，考虑肿瘤内有出血性卒中，肿瘤多发，右额转移灶体积较大，其中 B 图箭头所示为左额转移灶；C. MRI-T_2 序列，转移灶多发，内有出血

额开颅脑转移灶切除术，症状好转。3 个月后患者突发头痛，复查 CT 示右额转移灶复发，伴蛛网膜下腔出血（图 64-4），予以腰穿及对症治疗后好转。2 个月后右额病灶再次增大，伴出血性卒中，体积明显增大，最后患者放弃治疗。本例患者由于其脑转移灶反复发生出血性卒中，导致药物治疗效果欠佳。

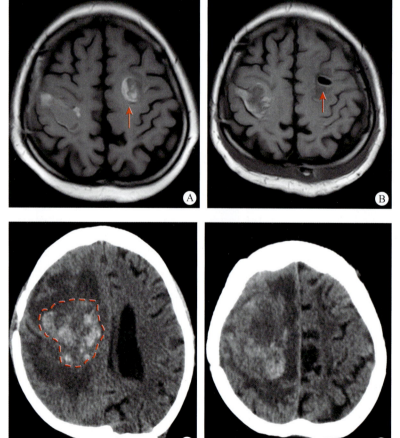

图 64-3　两次术后颅脑 MRI

A. 第一次开颅术后 2 个月颅脑 MRI，左额转移灶体积大（与图 62-2B 相比）；B. 第二次开颅术后 MRI，左额转移灶切除满意

图 64-4　右额病灶切除术后半年颅脑 CT

肿瘤复发且体积明显增大，内有高密度影，考虑肿瘤出血性卒中

讨论

青年肺癌患者发病年龄为 18 ～ 40 岁，平均 34.5 岁，男女比例为 1.13：1。最常见的病理组织学类型为腺癌（56.8%），绝大多数患者（92.3%）诊断时即为晚期。青年肺癌患者起始症状多为咳嗽（40.38%），其次为胸痛、痰中带血；平均症状持续时间为 5 个月，误诊率 22.12%，主要需与肺炎和肺结核鉴别。远处转移多见于骨（38.46%）、脑（15.38%）、肝脏（20.51%）、肾上腺，而以中枢神经系统转移作为肺外首发症状在临床上极易误诊。

年轻患者与老年患者在组织学、遗传易感性和性别分布方面有所不同。年轻患者的男女比例低于老年患者。有吸烟家族史的年轻患者患肺癌的风险较高，提示早期发病的患者有肺癌的遗传易感性。此外，小于 40 岁的肺癌患者可能比大于 65 岁的患者能更好地耐受治疗，并愿意接受药物治疗带来的更高的毒性风险。腺癌发病率高和首诊时分期晚是青年肺癌患者最显著的临床特征；青年非小细胞肺癌（NSCLC）患者驱动基因突变率较高，尤其以棘皮动物微管相关蛋白 4（EML4）-ALK 最为常见；病理组织学类型和诊断时分期是影响青年 NSCLC 患者预后的独立危险因素，腺癌及发病早期在总生存期方面具有优势。早诊断、早治疗可使青年肺癌患者在生存方面更加受益。

考虑到年龄小和可能延长总生存期等因素，青年肺癌脑转移的治疗目标为延长生存时间及提高生活质量，并优先保护神经认知功能。立体定向放射治疗可以控制颅内转移灶生长并延长生存时间。随着这种技术的发展，全脑放疗在脑转移癌治疗中的作用逐渐减弱，从而神经认知能力下降的风险也随之减小。新一代 ALK 抑制剂被设计为比克唑替尼更有效地透过血脑屏障并在脑脊液中具有更高的药物浓度，脑转移灶控制率显著。在Ⅲ期 ALEX 试验中，阿来替尼在脑转移控制方面明显优于克唑替尼。其他下一代 ALK 抑制剂（即塞瑞替尼、布格替尼、洛拉替尼）在中枢神经系统中也表现出良好的活性。但是研究发现，年轻的脑转移患者并未比中老年患者获得更好的治疗结果。全身治疗失败仍然是患者死亡的主要原因，而且较年轻的患者发生脑转移和早期脑衰竭的风险会增加。

青年肺癌患者的 1 年生存率为 65.3%，3 年生存率为 23.9%，5 年生存率为 15.1%，中位生存期为 15.66 个月。单因素预后分析提示：青年肺癌患者的生存时间与吸烟状态（P=0.031）、病理组织学类型（P=0.039）、诊断时 TNM 分期（$P < 0.001$）及是否接受靶向治疗（P=0.004）相关。多因素预后分析提示：诊断时 TNM 分期（$P < 0.001$）及病理组织学类型（P=0.004）是影响青年 NSCLC 患者的独立预后因素。

专家点评（中南大学湘雅医院肿瘤科　周蓉蓉）

肺癌是我国最常见的恶性肿瘤之一，具有较高的发病率和病死率。近期文献研究发现，肺癌在中老年人群中的发病率趋于平稳甚至有下降趋势，但在青年人中的发病率逐年增高。青年肺癌基因突变率及突变丰度均较高，且以间变性淋巴瘤激酶（ALK）重排最常见。与老年患者相比，青年肺癌在肿瘤行为上更具有侵袭性，临床分期更晚，其预后理应较差。然而近年来多项研究对青年肺癌患者进行生存分析发现青年肺癌患者的总体生存率显著高于老年肺癌患者，可能与青年肺癌有独特的基因背景、PS 评分较低、更少的并发症、更积极的术后化疗及靶向治疗等综合因素相关，继而表现出了较好的预后。

目前针对"钻石靶点"——ALK 融合基因突变的药物更新迭代，形成"三代同堂的局面"。洛拉替尼是目前唯一上市的第三代 ALK 抑制剂，因独特的分子结构，使其具有更高的选择性，对血脑屏障的渗透性更强，在第一、二代药物治疗失败的情况下，仍具有抗肿瘤活性。CROWN 研究随访 3 年的数据显示，洛拉替尼降低 73% 的患者疾病进展风险，患者的 3 年无进展生存率为 63.5%，颅内 ORR 高达 83%，3 年无颅内进展率高达 92.3%。

本文提供的这例肺腺癌脑转移青年患者，在初诊明确病理诊断为肺腺癌基因突变之后，予以一代 ALK 抑制剂克唑替尼进行一线治疗，1 年半后出现多发脑转移，改用二代药物塞瑞替尼治疗，颅内病灶部分缩小，部分增大，颅内 4 处转移灶予以了伽马刀治疗，肿瘤缩小。之后患者出现头痛、左手抽搐、左下肢肌力弱等神经系统相关症状，影像学提示颅内多发转移灶，其中右额叶转移灶体积较大。考虑到右额叶转移灶有症状，因此选择了手术治疗。术后患者症状好转，但 2 个月后患者出现了右手抽搐，复查发现左额叶转移灶增大，再次行左额叶脑转移灶切除术。之后颅内出现明显进展，患者放弃治疗。

关于这个病例的提示及建议：①肺癌 ALK 基因融合患者，服用一代 TKIs 一线治疗失败后，可改用二代或三代 TKIs 治疗；对于这个病例，当该患者出现二代 TKIs 治疗后耐药时，可考虑改用三代 TKIs 治疗，评估疗效再适时手术或者放疗；②该患者颅内病灶切除后，建议完善基因检测，根据结果指导药物治疗方案；③肺癌脑转移患者服用 TKIs 治疗后，颅内病灶缩小，可适时加上头部病灶的立体定向放疗，相比于单纯接受靶向药物治疗，可能具有更好的生存优势。

参 考 文 献

曹运新，2011. 老中青年肺癌 437 例临床对比分析. 现代医药卫生，27（7）：1003-1004.
王勇，姚艺玮，钱小军，等，2016.青年与老年肺癌患者临床特征回顾性分析.临床肺科杂志，21（12）：2150-2153，2158.
祝爱峰，2012.青年肺癌 115 例临床诊治分析.中国医药科学，2（15）：184-185.
GORE E M，2008. Brain metastases in very young patients with lung cancer are still brain metastases. Onkologie，31（6）：297-298.
NIEDER C，THAMM R，ASTNER S T，et al.，2008. Disease presentation and treatment outcome in very young patients with brain metastases from lung cancer. Onkologie，31（6）：305-308.
WRONA A，2019. Management of CNS disease in ALK-positive non-small cell lung cancer：Is whole brain radiotherapy still needed? Cancer Radiother，23（5）：432-438.

ALK 阳性肺癌脑转移的新突变位点

近年来，非小细胞肺癌的治疗已由化疗时代进入到个体化分子靶向精准治疗时代。目前临床应用的个体化分子靶向治疗主要针对表皮生长因子（*EGFR*）突变型和间变性淋巴瘤激酶（*ALK*）融合基因型肺癌，这两种基因变异型肺癌均具有明确的分子靶点、靶点检测技术及上市的靶向药物，临床疗效显著提高。肺癌中 *ALK* 变异主要为 *ALK* 基因与其他基因发生断裂重排。其中，棘皮动物微管相关蛋白 4（EML4）-*ALK* 融合基因变异是其主要类型，除 EML4 外，TFG 和 KIF5B 等基因也可与 *ALK* 发生融合。国内外大量的研究数据显示，发生 *ALK* 重排的非小细胞肺癌患者占 3% ~ 7%。

病例

1）男性，32 岁。

2）45 个月前发现肺癌（*ALK* 阳性），MRI 提示颅内异常，口服克唑替尼治疗，42 个月前发现多发脑转移，因病灶较小继续口服克唑替尼治疗。

3）3 年前颅内转移灶增大，对颅内 8 处病灶行伽马刀治疗后继续应用克唑替尼。

4）2 年前复查颅脑 MRI 提示颅内多发病灶（> 20 个），改用口服阿来替尼治疗，颅内病灶明显缩小、减少。

5）15 个月前因晕倒查颅脑 MRI 发现右额病灶增大至直径 3cm，伴有水肿，加用贝伐珠单抗治疗后，病情稳定。

6）10 个月前右额病灶增大至直径 3.8cm，行伽马刀治疗，2 个月前复查病灶缩小至直径 3.0cm。

7）1 个月前复查，病灶增大至直径 4.2cm 并出现癫痫发作，继续予以口服洛拉替尼治疗（图 65-1），癫痫控制不理想。

入院后行右额开颅转移灶切除手术，肿瘤切除满意，建议给予局部放疗。克唑替尼作为 *ALK* 阳性肺癌患者的一线用药，可明显延长患者的无进展生存时间，但由于克唑替尼无法通过血脑屏障，因此 80% 以上的患者仍会发生脑转移。而通过血脑屏障较好的二代 TKI 药物，阿来替尼，即使能够减少脑转移的发生率和延长无脑转移的时间，但仍有大概 30% 的患者发生脑转移。*ALK* 阳性肺癌患者何时需要外科的干预，文献暂无明确阐述。本例患者经过多种 ALK 抑制剂治疗，仍有脑转移灶的持续存在且出现癫痫症状，因此神经外科治疗或有助于延长患者生存时间、改善生活质量。由于手术干预的病例较少，上述结

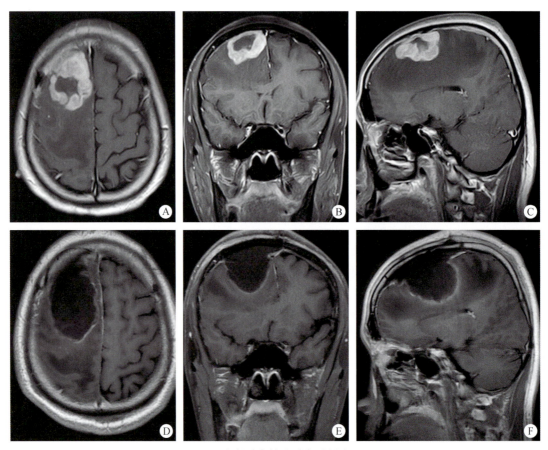

图 65-1　患者手术前及手术后颅脑 MRI

A～C. 术前颅脑增强 MRI，病变位于右额，增强后呈不均匀强化；D～F. 术后 MRI 可见肿瘤全切

论仍需要更多的临床数据来证实。

　　本例患者术后行基因检测，发现新的 *ALK* 融合基因（图 65-2）。新的融合基因位于 2 号染色体中 *PKDCC* 基因上游的基因间区域（*IGR*），此区域基因与 *ALK* 基因的 20 号外

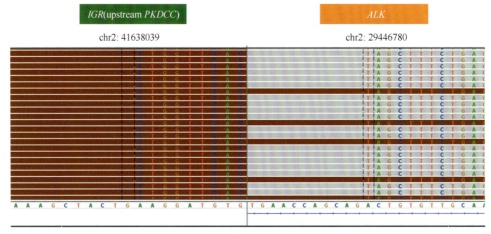

图 65-2　*ALK* 基因和 *PKDCC* 上游基因间区域的融合基因组可视化图

显子融合（图 65-3），该融合基因此前未曾有文献报道。*EML4* 是最常见的 *ALK* 融合基因，随着二代测序的应用和普及，越来越多的基因融合被发现，功能性融合基因可以带来临床靶向治疗的获益。近期，三代 ALK-TKIs 药物已通过 Ⅱ 期临床试验并被证实具有很好的治疗效果，随着 ALK 靶向药物的研发，越来越多的 ALK 阳性肺癌患者将会得到更好的治疗效果。

IGR(upstream *PKDCC*)~*ALK*融合

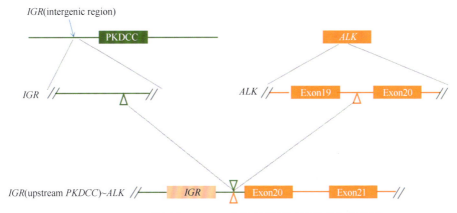

图 65-3　*ALK* 基因和 *PKDCC* 上游基因间区域的融合示意图

讨论

对于已知基因突变的脑转移癌患者术后是否需再次行基因检测，目前存在一定争议。临床实践中，神经外科通常仅做手术切除环节，后续治疗则交由肿瘤科医生，根据家属和患者的意愿决定是否行基因检测。本例新融合基因是基于开颅手术切除脑转移灶标本的基因检测所发现，因此建议提高开颅手术后标本的再次基因检测率。

本例新发现的融合基因理论上仍然可以指导患者使用 ALK 抑制剂进行治疗，然而，在患者持续使用 ALK 抑制剂的过程中，转移病灶持续增大，可能已经产生明显的临床症状，鉴于此患者及家属最终选择手术治疗。说明手术切除的这处右额转移灶对 ALK 抑制剂产生了耐药性。所以，此次新发现的融合基因对 ALK-TKIs 是否应答有待于进一步研究。

专家点评（北京大学肿瘤医院胸部肿瘤内科　邸博、王玉艳）

随着 NGS 技术的发展，迄今为止已经发现了近 100 种 *ALK* 相关融合伴侣基因。该患者术后标本行基因检测，发现了位于 2 号染色体中 *PKDCC* 基因上游的基因间区域与 *ALK* 的融合基因。理论上罕见发生的 Intergenic-*ALK* 融合，其伴侣缺乏明确的启动子，因而对于 ALK-TKIs 的应答与否通常未知。既往《肿瘤学前沿》（*Frontiers in Oncology*）上发表一篇病历报道——*A Novel Intergenic Gene Between SLC8A1 and PKDCC-ALK Fusion Responds to ALK TKI WX-0593 in Lung Adenocarcinoma: A Case Report*。该研究报道了

Intergenic-*ALK* 融合，发现的 SLC8A1/*PKDCC-ALK* 基因间融合经伊鲁阿克治疗后给患者带来了长期的生存获益。然而新发现的 Intergenic-*ALK* 融合是否可以从其他类型 ALK-TKIs 治疗中获益还缺乏相关研究。本案例同样发现了 *PKDCC-ALK* 融合，并且应用阿来替尼有效，因此扩大可靶向的基因间融合的类型对于 *ALK* 融合阳性患者的精准诊疗至关重要。

根据美国临床肿瘤学会（ASCO）专家共识，脑转移癌手术适应证如下：对于原发肿瘤未明确诊断，且疑似脑转移癌的患者，手术有助于明确诊断，同时切除肿瘤；肿瘤体积较大（直径大于 3～4cm），具有占位效应的情况下，患者可以从手术中获益；脑转移癌引起对激素治疗无效的症状；孤立性脑转移（即在没有颅外病变证据的情况下有单发脑转移）。该患者由于在持续使用 ALK 抑制剂的情况下转移病灶增大，并且产生了明显的临床症状，因而对脑转移癌进行了手术。手术对于缓解症状及获取患者耐药标本的基因特征具有非常重要的意义，但仍然需要 MDT 讨论来确定更加合理的局部治疗方式。

参 考 文 献

张绪超，陆舜，张力，等，2015，中国间变性淋巴瘤激酶（ALK）阳性非小细胞肺癌诊疗指南. 中华病理学杂志，44（10）：696-703.

LI W，LIU Y，LI W，et al.，2020. Intergenic breakpoints identified by DNA sequencing confound targetable kinase fusion detection in NSCLC. J Thorac Oncol，15：1223-1231.

LU S，ZHOU Q，LIU X，et al.，2022. Lorlatinib for previously treated ALK-positive advanced NSCLC：primary efficacy and safety from a phase 2 study in People's Republic of China. J Thorac Oncol，17（6）：816-826.

SAKAMOTO H，YANAGITANI N，MANABE R，et al.，2021. Characteristics of central nervous system progression in non-small cell lung cancer treated with crizotinib or alectinib. Cancer Rep（Hoboken），4（6）：e1414.

SOLOMON B，VARELLA-GARCIA M，CAMIDGE D R，2009. ALK gene rearrangements：a newtherapeutic target in a molecularly defined subset of non-small cell lung cancer. J Thorac Oncol，4：1450-1454.

肺癌原发灶与脑转移灶的基因差异

　　肺癌是我国最常见的恶性肿瘤，根据病理分型可分为小细胞肺癌和非小细胞肺癌，以非小细胞肺癌中的肺腺癌最为常见。随着测序技术发展，亚裔人群肺腺癌中 *EGFR* 突变达 50% ～ 60%，*ALK* 突变为 2% ～ 7%，*RET* 突变为 1% ～ 2%，新兴的靶向治疗进入临床，极大改善了患者的预后。但晚期非小细胞肺癌仍会进展，其对靶向药物耐药、发生转移是临床急需解决的问题。

　　除病理上出现小细胞转化、上皮间质转化，通过基因测序发现，肺癌进展的分子机制一方面表现为治疗后 *EGFR* 基因的继发改变，另一方面表现为非 *EGFR* 相关旁路的基因改变，例如 *PIK3CA*、*PTEN*、*BRAF* 突变，*FGFR1*、*MET* 和 *HGF* 扩增及 *CDKN2A* 缺失。然而，研究报道多基于对肺内进展病灶、转移淋巴结、血浆等颅外病灶，而脑作为肺癌常见的转移部位，因取材困难而导致相关报道较少。笔者所在中心基于肺癌原发灶与脑转移灶基因对比研究，对肺癌进展相关的基因进化获得一些体会。

病例

　　1）女性，69 岁。

　　2）6 年前因"肺癌"行左肺上叶切除术，术后病理诊断为中分化腺癌，行吉西他滨 + 顺铂（GP 方案）化疗 2 周期，因化疗副作用停止。

　　3）1 个月前患者出现头痛、头晕、恶心、呕吐，走路不稳，症状逐渐加重，1 周前行颅脑 MRI 检查发现右侧小脑占位性病变（图 66-1）。

　　4）查体：神清语利，四肢肌力 5 级，平衡功能正常。

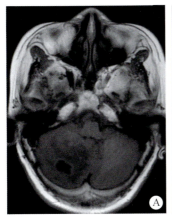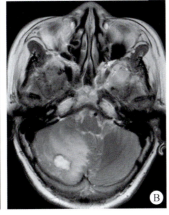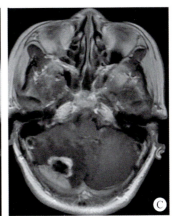

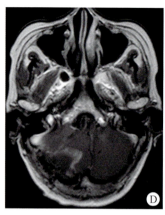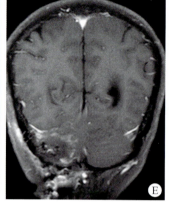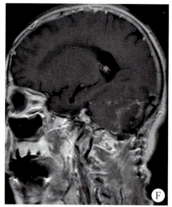

图 66-1　术前与术后颅脑 MRI

A. MRI-T_1，肿瘤位于右侧小脑半球，呈不均匀长 T_1 信号；B. MRI-T_2，肿瘤呈长 T_2 信号；C. 增强 MRI 肿瘤大小约 24×21×30mm，增强后可见片状及环形强化影；D～F. 术后颅脑 MRI 提示肿瘤全切

此患者脑转移灶的特点为"小肿瘤、大水肿"，既往有肺癌病史，考虑肺癌脑转移，颅脑 MRI 提示第四脑室及脑干受压变形，伴有脑积水，入院后行右侧枕下旁正中入路肿瘤切除术，肿瘤完整切除，病理诊断为低分化腺癌脑转移，术后患者头痛缓解，出院 KPS 由 70 分提升至 80 分。出院后行放疗及靶向治疗，最终患者因全身病情恶化死亡，术后生存期为 22 个月。

讨论

笔者已经完成了 6 例肺原发灶与脑转移灶配对标本的二代测序（Next Generation Sequencing，NGS）工作，包括男性 1 例，女性 5 例，年龄为 29～69 岁。6 例患者中有 3 例在肺癌术后接受含铂类药物的化疗，无脑转移生存期为 23～72 个月；术后服用酪氨酸激酶抑制剂 3 例，无脑转移生存期为 3～36 个月。通过对数据汇总，肺癌原发灶肿瘤突变负荷（TMB）为 1～1.88/MB，脑转移灶 TMB 为 2.1～5.3/MB，发生脑转移后 TMB 升高，错配修复相关基因（*MMR*）和微卫星不稳定（MSI）均为阴性，提示免疫治疗效果不佳。在突变基因谱上，肺癌与脑转移灶基因突变的模式分为两种，一种是前者的突变全部囊括在后者之内，另一种是前者和后者的突变信息存在交集（表 66-1）。肺癌病灶突变基因的功能富集在抑癌基因的缺失、编码酪氨酸激酶、细胞周期调控蛋白、转录因子、DNA 解旋酶、组蛋白甲基化酶、磷脂酶等，而脑转移灶的基因改变数目更多，但功能上类似。遗传信息的改变形式以单核苷酸突变为主，还包括基因融合、片段缺失、拷贝数变异，本组患者相关突变集中在 *p53* 突变、*ALK* 融合、*RET* 融合、*EGFR* 19 缺失（图 66-2）及一些尚未报道、意义不明确的突变（参考 NCBI 的数据库）。

通过 NGS，我们发现了一些尚未报道的基因突变位点，如 *AKT2*、*MTOR*、*NSD1*、*ARAF*、*SETD2*、*PARP1*、*RELA* 发生点突变引起错义改变，但是否显性表达及是否成为新靶点引起结构功能改变，还需进一步基础实验验证。测序结果中有 2 例发生 *RET* 融合突变，融合伴侣分别为常见的 *CCDC6*：exon1 和 *KIF5B*：exon15，且肺原发灶和脑转移灶中融合

表 66-1 肺癌与脑转移灶基因突变谱

患者编号	无脑转移时间（月）	脑部特有突变	肺与脑共有突变	肺部特有突变
1	3	ALK-IGR（upstream PKDCC），IFNGR1, SETD2	p53	ALK-EML4
2	18	PLCB4, RB1	EML4-ALK v3, p53	
3	23	AR, CIC, FANCM, JAK3, OTX2	ARID1A, B2M, FANCG, GRIN2A, JUN, KMT2D, NFE2L2, PARP1, RET, SETD2	ERCC3, GABRG1, PRDM6, PRKACA, RAD54L, RELA
4	36	Cell cycle 相关等	CCDC6-RET	B cell receptor signaling pathway, 等
5	72	ARAF, CBLB, CDKN2A, CDKN2B, NSD1	p53, EGFR	
6	24	CCNE1, CDKN2C, DDR2, FGFR4, MCL1, NTRK1, PRDM1, UGT1A1, ZNF217	AKT2, EGFR, p53	BARD1, FLT4, KMT2C, MTOR,

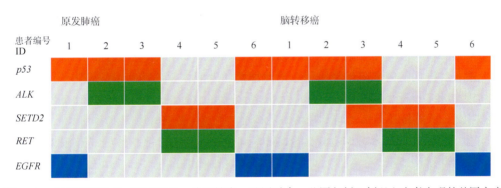

图 66-2 主要突变形式，基因错义、片段缺失、基因融合，此图包括 2 例以上患者出现的基因突变

伴侣基因保持一致；同时，2 例发生 ALK 基因融合改变，1 例为最常见的 EML4-ALK V3 型，且肺原发灶与脑转移灶中伴侣基因一致，另 1 例的伴侣基因由于测序深度的局限性导致未准确检测出融合伙伴，据推测为 EML4-ALK 融合可能性大。肺癌中基因片段缺失最常见的是 EGFR 19 号外显子片段，相关报道指出第一代靶向药物治疗缺失片段起点在 T751 或 S752 的患者的平均无进展生存期仅 2.9 个月，而起点在 E746 的患者治疗效果较好，平均无进展生存期长达 11.4 个月，本组中 2 例 EGFR 19del 缺失患者肺与脑转移灶遗传信息一致，突变起点为 E746，均对第一代酪氨酸激酶抑制剂反应好。除 EGFR 19del 缺失外，我们还发现脑转移灶中 PRDM1、SMAD4、NCOA1 片段缺失，由于均只在一名患者中发现，暂无法证明上述基因片段缺失在肺癌脑转移中的普适性。接下来需要继续扩大样本量了解其在肺癌人群中的发生比例，以及验证缺失片段对基因功能的实际影响。另外 3 例患者脑转移灶的不同基因发生了拷贝数增加，这与以往报道相似。6 例样本测序结果初步显示了肺癌脑转移后基因改变的复杂性，进一步扩大样本量对本研究发现的突变基因进行验证，

证实上述基因突变为个例或普遍存在至关重要，同时关注不同基因共突变情况，期待为发现新的治疗靶点提供依据。

专家点评（南京大学医学院附属金陵医院呼吸与危重症医学科　许春伟；浙江省肿瘤医院Ⅰ期临床试验病房　郝月）

　　远处转移是肺癌死亡的首要原因，影响肺癌治疗及预后。目前观念认为转移是肿瘤进化的过程，涉及入侵 - 转移级联多个步骤，包括原发肿瘤细胞的局部侵袭、血液或淋巴系统的浸润、循环［血液和（或）淋巴］中的存活、远处器官的阻滞、外渗、在新环境中的存活和转移定植。每个转移细胞代表其亲本原发肿瘤的进化分支，共享关键驱动改变，肿瘤不断地选择性进化使其产生了时空异质性。

　　目前关于肿瘤转移进化主要有两种理论模式：线性进化模式和平行进化模式，两者主要是基于转移细胞在原发灶开始播散的时间和原发 - 转移肿瘤（P-M）之间的基因组异质性（原发肿瘤和转移肿瘤在共同祖先出现后独立单核苷酸变异（SNV）的数量）而区分。线性进化模式：具有转移克隆能力的转移细胞出现在肿瘤发生后期，并在临床上刚可检测原发病灶时开始传播，所以 P-M 基因异质性很小，因为转移是由最近的原发灶克隆或亚克隆播种的。平行进化模式：转移克隆或亚克隆出现在原发肿瘤发展的早期，原发肿瘤和转移肿瘤克隆在不同压力下继续平行进化，导致原发灶和转移灶之间存在明显的遗传差异。

　　广东省人民医院钟文昭教授团队在国际肺癌联盟官方杂志 *Journal of Thoracic Oncology* 上发表题为 *Timing and origins of localand distant metastases in lung cancer* 的研究论文。该研究发现：不同转移部位之间，存在不同程度的原发 - 转移灶基因组异质性；*MYC* 扩增、*NKX2-1* 扩增、*RICTOR* 扩增、arm 20p-gain 和 arm 11p-loss 是潜在肺癌转移驱动机制；通过构建肿瘤空间生长模型，61.1% 的肺癌患者为晚期播散，转移播散大约在原发灶临床发现约 2.74 年前发生；通过进化起源分析，肺癌远处转移大多数不经淋巴结转移（87.5%，7/8）。研究人员通过对 47 例初诊晚期肺癌患者的 174 个样本进行单区域或多区域全外显子组测序，78.7%（37/47）病例为同时性转移，其中 40 例患者具有匹配的原发和转移肿瘤样本，转移部位包括胸膜、肾上腺、骨、脑和淋巴结；同时利用国际著名癌症中心纪念斯隆 - 凯特琳癌症中心（MSK）肺腺癌非匹配原发肿瘤（n=448）和转移肿瘤（n=432）队列作为验证。本队列共检测出 17 657 个体细胞突变，其中原发肿瘤共检测出 6870 个突变，转移肿瘤 10 787 个突变，较频繁的突变分别为 *p53*（64.4%），*EGFR*（38.6%），*KEAP1*（14.9%），*KRAS*（8.9%），且大多数为克隆性突变，在原发肿瘤和转移肿瘤保持较高的基因组一致性（49.7%），相反，在拷贝数变异水平上，原发肿瘤和转移肿瘤保持较低的基因组一致性（27.3%）。

　　通过异质性分析，P-M 总体基因组异质性达 54.4%，然而各转移部位之间存在不同原发 - 转移肿瘤基因组异质性，其中淋巴结 P-M 异质性最大，随后为胸膜、脑、骨，肾上腺 P-M 异质性最小。癌细胞并不在正性选择下发生转移，相反，可能有一组关键调控靶点被选择，从而使癌细胞获得转移潜能，这些体细胞分子事件在肿瘤演化过程中能够突破进化瓶颈，并在转移灶中继续保持。

　　利用 MSK 数据库进行验证，利用二项分布检验，发现 *MYC* 扩增、*NKX2-1* 扩增、*RICTOR* 扩增、arm 20p-gain 和 arm 11p-loss 是潜在肺癌转移选择性事件，同时发现 *MYC* 扩增与预后不良相关，提示肺癌转移可能是多种联合分子因素驱动的结果。随后利用国际开源统计学模型 SCIMET，模拟肿瘤生长速率，构建肺癌空间肿瘤生长模型，评估原发肿瘤转移细胞群（Nd）及突变速率（*u*），定量推算转移播散时间。早期播散定义转移细胞在原发灶＜1cm 时开始播散，晚期播散定义为转移细胞在原发灶≥1cm 时开始播散。我们发现大多数肺癌转移为晚期播散（61.1%），然而淋巴结转移大多数早期播散。

　　另外，转移播散总体上大约在原发灶临床发现约 2.74 年前发生，其中淋巴结转移平均为 4.26±0.74 年，胸膜和远处转移平均为 2.11±0.33 年。

　　通过进化起源分析，利用最大简约法重建了单核苷酸变异（SNVs）和拷贝数变异（CNVs）的肿瘤系统发育树，构建了进化树干。经统计，大多数转移病灶不经淋巴结转移（87.5%，7/8），而是从原发灶直接跳跃性转移，提示肺癌早诊早治的重要性。

　　本文提供的这例肺癌脑转移的病例。肿瘤位于右侧小脑，第四脑室及脑干受压变形，小肿瘤大水肿，因此作者行右侧枕下旁正中入路肿瘤切除术，术后头痛缓解，出院后行放疗及靶向治疗，术后总生存期为 22 个月。这个病例提示我们，如果肺癌原发灶与转移灶都能取到，需进行二代测序分析原发灶和转移灶的进化路径，根据进化起源选择术后辅助精准靶向或免疫治疗可能会有更大的临床获益，特别对于罕见融合靶点，如 *ALK*，*ROS1*，*RET*，*MET*，*BRAF*，*HER2*，*EGFR* 融合的脑转移患者，从靶向治疗中获益较大且显著。

参 考 文 献

中华医学会, 中华医学会肿瘤学分会, 中华医学会杂志社, 2020. 中华医学会肺癌临床诊疗指南（2019 版）. 肿瘤研究与临床, 2020（4）: 217-249.

KASTNER J, HOSSAIN R, WHITE C S, 2020. Epidemiology of lung cancer. Semin Roentgenol, 55（1）: 23-40.

LEE J, KIM H S, LEE B, et al., 2020. Genomic landscape of acquired resistance to third-generation EGFR tyrosine kinase inhibitors in EGFR T790M-mutant non-small cell lung cancer. Cancer, 126（11）: 2704-2712.

LIU Q, YU S, ZHAO W, et al., 2018. EGFR-TKIs resistance via EGFR-independent signaling pathways. Mol Cancer, 17（1）: 53.

WANG H, OU Q, LI D, et al., 2019. Genes associated with increased brain metastasis risk in non-small cell lung cancer: Comprehensive genomic profiling of 61 resected brain metastases versus primary non-small cell lung cancer（Guangdong Association Study of Thoracic Oncology 1036）. Cancer, 125（20）: 3535-3544.

XU H, LI W, YANG G, et al., 2020. Heterogeneous response to first-generation tyrosine kinase inhibitors in non-small-cell lung cancers with different EGFR exon 19 mutations. Target Oncol, 15（3）: 357-364.

ZHANG S S, NAGASAKA M, ZHU V W, et al., 2021. Going beneath the tip of the iceberg. Identifying and understanding EML4-ALK variants and TP53 mutations to optimize treatment of ALK fusion positive（ALK+）NSCLC. Lung Cancer, 158: 126-136.

伴钙化和胆固醇肉芽肿的肺癌脑转移

脑转移癌极少出现钙化，仅约1%的外科手术标本及6.6%的尸检标本有钙化相关报道。

手术视频

病例

1）女性，55岁。

2）肺腺癌手术后11年。

3）2年前开始出现左下肢活动不利，行颅脑CT发现颅内占位（图67-1A），未处理。

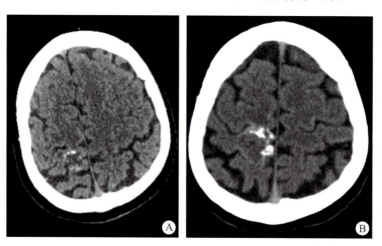

图67-1 术前颅脑CT

A. 2年前颅脑CT，病灶已经存在；B. 本次入院的颅脑CT，可见肿瘤位于右额，呈散在高密度影，提示肿瘤有钙化

4）近期左下肢活动障碍略加重。

5）术前CT可见肿瘤位于右额，有钙化灶（图67-1B），术前MRI可见肿瘤位于右额，边界清楚，瘤周水肿不明显（图67-2）。

患者11年前曾患肺癌，控制良好，已停止治疗近10年。2年前发现右额占位，症状较轻，未进行治疗，本次入院症状略加重，来院行手术治疗。颅脑CT可见钙化，入院诊断考虑颅内原发少突胶质细胞瘤可能性大，少突胶质细胞瘤常伴有钙化，且生长缓慢。然而，患者既往有肺癌病史，虽目前肺部及其他部位暂无复发迹象，且脑转移癌发生钙化极为罕见，但诊断仍不能排除脑转移癌的可能。

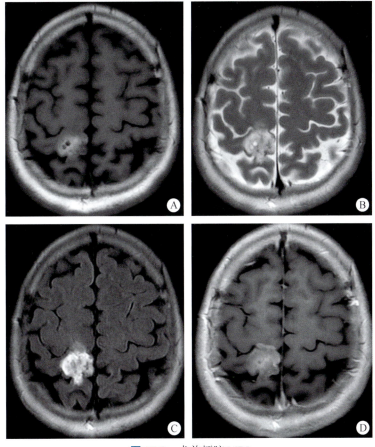

图 67-2 术前颅脑 MRI

A. MRI-T_1 序列，肿瘤呈短 T_1 信号；B. MRI-T_2 序列，肿瘤呈长 T_2 信号；C. FLAIR 序列，肿瘤呈高亮信号；D. 增强 MRI，肿瘤轻度强化

　　选择右额开颅肿瘤切除术，术中见肿瘤呈黄色，血供一般，质软，部分质地硬韧，可见类似脂质成分，近全切除肿瘤。术后患者肢体活动及感觉同术前，病理诊断为乳头状腺癌脑转移，散在钙化，灶状坏死，局部胆固醇结晶形成及多核巨细胞反应，结合既往肺癌，考虑肺癌脑转移（图 67-3），分子病理结果未见特殊。

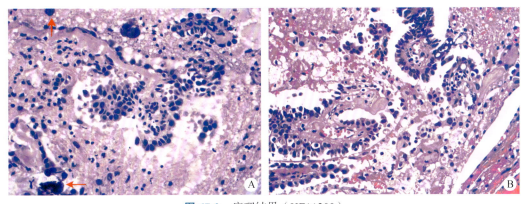

图 67-3 病理结果（HE×200）

乳头状腺癌，内有散在钙化（红色箭头所示）

讨论

钙化型脑转移癌罕见。报道发生钙化型脑转移的肿瘤有鳞状细胞癌、肺腺癌、乳腺癌、纵隔肉瘤、宫颈鳞状细胞癌、胰腺癌、非霍奇金淋巴瘤、骨肉瘤，以及结直肠癌和卵巢腺癌。但一项回顾研究显示脑转移癌钙化发生率为 17.9%（34/190），排除其中有放疗史的 16 例，其发生率为 9.5%。

发生钙化的机制不明，可能与肿瘤区域血脑屏障破坏、肿瘤细胞丰富、钙盐沉积有关。一是肿瘤毛细血管基底膜不完全，血液内的钙盐透过血管沉积于肿瘤细胞内。二是各种原因引起钙磷代谢障碍，导致血钙增加，钙盐沉积。三是转移肿瘤细胞保持了成骨的特性，产生骨化形成的高密度影。钙化型脑转移癌的影像学特点为瘤周水肿轻，增强不明显。

Hwang 等报道了一例多发性钙化脑转移癌患者，自发现脑转移癌起，未经任何治疗，其生存期长达 2 年 9 个月。口服酪氨酸激酶抑制剂全身治疗会导致原先的脑转移灶内出现钙化，预示着有钙化型脑转移癌患者的生存期比没有钙化的患者更长。在一项对 943 例非小细胞肺癌患者的研究中，发现 49 例（5.2%）患者脑转移灶中存在钙化，其中腺癌为 41 例（83.7%）。这 49 例患者从发现脑转移（病灶数量从单个到多个不等）到死亡的中位生存时间为 462 天，其中 39 例曾服用酪氨酸激酶抑制剂，包括吉非替尼、厄洛替尼和阿法替尼，可能增加了发生钙化性脑转移的可能性。而在这些曾接受 TKIs 治疗患者中，疾病控制率（部分缓解加疾病稳定）高达 85%。

专家点评（首都医科大学三博脑科医院病理科　齐雪岭）

转移癌是成人最常见的中枢神经系统肿瘤，其中转移性肺癌（尤其是腺癌和小细胞癌）＞乳腺癌＞黑色素瘤、肾细胞癌和结直肠癌。三博脑科医院的统计数据同样显示肺癌脑转移占脑转移癌的 46%，排在首位。儿童脑转移癌仅占所有儿童中枢神经系统肿瘤的 2% 左右，约 30% 的成人和 6%～10% 的儿童癌症患者可出现脑转移。但它们很少钙化，经典的组织病理学显示其发生率约为 1%。以肺腺癌、胃肠道腺癌、乳腺癌和甲状腺癌为主。这些病例的钙化病灶保持稳定，进展缓慢，患者的临床病程相对控制较好，生存期较长。

在本病例中，从脑部病变的初步诊断到手术的治疗间隔为 2 年，进一步表明肿瘤表型的相对惰性。因此，在原发肿瘤得到控制的情况下，钙化可能是脑转移癌患者生存期较长的一个指标。综上所述，对于钙化型转移性癌患者来说，无论是出于治疗考虑还是为了获得组织病理诊断的证实。完全切除肿瘤是一种可接受的方法。

脑转移癌可发生钙化，在颅内钙化病变的鉴别诊断中，临床上可能首先考虑要与进展缓慢的胶质瘤和脑膜瘤鉴别；其次是传染病（如肺结核、真菌感染、囊虫病）和代谢性疾病（如甲状旁腺功能亢进）。病理形态学上肺腺癌与甲状腺癌、胃肠道腺癌等存在一定的相似性，鉴别困难，往往需借助特异性免疫标志物，肺腺癌特异性表达 NapinA、CK7、TTF-1 等免疫标志物，可辅助病理诊断。

参 考 文 献

贺延莉，杜滂，2011.肺腺癌钙化型脑转移癌影像表现一例.中华放射学杂志，45（7）：697-698.

BAHRAMI E，TAHERI M，BENAM M，2018. Calcified brain metastatic adenocarcinoma：a case report and review of the literature. Neuroradiol J，10：1971400918805184.

KUO Y，CHANG Y，HU F，et al.，2017. Calcified brain metastasis after systemic treatment predict long survival in advanced non-small cell lung cancer patients. Ann Oncol，28：124-143.

REBELLA G，ROMANO N，SILVESTRI G，et al.，2021. Calcified brain metastases may be more frequent than normally considered. Eur Radiol，31（2）：650-657.

肺肠型腺癌脑转移

肺肠型腺癌（pulmonary enteric adenocarcinoma，PEAC）是原发性肺腺癌的罕见组织亚型，其组织学定义为肿瘤组织中肠样分化成分占比＞50%，该亚型与结直肠腺癌在形态学及免疫组化特征上存在显著重叠，二者间的共同特征导致肺肠型腺癌与转移性结直肠癌的鉴别诊断成为临床挑战。当发生脑转移时，需通过分子病理学检测联合免疫组化进行精准溯源诊断。

病例

1）男性，71岁。

2）行走困难，反应慢1个月，发现肺部和颅内占位半个月。

3）查体：左侧面瘫2级，左侧肌力4级，右侧5级。

4）肺部CT可见右肺巨大占位（图68-1）。

5）颅脑CT及MRI，可见肿瘤位于右侧顶叶，瘤周水肿明显（图68-2）。

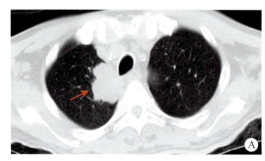 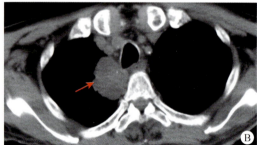

图 68-1 肺部 CT

可见右肺巨大占位（红色箭头所示）

患者肺部存在占位性病变，颅内亦发现肿瘤，首先考虑肺癌脑转移。鉴于患者神经系统症状较重，且脑内水肿明显，拟行外科干预以缓解颅内高压。手术采用右顶开颅肿瘤切除术，术中将脑转移癌完整切除。术后病理显示（右顶叶）中-低分化腺癌脑转移，肿瘤累及蛛网膜下腔，结合免疫组化结果，考虑胃肠道来源或肠型分化癌脑转移（图68-3）。病理结果提示存在两种可能：一是患者原发肿瘤为结直肠癌，脑部和肺部的肿瘤均由结直肠癌转移引发,既往研究发现,结直肠癌脑转移的影像学特点为转移灶在颅脑CT上呈高密度，在 MRI 上呈短 T_2 信号，虽然该患者的影像表现较为符合这一特点，但仍不能排除肺肠型腺癌脑转移的可能；二是肺肠型腺癌发生脑转移。

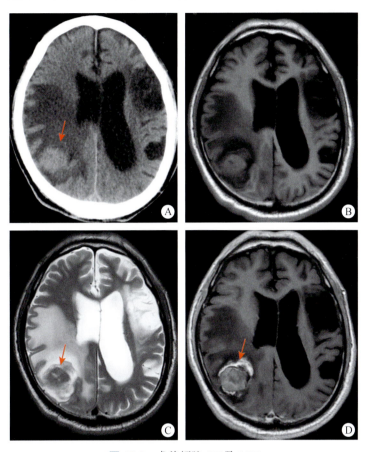

图 68-2 术前颅脑 CT 及 MRI

A. 颅脑 CT，右顶略高密度影；B. MRI-T_1 序列，肿瘤呈等 T_1 信号；C. MRI-T_2 序列，肿瘤呈短 T_2 信号；D. 增强 MRI，肿瘤呈低度强化

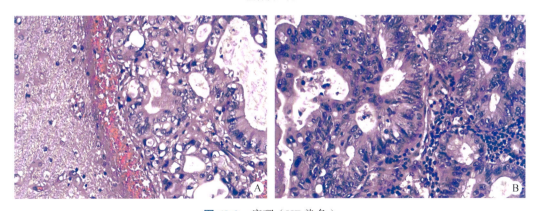

图 68-3 病理（HE 染色）

肿瘤呈肠道腺管上皮样结构（A. ×200；B. ×400）

术后患者行 PET/CT 检查，结果显示胃肠道未发现肿瘤，而肺部呈高代谢状态。综合

判断考虑为肺肠型腺癌脑转移，分子病理检测未发现阳性驱动基因。遂予以培美曲塞联合卡铂化疗。目前术后随访 8 个月，患者脑部情况稳定，肺部肿瘤略缩小。

讨论

PEAC 由 Tsao 等学者于 1991 年首次报道，鉴于其免疫表型具有肠腺癌的病理特征，故将其描述为肠型分化占主导地位（50% 以上）的原发性肺腺癌。据 Inamura 等在 2005 年的文献中统计，PEAC 较为罕见，其发病率仅占肺腺癌的 0.6%。2011 年肺腺癌国际多学科分类将 PEAC 列为原发性浸润性肺腺癌的独立变异类型。

PEAC 可能源于吸烟等危险因素刺激所致的呼吸道基底细胞肠化生，KRAS 是其相对高频突变基因，其他驱动基因突变罕见。PEAC 的 CK7 阳性率为 88.2%（149/169），CDX2 阳性率为 78.1%（132/169），CK20 阳性率为 48.2%（82/170），TTF-1 阳性率为 38.8%（66/170）；在临床特征方面，PEAC 的平均发病年龄为 62 岁，男性患者占 56.5%（35/62），吸烟者占 78.8%（41/52）；41.4% 的（24/58）原发病灶位于右肺上叶；治疗方面，现今多推荐采用传统非小细胞肺癌治疗方案，而非结直肠癌治疗方案对其进行治疗。

PEAC 脑转移临床罕见，脑转移影像学类似于结直肠癌脑转移的特点，通常需要做 PET/CT 和胃肠镜检查加以鉴别，目前已有应用甲基化率来鉴别二者的报道。

专家点评（北京大学肿瘤医院胸部肿瘤内科　卓明磊）

肺癌是恶性肿瘤死亡率最高的癌种。随着肺癌治疗药物的发展，晚期肺癌患者的生存时间逐渐延长，这些患者中超过半数会出现脑转移。目前对于肺癌脑转移，除了药物治疗，最常用的局部治疗手段是放射治疗。然而对于一些患者，外科手术发挥着不可或缺的重要作用。

这例患者即是一个典型病例，初诊以脑部症状起病，左侧面瘫 2 级，左侧肌力 4 级，右侧 5 级。影像学检查可见右侧顶叶较大占位，脑室受压，脑室中线可见偏移。临床急需迅速缓解脑部症状，解除生命危险。相较于其他治疗手段，脑外科手术是最佳选择，不仅能迅速缓解压迫症状，还可以提供病理标本，明确诊断，为下一步治疗提供关键信息。

这个病例的另一特点是其病理类型。肺肠型腺癌在临床上较为罕见，需要与原发性肠癌鉴别，往往需借助病理免疫组化甚至分子病理检测方法。本例患者影像学检查没有发现胃肠道异常占位，因此临床考虑起源于肺肠型腺癌，但是在一些特殊情况下，可能需要结合胃肠镜检查才能明确诊断。对于肺肠型腺癌，目前的药物治疗方案仍然是遵循肺腺癌的指南推荐，化疗首选培美曲塞联合铂类的药物方案，但是其有效率往往比普通肺腺癌更差。这例患者也证实了这一点。对于此类特殊类型脑转移癌，未来依然需要更多的探索以优化其治疗方案。

参 考 文 献

左影，白桦，应建明，等，2022.肺肠型腺癌研究进展.中华肿瘤杂志，44（4）：321-325.

LI H，CAO W，2020. Pulmonary enteric adenocarcinoma：a literature review. J Thorac Dis，12（6）：3217-3226.

TSAO M S，FRASER R S，1991. Primary pulmonary adenocarcinoma withenteric differentiation. Cancer，68（8）：1754-1757.

第十一部分

乳腺癌脑转移

69

HER2 阳性乳腺癌脑转移

在乳腺癌分子分型中，HER2 阳性亚型具有较高的脑转移倾向，文献报道其发生率达 35% ～ 50%。此类患者发生脑转移后总体预后不良，1 年总生存（OS）率通常低于 50%。由于血脑屏障（BBB）对多种药物治疗具有阻隔作用，因此 HER2 阳性乳腺癌脑转移目前主要采用局部治疗（手术和放疗）联合全身系统治疗（单克隆抗体类药物，小分子酪氨酸激酶抑制剂类靶向药物等）的综合治疗模式。

病例

1）女性，58 岁。

2）4.5 年前因左乳肿物行穿刺活检确诊为浸润性癌，经 3 周期新辅助化疗后接受乳腺癌改良根治术，术后病理示浸润性导管癌，免疫组化检测结果显示 HER2（+++），术后行化疗并定期随访。

3）2 年前乳腺癌复发，继续化疗。

4）1 年前出现小脑占位相关症状：间断头晕，行走困难，头痛伴恶心、呕吐，增强 MRI 发现小脑转移，口服吡咯替尼＋卡培他滨后，小脑转移癌体积缩小（图 69-1）。

5）药物治疗后 7 个月颅脑 MRI 显示原小脑转移癌再次增大，符合肿瘤继发耐药影像学特征（图 69-2）。

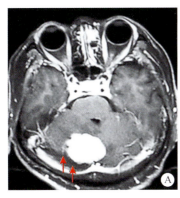 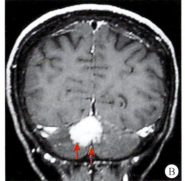 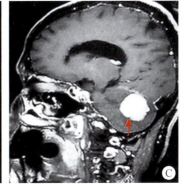

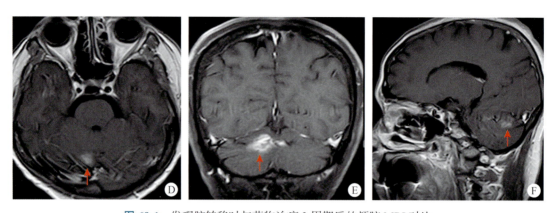

图 69-1　发现脑转移时与药物治疗 3 周期后的颅脑 MRI 对比

A ～ C. 发现脑转移时的颅脑 MRI，肿瘤位于小脑半球，略偏右侧，体积较大；D ～ F. 应用吡咯替尼＋卡培他滨 3 周期后复查颅脑 MRI，肿瘤明显缩小

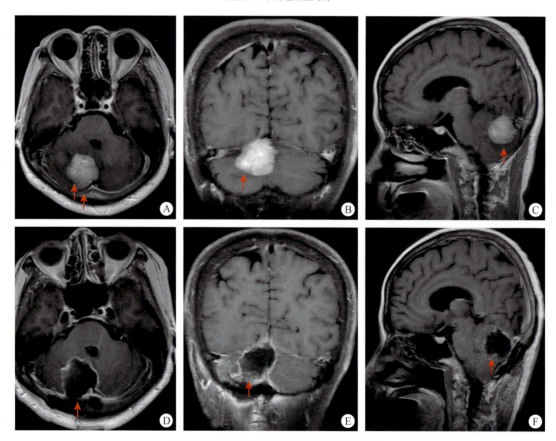

图 69-2　药物治疗 7 个月后及术后颅脑 MRI

A ～ C. 药物治疗 7 个月后的颅脑 MRI，发现肿瘤再次增大，提示耐药；D ～ F. 术后 MRI，肿瘤全部切除

　　该 HER2 阳性乳腺癌患者，发生脑转移后，经吡咯替尼＋卡培他滨方案治疗，小脑转移灶体积显著缩小，提示肿瘤对药物治疗高度敏感。治疗 7 个月后颅脑 MRI 显示病情进展，考虑出现了耐药的可能，患者选择手术治疗，行枕下后正中开颅肿瘤切除术，术中全切除肿瘤。术后患者出现短暂行走不稳，出院前基本恢复。

讨论

对于 HER2 阳性乳腺癌脑转移患者，若全身一般情况良好且存在单发有症状的较大转移灶时，可考虑手术切除脑转移灶。手术可实现局部病灶的根治性清除，研究证实术后联合放疗较单纯放疗有显著改善全身控制及生存预后。对于脑转移灶数目≤ 3 个的患者，立体定向放疗（SRT）相较于全脑照射（WBRT）可显著降低放射性并发症发生率，故推荐其作为术后辅助放疗的首选方案。本例肿瘤体积较大、症状明显且药物治疗耐药，手术切除是较好的治疗选择，术后辅以放疗亦可有效降低复发风险。对于不能耐受手术的患者，单纯放疗是目前推荐的治疗方式。当转移灶≤ 10 个时，SRT 局部控制率可达到 90%，而多发转移灶 > 10 个时建议选择 WBRT。

在系统治疗方面，抗 HER2 靶向治疗在改善 HER2 阳性乳腺癌预后的同时，亦展现出显著的中枢神经系统活性。单克隆抗体类药物（如曲妥珠单抗）与抗体药物偶联物（ADC）均具有颅内治疗效果。临床研究显示，曲妥珠单抗治疗组初诊至脑转移发生的中位间隔时间较传统化疗方案组显著延长（15.0 个月 vs. 10.0 个月），且脑转移后曲妥珠单抗可延长患者的中位总生存期（14.9 个月 vs. 4.0 个月）。EMILIA 研究亚组分析表明，基线伴脑转移患者接受 T-DM1（ADC 类药物）二线治疗中位总生存期达 26.8 个月，显著优于拉帕替尼联合卡培他滨组的 12.9 个月。DESTINY-Breast01 研究纳入 24 例脑转移患者，DS-8201（新型 ADC）治疗客观缓解率（ORR）为 58.3%，中位无进展生存期（PFS）达 18.1 个月。上述数据证实单克隆抗体与 ADC 类药物对脑转移病灶具有明确治疗价值。

小分子酪氨酸激酶抑制剂（TKIs）因其较高的血脑屏障穿透能力，在脑转移癌治疗中具有独特优势。第一代 TKIs 拉帕替尼联合卡培他滨及放疗时 ORR 可达 38%，但单药颅内病灶控制效能有限。新一代 TKIs 则具有更好的颅内控制能力：NALA Ⅲ期随机对照研究显示，奈拉替尼 - 卡培他滨组脑转移累积发生率为 22.8%，显著低于拉帕替尼 - 卡培他滨组的 29.2%。HER2CLIMB 研究作为目前最大规模随机试验，纳入 291 例伴脑转移的 HER2 阳性转移性乳腺癌患者，证实图卡替尼（Tucatinib）联合曲妥珠单抗及卡培他滨可降低 68% 的疾病进展或死亡风险，中位无进展生存期（PFS）延长至 9.9 个月（对照组 4.2 个月），总生存期（OS）达 18.1 个月（对照组 12.0 个月），为 HER2 阳性乳腺癌脑转移的治疗提供Ⅰ级循证依据。对于国产 TKIs 吡咯替尼的真实世界研究显示，31 例脑转移癌患者经联合方案治疗中位 PFS 为 6.7 个月，颅内 ORR 达 28%；其中同步接受放疗或手术者颅内 ORR 提升至 66.7%。2020 年 ESMO 公布的Ⅱ期研究进一步证实，吡咯替尼联合卡培他滨治疗 52 例脑转移癌患者颅内 ORR 高达 76.9%。

综上，HER2 阳性乳腺癌脑转移需要根据患者全身状态，脑转移部位、数目和性质，内科治疗反应进行个体化治疗。对于更深入地理解脑转移基因突变等机制、研发对脑转移病灶高度有效的药物，以及如何合理布局多种治疗方法给出个体化治疗方案，还需要更多的探索。

专家点评（浙江省肿瘤医院乳腺肿瘤内科　邵喜英）

既往认为血脑屏障阻碍了化疗药物和大分子靶向药物进入颅内病灶，给 HER2 阳性晚期乳腺癌的治疗带来较大挑战。近年来，小分子 TKIs 在 HER2 阳性晚期乳腺癌脑转移的治疗中积累了一些循证证据。相关研究结果表明，吡咯替尼、拉帕替尼、奈拉替尼和图卡替尼等小分子 TKIs 可抑制多个 HER2 位点并能有效透过血脑屏障，被认为是目前治疗 HER2 阳性乳腺癌脑转移极具潜力的药物。

多项 II 期、III 期研究已经证实了吡咯替尼对 HER2 阳性晚期乳腺癌的卓越疗效，在脑转移中同样展现出显著疗效。PERMEATE 研究显示，在未经放疗（队列 A）和放疗后再进展（队列 B，活动性脑转移）的患者中，吡咯替尼＋卡培他滨治疗后的颅内 ORR 分别为 74.6%（44/59）和 42.1%（8/19）。2023 年 ASCO 会议更新了该研究的 3 年随访结果，队列 A 的中位无进展生存期（PFS）为 10.8 个月，中位总生存期（OS）为 36.0 个月；其中，14 例仅脑部病灶进展的患者在局部放疗后重新开始吡咯替尼＋卡培他滨治疗，中位 PFS 为 11.0 个月。队列 B 的中位 PFS 为 5.6 个月，中位 OS 为 31.5 个月。该研究表明，无论患者既往是否接受过放疗，吡咯替尼联合卡培他滨均能为 HER2 阳性乳腺癌脑转移患者带来长期生存获益，并且在未经放疗的队列中患者的获益尤为显著，提示吡咯替尼联合卡培他滨可推迟患者首次放疗时间，尽可能长时间地保护患者神经功能，提高生活质量。HER2CLIMB 研究旨在探索图卡替尼＋曲妥珠单抗＋卡培他滨对比曲妥珠单抗＋卡培他滨治疗在多重经治 HER2 阳性转移性乳腺癌中的有效性和安全性，该研究纳入了 291 脑转移患者，结果发现，在活动性脑转移患者中，两组的中位中枢神经系统无进展期（CNS-PFS）分别为 9.5 个月和 4.1 个月，图卡替尼的加入使患者中枢神经系统进展风险降低了 64%。在稳定脑转移患者中，两组的中位 CNS-PFS 分别为 13.9 个月和 5.6 个月，图卡替尼使中枢神经系统进展风险降低了 68%。一项单臂、II 期临床研究 LANDSCAPE 纳入了既往未接受过脑放疗的 HER2 阳性晚期乳腺癌脑转移患者，拉帕替尼联合卡培他滨的中枢神经系统客观缓解率（CNS-ORR）高达 65.9%，中位至中枢神经系统进展的时间为 5.5 个月。在 II 期 TBCRC 022 研究中，奈拉替尼联合卡培他滨治疗 HER2 阳性乳腺癌脑转移初治患者的 ORR 为 49%，中位 PFS 为 5.5 个月，中位 OS 为 13.3 个月，同时对既往拉帕替尼经治患者依然有效。III 期 NALA 研究亦证实，奈拉替尼联合卡培他滨相较于拉帕替尼联合卡培他滨，可显著改善 HER2 阳性晚期乳腺癌经治（二线及以上）患者的 PFS（8.8 个月 vs. 6.6 个月，HR=0.76，P=0.0003）。同时，奈拉替尼联合卡培他滨组也表现出一定的颅内活性，需要干预的症状性中枢神经系统转移发生率更低（22.8% vs. 29.2%，P=0.043）。

此外，新型 ADC 类药物 T-DXd 在 HER2 阳性乳腺癌脑转移中也进行了相关探索。DESTINY-Breast01 研究纳入了 24 位稳定性脑转移患者，结果显示，接受 T-DXd 治疗的 ORR 为 58.3%，中位 PFS 和缓解持续时间（DoR）分别达 18.1 个月和 16.9 个月。DESTINY-Breast03 研究结果亦显示，在稳定性脑转移患者中，T-DXd 组的中位 PFS 为 15 个月，显著优于 T-DM1 组（3 个月），12 个月 PFS 率亦显著提升（72.0% vs.20.9%）。同时，T-DXd 能够显著缓解稳定性脑转移颅内病灶，其颅内 ORR 达 63.9%，而 T-DM1 组为 33.4%，颅内病灶 CR 率亦显著增加（27.8% vs. 2.8%）。DAISY 研究纳入了接受过治疗的无症状脑转移患者及未接受过任何控制脑转移相关症状治疗的患者，结果显示，T-DXd 在脑转移总人群（24 例）中经确证的最佳缓解率（BOR）达 62.5%，临床获益率（CBR）为 70.8%，PFS 达 8.5 个月。

目前，亦有相关研究探索小分子 TKI 联合 ADC 类药物治疗的疗效。Ⅲ 期 HER2 CLIMB-02 研究结果显示，在脑转移患者中，与接受安慰剂 +T-DM1 治疗相比，图卡替尼联合 T-DM1 组 PFS 显著延长（7.8 个月 vs. 5.7 个月，HR=0.64，95% CI：0.46 ～ 0.89）。此外，评价 T-DXd 联合图卡替尼治疗既往接受过 ≥ 2 种抗 HER2 治疗的 HER2 阳性晚期乳腺癌患者疗效和安全性的 HER2CLIMB-04 研究亦在开展中，结果值得期待。

随着小分子 TKI 和新型 ADC 类药物的研究进展，未来针对 HER2 阳性乳腺癌脑转移如何进行药物的合理排兵布阵及新型抗 HER2 药物在延长脑转移患者生存期的重要价值将成为临床医生关注的热点。同时，对小分子 TKI、ADC 及二者联合透过血脑屏障的确切机制的进一步探索，将为进一步研发具有更高颅内活性的抗 HER2 治疗药物提供新的思路。

参 考 文 献

BACHELOT T，ROMIEU G，CAMPONE M，et al.，2013. Lapatinib plus capecitabine in patients with previously untreated brain metastases from HER2-positive metastatic breast cancer（LANDSCAPE）：a single-group phase 2 study. Lancet Oncol，14（1）：64-71.

BROWN P D，BALLMAN K V，CERHAN J H，et al.，2017. Postoperative stereotactic radiosurgery compared with whole brain radiotherapy for resected metastatic brain disease（NCCTG N107C/CEC·3）：a multicentre，randomised，controlled，phase 3 trial. Lancet Oncol，18：1049-1060.

EPAILLARD N，LUSQUE A，PISTILLI B，et al.，2022. 260P Antitumor activity of trastuzumab deruxtecan （T-DXd）in patients with metastatic breast cancer（mBC）and brain metastases（BMs）from DAISY trial. Annals of Oncology，33：S656.

FREEDMAN R A，GELMAN R S，ANDERS C K，et al.，2019. TBCRC 022：A phase Ⅱ trial of neratinib and capecitabine for patients with human epidermal growth factor receptor 2-positive breast cancer and brain metastases. J Clin Oncol，37（13）：1081-1089.

JERUSALEM G，PARK Y H，HURVITZ S A，et al.，2022. Trastuzumab deruxtecan in HER2-positive metastatic breast cancer patients with brain metastases：a DESTINY-Breast01 subgroup analysis. Cancer Discov，12（12）：2754-2762.

LIN Y，LIN M，ZHANG J，et al.，2020. Real-world data of pyrotinib-based therapy in metastatic HER2-positive breast cancer：promising efficacy in lapatinib-treated patients and in brain metastasis. Cancer Res Treat，52（4）：1059-1066.

MILLS M N，FIGURA N B，ARRINGTON J A，et al.，2020. Management of brain metastases in breast cancer：a review of current practices and emerging treatments. Breast Cancer Res Treat，180：279-300.

MODI S，Saura C，Yamashita T，et al.，2020. Trastuzumab deruxtecan in previously treated HER2-positive breast cancer. N Engl J Med，382（7）：610-621.

PÉREZ-GARCÍA J M，BATISTA M V，CORTEZ P，et al.，2022. Trastuzumab deruxtecan in patients with central nervous system involvement from HER2-positive breast cancer：the DEBBRAH trial. Neuro Oncol，25（1）：157-166.

SAURA C，OLIVEIRA M，FENG Y H，et al.，2020. Neratinib plus capecitabine versus lapatinib plus capecitabine in HER2-positive metastatic breast cancer previously treated with ≥ 2 HER2-directed regimens：Phase III NALA trial. J Clin Oncol，38（27）：3138-3149.

YAN M，OUYANG Q，SUN T，et al.，2022. Pyrotinib plus capecitabine for patients with human epidermal growth factor receptor 2-positive breast cancer and brain metastases（PERMEATE）：a multicentre，single-arm，two-cohort，phase 2 trial. Lancet Oncol，23（3）：353-361.

YAN M，OUYANG Q，SUN T，et al.，2023. Pyrotinib plus capecitabine for patients with HER2-positive metastatic breast cancer and brain metastases：3-year follow-up results from the phase 2 PERMEATE trial. Journal of Clinical Oncology，41:1048.

男性乳腺癌脑转移

男性乳腺癌占乳腺癌的 0.5% ～ 1%，其脑转移发生率为 10% ～ 16%，属临床罕见病例，男性乳腺癌转移以骨、肺转移较为常见，肝、脑转移相对少见。一旦发生脑转移和肝转移，患者预后通常较差。

病例 1

1）男性，47 岁。

2）4 年前发现左乳肿物，未予以治疗。

3）3 年前出现双肺多发占位。

4）左乳穿刺活检结果为乳腺浸润性癌，免疫组化：ER（+++，80%），PR（−），HER2（++），Ki-67（80%），随后予以多西他赛 + 卡培他滨新辅助化疗 2 周期，后改为白蛋白 + 紫杉醇 + 卡培他滨化疗 6 周期。化疗后行左乳改良根治术，术后病理结果：浸润性腺癌，Ⅱ级，淋巴转移 12/21（腋下 12/20+ 锁骨下 0/1）。术后长期口服卡培他滨、来曲唑及亮丙瑞林等药物。

5）乳腺癌术后 3 个月复查显示肺部转移灶增多、增大，遂予以吉西他滨 + 顺铂化疗 6 周期。

6）5 天前查颅脑 MRI 发现颅内占位（图 70-1）。

患者常规检查颅脑 MRI 时发现左额转移灶，无颅内症状。因肿瘤体积小且化疗效果欠佳，患者要求手术切除转移灶。行左额开颅肿瘤切除术，完整切除肿瘤，术后恢复良好。术后病理：（左额叶）乳腺非特殊型浸润性癌（3 级），伴大片坏死，ER（+++，95%），PR（−），HER2（+）。术后患者未行后续治疗，术后 7 个月复查未发现颅内新发病灶。

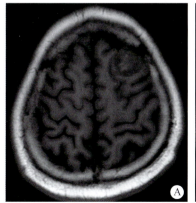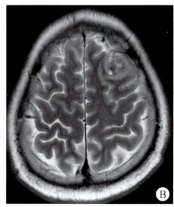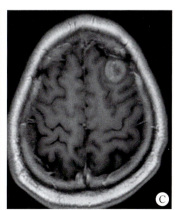

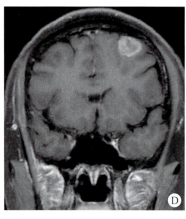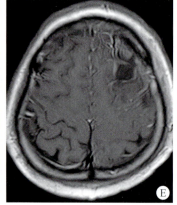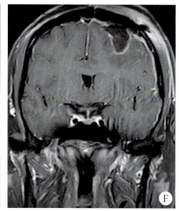

图 70-1　病例 1 术前及术后颅脑 MRI

A～D. 术前颅脑 MRI，左额占位，等 T_1 信号、等 T_2 混杂信号，增强后占位强化明显，边界清楚；E、F. 术后 MRI，肿瘤全切除

病例 2

1）男性，53 岁。

2）2 年前行右乳腺癌改良根治术，术后行放化疗。

3）3 个月前全身 PET/CT 检查发现左额占位。

4）颅脑 CT 及 MRI 示左额占位，体积较小（图 70-2）。

患者行 PET/CT 发现左额转移灶，无颅内症状。手术行左额开颅肿瘤切除术，全切除肿瘤，预后良好。术后病理结果为乳腺非特殊型浸润性癌（2 级）转移，免疫组化：ER（+++，90%），PR（+，＜ 1%），HER2（+）。手术 1 个月后行全脑放疗，后持续使用靶向药物治疗，复查 MRI 未见颅内肿瘤复发。

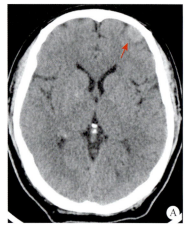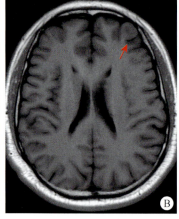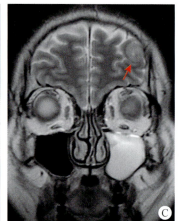

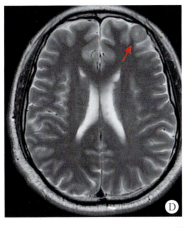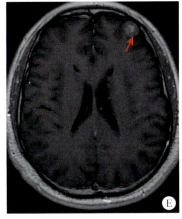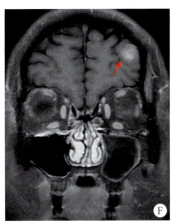

图 70-2 病例 2 术前颅脑 CT 及 MRI

A. 术前颅脑 CT，左额占位呈略高密度；B～D. 术前颅脑 MRI，占位呈等 T_1 信号、T_2 信号；E、F. 增强 MRI，占位强化明显，边界清楚

讨论

男性乳腺癌（male breast cancer，MBC）发病率较低，在我国，其约占所有乳腺癌的 1.4%。MBC 是一种罕见的恶性肿瘤，因其相对少见，临床上极易忽视。MBC 患者通常首发症状为乳晕下无痛硬包块，病理类型主要为乳腺浸润性导管癌，约占所有 MBC 的 87%，其次是导管原位癌，约占 7.3%。多数患者年龄偏大，分期较晚，病死率较高，且发病率呈上升趋势。由于对该病认识不足，临床上易延误诊治。男性确诊中位年龄为 63.3 岁。主要的危险因素包括高龄、乳腺癌家族史、BRCA 突变（BRCA1 和 BRCA2）、激素因素（如血清雌二醇升高）、克兰费尔特综合征和睾丸异常。随着体重指数（BMI）的增加，发病风险也显著增加。男性患乳腺癌的风险约为 1/833。与女性患者相比，男性患者死亡率更高。

在 MBC 远处转移的队列中，最常见的转移部位是骨（占 41%），其次为肺（占 13%），仅有 3% 和 1% 的患者分别出现肝转移和脑转移。有 30% 的 MBC 患者发生两个器官的远处转移，其中 12% 和 2% 的患者分别被诊断为三个和四个器官转移。

女性乳腺癌脑转移的发生率约为 24%。从确诊乳腺癌到发现脑转移的中位时间间隔为 34 个月。在相关文献报道中，MBC 伴脑转移的病例仅有 10 例，其中 2 例以颅内症状为首发表现，其余病例均以乳腺癌首发，从乳腺癌确诊到发生脑转移的时间间隔为 1～24 年（中位数为 7 年）。鉴于此，对于 MBC 患者，无论有无手术史、放化疗史，均应尽可能地定期复查颅脑 MRI，尽早发现脑转移情况，即可早期进行手术或放化疗，可对患者预后及生存期产生相对积极的影响。

此外，在已报道病例中，几乎所有发生脑转移的 MBC 患者激素受体均呈阳性，仅有 1 例幕下转移患者的激素受体为三阴性。乳腺癌是一种异质性疾病，在进展过程中，可能发生免疫表型改变。随着疾病的进展，激素受体（尤其是 PR）阳性的肿瘤细胞通常丧失有丝分裂活性并增加 HER2 转化，但这种变化的发生率低于其他表型变化。尽管在技术方法上存在一定缺陷，但目前已经针对亚型转换提出了几种生物学解释，例如，肿瘤异质性，或具有不同肿瘤特征的细胞克隆选择，随着亚型的转变，相应的治疗方法也会需做出调整。

对于单发颅内转移灶的 MBC 脑转移患者，可选择手术切除，后续结合放化疗可能收获较好的疗效。在文献报道的 10 例病例中，5 例接受转移病灶的手术治疗，1 例仅采取内分泌治疗，其余 3 例仅进行全脑放疗，还有 1 例未提供治疗相关描述。接受手术治疗的患者，颅内症状显著缓解，生存质量明显优于未手术治疗的病例。但因病例数量过少，目前尚无法对生存周期进行有效对比。针对多发颅内转移病灶的 MBC 脑转移患者，可切除较大病灶，以此缓解颅高压症状，同时将切除组织送检病理，也可单独立体定向病理活检，根据病理结果指导后续治疗。在三阳性乳腺癌的治疗方面，可尝试内分泌治疗，但目前对于其具体疗效业界仍存在分歧。

专家点评（浙江省肿瘤医院乳腺肿瘤内科　王晓稼）

男性乳腺癌属于乳腺癌中的罕见类型，但是其大部分治疗策略与女性乳腺癌基本一致。相较于女性乳腺癌患者，男性乳腺癌分期较晚，尽管激素受体阳性比例高，但是预后相对差。脑转移大多是乳腺癌复发、转移的后期表现，但是也有以脑转移作为首发症状的情况，如病例 2。在临床治疗上，局部治疗一直是其最重要的手段，如手术与放疗等。由于乳腺癌的分子分型指导下分类治疗疗效显著提高，特别是抗 HER2 靶向药物、ADC 类药物、小分子靶向药物、CDK4/6 抑制剂和免疫治疗等，乳腺癌全身治疗显示十分有效，如果系统治疗能够控制脑部肿瘤的生长，那么临床上将尽量推迟脑部全脑放疗时间。现今脑转移癌患者的生存得到了明显的延长，而全脑照射导致的认知障碍等副反应日益明显。因此，只有出现明显症状的多发脑转移，临床首选全脑放疗；如果脑转移尚无症状，肿瘤负荷较低，存在全身治疗有效的方案，可以首选有效的系统治疗，特别是小分子 TKIs、ADC 类药物等，一些孤立性脑转移直接手术治疗即可得到良好的疗效，本案两例就是通过手术治疗取得了良好的疗效，并获得更好的生活质量。脑转移癌治疗前的全面评估与综合治疗十分必要。

参 考 文 献

何雨爽, 高欣怡, 吴洁蓉, 等, 2021. 男性乳腺癌临床特征及诊治: 附 35 例报告. 中国普通外科杂志, 30(11): 1311-1317.

张明坤, 王哲, 杨柳, 等, 2022. 男性乳腺癌预后影响因素分析与预后模型构建. 中华肿瘤防治杂志, 29(1): 47-54.

OH B H, WOO C G, LEE Y J, et al., 2021. Brain metastasis with subtype conversion in a patient with male breast cancer: a case report. Medicine (Baltimore), 100 (11): e24373.

TAHRIR Y, BERTAL A, MAWHOUB S, et al., 2022. A cerebllopontine angle metastatis of a male breast cancer: Case report. Ann Med Surg (Lond), 75: 103421.

XIE J, YING Y Y, XU B, et al., 2019. Metastasis pattern and prognosis of male breast cancer patients in US: a population-based study from SEER database. Ther Adv Med Oncol, 11: 1758835919889003.

第十二部分

消化系统肿瘤脑转移

结直肠癌脑转移的影像学特点

在全身各部位肿瘤发生脑转移的影像学表现中不同来源的脑转移癌具有显著差异，其中黑色素瘤脑转移和结直肠癌脑转移尤为典型。近年来我们发现结直肠癌脑转移的影像学有其自身的独特之处，即 CT 上高密度，MRI-T_2 加权序列呈短 T_2 信号（图 71-1），增强 MRI 肿瘤多呈周边强化明显（图 71-2）。而 CT 高密度、MRI 短 T_2 信号，多被误认为是肿瘤卒中的影像学表现。但术中可见病变呈灰黄色，质地较软，并不是暗红色的出血表现（图 71-3）。

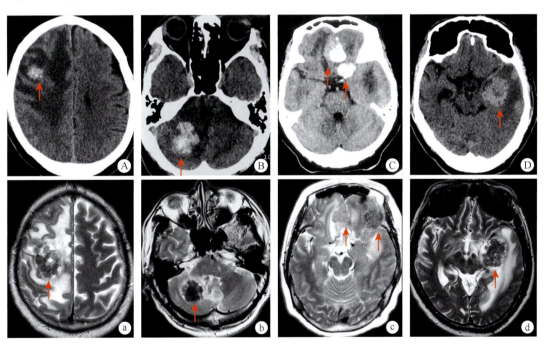

图 71-1 我院 4 例结直肠癌脑转移患者的影像资料

A 和 a、B 和 b、C 和 c、D 和 d 分别为 4 组病例的颅脑 CT 及 MRI -T_2 序列，CT 均为高密度，MRI-T_2 均呈短 T_2 信号

病例

1）女性，70 岁。

2）头痛、呕吐 2 个月。

3）1.5 年前行直肠癌手术，病理诊断为腺癌，半年前出现左肺转移，行放疗后好转。

4）查体：左侧肢体共济失调。

5）颅脑 CT 及 MRI 发现左侧小脑半球占位（图 71-2）。

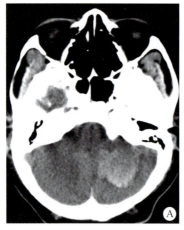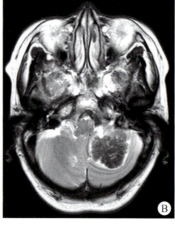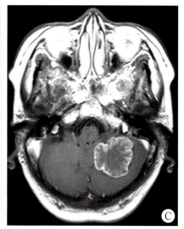

图 71-2 术前颅脑 CT 及 MRI

A. 术前颅脑 CT，转移灶位于左侧小脑半球，呈略高密度；B. 颅脑 MRI-T_2 序列，呈短 T_2 信号，C. 增强 MRI，可见肿瘤周边强化明显，中心部分轻度增强

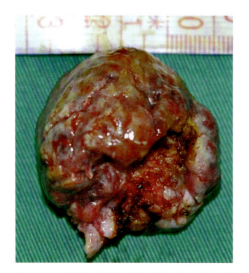

图 71-3 结肠癌脑转移标本照片，肿瘤呈灰黄色，质地较软

讨论

在影像学中，MRI-T_2 加权序列呈现低信号，通常与富含去氧血红蛋白或高铁血红蛋白、含铁血黄素、钙盐沉积或血液流空信号有关。本组病例中，90% 的 MRI-T_2 加权序列呈低信号，这可能是与病灶内铁的沉积及黏蛋白成分有关。结直肠癌多为腺癌，在显微镜下可见铁的沉积增多。不过，部分学者认为该低信号与黏蛋白、出血、铁离子和钙化无关。需要注意，出现这种影像特征不一定是结直肠癌脑转移，食管、胃腺癌及肺肠型腺癌脑转移也可能有类似表现，只是临床上结直肠癌脑转移相对常见。

临床诊断时，高龄、有癌症病史、颅脑影像显示多发病灶及瘤周水肿，有利于诊断脑转移癌。但对无肿瘤病史的患者，诊断难度大。缺乏肿瘤病史的颅内病变初诊患者，若 MRI-T_2 加权序列呈低信号、CT 呈高密度且伴有瘤周水肿，需考虑肠道肿瘤脑转移，这有助于鉴别淋巴瘤、胶质瘤等其他神经系统疾病。当后颅窝发生结直肠癌脑转移时，其结节状改变需要与脉络丛乳头状瘤进行鉴别。脉络丛乳头状瘤的强化特点是均匀一致强化，而转移癌大多是周边强化。另外，还需注意结直肠癌脑转移在颅脑 CT 上的高密度是钙盐沉积，不要误认成肿瘤出血。对于一些少见病例，如 Turcot 综合征，即结肠腺瘤性息肉伴发脑原发恶性肿瘤（如胶质母细胞瘤），其 CT 的密度特点有助于鉴别诊断。

专家点评（复旦大学附属华山医院伽马刀放射神经外科　张南）

结直肠癌的中枢神经系统转移是罕见的，且发生在病程的晚期。在结直肠癌中脑转移的发生率较低，为 0.6%～3.2%，其中直肠癌脑转移的发生率略高于结肠癌（4.4% vs. 2.9%）。诊断结直肠癌原发疾病至诊断脑转移的时间间隔为 20～40 个月。结肠 / 直肠原发解剖部位、长期进行性的肺转移和较长的生存期是结直肠癌发生脑转移（BM）的危险因素。

利用循环肿瘤细胞进行液体活检可能为结直肠癌脑转移的早期诊断和寻找治疗方案提供极好的机会。

影像上，CT 扫描病灶呈高密度，可能与病灶内铁的沉积增多及蛋白黏液成分有关。磁共振 T_2 加权序列呈低信号一般考虑为富含去氧 / 高铁血红蛋白、含铁血黄素、钙盐沉积或为血液流空信号。这是结直肠癌脑转移的影像特点，而《中国结直肠癌脑转移多学科综合治疗专家共识（2020 版）》的影像特点描述却与上述共识中的完全相反，作者的临床观察成为上述共识的反诘。必要时可以尝试联合 PET/CT 检查来了解原发肿瘤、脑转移癌及脑外转移情况。

从治疗效果看，结直肠癌脑转移对联合放化疗的反应并不好。文献检索，只有少数小型回顾性研究报告结直肠癌脑转移的手术结果。较早的研究报告中位总生存期为 8.3～12 个月，1 年生存率约为 31%。然而，最近的两项研究报道，从手术切除开始，总中位生存期分别为 5 个月和 3 个月。

手术切除转移癌 + 术后 SRS 伴 / 不伴 WBRT+ 化疗等多种治疗方式是目前最佳的治疗选择。单克隆抗体、靶向治疗和免疫治疗等非常规治疗方法的最近中型临床试验、病例报告和临床前模型显示了其治疗潜力。

有的研究表明 76% 的结直肠癌脑转移（CRC-BM）患者初诊时无症状，并且直到出现症状才被诊断患有 BM，BM 可能是转移性结直肠癌演变的相对早期事件，但具有较晚的临床表现。事实上，结直肠癌在罕见转移部位的症状可能取决于肿瘤细胞和肿瘤微环境剩余成分之间的相互作用，包括局部特化组织、成纤维细胞、血管 / 淋巴管，以及最重要的免疫细胞。这可能解释了大脑中的微小病变如何在最初诊断时就会出现，并在相对较长的时间内保持惰性。有类似情况的患者可能不会在这些部位马上出现明显的临床症状。在这种情况下，我们可以想象在颅外疾病早期，改善治疗将延长 OS，从而增加临床上 BM 的发生率。

2023 年 11 月发表的《立体定向放射外科治疗结直肠癌脑转移后的局部控制和生存：国际多中心分析》发现 SRS 治疗的 3 年局部控制（LC）率为 72%，3 年总生存（OS）率为 20%。研究表明，对于较小的病变（≤ 20mm），约 18 Gy 的单次剂量通常与良好的 LC 率相关。然而，对于较大的病变（> 20mm），通常剂量 15～18 Gy 带来的 LC 率为 70%～75%。研究强调了大分割治疗大体积脑转移癌的潜在安全性和有效性。在接受 SRS 治疗的结直肠癌脑转移患者中，放射副反应（ARE）率为 12.3%；其中，只有 1.6% 的人有症状。SRS 治疗脑转移癌后 ARE 的发生受多种因素的影响，如转移灶的大小和部位、照射剂量和分割规模、患者的整体健康状况等。使用皮质类固醇、甘露醇，必要时使用贝伐珠单抗或手术切除，可以改善 ARE。

研究证实，在可能的情况下，采用多模式方法对结直肠癌脑转移进行积极的局部治疗是有益的，并可提供良好的临床结果。

<h2 style="text-align:center">参 考 文 献</h2>

谷春雨，王浩然，张明山，等，2019.结直肠癌脑转移的影像学特点.中国微侵袭神经外科杂志，（11）：507-508.

BRAY F，FERLAY J，SOERJOMATARAM I，et al.，2018. Global cancer statistics 2018：GLOBOCAN estimates of incidence and mortality worldwide for 36 cancers in 185 countries. CA Cancer J Clin，68：394-424.

CHRISTENSEN T D，SPINDLER K L，PALSHOF J A，et al.，2016. Systematic review：brain metastases from colorectal cancer-Incidence and patient characteristics. BMC Cancer，16：260.

ZIMNY A，NESKA-MATUSZEWSKA M，BLADOWSKA J，et al.，2015. Intracranial lesions with low signal intensity on T2-weighted MR Images - review of pathologies. Pol J Radiol，80：40-50.

肝癌脑转移

肝细胞癌（hepatocellular carcinoma，HCC）是恶性程度非常高的肿瘤，肿瘤进展迅速，患者生存期相对较短。肝细胞癌脑转移较为罕见，有报道其发生率为 0.2% ～ 2.2%。在 1 组 3585 例脑转移癌的研究中，仅有 14 例肝癌脑转移，占该组全部病例的 0.39%。随着 HCC 在内科、外科及全身综合治疗方面取得进展，更多患者存活时间得以延长，HCC脑转移的发生率也正在上升。从诊断肝癌到发生脑转移，时间间隔为 2 ～ 54 个月不等，亚洲国家的数据显示平均发病时间间隔 18.2 个月，较短的间隔时间为 10.5 个月，较长的为肝癌确诊 17 年后。

病例 1

1）男性，37 岁。

2）5 年前发现肝癌，行肝脏部分切除术 + 靶向药物治疗。

3）2 年前发现肺转移，行靶向药物治疗，肺转移灶行射频治疗。

4）3 周前患者出现头痛、头晕、恶心、呕吐，颅脑 CT 发现颅内多发占位（图 72-1A）。

5）入院后患者出现嗜睡，肢体活动正常，颅脑 MRI 可见颅内多发占位，右侧基底节区及右颞叶可见转移灶（图 72-1B ～ F，图 72-3A，图 72-3B）。

患者肝癌脑转移灶位于右侧基底节区，体积巨大，位置深在，瘤周围水肿明显，且脑中线结构明显向对侧偏移，手术采用右额开颅肿瘤切除术，术中全切除右侧基底节区转移灶（图 72-2A ～图 72-2C）。术后患者意识状态明显好转，无肢体活动障碍。右颞转移灶

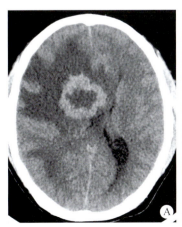
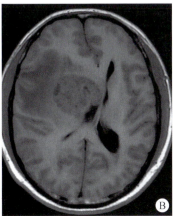
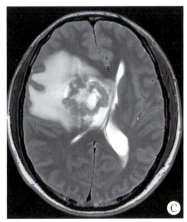

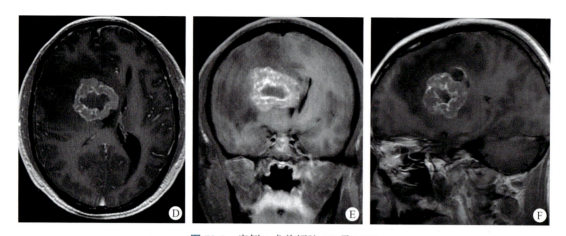

图 72-1 病例 1 术前颅脑 CT 及 MRI

A. 术前 CT, 转移灶位于右侧基底节区, 呈略高密度影; B. MRI-T_1 序列, 肿瘤呈长 T_1 信号; C. MRI-T_2 序列, 肿瘤呈短 T_2 信号, 瘤周水肿明显; D ~ F. 增强 MRI, 肿瘤呈环形强化

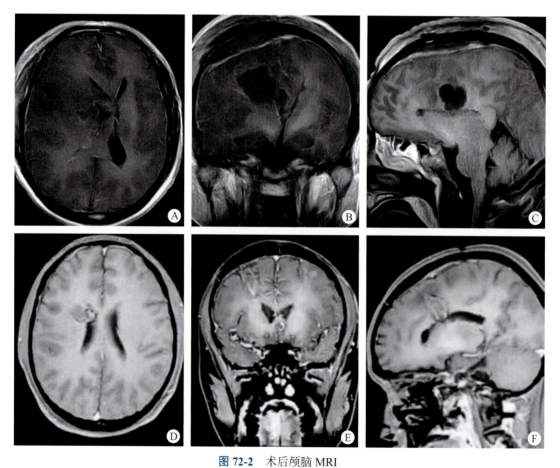

图 72-2 术后颅脑 MRI

A ~ C. 术后 1 周 MRI, 肿瘤切除满意, 但水肿仍在, 中线结构仍向对侧移位; D ~ F. 术后 3 个月增强 MRI, 肿瘤切除满意, 中线结构回位

体积较小，术后行伽马刀治疗。3个月后复查提示基底节区转移灶未复发（图72-2D～F），右颞转移灶经伽马刀治疗后处于稳定状态（图72-3C）。

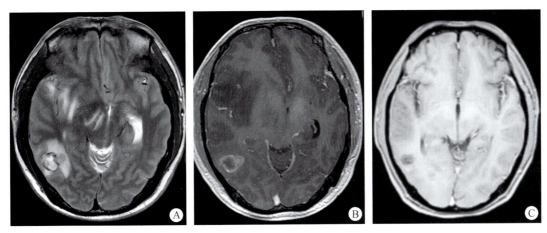

图 72-3 右颞病灶伽马刀治疗前后对比

A、B. 术前MRI，除了基底节区体积较大的转移灶外，右侧颞叶可见一处体积较小的转移灶；C. 右侧颞叶病灶行伽马刀治疗后3个月MRI，病灶相对稳定

病例 2

1）男性，55岁。

2）4年前发现肝癌，行介入治疗，1年前发现肺转移，行冷冻消融治疗。

3）半个月前右侧食指乏力，发现脑转移。

4）影像学表现：转移灶位于左额叶中央前回（图72-4）。

患者转移灶位于中央前回运动区，伴肿瘤卒中，行左额开颅肿瘤切除术，术中见肿瘤内有出血，肿瘤周边的脑组织黄染，全切除肿瘤，术后患者肢体活动未受影响。

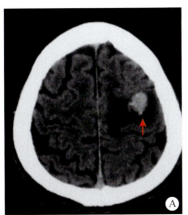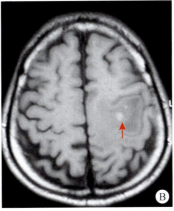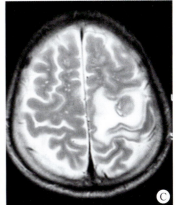

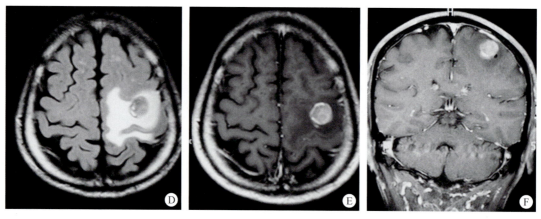

图 72-4 病例 2 术前颅脑 CT 及 MRI

A. CT 可见转移灶位于左侧中央前回，呈高密度影，考虑肿瘤卒中；B. MRI-T_1 序列，肿瘤呈短 T_1 信号；C. MRI-T_2 序列，肿瘤呈短 T_2 信号；D. MRI-T_2 FLAIR 序列，瘤周水肿明显；E、F. 增强 MRI，肿瘤强化明显

讨论

HCC 脑转移预后差，患者平均生存期为 2.83 个月，其发生的危险因素包含：病理类型为低分化或未分化 HCC、存在淋巴结转移、无手术切除史及未接受放化疗。HCC 脑转移死因涵盖颅内和全身两方面因素。颅内因素中肿瘤卒中最为关键，这是因为大多数患者伴有肝硬化引起的凝血障碍，同时 HCC 自身血管丰富，血管壁薄，血管形态扭曲，血管易被肿瘤浸润等因素促使肿瘤卒中的发病率相对较高。国内一篇报道提出 HCC 脑转移灶出血的发生率为 9.37%。而另一篇报道显示 11 例 HCC 脑转移中，有 9 例发生脑转移癌出血，占比高达 81%。

HCC 脑转移的综合治疗手段包括手术、立体定向放射外科（SRS）和全脑放疗（WBRT）等，这些方法有助于提高患者的生存率。手术是治疗 HCC 脑转移的重要方式。对于转移部位表浅、存在孤立转移灶或转移灶体积较大，有脑疝风险的 HCC 脑转移患者，建议先进行手术治疗，术后再辅以放疗。而针对多发性脑转移患者，通常建议以放化疗等姑息性治疗为主。WBRT 是治疗 HCC 脑转移的一种标准且有效的手段。多项研究结果表明，SRS 联合 WBRT 可延长 HCC 多发脑转移患者的生存期。Samuel 等的研究显示单纯采用 SRS 治疗的患者，其生存期与接受手术加放疗的患者存在显著差异，分别为：2.78 个月和 10.9 个月。因此，对于 HCC 脑转移患者，经过积极的手术和放疗，可望会延长生存时间并提高生活质量。

HCC 脑转移患者极易发生肿瘤出血，是导致患者死亡的重要原因之一。一项研究表明 45 例患者中有 10 例死于颅内出血，伴或不伴有颅内压升高、脑疝。此外，Han 等报道指出，近半数的 HCC 脑转移出血患者在治疗后出现反复多次肿瘤出血，这是 HCC 脑转移患者治疗时面临的比较棘手的难题。笔者认为手术切除脑转移灶或可成为解决肿瘤反复出血较为理想的治疗策略。此外，一项研究表明，在 10 例 HCC 脑转移灶出血患者中，6 例接受了放射治疗，直到死亡或研究结束，该 6 例患者均未再次出现脑转移出血，提示放疗可能对预防 HCC 脑转移出血的发生有一定作用。

专家点评（首都医科大学附属北京佑安医院肿瘤内科　李娟）

肝癌脑转移的发生率低，为 0.2%～2.2%，且其总体预后较差。陈国彬等应用 SEER 数据库获取 36 091 例肝癌患者的数据，发现脑转移 108 例，发生率为 0.33%，无脑转移患者中位总生存期（mOS）为 12 个月，而脑转移患者 mOS 仅有 7 个月，明显低于无脑转移患者（$P=0.024$），无外科手术、无化疗史及有放疗治疗史是肝细胞癌发生脑转移的独立危险因素。当患者出现颅内症状如脑出血及偏瘫、复视、构音障碍、步态不稳、失语时，临床医师应考虑脑转移的可能，尽早完善检查明确诊断。肝癌脑转移可发生于脑的任何部位，最常见于幕上大脑半球，尤其是大脑中动脉供血区的灰白质交界处，30%～40% 为单发，60%～70% 为多发；肝癌脑转移易合并肿瘤出血，发生率为 39.5%～66.7%。郑眉光对 264 例脑转移癌分析，有 33 例发生肿瘤内出血（12.5%），肝癌脑转移发生出血的风险最高（6/8，75%）。而有无脑出血、KPS 评分、颅外肿瘤控制情况、RPA 分级和 Child-Pugh 分级、年龄等对预后有明显影响。

肝癌脑转移治疗上强调个体化及综合治疗，需要在病理诊断及分子病理特点基础上，依据患者具体情况，制定最适合该患者的方案。其中神经外科手术可以切除脑转移癌组织，缓解颅内高压，有望延长患者的生存期。手术方法主要包括开颅肿瘤切除术、Ommaya 囊植入术、神经导航下颅内病灶活检术、脑室 - 腹腔分流术等，主要适用于有明显肿瘤占位效应的病灶、囊性病灶、多发明确单个责任病灶的脑转移、肿瘤引起的脑出血等患者。放射治疗主要方法包括立体定向放疗（SRS）、全脑放疗（WBRT）等，主要适用于多发或者单发脑转移病灶、手术切除肿瘤后的辅助治疗等。其中 SRS 是一种高精度局部放射治疗，采用牢固固定和图像引导相结合的方式，一次性进行多个静态或移动光束的汇聚可实现从目标到周围正常结构的剂量急剧下降，从而允许对肿瘤进行高剂量照射，同时降低对周围正常大脑造成的损害。其他治疗方案主要包括：针对肝癌原发及脑转移灶的全身化疗、分子靶向治疗、免疫治疗等。对于有症状的脑转移癌患者，应接受局部治疗如手术或放疗。脑转移癌手术切除后，若不进行辅助性全脑放疗，也应进行术后立体定向放射治疗或立体定向分割放疗以维持和提高局部控制率。

第 1 例患者出现头痛、头晕、恶心、呕吐、嗜睡等症状，颅脑 CT、MRI 检查可见颅内多发占位，右侧基底节区及右颞叶有转移灶。采用手术联合术后伽马刀个体化治疗方案，术后患者意识状态明显好转，无肢体活动障碍，术后 3 个月未见复发，处于稳定状态。第 2 例患者出现右侧食指乏力，进一步检查发现脑转移，转移灶位于中央前回运动区，伴肿瘤卒中，行左额开颅肿瘤切除术，术中见肿瘤内有出血，全切除肿瘤，术后患者肢体活动未受影响。2 例患者均通过积极手术治疗，及时挽救了生命，症状得到了控制，从而延长生存时间。

参 考 文 献

陈国彬，黄星，张真真，2020. 基于 SEER 数据库的肝细胞肝癌脑转移危险因素分析 . 中外医学研究，18（13）：12-15.

段纪成，吴孟超，2018. 浅谈中国肝癌转移之现状 . 中华转移性肿瘤杂志，1（1）：2-4.

张灵艳，陈燕萍，2009. 肝癌脑转移癌合并卒中的影像学表现 . 广东医学，30（2）：250-251.

郑眉光，李文鹏，邱儒彬，等，2022. 脑转移癌内出血的多因素分析 . 岭南急诊医学杂志，27（5）：438-441.

周小宝，邹中华，2015. 原发性肝癌脑转移瘤卒中 9 例临床分析 . 当代临床医刊，28（6）：1797.

CHANG L，CHEN Y L，KAO M C，2004. Intracranial metastasis of hepatocellular carcinoma：review of 45 cases. Surg Neurol，62：172-177.

CHOI H J，CHO B C，SOHN J H，et al.，2009. Brain metastases from hepatocellular carcinoma：prognostic factors and outcome：brain metastasis from HCC. J Neurooncol，91：307-313.

SAMUEL R F，HRIDAY P B，MELANIE H，2020. Hepatocellular carcinoma brain metastases：a single-institution experience. Word Neurosurgery，140：e27-e32.

VOGELBAUM M A，BROWN P D，MESSERSMITH H，et al.，2022. Treatment for brain metastases：ASCO-SNO-ASTRO Guideline. J Clin Oncol，40（5）：492-516.

胃肠道间质瘤脑转移

胃肠道间质瘤（gastrointestinal stromal tumor, GIST）发病率不高，而转移至脑内的情况更为罕见。大多数出现颅内转移的 GIST 患者为老年人，平均发病年龄为 55.7 岁。在发生脑转移之前，患者通常已出现其他部位转移。从首次治疗原发病灶到诊断脑转移的时间间隔差异很大，短则 14 个月，长可达 12 年，平均间隔时间为 4.7 年。一旦确诊为脑转移，患者预后通常较差，平均总生存期仅 8.6 个月（2 ～ 35 个月）。

病史

1）男性，53 岁。

2）1 年前胃镜活检明确食管下段间质瘤，行化疗 2 周期。

3）3 周前出现左下肢无力。

4）查体：左侧面纹浅，伸舌偏左，左侧肌力Ⅲ级。

5）影像学可见肿瘤位于右侧额顶部深面（图 73-1）。

患者既往有食管间质瘤的病史，此次出现颅内占位情况，首先考虑肿瘤脑转移，然而，胃肠道间质瘤发生脑转移的概率极低，且患者的颅脑 MRI 表现与颅内原发的胶质瘤极为相似，因此需根据病理结果明确占位性质。同时患者存在肢体无力症状，经综合评估，首选手术治疗，采用右额顶开颅肿瘤切除术，全切除肿瘤，术后病理结果证实该肿瘤为间质瘤脑转移。

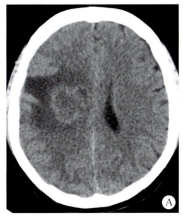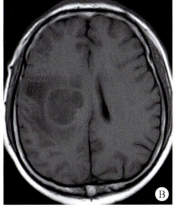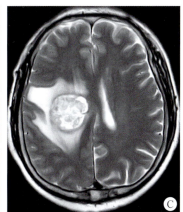

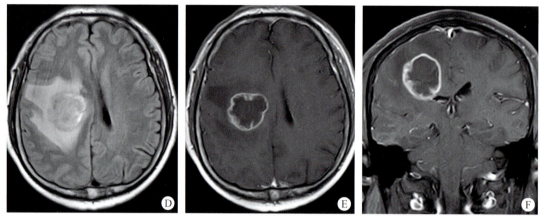

图 73-1 术前颅脑 CT 及 MRI

A. 术前 CT，转移灶位于右侧额顶部深面，呈略高密度；B. 术前 MRI-T$_1$ 序列，肿瘤呈短 T$_1$ 信号；C. 术前 MRI-T$_2$ 序列，肿瘤呈短 T$_2$ 信号，内部成分不均匀；D. MRI-T$_2$ FLAIR 序列；E、F. 增强 MRI，肿瘤外周呈环形强化

讨论

影像学上，GIST 脑转移通常表现为孤立性转移，多发生于幕上，而幕下转移的情况极为罕见。其常见影像学特征为：病灶周围水肿，MRI-T$_1$ 加权序列呈等信号，MRI-T$_2$ 加权序列呈低信号，增强后呈均匀强化，仅在罕见情况下出现环状强化。

GIST 脑转移极为罕见，使其在治疗方式上存在较大差异，且目前缺乏针对颅内 GIST 治疗的循证指南。有文献综述表明，GIST 脑转移常见的治疗方案包括手术、放疗及全身化疗与酪氨酸激酶抑制剂的联合治疗，理念上与其他颅脑转移癌的治疗相似。文献回顾多为病例报告，以成年患者居多，多数患者接受手术治疗。对于转移灶体积较大、位置局限且部位浅表的病例，手术切除是首选治疗方案。放疗虽然是辅助治疗脑转移癌的标准手段，但由于 GIST 在组织学上与软组织肉瘤类似，通常具有抗辐射性，因此放疗在 GIST 脑转移治疗中的作用被认为较为有限。然而也有一些报道指出，放疗对难治或不适合手术的 GIST 脑转移病例可起到良好的姑息性治疗效果。

近期研究表明，根据肿瘤分子特征，采用伊马替尼进行靶向治疗对 GIST 有一定效果。但该药物似乎对 GIST 脑转移无效，原因在于其无法穿过血脑屏障。在 GIST 脑转移的治疗中，舒尼替尼可能优于伊马替尼，这一优势或许与其对中枢神经系统的良好渗透性有关。基于此，以舒尼替尼为代表的中枢神经系统渗透性更佳的酪氨酸激酶抑制剂，毫无疑问将成为未来研究的重点方向。

手术及术后放疗、化疗仍然是转移性 GIST 的有效治疗方式，特别是脑转移病例，联合治疗效果更佳。

（本病例由首都医科大学三博脑科医院张宏伟、宁威海医生提供）

专家点评（北京大学肿瘤医院消化肿瘤内科　彭智）

胃肠道间质瘤在脑部发生转移的情况罕见，通常发生在疾病晚期或复发期。一旦诊断脑转移，预后很差。平均总生存期仅为8.6个月。近年来只有少数病例报道了GIST脑转移，导致目前临床上缺乏统一的诊断和治疗策略。既往文献综述中提出的治疗方案通常包括手术、放疗及与酪氨酸激酶抑制剂联合的全身治疗，其治疗理念与其他脑转移癌的治疗类似。

伊马替尼是一种酪氨酸激酶抑制剂（TKIs），已被广泛应用于GIST的治疗并取得了显著的成功。然而，由于伊马替尼不能穿过血脑屏障，无法用于预防或治疗脑部病变。另一种药物舒尼替尼可以通过血脑屏障，但由于相关案例数量有限，目前难以证明其与手术或放疗相比的优势。因此，局部治疗仍是治疗GIST脑转移的重要方式。此外，有许多病例系列和报告描述了转移性胃肠道间质瘤对单独放疗或药物治疗具有良好反应。

本文提供的这例食管间质瘤脑转移的病例，患者颅内转移灶单发，遂采用右额顶开颅切除肿瘤，术后病理证实为间质瘤。这个案例提示我们脑部手术是治疗GIST脑转移的一种可选治疗方式，为临床实践积累了经验，以便更好地研究这类罕见转移癌的最佳治疗方案。

参 考 文 献

BADRI M，CHABAANE M，GADER G，et al.，2018. Cerebellar metastasis of gastrointestinal stromal tumor：A case report and review of the literature. Int J Surg Case Rep，42：165-168.

NAOE H，KAKU E，IDO Y，et al.，2011. Brain metastasis from gastrointestinal stromal tumor：a case report and review of the literature. Case Rep Gastroenterol，5（3）：583-589.

TAKEUCHI H，KOIKE H，FUJITA T，et al.，2013. Sunitinib treatment for multiple brain metastases from jejunal gastrointestinal stromal tumor：case report. Neurol Med Chir，54：664-669.

WONG C S，CHU Y C，2011. Intra-cranial metastasis of gastrointestinal stromal tumor. Chin Med J，124：3595-3597.

第十三部分

皮肤肿瘤与黑色素瘤脑转移

皮肤恶性肿瘤脑转移

2022 年第五版 WHO 皮肤肿瘤分类将皮肤肿瘤分为角化细胞 / 表皮肿瘤、癌前体和类似恶性前良性角化病、黑色素细胞肿瘤、附属器肿瘤、造血和淋巴源性肿瘤及软组织和神经肿瘤六大类，每个大类包含多种肿瘤类型。在皮肤恶性肿瘤中，基底细胞癌（basal cell carcinoma，BCC）、鳞状细胞癌（squamous cell carcinoma，SCC）、恶性黑色素瘤（malignant melanoma，MM）较常见，其中 BCC 和 SCC 更常见，几乎占所有皮肤肿瘤的 95%。MM 约占所有皮肤肿瘤的 3%，易早期转移，通常预后很差，本书单列一章予以阐述。相比之下，BCC、SCC、乳房外佩吉特病和皮肤附属器肿瘤在病程中通常不发生转移，而一旦发生转移，尤其是出现脑转移，往往导致严重的后果。

病例

1）男性，29 岁。
2）15 年前行右侧肩胛皮下肿瘤切除术，病理诊断为"神经内分泌癌"。
3）5 个月前出现言语不清，10 天前出现右侧肢体无力。
4）查体：右侧肢体肌力 4 级。
5）颅脑 CT 及 MRI 提示左额多发占位，胸部 CT 可见肺部转移灶（图 74-1，图 74-2）。

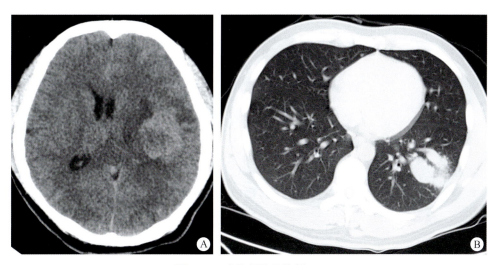

图 74-1 术前颅脑及胸部 CT
A. 颅脑 CT，可见左侧基底节区有略高密度转移灶；B. 肺部 CT 示左肺转移灶

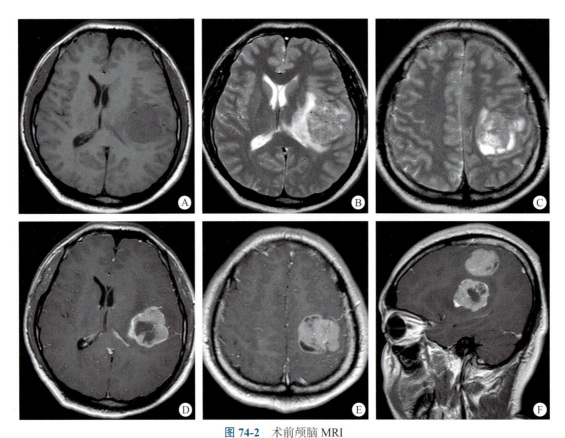

图 74-2 术前颅脑 MRI

A. MRI-T_1 序列，肿瘤呈等 T_1 信号；B、C. MRI-T_2 序列，肿瘤呈等 T_2 信号，2 处转移灶分别位于左侧基底节区和左额部；D～F. 增强 MRI，肿瘤明显强化

患者于 15 年前因肩胛区皮下肿物行手术切除，病理诊断为"神经内分泌癌"，即近年来病理分类中的皮肤梅克尔细胞癌。此次以言语不清及肢体活动障碍起病，同时发现肺部占位性病变，由于颅内病变引发的症状较重，遂先行脑转移癌切除术，术中完整切除 2 处转移灶（图 74-3）。术后患者未行任何治疗，3 个月后因疾病进展死亡。

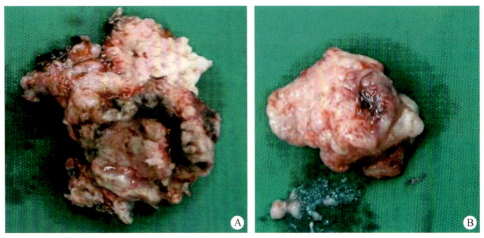

图 74-3 肿瘤切除后的 2 处大体标本

肿瘤呈黄白色，结节状

讨论

BCC 是最常见的皮肤恶性肿瘤，具有生长缓慢、局部浸润、不易转移、整体预后良好的特点，多数原发 BCC 患者经 Mohs 显微描记手术后，5 年治愈率可以达到 95% 以上，仅有极少数患者确诊时存在局部或远处转移。光动力疗法、激光治疗、放疗、免疫调节剂及 5 氟尿嘧啶对 BCC 也有明确的疗效。近期研究表明，BCC 的主要发病机制为 Hedgehog（HH）信号通路激活，使用 Vismodegib 和 Sonidegib 阻断该通路可抑制 BCC 的发生发展。抗程序性死亡受体 1（PD-1）抗体（帕博利珠单抗或纳武利尤单抗）对于转移性及晚期 BCC 具有重要的治疗价值。

我国皮肤 SCC 在非黑色素瘤皮肤癌（NMSC）中发病率居于首位，约占 29.4%，占所有皮肤肿瘤的 20% 以上，2% ～ 5% 的皮肤 SCC 转移到淋巴结或更远的部位。SCC 起源于表皮或附属器细胞，其发病与紫外线照射、电离辐射、人乳头瘤病毒感染、免疫抑制、慢性伤口及瘢痕等相关。与 BCC 类似，早期 SCC 治疗方案选择多样且生存率较高。晚期 SCC 在老年人中发病率较高，且多发生在头颈部，目前其最佳治疗方法仍在探索中，多数晚期 SCC 患者采用放射治疗，部分患者采用含顺铂的全身化疗、表皮生长因子受体抑制剂（如西妥昔单抗、帕尼单抗和吉非替尼），以及免疫疗法等。PD-1 抑制剂西米普利单抗及细胞毒性 T 淋巴细胞相关蛋白 4（CTLA-4）抑制剂伊匹木单抗（ipilimumab）在晚期 SCC 治疗中同样取得了显著进展。

梅克尔细胞癌（merkel cell carcinoma，MCC）、乳房外佩吉特病（extramammary Paget disease，EMPD）、皮肤附属器癌是相对少见的皮肤恶性肿瘤。MCC 属于皮肤神经内分泌肿瘤，是相对罕见的侵袭性肿瘤，复发率和转移率高。北半球地区近 80% 的 MCC 由梅克尔细胞多瘤病毒（MCV）引发，而紫外线辐射致 DNA 损伤则与 MCV 阴性的 MCC 相关。传统的放化疗手段对于转移性 MCC 效果不佳。乳房外佩吉特病是罕见的源于顶泌汗腺的上皮内腺癌，多见于外阴、阴囊、肛周、腋窝等部位，转移较少。手术是 EMPD 的主要治疗手段，放疗、化疗、靶向治疗等对转移性 EMPD 均具有明确的疗效。

专家点评（天津医科大学肿瘤医院 / 天津市肿瘤医院骨与软组织肿瘤科   杨吉龙）

皮肤神经内分泌癌中最为常见的类型为梅克尔细胞癌（MCC）。MCC 是原发于皮肤的一种高度恶性肿瘤，因其细胞质内有神经内分泌颗粒出现，也被称为原发于皮肤的神经内分泌癌。主要发生于老年人的头颈部及四肢，具有独特的超微结构改变和免疫组化染色特征。手术切除后，易局部复发，也可远处转移。在皮肤源性的肿瘤中，其病死率最高。在病理诊断上，易与皮肤其他恶性肿瘤相混淆。这种少见的皮肤肿瘤在美国的总发病率为 0 ～ 23/100000，发病年龄倾向于 50 岁以上，男性多于女性［（2 ～ 3）∶ 1］，典型的患者是老年白人男性，与日光照射及免疫抑制有关。有报道显示在接受移植的患者、慢性淋巴细胞白血病患者及 HIV 患者中 MCC 的发病率显著增高。

MCC 高度恶性，肿瘤趋于局部浸润脂肪、筋膜及肌肉，可以早期转移，通常转移至局部淋巴结。肿瘤也可通过血行播散到肝、肺、脑及骨骼，脑转移少见。通常情况下分为

3 期：Ⅰ期，临床局部原发病变（Ⅰa，肿瘤最大径≤ 2cm；Ⅰb，肿瘤最大径＞ 2cm）；Ⅱ期，局部淋巴结受累；Ⅲ期，远处转移。局部淋巴结受累及远处转移与 MCC 较差的预后相关。报道的 5 年生存期如下：1 期，60% ～ 70%；Ⅱ期，＜ 50%；Ⅲ期，＜ 35%。

  MCC 的治疗原则是尽可能外科彻底切除，有转移的情况下辅以免疫治疗。MCC 治疗首选手术，NCCN 指南推荐切缘至肿瘤 2 ～ 2.5cm 距离，眼睑等特殊部位建议 Mohs 显微描记手术，保证切缘阴性。术中行前哨淋巴结活检，有助于提前发现转移淋巴结。放疗可以作为外科治疗的补充，主要用于不能手术或术后切除范围不理想的患者，但研究表明辅助放疗并不能降低肿瘤的转移率及死亡率，而仅能控制肿瘤局部复发。

  对于转移性 MCC 患者，化疗可起到缓和作用，但复发率高，目前对 MCC 的治疗尚未形成成熟的治疗方案，有报道称晚期 MCC 患者行 CAP 方案化疗获得了完全持续缓解，认为 CAP 方案可能是治疗晚期 MCC 的有效方法之一。

  目前抗 PD-1 治疗是晚期病变的主要选择之一。美国 FDA 已经批准抗 PD1 药物如 Bavencio（avelumab）、帕博利珠单抗等用于治疗转移性 MCC，适用于 12 岁及以上儿童和成人患者，包括此前未曾接受过任何化疗者，成为一类用于治疗转移性 MCC 的重要药物。临床实践中也发现晚期 MCC 患者使用抗 PD-1 类药物获得很好的疗效，多数患者达到 CR 及 PR。对于发生脑转移的患者，除了全身治疗外，外科手术联合能通过血脑屏障的抗 PD-1 药物是比较好的治疗选择。

参 考 文 献

国家皮肤与免疫疾病临床医学研究中心，中国医师协会皮肤科分会，2024. 中国皮肤基底细胞癌诊疗指南（2023 版）. 中华医学杂志，104（6）：391-410.

孙忠辉，张国龙，王秀丽，2022. 皮肤鳞状细胞癌生物治疗研究进展. 皮肤病与性病，44（4）：308-311.

中华医学会皮肤性病学分会皮肤肿瘤研究中心，中国医师协会皮肤科医师分会皮肤肿瘤学组，2021. 皮肤鳞状细胞癌诊疗专家共识（2021）. 中华皮肤科杂志，54（8）：653-664.

BASSET-SEGUIN N，HERMS F，2020. Update in the management of basal cell carcinoma. Acta Derm Venereol，100（11）：adv00140.

CHENG J，CHEN H，2023. Advances in the treatment of extramammary Paget disease. Journal of International Oncology，50（6）：357-361.

KIBBI N，OWEN J L，WORLEY B，et al.，2022. Evidence-based clinical practice guidelines for extramammary Paget disease. JAMA Oncol，8（4）：618-628.

STRATIGOS A J，SEKULIC A，PERIS K，et al.，2021. Cemiplimab in locally advanced basal cell carcinoma after hedgehog inhibitor therapy：An open-label，multi-centre，single-arm，phase 2 trial. Lancet Oncol，22（6）：848-857.

黑色素瘤脑转移的影像学特点

　　黑色素瘤脑转移是继肺癌、乳腺癌之后，位列第三的常见脑转移癌类型。在已发生转移的黑色素瘤患者中，约 75% 会出现脑转移。若未接受有效治疗，患者的中位生存期仅为 6 个月。黑色素瘤脑转移在影像学和病理学上主要表现为两种形态：一种是红色转移灶，另一种是黑色转移灶。其形成机制与肿瘤细胞内黑色素含量密切相关。当发生脑转移的肿瘤细胞黑色素含量较低时，肉眼观察肿瘤整体呈红色，在 MRI-T_1 序列上，肿瘤呈长 T_1 信号（图 75-1）。而当肿瘤细胞中黑色素含量较高时，肿瘤外观呈现黑色，MRI-T_1 呈短 T_1 信号，与增强后的影像类似。黑色素自身为天然的顺磁性物质，与 MRI 增强剂类似，因此即便未注射增强剂，富含黑色素的肿瘤在 T_1 加权像上同样呈短 T_1 信号（图 75-2）。

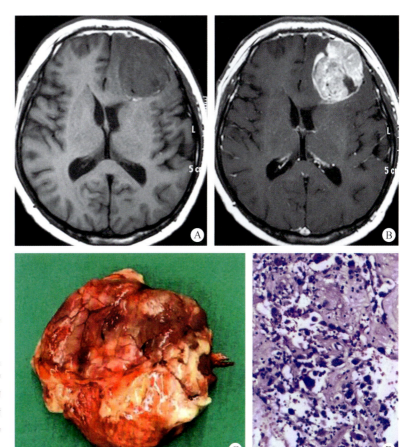

图 75-1　转移灶呈红色的黑色素瘤

A. 左额黑色素瘤脑转移 MRI-T_1 序列，肿瘤呈长 T_1 信号；B. 增强 MRI，肿瘤强化明显；C. 切除后的脑转移灶呈红色；D. 病理 HE 染色（×100）显示肿瘤细胞中黑色素含量较少

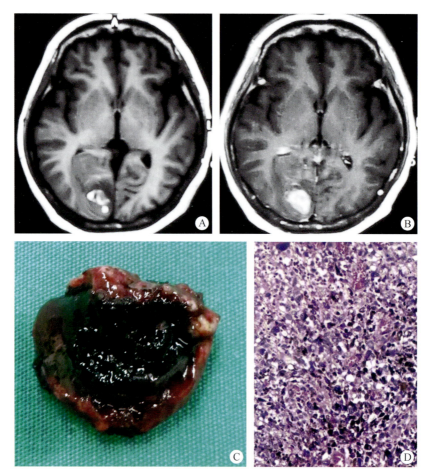

图 75-2 转移灶呈黑色的黑色素瘤

A. 右枕黑色素瘤脑转移 MRI-T_1 序列，肿瘤呈短 T_1 信号为主；B. 增强 MRI，T_1 平扫非高信号区域明显强化；C. 切除后的脑转移灶呈黑色；D. 病理 HE 染色（×100）图片可见肿瘤细胞中黑色素含量较多

在黑色素瘤脑转移的影像诊断中，当出现短 T_1 信号，除考虑黑色素瘤本身富含黑色素导致的短 T_1 信号外，还需考虑到黑色素瘤脑转移发生肿瘤卒中出血的可能，因为出血在 MRI 上同样可呈现短 T_1 信号，此时可参考颅脑 CT 图像进一步鉴别，若病灶呈高密度，则很大可能发生肿瘤卒中。

讨论

在病理学层面，黑色素瘤可分为黑色素型与无黑色素型两种亚型。黑色素型黑色素瘤在显微镜下呈核大、圆且深染的黑色素细胞；无黑色素型则无肉眼色素沉着，HE 染色极少甚至无法观察到黑色素颗粒。需通过免疫组化检测 HMB-45 和 Melan A 阳性确诊。黑色素瘤的 MRI 信号表现多样，主要取决于瘤内黑色素颗粒的有无、含量多少及肿瘤是否出血。Isiklar 等的研究依据肿瘤内黑色素含量的差异将 MRI 表现分为以下 4 类：①黑色素型，肿瘤内黑色素含量较多，MRI 平扫图像为典型的短 T_1、短 T_2 信号，如病例 2；②无黑色素型，肿瘤内基本没有或仅有极少黑色素，MRI 呈现为长 T_1、长 T_2 信号，如病例 1；③混合型，信号混杂；④血肿型，与肿瘤出血相关。研究还表明，当黑色素瘤中黑色素含量 > 10% 时，才会出现黑色素顺磁性所致的典型黑色素瘤 MRI 特征；而无黑色素型、混合型和出血型黑色素瘤由于 MRI 特征与典型黑色素瘤均不同，统称为非典型性黑色素瘤。

专家点评（北京大学肿瘤医院医学影像科　陈麦林）

　　黑色素瘤脑转移影像学上的特点与病理特征密切相关：其一，瘤内黑色素含量的多少及肿瘤是否出血决定了颅内黑色素瘤的 MRI 信号特征，黑色素含量多，其含 T_1 高信号的成分多；其二，黑色素瘤转移灶通常与原发灶特点相似，一般富含血供，影像学表现为高强化的特点，病例 1、2 均可以看到该表现，转移灶的明显强化，即使病例 2MRI-T_1 平扫高信号成分在增强后仍有强化。当然，在临床实践中，还需要注意黑色素瘤颅内乏血供转移、脑膜转移和神经转移的情况，否则可能导致漏诊或误诊。可以通过增加 MRI 造影剂量、增加扫描序列（增强后 T_2、FLAIR、DWI、SWI）、结合脑脊液检查或临床表现等来提高诊断率。

参考文献

刘俊杰，汪卫建，周彦汝，等，2021. 颅内恶性黑色素瘤的影像学特点分析. 中国实用神经疾病杂志，24（9）：1506-1515.

ISIKLAR I，LEEDS N E，FULLER G N，et al.，1995. Intracranial metastatic melanoma：correlation between MR imaging characteristics and melanin content. AJR Am J Roentgenol，165（6）：1503-1512.

眼球葡萄膜黑色素瘤脑转移

葡萄膜黑色素瘤是成年人最为常见的原发性眼内恶性肿瘤，约占眼黑色素瘤的 85%。在欧美等西方国家，其发病率位居眼内肿瘤之首；而在国内，其发病率仅次于视网膜母细胞瘤，居眼内肿瘤第二位。该肿瘤具有极高的血行转移倾向，整体预后较差。

病例

1）男性，50 岁。

2）8 年前发现左眼球黑色素瘤，行眼球摘除术。

3）1 年前右髋发现黑色素瘤，行放化疗。

4）1 个月前出现间断恶心、呕吐。

5）颅脑 MRI 可见左侧颞叶占位（图 76-1）。

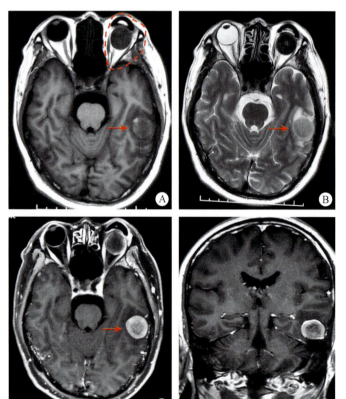

图 76-1 术前颅脑 MRI 示转移灶位于左侧颞叶

A. MRI-T_1 序列，肿瘤呈等 T_1 信号，可见左侧眼球摘除后安放的义眼（红色圆圈所示）；B. MRI-T_2 序列，肿瘤呈等 T_2 信号，边界清楚，瘤周轻度水肿；C、D. 增强 MRI，肿瘤明显强化

该患者为葡萄膜黑色素瘤脑转移，本质上仍属于黑色素瘤脑转移范畴，转移灶位于左颞叶，位置表浅，采取左颞开颅肿瘤切除术，术中完整切除肿瘤（图76-2）。患者在术后半年随访期间死亡。

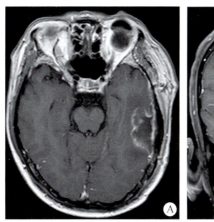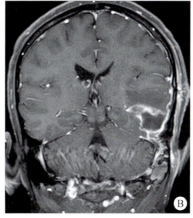

图 76-2 术后颅脑增强 MRI 可见肿瘤全切除

讨论

葡萄膜黑色素瘤（UM）是一种罕见的眼癌，超过90%的病例源自脉络膜黑色素细胞。睫状体内（6%）与虹膜内（4%）的色素细胞也可发展为UM。约50%的UM患者在原发肿瘤确诊10年内会出现转移性疾病。转移性UM（mUM）预后极差，平均生存期仅为12～15个月。

UM的预后较皮肤黑色素瘤好，前者死亡率为50%，而后者可达80%。UM局部复发或转移多在术后1年内出现，个别病例也可发生于5年甚至10年后。UM的分子特征与皮肤或黏膜黑色素瘤存在差异，其常见的染色体异常发生在3号和8号染色体，约50%的UM可观察到3号单体，这一现象与转移性疾病相关。若同时出现3号染色体和8号染色体的改变，则预后更差。

UM常发生肝转移，其次为肺、骨及肾转移，脑转移较为罕见，其中脑转移约占所有转移病例的2%～5%。Lorigan报道的110例mUM病例中，5例（4.5%）发生脑转移。Wei等研究的1845例mUM患者中，116例发生脑转移（6.3%）。这些患者诊断时的中位年龄为54岁（18～77岁），其中54.3%为女性，89.7%为白种人。多数原发肿瘤起源于脉络膜（85.3%），其次为虹膜睫状体（2.6%）和虹膜（1.7%），另12名患者的初始肿瘤部位不明（10.3%）。

多项研究报道指出，在皮肤黑色素瘤患者群体中，脑转移发生率为10%；而在已发生转移的皮肤黑色素瘤患者中，脑转移发生率高达40%～80%。常见的危险因素包括男性、年龄大于60岁、病变呈侵袭性或溃疡性、血清乳酸脱氢酶（LDH）水平升高及内脏转移等。由于解剖学起源部位的差异，黏膜黑色素瘤可能存在显著的异质性。一项源自法国的多中心回顾性研究表明，在纳入研究的229例转移性黏膜黑色素瘤患者中，有21例在初诊时即已出现脑转移。肢端黑色素瘤作为黑色素瘤中较为罕见的亚型，其转移的相关报道较少。在一项针对 67 例已发生转移的肢端黑色素瘤患者的研究中，发现其中 12 例出现脑转移。

　　UM 发生脑转移的时间相对较晚，有文献报道存在 UM 术后 27 年才出现脑转移的病例。发生脑转移的 UM 患者预后极差，生存期通常小于 1 年。UM 脑转移一般呈多发状态，且常伴有出血。对于孤立性转移灶，临床建议采用手术联合放疗及化疗的综合治疗方案；而对于多发转移灶，则主要建议进行放疗和化疗。值得注意的是，如果患者能够接受手术切除，并在术后积极配合放疗与化疗，其预后相对较好，生存期有可能超过 2 年。

专家点评（北京大学肿瘤医院黑色素瘤与肉瘤内科　毛丽丽）

　　黑色素瘤是最容易发生脑转移的肿瘤之一，10%～40% 的患者在病程中会发生脑转移。既往脑转移患者的中位生存时间仅 2～4 个月，随着诊断、治疗手段的进步，脑转移的预后也得以改善。

　　脑转移的局部治疗：黑色素瘤脑转移的局部治疗手段包括手术和放疗。对于肿瘤相对局限、具有占位效应的患者，首选手术治疗。立体定向放疗通常适用于转移个数较少，且病灶体积不太大的患者；对于弥漫性脑转移，只能尝试全脑放疗，但预期疗效欠佳。

　　脑转移的系统治疗：黑色素瘤自 2011 年进入靶向免疫治疗时代，针对黑色素瘤脑转移药物治疗的探索也在进行中。研究显示 CTLA-4+PD-1 单抗针对脑转移患者，BRAF±MEK 抑制剂针对 *BRAF* 突变的脑转移患者，均具有一定的疗效，并且延长了脑转移患者的生存期，中位生存期达 10.8～29.2 个月。对于脑脊膜转移，目前药物治疗疗效欠佳，国外有研究尝试应用 PD-1 单抗进行鞘内注射，安全性良好，疗效有待于长期随访及大样本研究验证。

　　但免疫治疗对葡萄膜黑色素瘤的效果欠佳，*BRAF* 突变罕见，BRAF±MEK 抑制剂亦不适用，因此葡萄膜黑色素瘤的药物治疗仍存在诸多难点，有待于进一步探索。2022 年美国批准 tebentafusp 用于转移性葡萄膜黑色素瘤的治疗，tebentafusp 是一种连接 T 细胞的双特异性蛋白药物，亦是首个获得葡萄膜黑色素瘤适应证的药物，但该疗法有效率较低，且对于脑转移的疗效尚缺乏数据。

　　本文中讨论的患者出现孤立性脑转移，且患者存在间断恶心、呕吐，符合手术适应证。单发颅内转移手术后可能获得长期生存，应注意定期随访。

参 考 文 献

AUGSBURGER J J, CORRÊA Z M, SHAIKH A H, 2009. Effectiveness of treatments for metastatic uveal melanoma. Am J Ophthalmol, 148（1）：119-127.

LORIGAN J G, WALLACE S, MAVLIGIT G M, 1991. The prevalence and location of metastases from ocular melanoma：imaging study in 110 patients. AJR Am J Roentgenol, 157：1279-1281.

WEI A Z, URIEL M, PORCU A, et al., 2022. Characterizing metastatic uveal melanoma patients who develop symptomatic brain metastases. Front Oncol, 12：961517.

原发性与转移性颅内黑色素瘤的转移特征

黑色素瘤（MM）在中枢神经系统中存在两种发病情况。其一为中枢神经系统原发性MM，起源于颅内软脑膜，肿瘤通常生长于脑膜表面或蛛网膜下腔内。其二是皮肤及黏膜黑色素瘤发生中枢神经系统转移，全身性 MM 发生中枢神经系统转移时，通常转移至脑实质，亦可以在蛛网膜和软脑膜呈播散性转移。

病例 1

1）女性，22 岁。

2）3 个月前出现头部及颈部疼痛，按脑炎治疗，后考虑上矢状窦血栓，行介入取栓及溶栓治疗后症状好转。

3）近 1 个月头痛症状再次加重。

4）颅脑 MRI 可见颅内脑膜呈广泛性强化（图 77-1）。

患者以头颈部疼痛为首发症状起病，初期按脑炎进行治疗，后考虑为颅内矢状窦静脉血栓，遂行介入取栓及溶栓治疗。治疗后患者症状有所缓解，但头痛症状再度发作。为明确病变性质，在局麻下行立体定向脑活检术，病理结果提示为黑色素瘤。术后为进一步排查全身肿瘤情况，建议患者行 PET/CT 检查，结果显示除颅内病变外，其他部位未见肿瘤踪迹，由此确诊为颅内原发性黑色素瘤。

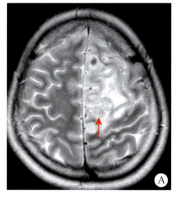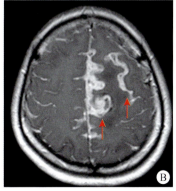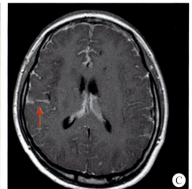

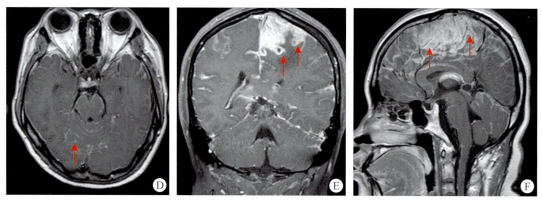

图 77-1 病例 1 中枢神经系统原发黑色素瘤颅脑 MRI

A. MRI-T$_2$ 序列，可见左额脑组织明显水肿；B~F. 增强 MRI，可见肿瘤形态不规整，沿脑沟生长，增强明显，部分侵犯脑组织（E 图红色箭头所示），全脑播散转移，脑膜可见线样强化（C 图和 D 图红色箭头所示）

病例 2

1）女性，70 岁。

2）6 年前因右侧中指黑色素瘤行手术治疗。

3）头晕、头痛、恶心、呕吐 1 个月。

4）颅脑 MRI 显示广泛颅内多发转移灶（图 77-2）。

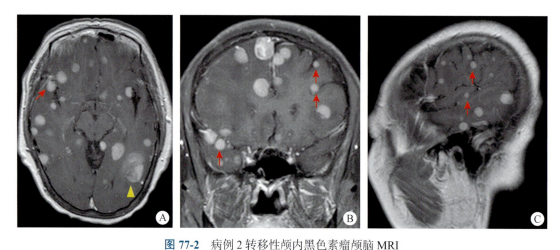

图 77-2 病例 2 转移性颅内黑色素瘤颅脑 MRI

颅内多发转移灶，个别转移灶位于脑实质内（A 图黄色三角形所示），多数为播散形成的转移灶，呈圆形，形态规则，位于脑沟内，
生长于软脑膜表面（红色箭头所示）

病例 2 患者为皮肤黑色素瘤，确诊 6 年后出现脑转移。颅脑 MRI 可见大量多发转移灶，其中体积较大的转移灶位于脑实质内，由血行转移引发；蛛网膜下池和蛛网膜下腔内可见小粟粒状转移灶，系播散转移所致，肿瘤细胞沿脑脊液循环，滞留于蛛网膜和软脑膜并持续生长。

讨论

此两例患者均出现蛛网膜下腔播散转移，但两者在影像学特征与临床表现方面存在显著差异。第一例患者的肿瘤于蛛网膜下腔内，呈弥漫匍匐状生长，广泛覆盖脑沟及脑回，影像上可见大面积条索线样强化。由于肿瘤生长广泛，脑组织刺激及颅内高压症状通常更为严重。若肿瘤累及神经根，患者可出现疼痛并伴有相应神经支配区域的感觉与运动功能障碍。第二例患者不仅存在血行转移至脑实质内的病灶，蛛网膜下腔内亦可见转移灶。与首例患者不同，其转移灶呈结节状播散，相较于第一例的弥漫匍匐样转移，这种转移方式对脑组织及神经根的刺激相对较弱，因此患者临床症状相对较轻，可能仅表现为轻微头痛、头晕，或偶发的神经功能异常症状。

这两种转移方式通常不难鉴别。中枢神经系统原发性黑色素瘤生长于脑膜表面，特征为脑膜增厚，且会侵犯脑组织，形态不规则，其沿脑膜播散时可呈线样强化。而转移性黑色素瘤患者一般存在皮肤或黏膜黑色素瘤病史，肿瘤经血行转移至脑实质内，呈圆形或椭圆形，形态相对规则。这类黑色素瘤也可发生脑膜播散转移，此时播散的转移灶位于蛛网膜下腔内，呈小粟粒状。

治疗方面，黑色素瘤恶性程度极高，一旦出现颅内播散转移，病情迅速进展。放化疗、免疫治疗及靶向药物虽有一定疗效，但通常难以实现有效控制。对于颅内压明显升高的患者，可酌情实施外科手术干预（如脑脊液分流术等），以减轻患者痛苦，并尽可能延长其生存时间。

专家点评（北京大学肿瘤医院黑色素瘤与肉瘤内科　斯璐）

原发性中枢神经系统黑色素瘤罕见，发病率约为 0.01/10 万，最常见的发病部位为脑膜。与其他实体瘤相比，转移性黑色素瘤细胞具有较高的颅内定植倾向，高达 60% 的黑色素瘤患者会在疾病的进程中出现脑转移。黑色素瘤脑转移预后较差，中位生存时间为 4～6 个月，其中有症状的脑转移及柔脑膜受累与较短的生存期相关。

本文提供了两例典型的中枢神经系统原发性黑色素瘤播散转移与颅内转移性黑色素瘤病例，从临床表现、影像学等方面阐述了两类疾病的特点。中枢神经系统原发性黑色素瘤表现为脑膜增厚且侵犯脑组织，形态不规则。颅内转移性黑色素瘤则多数发生在脑实质内，也可以发生脑膜播散转移，患者同时有皮肤或黏膜黑色素瘤病史。

黑色素瘤脑转移（MBM）的治疗手段主要包括手术、全脑放射治疗（WBRT）、立体定向放射治疗（SRT）、免疫治疗、靶向治疗和化疗。这些治疗方法的单独或联合应用构成了目前黑色素瘤脑转移的主要治疗模式。局部治疗的选择应基于症状、转移灶数目和部位整体考虑。手术切除是 MBM 的主要治疗方式，可快速缓解症状，对于占位效应明显的单个或 2～3 个等少数目病灶可考虑该方式。在条件允许的情况下放疗首选 SRT，WBRT 疗效有限，通常仅用于症状性多发脑转移或脑膜转移患者。近年来，随着对脑组织免疫微环境的认识，黑色素瘤脑转移的系统治疗取得了一定进展。对于存在 *BRAF* V600 突变的患者，BRAF/MEK 抑制剂双靶治疗表现出较高的颅内反应率，但持续时间较短。在无症状脑转移患者中 PD-1 单抗 /CTLA-4 单抗双免联合治疗 3 年 OS 率约为 50%，临床研究表明对于 *BRAF* V600 突变人群而言，一线选择双免联合治疗相较于双靶治疗可降低患者的脑转移风险。对于脑膜转移，PD-1 单抗鞘内注射也显示了初步的疗效，值得进一步探索。目前黑色素瘤脑转移被排除于大部分临床研究之外，如何实现治疗的破局仍然是一个很大的难题，多学科联合诊疗有助于为患者制定更加全面的诊疗策略，改善患者生存获益。

参 考 文 献

王浩然，谷春雨，曲彦明，等，2023. 原发中枢神经系统恶性黑色素瘤的临床特点 . 首都医科大学学报，44（2）：335-342.

中国临床肿瘤学会指南工作委员会，2021. 中国临床肿瘤学会（CSCO）黑色素瘤诊疗指南 2021. 北京：人民卫生出版社 .

第十四部分

泌尿生殖系统肿瘤脑转移

肾癌小脑转移

肾癌具有较高的脑转移倾向。肾癌脑转移可发生于颅内的任意部位，其中以幕上区域更为常见，小脑区域相对少见。当肾癌发生小脑转移时，治疗手段并无特殊之处。值得注意的是，肾癌是 von-Hippel-Lindau 综合征（VHL 综合征）的一种临床表现。在临床诊断中，肾癌小脑转移的情况需要与小脑的实性血管母细胞瘤进行鉴别，准确的鉴别诊断对于后续治疗方案的制定和患者的预后具有重要意义。

病例

手术视频

1）男性，61 岁。

2）10 年前行右肾癌切除术，病理诊断为透明细胞癌。

3）1 年前间断头痛、头晕、恶心、呕吐，颅脑 CT 提示脑出血（图 78-1A）。

4）5 天前再次出现头痛、头晕、恶心、呕吐。

5）查体：平衡功能差，不能直立行走。

6）颅脑 MRI 显示小脑蚓部占位（图 78-1B ～ H）。

患者于 10 年前行肾癌切除术。影像学检查可见小脑蚓部出现体积较大的占位。CT 平扫显示该病变呈略高密度影，MRI 扫描呈部分短 T_1、短 T_2 信号，提示肿瘤可能发生瘤内出血。同时该小脑病变尚无法排除颅内原发的血管母细胞瘤的可能性。实性血管母细胞瘤是小脑常见肿瘤，影像学多表现为边界清晰的实性占位，同样可伴有出血，其增强 MRI 扫描可见显著强化，瘤周水肿明显。

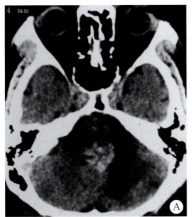
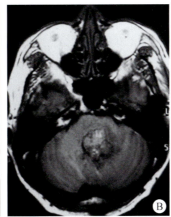
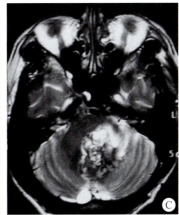

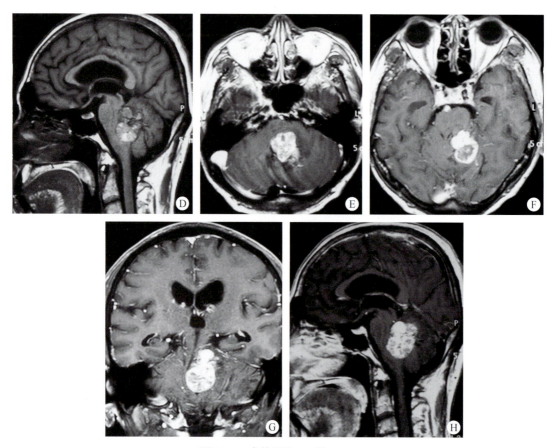

图 78-1 术前颅脑 CT 及 MRI

A. 颅脑 CT，肿瘤位于小脑蚓部，呈略高密度；B. MRI-T₁ 序列，肿瘤呈混杂 T₁ 信号；C. MRI-T₂ 序列，肿瘤呈短 T₂ 为主的混杂信号，瘤周水肿明显；D. 矢状位 MRI-T₁ 序列，肿瘤内可见短 T₁ 信号，提示肿瘤内有出血，脑干受压；E ～ H. 增强 MRI，可见肿瘤体积较大，占据小脑上蚓部，强化明显

  患者入院后行枕下后正中入路肿瘤切除术。术中见肿瘤内部出血，瘤周脑组织黄染，肿瘤血供丰富，遂完整切除肿瘤（图 78-2）。病理结果为透明细胞癌。术后患者行走困难症状改善，术后 2 年随访患者正常生活。

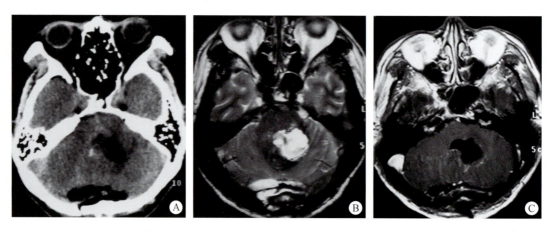

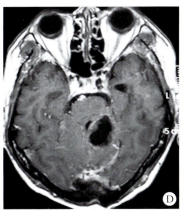
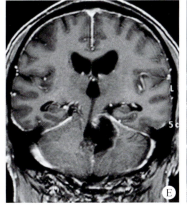
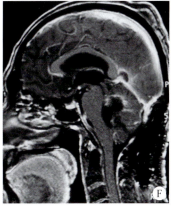

图 78-2　术后颅脑影像，可见肿瘤全切除

　　以下是一例小脑血管母细胞瘤患者，男性，31 岁，有家族性血管母细胞瘤病史，经检查发现小脑蚓部占位。MRI 影像可见占位呈囊实性，且以实性成分为主。增强 MRI 显示肿瘤呈显著强化（图 78-3）。血管母细胞瘤好发于青年人群，部分患者存在家族遗传倾向，常表现为多发中枢神经系统肿瘤。在 MRI 检查中肿瘤强化明显，部分可见肿瘤内血管流空信号。需要注意的是，血管母细胞瘤有时会合并全身性疾病，如肾囊肿，在诊断时需与肾癌相鉴别，同时该病症也可合并肝囊肿或胰腺囊肿。

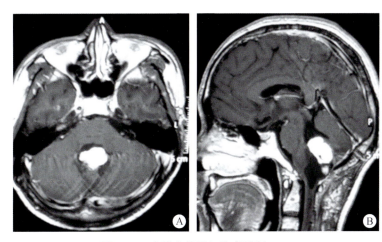

图 78-3　小脑血管母细胞瘤增强 MRI
肿瘤位于小脑蚓部，呈囊实性，囊性部分位于延髓背侧，实质部分位于小脑下蚓部，增强后肿瘤强化明显

讨论

　　近年来肾癌的发病率呈持续上升趋势。在所有肾癌病例中，遗传性肾癌占比为 3% ～ 5%。目前已发现超过 10 种遗传性肾癌综合征，其中，VHL 综合征与神经系统关系密切。VHL 综合征临床表现多样，涵盖肾透明细胞癌、肾囊肿、肾上腺嗜铬细胞瘤、中枢神经系统血管母细胞瘤及视网膜血管瘤等。就发生率而言，肾透明细胞癌在 VHL 综合征患者

中的发生率为 17%～37%，而小脑血管母细胞瘤的发生率则高达 54%～60%。肾癌既可单独发病，也可作为 VHL 综合征的一种症状表现。因此，若患者颅内存在血管母细胞瘤，且既往有肾癌病史，临床上即可诊断为 VHL 综合征。

在肾癌远处转移病例中，发生脑转移者占 3%～10%，其中单发脑转移较为少见。Marshall 的研究表明，若针对局限性肾癌（即早期肾癌）常规开展颅脑 CT 检查，可检出 13.2% 的患者存在脑转移。这一数据说明肾癌脑转移的实际发生率或高于临床检出率。据文献报道，80% 的脑转移癌并非与原发肾癌同时发现，转移灶与原发灶的诊断平均时间间隔为 17～19 个月。在治疗肾癌脑转移时，若患者身体条件许可，应优先进行原发灶的根治性切除。手术切除可有效控制肾癌的进一步浸润与扩散，还可对转移灶产生积极影响。目前，临床多主张采取积极的外科手术切除脑转移灶。未经治疗的患者，自明确诊断起 1 年生存率仅为 28%，平均生存期为 4 个月。

Wornski 等报道了关于 50 例肾癌脑转移灶的手术经验，其中 47 例患者的肾癌原发灶已切除。患者平均生存期自诊断肾癌起计算为 31.4 个月，自脑转移灶切除后计算为 12.6 个月；左、右肾转移患者的生存期存在显著差异，左肾转移患者（$n=25$）平均生存期为 21.3 个月，右肾转移患者（$n=25$）为 7.4 个月。对比手术联合放疗与单纯手术，治疗效果无明显差异。术后 1 年、2 年和 3 年的生存率分别为 51%、24% 和 22%，5 年生存率为 8.5%。就开颅手术治疗肾癌脑转移而言，有利的预后因素如下：患者无神经系统功能障碍，原发灶位于左肾，在已切除肺转移灶或不存在肺转移灶的前提下，以及仅出现单发的小脑转移。

专家点评（首都医科大学三博脑科医院神经外科　吴斌）

脑转移癌多来源于肺癌或消化系统恶性肿瘤，肾癌脑转移较为少见。但近年来，发现肾癌脑转移似有增多之势。正像所提供的病例，有时，肾癌属于 VHL 综合征的一部分。肾癌又极富血运，当转移至颅内（小脑）时，影像上表现为增强明显且边界清楚，此时易与原发于小脑的血管母细胞瘤相混淆，特别是之前已有过 VHL 小脑血管母细胞瘤（常呈陆续多发状态）手术史者。所以，当有颅内多发或实性血管母细胞瘤时，术前或每次术后复查时，最好也常规行腹部 B 超或 CT、MRI 扫描，以早期发现肾部肿瘤。从影像学上看，对比血管母细胞瘤，孤立的、无颅内血管母细胞瘤手术史的肾癌转移灶的增强程度较弱，病情进展较快。必要时行 DSA 检查，容易根据有无类 AVM 样供血染色而鉴别。应特别警惕少见的肾癌脑干转移，由于肾癌常具有富血运及质地硬韧的属性，故切除脑干转移灶就会变得极为危险和困难，须谨慎鉴别。

参 考 文 献

金圣明，吴俊龙，魏佳明，等，2020. 遗传性肾癌综合征的外科治疗研究现状. 现代泌尿外科杂志，25（3）：276-279.

WORNSKI M，ARBIT E，RUSSO P，et al.，1996. Surgical resection of brain metastases from renal cell carcinoma in 50 patients. Urology，47：187-193.

肾癌脑室转移

肾癌是源于肾实质泌尿小管上皮系统的恶性肿瘤，在成人恶性肿瘤中的占比为2%～3%。男女发病比约2∶1，高发年龄为50～70岁，在我国男性恶性肿瘤发病率中排第10位。病理学通常将肾癌分为透明细胞型肾癌、颗粒细胞型肾癌、混合细胞型肾癌及未分化细胞型肾癌4种亚型，其中肾透明细胞癌最为常见，占肾癌的70%～80%。肾癌血行转移倾向高，约60%的患者存在转移风险，其中中枢神经系统转移的发生率约为8%。笔者所在医院收治的肾癌脑转移病例中，部分出现脑室系统转移，这可能是肾癌脑转移区别其他脑转移癌的特征性表现。

病例

1）女性，62岁。

2）6年前行左肾癌切除术，术后行放化疗。

3）1年前发现颅内转移，神经系统查体（-）。

4）颅脑MRI提示右侧侧脑室及室间孔区占位（图79-1）。

患者原发病为肾透明细胞癌，转移病灶位于侧脑室。经放疗科会诊后，建议先行手术治疗，遂采取右额开颅肿瘤切除术，术中见肿瘤质地坚韧，血供极其丰富，肿瘤与脉络丛关联紧密，且与脑室壁及脑室壁上的静脉粘连紧密，鉴于肿瘤血供丰富，在切除肿瘤的过程中，脑室周围结构极易受损。最终肿瘤被近全切除，术后病理诊断为透明细胞癌。

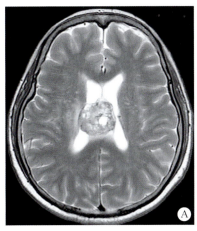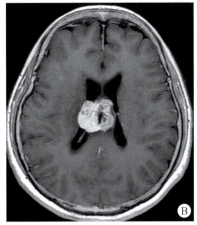

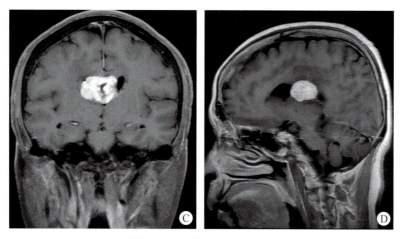

图 79-1 患者术前颅脑 MRI

A. MRI-T$_2$ 序列，肿瘤呈稍高混杂 T$_2$ 信号；B ～ D. 增强 MRI，肿瘤明显强化

讨论

肾癌脑转移可累及脑内各处，与其他脑转移癌相比，肾癌具有显著的脑室转移倾向性。目前肾癌脑室转移研究多为病例报告，但有报道统计，肾癌脑转移病例中 37.5% 会发生脑室转移，其比例显著高于其他脑转移癌。肾癌脑室转移多集中于侧脑室额角及三角区，临床需与侧脑室脑膜瘤、脉络丛乳头状瘤相鉴别。肾癌脑室转移的发生与脉络丛关系密切，但其对脑室及脉络丛亲和的原因不明。有研究推测，该现象可能与肾癌中 Pax2 的表达、细胞因子的趋向作用相关，也可能与 CXCL12/CXCR4 的表达有关，不过这些推测均有待进一步验证。

恶性肿瘤脑室转移发生率较低，肺癌、乳腺癌、黑色素瘤是脑转移常见肿瘤类型，其脑室转移比例为 0.4% ～ 1.6%。肾癌脑室转移的概率远高于其他类型的恶性肿瘤，这是肾癌的特征性表现。

肾透明细胞癌是 VHL 综合征的临床表现之一，超半数 VHL 综合征患者会发生小脑血管母细胞瘤。肾透明细胞癌向血管母细胞瘤内部转移属于特殊的肿瘤间转移，可作为 VHL 综合征的诊断依据，也体现了肾癌对脑血管病变的趋向性。基于此，针对血管生成的靶向药物或可用于肾癌脑转移的治疗。

肾癌脑室转移的手术治疗存在一定风险。脉络丛血管通常位于肿瘤腹侧，术中一旦破裂出血便难以控制，这对神经外科医生而言是一项挑战，需要专业的医疗团队进行处理。据文献报道，肾癌脑转移的手术死亡率高达 10%，二次手术比例为 16%，肿瘤内出血发生率为 45%。术前对脉络丛血管进行栓塞治疗可能使患者受益。经慎重筛选的单发脑转移，手术切除可延长患者术后生存时间，但对于脑室内多发转移灶则建议选择全脑放疗或立体定向放疗。

专家点评（首都医科大学附属北京友谊医院泌尿外科　宋健）

脑转移是晚期肾细胞癌的一种表现，其在初次确诊肾癌时的发病率约为 1.5%，随着疾病进展，这一比例可增加到 10%～15%，此类患者通常预后较差，而颅脑 MRI 等检查并未被纳入常规筛查指南，因此脑转移的情况通常易被忽视。一旦诊断为肾细胞癌脑转移，中位生存期通常不超过 10 个月。然而，目前尚无针对肾细胞癌脑转移的规范治疗标准。近年来，肾细胞癌远处转移的临床治疗策略已经发生了重大改变，免疫检查点抑制剂（ICIs）和新型的靶向药物，如酪氨酸激酶抑制剂（TKIs）在临床试验中表现出一定的效果，从而使得免疫联合靶向治疗逐步成为一线治疗方案。

针对肾细胞癌脑转移的治疗，尤其是在寡转移病例中，可以采取神经外科手术，全脑放射性治疗（WBRT），低分割立体定向放射手术（hypofractionated stereotactic radiosurgery，HSRS）和立体定向放射外科（SRS）等治疗手段，以获取组织诊断、进行脑部减压，并在某些情况下延长患者的生存时间。当在选择个体化的系统药物治疗方案时，结合这些策略能最大限度地提高患者的生活质量和延长总生存期。虽然在大多数情况下，治愈性疗法仍然难以实现，但在选择治疗方案时，越来越重视对患者生存期和长期毒性问题的考量。在非小细胞肺癌和乳腺癌脑转移的治疗中，多种化疗方案及 TKIs 等药物已经被证实取得了可观的疗效，但因大多数肾细胞癌转移的药物临床试验将脑转移患者排除在外，其效果仍存在着不确定性。之前的研究表明，血脑屏障（blood-brain barrier，BBB）在脑转移患者中常被破坏，这为药物的系统治疗提供了理论支撑，因此，高效的抗肿瘤药物可能在未来为更多此类患者带来更大益处。

本文提供的肾细胞癌术后出现脑寡转移的治疗实例，为临床治疗提供了有价值的思考，例如，肾细胞癌的脑室转移倾向性高于其他癌症，这可能是肾癌在脑转移时的特征性表现。肾癌脑室转移的发生与脉络丛有着紧密关系，术前进行脉络丛栓塞治疗可能有助于减少术中出血。在多数抗肿瘤药物效果尚不确定的情况下，尤其在少数转移病例中，手术治疗依然是极其必要的。

参 考 文 献

DESSAUVAGIE B F，WONG G，ROBBINS P D，2015. Renal cell carcinoma to haemangioblastoma metastasis：a rare manifestation of Von Hippel-Lindau syndrome. J Clin Neurosci，22（1）：215-218.

POLYDORIDES A D，ROSENBLUM M K，EDGAR M A，2007. Metastatic renal cell carcinoma to hemangioblastoma in von Hippel-Lindau disease. Arch Pathol Lab Med，131（4）：641-645.

SALMAGGI A，MADERNA E，CALATOZZOLO C，et al.，2009. CXCL12，CXCR4 and CXCR7 expression in brain metastases. Cancer Biol Ther，8（17）：1608-1614.

SHAPIRA Y，HADELSBERG U P，KANNER A A，et al.，2014. The ventricular system and choroid plexus as a primary site for renal cell carcinoma metastasis. Acta Neurochir（Wien），156（8）：1469-1474.

尿路上皮癌脑转移

尿路上皮癌（UC）是源于肾盂、肾盏、肾集合系统、输尿管、膀胱及尿道黏膜表面上皮（尿路上皮）的恶性转化，其脑转移较为少见。膀胱尿路上皮癌（UCB）作为膀胱癌主要类型，常转移至淋巴结、肝、肺、骨、肾上腺和肠道，脑转移相对罕见，但常发生于晚期膀胱癌化疗期间，报道的发生率为 1% ～ 8%。

病例 1

1）男性，48 岁。

2）3 年前行右肾及输尿管全长切除术，术后病理诊断为"肾盂乳头移形细胞癌"，行 4 周期化疗。

3）半年前左肺出现转移灶，行手术治疗，病理诊断为"尿路上皮癌，部分肉瘤样分化"。

4）6 天前出现左侧肢体麻木伴间断癫痫发作，查颅脑 CT 发现右额占位。

5）查体：左侧肌力上肢 1 级，下肢 3 级，右侧肌力正常。

6）术前影像检查显示，转移灶位于右额，体积较大，瘤周水肿明显（图 80-1）。

该患者出现肢体活动障碍及癫痫发作症状，影像学检查提示颅内存在体积较大的单发转移灶，瘤周水肿明显，因此首选手术治疗。手术治疗可明确病灶病理性质、改善癫痫症状，且在颅内压迫解除后，患者肢体活动障碍有望恢复。术中完整切除肿瘤，术后患者肢体肌力逐渐好转，癫痫症状亦得到有效控制。术后患者继续接受化疗以控制病情发展，术后半年随访结果显示患者病情稳定。

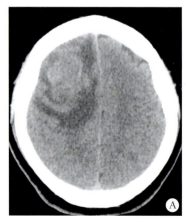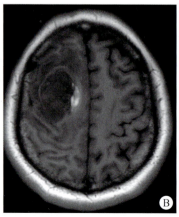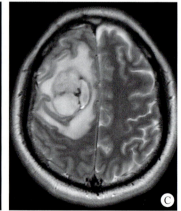

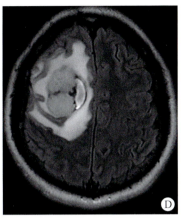
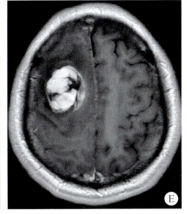
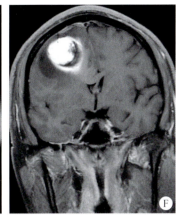

图 80-1　病例 1 术前颅脑 CT 及 MRI

A. 颅脑 CT，转移灶位于右额，呈等密度，病灶周围脑组织轻度水肿；B. MRI-T$_1$ 序列，病灶呈长 T$_1$ 信号，伴有片状短 T$_1$ 信号；C. MRI-T$_2$ 序列，病灶呈不均匀长 T$_2$ 信号；D. MRI-T$_2$ FLAIR 序列，病灶呈略高信号；E、F. 增强 MRI，肿瘤呈不均匀强化

病例 2

1）男性，64 岁。

2）3 年前因膀胱癌行膀胱镜手术，术后行化疗，1 年半后膀胱癌复发，再次行手术及灌注化疗。

3）1 周前出现头晕，行颅脑 MRI 检查发现小脑占位，PET/CT 显示全身多处淋巴结转移。

4）查体：水平眼震，右侧指鼻试验、轮替试验及跟膝胫试验欠稳准。

5）颅脑影像学检查可见肿瘤位于右侧小脑半球（图 80-2）。

患者完善术前检查后行右侧枕下旁正中开颅颅内占位切除术，术中见肿瘤呈灰白色，质地黏稠，血供丰富，完整切除肿瘤（图 80-3）。肿瘤切除后局部小脑组织张力较高，遂行去除骨瓣减压术。术后患者继续接受化疗以控制病情发展，4 个月后患者因全身肿瘤进展而死亡。

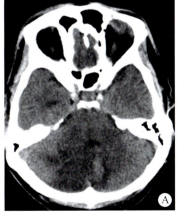
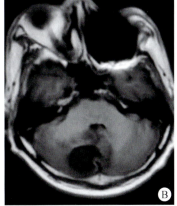

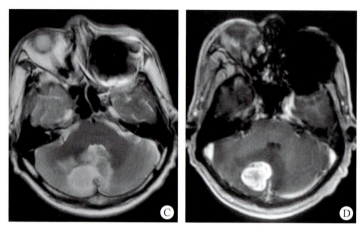

图 80-2 病例 2 术前颅脑影像

A. 颅脑 CT，转移灶位于右侧小脑半球，呈低密度，肿瘤周围脑组织水肿；B. MRI-T_1 序列，肿瘤呈长 T_1 信号；C. MRI-T_2 序列，肿瘤呈不均匀长 T_2 信号；D. 增强 MRI，肿瘤均匀强化

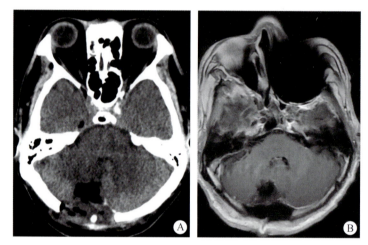

图 80-3 病例 2 术后颅脑影像

A. 颅脑 CT，肿瘤切除满意，去骨瓣状态；B. 术后增强 MRI，肿瘤全切除

讨论

在尿路上皮癌（UC）脑转移中，以膀胱癌最为常见，其次为输尿管癌和肾盂癌。UC 脑转移的高发年龄区间为 41 ～ 78 岁，近 60% 的病例集中在 60 ～ 69 岁，且转移时间跨度较大，自确诊原发癌后 0 ～ 30 年均有转移发生的报道，但 71% 的病例在原发癌确诊 5 年内出现转移。UC 脑转移的显著特征是转移灶常为单发，一组针对 24 例脑脊髓和椎骨转移病例的研究表明，单发转移比例达 79%。

自甲氨蝶呤、长春花碱、阿霉素和顺铂（M-VAC）化疗方案投入应用以来，膀胱移行细胞癌患者的缓解期有所延长。但该方案中的药物难以透过血脑屏障，导致脑转移发生率上升，故而脑转移癌常在病程后期出现。Mahmoud Ahmed 等对放射治疗在膀胱癌脑转移中的疗效展开研究。结果显示，仅接受全脑放射治疗的 11 例患者中位生存期仅为 2 个月；而 1 例接受立体定向放射外科（SRS）治疗的患者生存期长达 12 个月。一项多机构回顾性研究与一项随机前瞻性研究均表明，相较于单纯全脑放疗，SRS 联合全脑放疗对脑转移癌更具优势，SRS 治疗用于处理宏观转移，全脑放疗则负责控制微观转移。M-VAC 方案曾被视作治疗转移性 UC 最有效的化疗方案，但因其毒性较强，推动了替代化疗方案的研究。紫杉醇与卡铂联合治疗转移性 UC，是一种低毒且有效的方案。吉西他滨与顺铂（GC）联合应用，在无进展生存率和总生存率方面与 M-VAC 相近，且黏膜炎和中性粒细胞减少等不良反应的发生率更低。目前，GC 已被视为治疗晚期 UC 的新型标准化疗方案。

鉴于目前病例报告数量有限，针对 UC 脑转移的最佳治疗方式仍不明确。手术切除转移灶或对 UC 脑转移患者有益，特别是在高级别和晚期 UC 患者中，彻底切除脑转移灶可改善患者症状并延长生存期。

一项研究表明，在 UC 孤立性脑转移患者中，33% 的患者在出现脑转移前未接受全身化疗，考虑肿瘤细胞通过 Batson 静脉丛扩散至中枢神经系统。与之相对，67% 的患者是在全身化疗后才出现中枢神经系统受累的情况，部分研究者认为中枢神经系统可能是全身化疗的避难所，甚至可能作为全身转移的起始部位。

（病例 2 由首都医科大学三博脑科医院刘方军和胡孟庆医生提供）

专家点评（中国医学科学院北京协和医院泌尿外科 毛全宗）

尿路上皮癌（UC）脑转移临床罕见，通过与肿瘤内科大夫交流，在病程晚期偶有脑转移发生。本文能完整总结 2 例实属不易。笔者从事泌尿外科临床工作近 40 年，UC 患者在治疗后的随访过程中，病情进展和远处转移往往以盆腔及腹膜后淋巴结、肺、骨骼、肝脏多见，脑转移首发或在随访中发现罕见。

近年来，随着改良化疗及免疫与抗体偶联药物在进展及转移性 UC 的应用，晚期及高度恶性 UC 的预后得到了极大的改善，甚至对于部分敏感患者，抗体偶联药物应用实现了长期缓解的奇迹。化疗仍然采用以铂类为主的 GC 方案。免疫治疗以免疫检查点抑制剂 PD-1 抗体为主，因此在应用以前要检测 PD-1 抗体丰度，虽然总有效率不尽如人意，但是在与化疗的联合应用上明显延长患者总生存期，与单独应用有明显的统计学差别。遗憾的是由于血脑屏障的概念，普遍认为化疗对于脑转移癌的治疗效果不佳，在新方法的应用及联合治疗的研究上往往不涉及脑转移者，对于 UC 脑转移患者仍然如此。文章中所引用 Ogunbona 的一篇涉及 24 例 UC 脑转移患者的研究论文是目前为止最大宗的临床研究。尽管作者呼吁 UC 脑转移作为诊断时同时出现或者随后发生，应引起临床医生及病理专家的重视，但这毕竟罕见，而且这种情况更多出现于未分化或者高度恶性又伴随肿瘤异质的 UC 患者中，这些患者往往来不及出现脑转移或在脑转移发生时已经濒临生命的终末期。但是如果 UC 脑转移在诊断时属于孤立或者寡转移且患者病情允许，笔者认为手术治疗应该是首选。

参 考 文 献

DIAMANTOPOULOS L N，KHAKI A R，SONPAVDE G P，et al.，2020. Central nervous system metastasis in patients with urothelial carcinoma：institutional experience and a comprehensive review of the literature. Clin Genitourin Cancer，18（3）：e266-e276.

ERHAMAMCI S，REYHAN M，ALTINKAYA N，2014. A case of brain and leptomeningeal metastases from urothelial carcinoma of the bladder. Rev Esp Med Nucl Imagen Mol，33（5）：290-292.

KOLLA S B，HEMAL A K，2007. An unusual case of transitional cell carcinoma of renal pelvis presenting with brain metastases. Int Urol Nephrol，39（3）：747-750.

NIZAM A，TRUMP D L，ARAGON-CHING J B，2020. Characterization of brain metastases in urothelial cancers. Clin Genitourin Cancer，18（6）：e679-e683.

OGUNBONA O B，MATOSO A，CHENG L，et al.，2021. Metastatic urothelial carcinoma to the brain, spinal cord and spine：a contemporary multi-institutional clinicopathologic analysis of 24 cases. Pathol Res Pract，224：153537.

前列腺癌脑转移

前列腺癌发病率居我国男性恶性肿瘤的第六位，约为 10/10 万，在美国则排在第二位。其病理类型多样，涵盖腺泡腺癌、导管腺癌、尿路上皮癌、鳞状细胞癌及腺鳞癌，其中腺癌占 95% 以上，日常表述中所提及的前列腺癌是指前列腺腺癌。前列腺癌易发生骨转移，脑转移相对少见。

病例

1）男性，74 岁。

2）1 年半前因排尿困难发现前列腺病变，穿刺活检提示小细胞癌，给予依托泊苷、重组人血管内皮抑制素化疗后症状改善。

3）入院前一天突然出现头晕，次日晨起呕吐一次，颅脑 CT 检查发现颅内占位。

4）术前影像可见左侧小脑半球占位，体积较大（图 81-1）。

患者在化疗期间出现骨髓抑制，每月需输注血小板对症治疗。入院后术前检查结果显示白细胞计数（WBC）：2.23×10^9/L，血红蛋白（Bp）：80g/L，血小板计数（Plt）：44×10^9/L。给予输注悬浮血细胞及血小板对症处理后，采取左侧枕下旁正中入路进行肿瘤切除。术中见肿瘤呈实性，灰红色，质地中等，边界相对清晰，完整切除肿瘤。术后病理诊断为小细胞神经内分泌癌，Ki-67：80%。复查 MRI 提示肿瘤切除效果良好（图 81-2），术后患者行局部放疗，于 6 个月后因全身病情进展死亡。

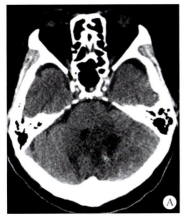 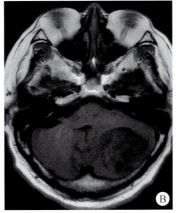 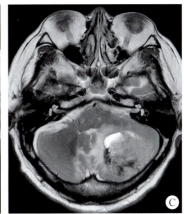

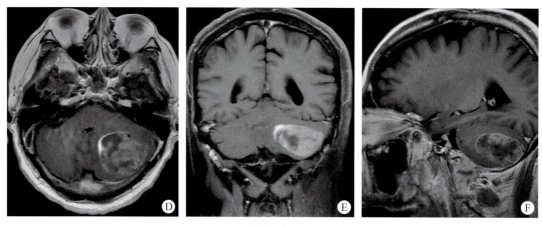

图 81-1　术前颅脑 CT 及 MRI

A. 颅脑 CT，病变为囊实性，有少许高密度影；B. MRI-T$_1$ 序列，肿瘤呈等 T$_1$ 信号；C. MRI-T$_2$ 序列，肺癌呈等 T$_2$ 信号；D～F. 增强 MRI，肿瘤呈不均匀强化

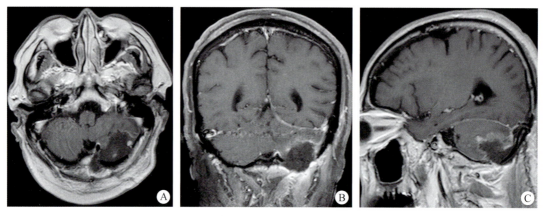

图 81-2　术后颅脑 MRI 提示肿瘤全切除

讨论

前列腺癌脑转移较为罕见，相关文献多为个案报道。国外有文献指出，在 1314 例前列腺癌患者中仅 8 例（0.6%）发生脑转移，平均生存时间仅为 7.6 个月，放疗可延长生存期。对于单发病灶，仍建议采取手术治疗，术后可考虑行放化疗。目前针对前列腺癌的激素治疗效果尚不明确，因病例数量有限，难以得出确切结论。前列腺癌脑转移中腺癌占比高，且相较于小细胞癌、鳞癌等其他病理类型，腺癌的预后更差。

相较于脑转移，前列腺癌患者发生骨转移更为常见，这使得前列腺癌脑转移的大规模病例报道相对稀缺。国内浙江大学的一篇硕士论文针对 16744 例伴骨转移的前列腺癌患者进行研究，其中同时伴脑转移的患者为 126 例，仅占比 0.8%，而在这 126 例患者中，腺癌患者高达 97 例，占比 77%。研究还发现，放疗与化疗均未能显著延长患者的生存时间。因接受手术治疗的病例数较少，手术对患者生存时间的影响未显示出显著差异。

有文献指出，前列腺癌脑转移更易侵犯硬脑膜，引发硬脑膜下病变，进而导致出血、积液，处理难度大，预后不良。根据颅内病变位置可将其分为4种类型：纯硬脑膜下型、硬脑膜侵犯伴脑水肿型、硬脑膜外型和纯脑实质型。其中硬脑膜相关病例因病情易恶化，多数需急诊手术处理，预后相较其他类型更差。

　　本例患者为颅内单发转移灶，手术指征明确，术后临床症状改善明显。术后病理诊断为小细胞神经内分泌癌，是前列腺癌中更为罕见的病理类型。曾有文献报道在19例前列腺癌脑转移病例中仅3例为小细胞癌，此类少见病例虽难以统计生存期差异，但接受手术治疗患者的生存质量通常有所提高。

专家点评（桂林医学院第二附属医院泌尿外科　高滴）

　　前列腺癌骨转移较为常见，而脑转移罕见且往往预后差。根据目前文献报道，平均生存时间为7.6个月。由于前列腺癌脑转移具有特殊性，如更倾向于侵犯硬脑膜的特点，所以目前前列腺癌骨转移尚无令人满意、规范的有效治疗方法。放化疗和手术治疗在某些情况下未能显著延长生存时间。脑转移在患有神经内分泌癌的前列腺癌患者中很常见，但在腺癌中并不常见。

　　前列腺癌孤立性脑转移的治疗与其他癌症类型的孤立性脑转移治疗相似。手术切除肿瘤后对术野进行立体定向放疗仍被认为是标准治疗方法。一些全身疗法由于无法穿过血脑屏障而在治疗脑转移上受限。例如，恩杂鲁胺具有穿过血脑屏障的能力，可以考虑用于脑转移；然而，由于恩杂鲁胺会增加脑转移患者的癫痫发作风险，因此使用时需谨慎。一项动物模型表明，恩杂鲁胺的血脑屏障渗透率是达罗他胺的10倍。在动物研究中，醋酸阿比特龙对CYP17 C17，20-裂解酶的选择性抑制确实穿透了血脑屏障，然而缺乏人体研究。临床前数据支持卡巴他赛（cabazitaxel）对p-糖蛋白外排泵的亲和力较差，因此其血脑屏障渗透率优于多西他赛。

　　本文引入的具体病例分析，不仅展示了前列腺癌脑转移治疗中的积极成果，即通过手术显著改善患者的生活质量和临床症状，同时也提及了该病例的病理类型——小细胞神经内分泌癌，属于前列腺癌中的罕见类型。患者存在内脏转移时有较高的脑转移风险，因此，应考虑进行早期脑部MRI检查以诊断无症状脑转移，早期干预将改善总体生存结果。

参 考 文 献

王季丽，2020. 16744例转移性前列腺癌患者临床病理分析及转移机制的初步研究. 浙江大学.

CHUNG T S，THANNIKKARY C，1986. Carcinoma of the prostate with brain metastasis. J Surg Oncol，33：103-105.

FERVENZA F C，WOLANSKYJ A P，EKLUND H E，et al.，2000. Brain metastasis：an unusual complication from prostatic adenocarcinoma. Mayo Clin Proc，75：79-82.

GANAU M，GALLINARO P，CEBULA H，et al.，2020. Intracranial metastases from prostate carcinoma：classification，management，and prognostication. World Neurosurg，134：e559-e565.

TREMONT-LUKATS I W，BOBUSTUC G，LAGOS G K，et al.，2003. Brain metastasis from prostate carcinoma：The M. D. Anderson Cancer Center experience. Cancer，98：363-368.

宫颈癌脑转移

宫颈癌是全球女性第四大常见癌症。宫颈癌脑转移极为少见，发病率占所有宫颈癌的 0.4% ～ 1.18%。尽管发病率低，却呈逐年上升趋势，且预后较差。

病例

1）女性，56 岁。

2）18 个月前行宫颈癌切除术，病理诊断为鳞癌，术后行放化疗。

3）2 周前开始出现头痛，1 周前开始出现行走不稳。

4）查体：精神状态较差，左侧肌力 4 级。

5）颅脑 MRI 检查发现脑内存在 2 处占位，考虑宫颈癌脑转移（图 82-1）。

患者为宫颈癌多发脑转移，其中体积较大的转移灶位于右侧运动区，病情进展迅速，1 周内便出现行走障碍，查体示左侧肢体肌力 4 级。由于宫颈癌脑转移灶对放化疗效果欠佳，且该转移灶体积较大并处于中央区，放疗和手术均有发生肢体运动障碍加重的风险。入院后接受手术，一次性切除 2 处脑内转移灶。术后左侧上肢肌力降至 3 级，其余肢体肌力同术前。术后对手术部位行术野局部放疗，术后两年半随访显示患者仍存活，但存在饮食差、身体虚弱的情况。

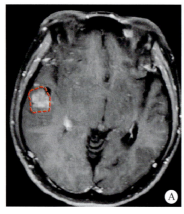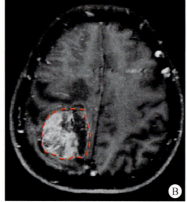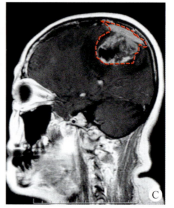

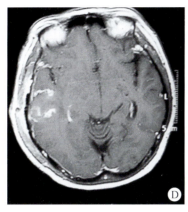
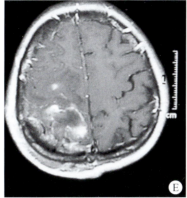
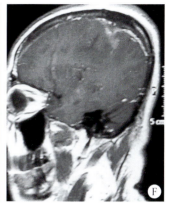

图 82-1　术前及术后颅脑 MRI

A～C. 术前增强 MRI，颅内可见 2 处转移灶，一处位于右侧颞叶，体积较小，最大直径 2.5cm，一处位于右侧顶叶，体积较大，最大直径 5cm，瘤周水肿明显，其前方的中央前回受压明显；D～F. 术后增强 MRI，2 处转移灶全部切除

讨论

分化不良的宫颈肿瘤更易出现脑转移，宫颈神经内分泌肿瘤作为其中一种罕见的侵袭性肿瘤，发生中枢神经系统转移的概率较高。Weed 及其同事回顾性研究了 15 例宫颈神经内分泌肿瘤，发现其中 5 例（33%）存在脑转移，并提出预防性全脑放疗或有助于预防中枢神经系统转移的发生。

Pirua 等于 2012 年回顾性分析了 100 余例宫颈癌脑转移病例，发现宫颈癌脑转移的发病率仅为 0.6%，从宫颈癌确诊到脑转移发生的中位间隔时间为 18 个月。其中，仅发生脑转移的宫颈癌占 46.8%，脑转移合并全身其他部位转移占 53.2%；脑转移单发占 50.6%，多发占 49.4%。近年来，脑转移癌的治疗已从单纯全脑放疗（WBRT）发展为涵盖手术切除、立体定向放射外科（SRS）、WBRT 及联合化疗的综合治疗。

宫颈癌脑转移患者确诊后的中位总生存期为 4 个月，未经治疗者存活率最低。相比单纯开颅手术或全脑放疗，开颅手术联合全脑放疗的综合治疗能显著提升生存率。国内最大宗 23 例妇科肿瘤脑转移的报告显示，仅 2 例患者接受脑转移灶开颅切除手术，这组病例中位生存期为 6 个月。目前，笔者已手术治疗 9 例妇科恶性肿瘤脑转移患者，随访中位生存期达 13.4 个月，这表明积极手术并配合后续放化疗可延长患者生存时间。Kim 等近期针对 19 例宫颈癌脑转移的研究指出，患者预后较好的因素包括单发脑转移灶、良好的身体状态、组织学类型为小细胞癌及积极的局部治疗等。

专家点评（中国医科大学附属盛京医院妇科肿瘤病房　高嵩）

宫颈癌脑转移较为少见，预后差，特别是疾病晚期及复发时。从诊断为脑转移到死亡的中位生存期为 2～4 个月。脑转移的诊断长期以来被视为"死亡的判决"，目前宫颈癌脑转移尚无规范的有效治疗方法，主要是化疗、放疗、手术治疗、免疫及靶向治疗等综合治疗。目前治疗远处转移宫颈癌的标准化疗药物常选择以顺铂类为基础的双药化疗。手术可去除寡转移病灶，并减轻脑转移症状，开颅手术后常联合化疗和（或）脑照射。近年来，立体定向放射外科（SRS）开始广泛应用于临床。立体定向放射手术侵袭性较小，更适合于难以触及的病变或不适合手术的患者，在控制局部脑转移方面具有优势，而 SRS 联合化疗可提高疗效。此外，近年来免疫治疗和靶向治疗用于复发转移性卵巢癌，并取得突破性进展，其也可用于宫颈癌脑转移的单独治疗或者联合治疗。靶向治疗药物代表为贝伐珠单抗，基础研究显示，贝伐珠单抗可在脑转移灶中达到较高的浓度，发挥其抗血管生成效应从而对脑转移癌的增殖起到明显的抑制作用，且可抑制与 VEGF 表达相关的血管通透性增加，由此减轻瘤周水肿，降低潜在严重并发症的风险。其他 EGFR-TKIs 药物（如阿帕替尼 / 安罗替尼 / 阿美替尼等）对脑转移灶、脑水肿有一定疗效。目前研究显示免疫治疗联合化疗的确能提高合并脑转移患者的 OS 和 PFS，免疫治疗可单独或与传统治疗联合应用，已经成为对抗脑转移癌扩散和减小肿瘤负担的重要手段。

本文提供的这例患者宫颈癌初始治疗后出现多发脑转移。脑转移灶一共 2 处，一处位于右侧运动区致患者出现肢体运动障碍，另一处位于右侧颞叶，体积较小。因为转移灶压迫产生症状，因此作者选择了手术，手术后补充放疗。术后两年半随访患者仍生存，明显延长了患者的生存期。这个病例提示我们，在一些有脑转移的病例中，手术多可成功，而联合术后放疗可能会使患者长期获益。

参 考 文 献

张健欣，王淑珍，李博，等，2016. 妇科恶性肿瘤脑转移 23 例临床分析 . 中华医学杂志，96（23）：1843-1846.

HYERA K，KANG K L，MI H H，et al.，2019. The prognostic factors influencing overall survival in uterine cervical cancer with brain metastasis. Korean J Intern Med，34（6）：1324-1332.

PIURA E，PIURA B，2012. Brain metastases from cervical carcinoma：overview of pertinent literature. Eur J Gynaecol Oncol，33（6）：567-573.

WEED J C，GRAFF A T，SHOUP B，et al.，2003. Small cell undifferentiated（neuroendocrine）carcinoma of the uterine cervix. J Am Coll Surg，197：44-51.

卵巢癌脑转移

妇科恶性肿瘤主要包括卵巢癌、宫颈癌及子宫内膜癌等。其转移途径以局部浸润扩散与淋巴转移为主，晚期可经血液循环转移至肝、肺等器官，发生脑转移极为罕见。一旦发生脑转移，治疗难度便急剧增加。手术是治疗脑转移癌的重要手段，在切除肿瘤的同时明确转移来源，并改善患者症状、延长生存期。

病例

1）女性，54岁。

2）7年前行卵巢癌手术，术后化疗。

3）2年前发现肝和脾转移，行脾脏切除术和肝脏部分切除术。

4）2年前因头晕发现脑转移，在笔者所在医院行小脑转移灶切除术（图83-1），病理诊断为低分化腺癌，术后行化疗。

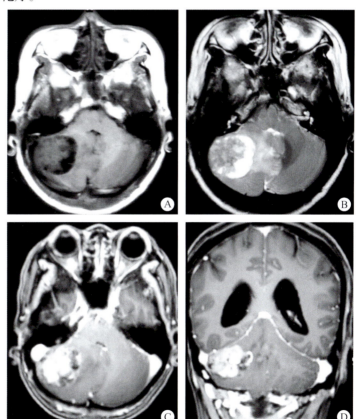

图83-1 第一次术前颅脑 MRI
转移灶位于右侧小脑半球，呈囊实性，边界清楚，A. MRI-T₁ 序列，肿瘤呈长 T₁ 信号；B. MRI-T₂ 序列，肿瘤呈长 T₂ 信号；C、D. 增强 MRI，肿瘤呈不均匀强化

5）1 周前再次出现头晕、恶心及呕吐，颅脑 MRI 检查发现肿瘤复发（图 83-2）。

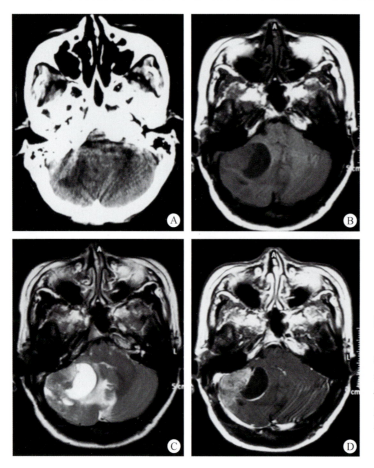

图 83-2　第二次术前颅脑 CT 及
　　　　　MRI
右侧小脑半球转移灶原位复发，仍呈囊实性，边界清楚，A. 颅脑 CT，肿瘤实性部分呈略高密度影，囊性部分呈低密度影；B. MRI-T$_1$ 序列，肿瘤呈长 T$_1$ 信号；C. MRI-T$_2$ 序列，肿瘤呈长 T$_2$ 信号；D. 增强 MRI，肿瘤呈不均匀强化

患者行卵巢癌手术 5 年后发现右侧小脑转移，遂行开颅手术切除脑转移灶，术后仅化疗，未放疗。2 年后右侧小脑半球转移灶复发，再次予以手术切除，术后 1 年患者死亡。患者共接受 2 次脑转移癌手术，从首次治疗脑转移至患者死亡，整个病程时长为 3 年。

讨论

卵巢癌发生脑转移极为罕见。Stein 等报道的上皮类卵巢癌中枢神经系统转移率为 4.5%。McMeekin 等回顾性分析 104 例卵巢癌脑转移病例结果显示，从卵巢癌早期诊断到发生脑转移的平均时间间隔约为 19 个月。

卵巢癌发生脑转移的高危因素如下：其一，与病理类型相关，Sehouli 等研究 74 例卵巢癌脑转移患者中 53 例为浆液性卵巢癌，占比 71.6%；其二，与国际妇产科联盟（The International Federation of Gynecology and Obstetrics，FIGO）分期及组织学分级密切相关，FIGO Ⅲ～Ⅵ期和组织学 2～3 级的卵巢癌患者更易发生脑转移；其三，多药耐药基因 -1（multidrug resistance gene-1，MDR-1）过表达是导致卵巢癌脑转移的重要因素；其四，雄激素受体（AR）阴性的上皮性卵巢癌（EOC）患者发生中枢神经系统转移的倾向是 AR 阳性 EOC 患者的 9.5 倍。

多数卵巢癌脑转移患者存在乳腺癌易感基因（*BRCA1/2*）突变。Ratner 等研究发现携带 *BRCA* 基因突变的卵巢癌患者脑转移风险更高。聚腺苷二磷酸核糖聚合酶（PARP）抑制剂的应用已使卵巢癌脑转移患者获益，有望成为卵巢癌脑转移靶向治疗的潜在药物。

对于卵巢癌脑转移，倡导综合治疗，手术占有重要地位。一项针对卵巢癌脑转移患者的研究显示，22 例手术患者和 34 例非手术患者的中位生存期分别为 16 个月和 4 个月；另一项研究表明，卵巢癌多发脑转移的 26 例手术患者和 30 例非手术患者的中位生存期分别为 14 个月和 6 个月。即便颅内转移灶行手术切除后复发，仍可再次手术，且再次手术仍能延长患者生存时间，如本例患者首次手术后复发，再次手术后仍继续生存 12 个月。因血脑屏障存在，单纯化疗对卵巢癌脑转移的作用有限，与放疗、手术协同则效果更佳。仅接受支持治疗患者的中位总生存期（OS）约 9.6 个月，而接受综合治疗患者的总生存期中位数为 20.5 个月。

专家点评（浙江省肿瘤医院妇瘤放疗科　冯越）

卵巢癌的致死率位居妇科恶性肿瘤首位，其组织学类型繁多且有不同的生物学行为。其中，卵巢上皮性肿瘤为最常见的卵巢肿瘤，病理类型分为黏液性腺癌、浆液性腺癌、透明细胞样腺癌等。上皮性卵巢癌的主要转移途径是腹腔种植转移，同时也不乏通过淋巴系统和血液循环的转移方式。得益于外科手术技术的持续进步和新型抗癌药物的广泛应用，卵巢癌患者的总体生存率得到了显著提升，然而，同时伴随着的是远处转移发生率的攀升趋势。上皮性卵巢癌的远处转移常见部位依次为胸膜腔、肝、皮下或腹壁组织、腹腔外淋巴结，而脑部和骨转移相对罕见。

卵巢癌脑转移的发病机制是一个复杂的过程，涉及多个方面的因素。正常情况下，血脑屏障能够阻止大部分物质从血液进入脑组织，从而保护脑部免受有害物质的侵害。然而，在卵巢癌治疗过程中，多种因素可能破坏血脑屏障，使得肿瘤细胞有机会进入脑组织。如长期应用化疗药物可能导致血脑屏障的完整性受损，使肿瘤细胞更容易进入颅内；大剂量应用皮质激素也可能降低血脑屏障的渗透性，破坏其功能，进而增加脑转移的风险。当卵巢癌进入晚期阶段，大量癌细胞会侵入血液循环和淋巴系统，可能导致淋巴管、血管和胸导管的阻塞。随着胸腔积液和腹水的累积，腹内压逐渐增高，这为肿瘤细胞通过腹膜后椎静脉系统逆流进入椎静脉并最终转移至脑组织提供了途径。卵巢癌脑转移的发生率虽然不高，但某些高危因素可能增加其风险，浆液性癌、FIGO 分期Ⅲ～Ⅳ期的卵巢癌患者、低分化的卵巢癌及多药耐药基因 -1（MDR-1）的过表达是诱发脑转移的重要因素。此外，遗传因素、内分泌失调、炎症和环境因素等也可能与卵巢癌的发生和转移有关，但具体在脑转移中的作用还需进一步研究。

大多数卵巢癌脑转移病例通常在卵巢癌确诊后的 8～17 个月内被发现。在卵巢上皮性癌的脑转移病例中，转移部位多按以下顺序出现：大脑、小脑、大脑镰，而脑膜转移相对较少见。至于脑实质内的转移，顶叶、额叶、颞叶及枕叶是较为常见的受累区域。卵巢癌脑转移诊断的核心依据在于患者的临床表现，最常见的症状包括头痛、精神状态改变、共济失调、癫痫、呕吐及视力变化等。当观察到神经系统侵犯的相关症状时，应当在随访与治疗的流程中，及时予以相应的中枢神经系统检查。随着医学影像学技术的飞速进步，现代临床实践中，脑转移的诊断主要依赖于高精度、高分辨率的影像学检查方法，包括 CT、MRI 及 PET/CT。这些影像技术不仅为卵巢癌脑转移提供了直观、准确的诊断依据，其极大提高的敏感性和特异性还为临床决策提供了强有力的支持。

由于卵巢癌脑转移发病率低尚未建立统一的标准治疗方法，选择治疗手段时应仔细、全面评估后实施。目前的治疗方法包括全身化疗、全脑放射治疗、立体定向放射治疗、伽马刀及手术治疗等，这些均可提高患者的生存质量。然而，由于血脑屏障的存在，限制了绝大多数水溶性药物在脑内的有效浓度，从而影响了其抗肿瘤作用的发挥。因此，关于脑转移癌是否需要进行化疗，目前医学界尚存在争议。近年来，PARP 抑制剂维持治疗在治疗卵巢癌患者的脑转移方面也显示出重要作用。尽管手术能够在一定程度上改善患者的生存质量，但单纯依赖手术并不能完全治愈脑转移癌，如本例患者仍然出现了转移灶复发的情况。此外，颅内转移癌的体积，相对于转移癌的个数，在治疗手段的选择和与预后的相关性方面也较为重要。体积小的转移癌放射治疗效果较好，而体积大的转移癌疗效较差。多模式联合治疗，如结合全身化疗等治疗方法，被证明能够有效改善患者的生存状况。

卵巢癌脑转移中位生存时间一般为 4.5 个月，但生存时间的跨度极大，为 $0.1 \sim 25.9$ 个月不等。脑转移癌的预后评估主要基于患者的临床特征、原发肿瘤的特性及转移癌的特定情况来预测患者的生存时间和治疗反应。递归分区分析（RPA）分级及分级预后评估量表（GPA）评分是用于评估脑转移预后的重要指标。RPA 主要考虑了患者的年龄、KPS 评分（功能状态评分）、是否存在颅外转移灶等因素。基本脑转移评分（BSBM）也考虑了多个因素来评估患者的预后，但具体的评估标准和分级与 RPA 有所不同。GPA 结合了 RPA 和 BSBM 的优点，考虑了更多与患者预后相关的因素，如原发肿瘤的类型、脑转移癌的数量和大小等。GPA 为患者提供了一个更为全面和准确的预后评估。除了上述评分系统外，脑转移癌的预后还受到其他因素的影响，如原发灶控制情况、颅外转移与否、KPS 评分等。由于脑转移的罕见性，目前关于该患者群体的预测和预后标志物的信息有限。我们急需深化对该领域的研究，以便为患者提供更精确的诊断、治疗和预后评估策略。目前，尽管已有一些初步的研究探索了潜在的预测标志物，如 PIK3CA 突变可能是透明细胞癌良好的预后指标，但其在临床应用中的有效性和实用性仍待进一步验证。因此，我们呼吁科研工作者和临床医生加强合作，共同推动卵巢癌脑转移预测和预后标志物的研究进展，以期为患者带来更为有效的治疗选择和更长的生存期。

综上，卵巢癌脑转移的发病机制是一个涉及多因素、多步骤的复杂过程。血脑屏障的破坏、卵巢癌的晚期转移及高危因素等都可能增加脑转移的风险。通过使用不同的评分系统和统计学方法，医生可以更准确地预测患者的生存时间和治疗反应，为患者制定更为个性化的治疗方案。尤其是存在高危因素的卵巢癌患者，应定期进行中枢神经系统检查，以便及时发现并治疗脑转移。该例患者术后病理报告显示其为（颅后窝）低分化腺癌，结合临床病史和免疫组化表达 CK7（+），ER（+）符合卵巢癌转移，本例患者从第一次发现脑转移灶到患者死亡时间长达 3 年。该例脑转移癌患者的病例强调了早期发现、早期治疗及定期随访的重要性，同时也提示我们，在脑转移癌的治疗过程中，应综合考虑患者的整体状况，制定个性化的治疗方案，为卵巢癌脑转移的临床诊断与治疗提供了重要的参考依据。

参 考 文 献

赵昊云，张承，杨林东，2016. 卵巢癌的脑转移诊疗进展. 东南国防医药，18（3）：180-181.

ALIZZI Z，ROXBURGH P，CARTWRIGHT D，et al.，2023. Description of a retrospective cohort of epithelial ovarian cancer patients with brain metastases：evaluation of the role of PARP inhibitors in this setting. J Clin Med，12（7）：2497.

ATASEVEN B，CHIVA L M，HARTER P，et al.，2016. FIGO stage IV epithelial ovarian，fallopian tube and peritoneal cancer revisited. Gynecol Oncol，142（3）：597-607.

CHENG B，LU W，XIAOYUN W，et al.，2009. Extra-abdominal metastases from epithelial ovarian carcinoma：an analysis of 20 cases. Int J Gynecol Cancer，19（4）：611-614.

CORMIO G，LOIZZI V，FALAGARIO M，et al.，2011. Central nervous system metastases from epithelial ovarian cancer（prognostic factors and outcomes）. Int J Gynecol Cancer，21（5）816-821.

CORMIO G，MANEO A，PARMA G，et al.，1995. Central nervous system metastases in patients with ovarian carcinoma. a report of 23 cases and literature review. Ann Oncol，6（6）：571-574.

DIVINE L M，KIZER N T，HAGEMANN A R，et al.，2016. Clinicopathologic characteristics and survival of patients with gynecologic malignancies metastatic to the brain. Gynecol Oncol，142（1）：76-82.

JAYRAJ A S，KUMAR S，BHATLA N，et al.，2023. Central nervous system metastasis from epithelial ovarian cancer-predictors of outcome. Curr Probl Cancer，47（1）：100918.

KESKIN S，KÜÇÜCÜK S，AK N，et al.，2019. Survival impact of optimal surgical cytoreduction in recurrent epithelial ovarian cancer with brain metastasis. Oncol Res Treat，42（3）：101-106.

MINARECI Y，AK N，TOSUN O A，et al.，2023. Central nervous system metastasis in gynecologic cancers：seeking the prognostic factors. J Cancer Res Ther，19（Suppl 2）：S523-S529.

MITTICA G，SENETTA R，SCOTTO G，et al.，2017. Androgen receptor status predicts development of brain metastases in ovarian cancers. Oncotarget，8（25）：41143-41153.

NIEMAN K M，KENNY H A，PENICKA C V，et al.，2011. Adipocytes promote ovarian cancer metastasis and provide energy for rapid tumor growth. Nat Med，17（11）：1498-1503.

PIERMATTEI A，SANTORO A，Angelico G，et al.，2020. Cerebellar metastasis from ovarian carcinoma harboring PIK3CA-activating mutation：a "Clear" explanation for unexpected "Vertigo". Int J Gynecol Pathol，39（1）：68-71.

RATNER E，BALA M，LOUIE-GAO M，et al.，2019. Increased risk of brain metastases in ovarian cancer patients with BRCA mutations. Gynecol Oncol，53（3）：568-573.

SAKAMOTO I，HIROTSU Y，NAKAGOMI H，et al.，2019. Durable response by olaparib for a Japanese patient with primary peritoneal cancer with multiple brain metastases：a case report. J Obstet Gynaecol Res，45（3）：743-747.

SASSU C M，MARCHETTI C，RUSSO G，et al.，2024. Epithelial ovarian cancer and brain metastases：might the BRCA status，PARP inhibitor administration，and surgical treatment impact the survival? Int J Gynecol Cancer，34（1）：88-98.

SEHOULI J，PIETZNER K，HARTER P，et al.，2010. Prognostic role of platinum sensitivity in patients with brain metastases from ovarian cancer：results of a German multicenter study. Ann Oncol，21：2201-2205.

WALTER A C，GUNDERSON C C，VESELY S K，et al.，2015. Central nervous system metastasis in gynecologic cancer：symptom management，prognosis and palliative management strategies. Gynecol Oncol，136（3）：472-477.

第十五部分

骨及软组织肿瘤脑转移

骨肿瘤脑转移

骨与软组织恶性肿瘤脑转移在所有脑转移病例中占比较小，不到 5% 的脑转移癌源于骨和软组织肉瘤，其中以尤文肉瘤、恶性纤维瘤和骨肉瘤最为常见。从初次确诊到发生脑转移的平均时间间隔为 20 ～ 30 个月，多数病例（骨肉瘤、尤文肉瘤、脊索瘤、血管肉瘤和横纹肌肉瘤）在前 24 个月出现脑转移，部分病例（恶性纤维瘤和恶性外周神经鞘瘤）在 24 ～ 36 个月出现，还有一些（软骨肉瘤和脂肪肉瘤）在 36 个月后出现。患者总体平均生存期介于 7 ～ 16 个月之间，多数 < 12 个月。针对骨肿瘤脑转移的治疗手段包括手术、放疗与化疗。

病例

1）男性，57 岁。
2）入院前 5 年间曾行 4 次斜坡脊索瘤切除术。
3）1 年前斜坡处肿瘤行伽马刀治疗，后予以 PD-1 免疫治疗。
4）3 个月前发现脑内转移。
5）颅脑 CT 及 MRI 可见右顶部占位，呈圆形，伴肿瘤卒中（图 84-1 和图 84-2）。

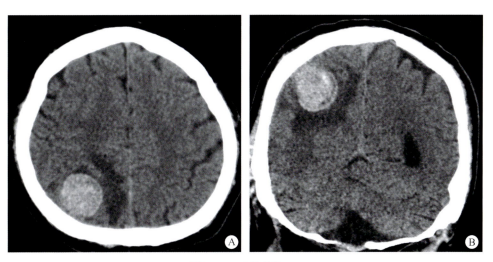

图 84-1 术前颅脑 CT
肿瘤位于右顶，呈圆形，密度略高，考虑肿瘤有出血

　　斜坡脊索瘤通常破坏斜坡骨质后向颅内突入，呈侵袭性生长，而通过血液循环发生脑组织内转移的情况极为罕见。该患者颅内转移灶体积巨大，且有转移灶卒中表现，因此手术是首选的治疗方案。采用右侧顶枕开颅肿瘤切除术，术中将肿瘤完整切除。患者斜坡原发肿瘤曾经历多次手术，但由于斜坡位置特殊，肿瘤多隐匿于骨质及肌肉间隙，难以完全切除，这可能是造成肿瘤血行转移的原因。

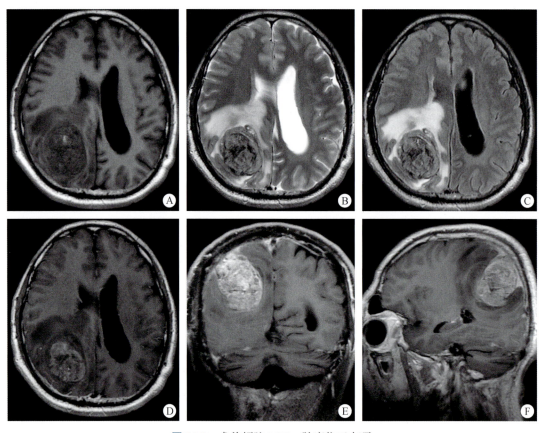

图 84-2　术前颅脑 MRI，肿瘤位于右顶

A. MRI-T$_1$ 序列，肿瘤呈等 T$_1$ 混杂信号；B. MRI-T$_2$ 序列，肿瘤呈短 T$_2$ 混杂信号；C. MRI-T$_2$ FLAIR 序列，肿瘤周围水肿明显；D ～ F. 增强 MRI，肿瘤强化明显

讨论

　　骨肉瘤是最为常见的原发性恶性骨肿瘤，常通过血液循环转移至肺部和其他骨骼，脑转移较为罕见，据报道发病率为 1.8% ～ 5.6%。一项回顾性研究汇总了已发表的骨肉瘤脑转移文献，涉及 55 名患者，男女比例为 3 : 2，平均年龄为 18 岁，原发灶多位于股骨。其脑转移的治疗方式为手术切除，部分病例后续行全脑放疗（WBRT）和（或）化疗。从初次诊断到脑转移的平均间隔时间为 18.9 ± 21.1 个月，脑转移后的平均总生存期（OS）小于 6 个月。转移可发生于脑部各处，以额叶最为常见。多数骨肉瘤脑转移患者在脑转移前先出现肺转移，因此有研究者建议对于骨肉瘤肺转移或进展期患者，在首次发现的 3 年

内，每 6 ～ 12 个月应定期进行颅脑 MRI 检查。

脊索瘤是由胚胎残留的脊索组织发展形成的先天性恶性肿瘤，其生长缓慢，远处转移少见，但局部破坏性强。脊索瘤发病率低，占原发恶性骨肿瘤的 1% ～ 4%，男性多见，总发病率为每年 0.5/10 万。该肿瘤多见于 40 ～ 60 岁的人群，偶见于儿童和青年，好发于颅底与骶骨，前者约占 35%，后者占 50%，其他椎骨占 15%。脊索瘤脑转移极为罕见，迄今文献报道仅 8 例，且多数为骶骨脊索瘤脑转移。彻底切除原发肿瘤对预防转移和患者总体生存意义重大。综合脊索瘤脑转移文献显示，即使接受手术和放疗，多数脊索瘤脑转移患者仍在脑转移后不久死亡，预后极差。虽有患者接受系统性治疗、伊马替尼及实验药物治疗，但仍未使疾病恶化和肿瘤转移得到有效改善。

（病例由首都医科大学三博脑科医院张宏伟医生提供）

专家点评（首都医科大学附属北京积水潭医院骨肿瘤科　张清）

骨肉瘤脑转移的发生率是一个值得关注的问题。虽然具体的脑转移发生率会因各种因素而有所不同，但骨肉瘤的转移率较前明显增高。很多骨肉瘤患者在初次就诊时，可能就已经存在微小转移，包括脑部转移，但由于现代影像技术的局限性，这些微小转移往往难以被察觉。

在诊断方面，骨肉瘤的脑转移通常通过影像学检查来发现，全身骨扫描或 PET/CT 可以显示全身转移情况，通过 CT 扫描或 MRI 检查进一步落实诊断。这些检查可以显示脑部是否存在肿瘤组织。

在治疗方面，骨肉瘤脑转移属于癌症晚期，治疗难度较大。常用的治疗方法包括化疗联合放疗、靶向治疗、免疫治疗和姑息性治疗等。化疗联合放疗是针对骨肉瘤脑转移及肺转移的常规综合治疗手段，通过使用多种抗癌药物来控制肿瘤扩散。靶向治疗则旨在利用特定分子靶点抑制肿瘤生长。免疫治疗旨在激活机体自身免疫系统对抗肿瘤。而姑息性治疗则着重缓解症状及相关并发症，提高患者的生活质量。

脊索瘤是一种低度恶性的肿瘤，其转移率相对较低，但也不能完全排除脑转移的可能性。当骶骨脊索瘤出现脑转移时，治疗情况会变得相对复杂。由于脊索瘤的复发率高，且难以完全切除，脑转移的治疗也会面临一定的挑战。一般来说，对于骶骨脊索瘤脑转移，需要综合考虑患者的身体状况、肿瘤的恶性程度、转移部位和范围等因素，制定个体化的治疗方案。

治疗脊索瘤脑转移的主要方法包括手术、放疗、化疗等。手术是治疗脊索瘤的主要手段之一，通过手术切除肿瘤可以减轻患者的症状，提高生存率。然而，由于脊索瘤的复发率高，手术后需要密切监测患者的病情，并采取相应的治疗措施。放疗和化疗可以作为手术的辅助治疗手段，通过抑制肿瘤细胞的生长和扩散，提高治疗效果。

需要注意的是，脊索瘤脑转移的治疗是一个长期的过程，需要患者和医生共同努力。患者应该保持良好的心态，积极配合医生的治疗，同时加强身体锻炼，提高免疫力，以便更好地应对疾病。

　　本文介绍的案例充分反映了脊索瘤的特性，斜坡是脊索瘤的第二大发病中心，手术是唯一的选择，近年来有文献报道质子放疗在脊索瘤治疗方面获得满意效果，对比手术治疗的反复复发，质子放疗优势明显，并且可以获得很好的生活质量。

参 考 文 献

朱岩，樊根涛，华晓烽，等，2021. 骨肉瘤脑转移 7 例报道 . 中国骨与关节杂志，2：117-121.

DOVAL D C，CHACKO M，SINHA R，et al.，2017. A rare case of brain metastasis in a patient with osteosarcoma. South Asian J Cancer，6（1）：36-37.

HASSANABAD M F，MANSOURI A，ALOTAIBI N M，et al.，2016. Metastatic saccrococcygeal chordoma. J Clin Neurosci，23：149-152.

NIETO-CORONEL M T，LÓPEZ-VÁSQUEZ A D，MARROQUÍN-FLORES D，et al.，2018. Central nervous system metastasis from osteosarcoma：case report and literature review. Rep Pract Oncol Radiother，23（4）：266-269.

软组织恶性肿瘤脑转移

软组织肉瘤发病率较低，多见于老年人，常见病理类型包括未分化多形性肉瘤、脂肪肉瘤、平滑肌肉瘤等，而青少年患者所患软组织肉瘤多为横纹肌肉瘤和尤文肉瘤。其转移方式以血行转移为主，多转移至肺部，淋巴结转移相对少见，颅内转移则为罕见。除少数特殊类型外，软组织肉瘤通常对放化疗的敏感性欠佳，发生脑转移后的治疗手段有限，手术切除是一种行之有效的治疗方式。

病例

1）男性，26岁。

2）2年前行右侧大腿腺泡状软组织肉瘤切除术，1年前发现双肺多发转移（图85-1），口服中药治疗。

3）20天前出现恶心、呕吐，伴间断行走不稳。

4）影像检查提示左顶部占位（图85-2）。

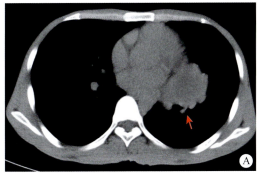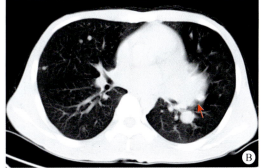

图 85-1 肺部 CT

双肺多发占位，其中左肺转移灶体积最大

患者2年前确诊腿部腺泡状软组织肉瘤，2年后发生了脑转移。软组织肉瘤脑转移罕见，影像学提示肿瘤呈实性，瘤周存在多条异常增生的病理性血管，强化明显。手术中证实肿瘤周围有多条异常增生血管，遂将肿瘤整块切除。术中见肿瘤质地硬韧，实质感强，颜色紫红，呈典型的肉瘤表现（图85-3），与癌的脑转移标本存在明显差异。患者术后采用靶向药物治疗，未进行头部放疗，随访2.5年期间患者生活正常。

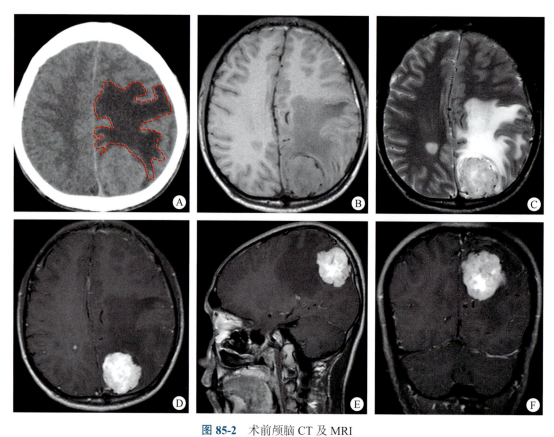

图 85-2   术前颅脑 CT 及 MRI

A. 颅脑 CT，转移灶位于左顶部，呈等密度，瘤周水肿明显（红色区域为水肿带）；B. MRI-T$_1$ 序列，肿瘤呈等 T$_1$ 信号；

C. MRI-T$_2$ 序列，肿瘤呈等 T$_2$ 信号，瘤周可见异常增生的病理血管；D ～ F. 增强 MRI，肿瘤强化明显

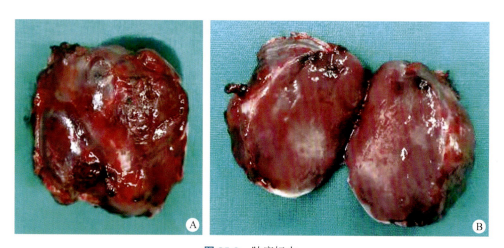

图 85-3   肿瘤标本

A. 肿瘤呈紫红色，质地硬韧，为典型的肉瘤表现；B. 切开后肿瘤内部所见

讨论

软组织肿瘤起源于间叶组织，包括肌肉、脂肪及纤维组织等，其发病原因和机制尚不明确。软组织肉瘤病情进展迅速，治疗难度大，由于脑转移病例较少，目前尚无大宗病例报道。手术切除颅内转移灶有助于提高患者生活质量、延长生存时间，是一种有利的治疗选择。在既往文献中，腺泡状软组织肉瘤（alveolar soft part sarcoma，ASPS）脑转移的报道相对较多。ASPS 发病率虽不高，但具有转移早、播散快、预后差的特点。国内一组15 例 ASPS 的文献报道中 2 例发生脑转移，发生脑转移及肺转移患者的 2 年生存率仅为40%，且 1/3 的患者初诊时已发生远处转移。刘跃平等报道的 42 例 ASPS 中有 7 例发生脑转移（16.7%），Reichardt 等指出 ASPS 的脑转移发生率比其他类型软组织肉瘤高 3 倍，约为 30%。Portera 等认为 ASPS 脑转移通常是全身播散的表现之一，单纯脑转移病例极少。鉴于目前 ASPS 转移后缺乏有效的化疗方案，且病程较长，许多研究者尝试手术切除转移灶并取得一定疗效，部分患者得以长期生存，因此，对 ASPS 脑转移患者积极采取手术治疗，对延长生存时间有积极作用。

ASPS 对常规化疗和放疗敏感性差，这给肿瘤治疗带来挑战。然而，抗血管生成药物如安罗替尼、培唑帕尼等疗效较好，多数病例可达完全缓解（CR）并能长期控制。同时，ASPS 对免疫检查点抑制剂类药物也有良好反应，多种抗 PD1 及抗 PD-L1 药物都取得了不错的疗效。目前，抗血管生成药物及抗 PD-1 类药物的单用或联合应用，已成为晚期ASPS 的标准治疗方案。

专家点评（天津医科大学肿瘤医院 / 天津市肿瘤医院骨与软组织肿瘤科　杨吉龙）

腺泡状软组织肉瘤（ASPS）又称蜂窝状软性肉瘤，是一种具有独特组织学表现、来源尚未明确的软组织恶性肿瘤。ASPS 虽原发于软组织但呈腺泡状结构，1952 年Christopherson 首先报道本病。ASPS 虽然是一种相对少见的肿瘤，但专科医院并非罕见。Enzinger 等统计分析占软组织肉瘤的 0.5% ～ 1%，可发生在任何年龄，以 15 ～ 35 岁最常见，女性多于男性，其发病部位以四肢多见，尤其是下肢，其次是腹壁、腹膜后、头颈和纵隔。国内张仁元报道 135 例中下肢 63 例，上肢 36 例，臀部 21 例。

ASPS 一般表现为缓慢生长的无痛性肿块，肿物多位于深筋膜以下，有时可呈结节状，因缺乏症状而易被忽视。肿物血运丰富，偶可闻及血管杂音或触及搏动。有时在原发灶尚未被发现时，转移病灶已出现并成为该病的首发症状。脑转移对患者生活质量影响很大，建议在全身病变控制良好的情况下对脑部病灶进行处理，手术及精准放疗等方法都可以达到提高患者生活质量的目的。

ASPS 是血供非常丰富的肿瘤，这使得其在 MRI 成像信号上有一定的特征性。肿瘤内及周边存在大量蜿蜒迂曲的血管，在 MRI 上表现为流空信号，这是由快速的血流通过粗大迂曲的血管所致，在病理学上也得到了印证。而肿瘤血管内血液流动较为缓慢，加上肿瘤组织内存在丰富的血窦，从而造成 T_1WI 上与邻近的肌肉对比呈现相对高信号的改变。T_1WI 高信号及流空信号这两个征象同时出现被认为是 ASPS 较特征性的影像学征象。

　　ASPS 的治疗为综合治疗，但以手术为主，根治性切除手术为首选。因其对放、化疗不敏感，无论哪种阶段都不推荐此类治疗。近年来的研究显示，抗血管生成类药物对 ASPS 的效果可观，ASPS 属于抗血管生成治疗具有优势的一类肉瘤，常用药物有舒尼替尼、西地尼布、安罗替尼、培唑帕尼、阿帕替尼等。舒尼替尼为多靶点小分子酪氨酸酶抑制剂，可以同时靶向 VEGFR1/2/3、PDGFR、KIT、CSF-1R 等。舒尼替尼单药 37.5mg/日的剂量治疗不可切除的 ASPS 的客观缓解率（ORR）为 39.4%（28.5% ～ 55.5%），mPFS 为 17 ～ 41 个月不等。西地尼布为小分子多靶点酪氨酸激酶抑制剂，靶向 KIT 和 VEGFR1/2/3。一项针对成人转移性 ASPS 的 II 期临床研究结果显示，西地尼布 30mg/日，在 43 例可评估的患者中，15 例取得了部分缓解（PR），ORR 为 35%，疾病控制率（DCR）为 84%。帕唑帕尼的作用靶点与舒尼替尼类似，2012 年就被 FDA 批准为晚期软组织肉瘤的靶向药物，在 ASPS 中的有效率为 16.7% ～ 27.6%，中位无进展生存期（mPFS）为 5.5 ～ 17 个月。但帕唑帕尼的不足在于未能透过血脑屏障，限制了其应用。阿帕替尼为小分子 VEGFR2 高选择性抑制剂，在晚期 ASPS 上仅有小样本的报道，6 例 ASPS 患者中，1 例取得完全缓解（CR），5 例取得 PR，显示出了非常好的应用前景。安罗替尼是一种小分子多靶点酪氨酸激酶抑制剂，能有效抑制 VEGFR、PDGFR、FGFR、c-KIT 等激酶，具有抗肿瘤血管生成和抑制肿瘤生长的作用。单臂多中心 II 期临床研究评估了安罗替尼治疗化疗失败后的软组织肉瘤（STS）患者的有效性和安全性，结果显示，12 周时的疾病无进展率是 68.42%，mPFS 是 5.63 个月。安罗替尼对很多类型的软组织肉瘤均有效，尤其是 ASPS 和滑膜肉瘤（SS），且耐受性良好。

　　以免疫检查点抑制剂为代表的免疫治疗在 ASPS 患者中显示出令人鼓舞的疗效。在一项临床研究中，4 例患者接受免疫治疗，有 2 例患者（既往 2 ～ 4 线治疗失败）达到 PR，且缓解分别持续了 8 个月和 12 个月。另一项研究中，阿昔替尼＋帕博利珠单抗治疗 11 例 ASPS 患者的 ORR 达到 45.5%，mPFS 为 12.4 个月。国产 PD-1 抗体特瑞普利单抗在对晚期 ASPS 的治疗中也显示出了可喜的疗效，一项特瑞普利单抗治疗晚期或难治性 ASPS 的 I 期临床研究显示，12 例患者中 1 例取得 CR，2 例取得 PR，预计 mPFS 为 12.4 个月。因此，抗血管生成药物及抗 PD-1 类药物的单用或联合应用已经成为目前晚期 ASPS 的标准治疗，且疗效良好。

参 考 文 献

刘跃平，李晔雄，金晶，等，2012. 腺泡样软组织肉瘤的临床特点和治疗疗效分析. 中国肿瘤临床，39（8）：461-464.

孙馨，郭卫，杨荣利，等，2009. 15 例腺泡样软组织肉瘤临床特点及预后分析. 中国癌症杂志，19（10）：784-787.

MITTON B，FEDERMAN N，2012. Alveolar soft part sarcomas：Molecular pathogenesis and implications for novel targeted therapies. Sarcoma，2012：428789.

PORTERA C A J，HO V，PATEL S R，et al.，2001. Alveolar soft part sarcoma：clinical course and patterns of metastasis in 70 patients treated at a single institution. Cancer，91（3）：585-591.

REICHARDT P，LINDNER T，PINK D，et al.，2003. Chemotherapy in alvolar soft part sarcomas. What do we know? Eur J Cancer，39：1511-1516.

第十六部分

血液系统肿瘤脑转移

白血病中枢神经系统浸润

中枢神经系统白血病（CNSL）是指白血病细胞浸润至脑膜或脑实质，使患者出现相应的神经和（或）精神症状。CNSL 可出现在白血病病程的任一阶段，既可为白血病的首发症状，也可在白血病治疗缓解多年后发病。

病例 1

1）女性，44 岁。
2）4 年前发现 B 细胞急性淋巴细胞白血病，3 年前行骨髓移植。
3）左耳耳鸣伴听力下降 10 个月，失聪 9 个月，行走不稳 5 个月。
4）查体：左侧面神经功能 Ⅱ 级（HB 分级），左侧听力丧失。
5）颅脑 MRI 检查提示左侧脑桥小脑角占位（图 86-1）。

该患者确诊白血病 4 年后出现颅内相关症状，表现为听力下降及面瘫。颅脑 MRI 检查提示脑桥小脑角区存在占位性病变，且侵犯内听道，呈团块状。患者选择手术治疗，术中见肿瘤与脑神经关系密切，分离难度大，最终肿瘤近全切除（图 86-2）。病理检查结果为急性淋巴细胞白血病髓外累及（图 86-3）。

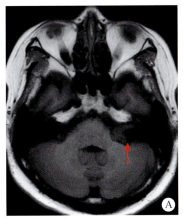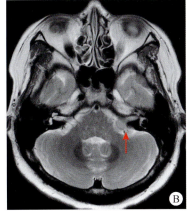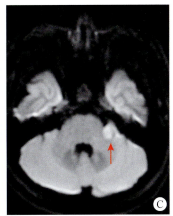

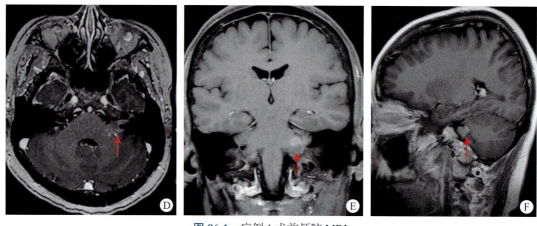

图 86-1   病例 1 术前颅脑 MRI

A. MRI-T$_1$ 序列，肿瘤位于左侧脑桥小脑角区，并向内听道内生长，呈等 T$_1$ 信号；B. MRI-T$_2$ 序列，肿瘤呈等 T$_2$ 信号；C. 弥散加权成像，肿瘤呈高信号；D ~ F. 增强 MRI，肿瘤有强化

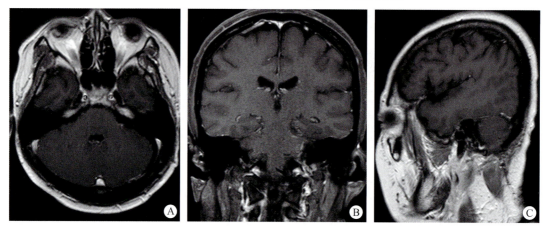

图 86-2   病例 1 术后颅脑 MRI，显示肿瘤切除满意

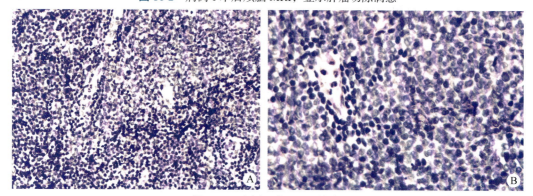

图 86-3   病例 1 病理 HE 染色

A. HE×100；B. HE×200；镜下可见组织内肿瘤细胞密集增生浸润，瘤细胞体积小，形态均一，核浆比高，核圆形，核分裂活跃

病例 2

1）女性，3 岁。

2）运动减少 2 个月，行走不稳 10 余天。

3）查体：双上肢肌力 5 级，双下肢肌力 4 级。

4）颅脑 CT 及 MRI 检查提示左侧小脑半球占位性病变，大小约 6cm×7cm，幕上脑室系统扩张（图 86-4，图 86-5）。

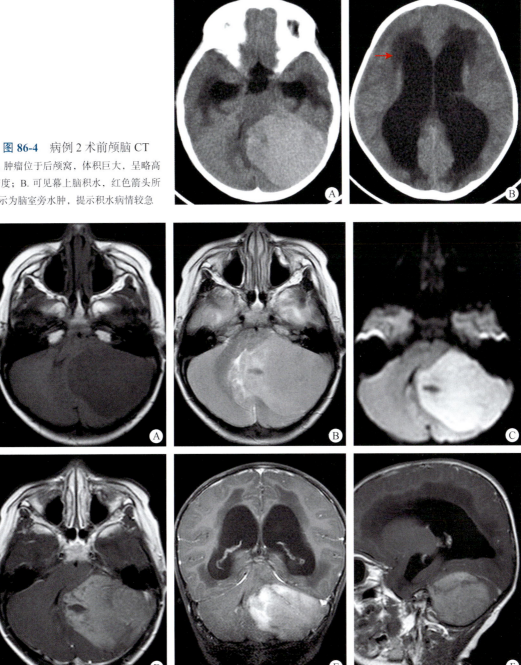

图 86-4　病例 2 术前颅脑 CT
A. 肿瘤位于后颅窝，体积巨大，呈略高密度；B. 可见幕上脑积水，红色箭头所示为脑室旁水肿，提示积水病情较急

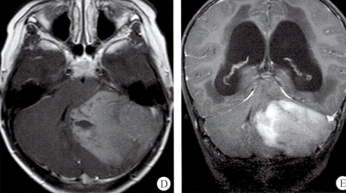

图 86-5　病例 2 术前颅脑 MRI

A. 肿瘤位于后颅窝，体积巨大，MRI-T$_1$ 序列，肿瘤呈长 T$_1$ 信号；B. MRI-T$_2$ 序列，肿瘤呈长 T$_2$ 信号；C. 弥散加权成像，肿瘤呈高信号；D ～ F. 增强 MRI，肿瘤中度强化

患者因颅内占位首诊，症状严重且病情进展迅速，颅内压增高症状明显，颅脑 MRI 提示肿瘤体积巨大，同时合并脑积水。遂行开颅手术，术中近全切除肿瘤（图 86-6）。术后病理提示为 B 淋巴母细胞瘤 / 白血病。

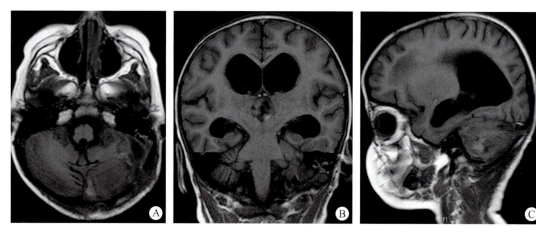

图 86-6　病例 2 术后颅脑 MRI，显示肿瘤切除满意

讨论

白血病浸润脑膜、脑实质及脊髓最常见于急性淋巴细胞白血病，急性髓性白血病次之，少数可见于慢性髓性白血病急性变阶段，而慢性淋巴细胞白血病发生 CNSL 的概率明显较低。

CNSL 以脑膜发病最为常见，肿瘤细胞可侵犯硬脑膜、软脑膜和蛛网膜。对于单纯侵犯脑膜者，常采用鞘注化疗药物治疗。但本文中的两例患者情况特殊，第一例肿瘤侵犯脑神经并形成肿瘤团块，第二例肿瘤浸润后直接形成团块。这两种情况适宜先行手术治疗，缓解症状后再开展后续治疗。

Pui 等学者指出，白血病细胞侵入中枢神经系统存在多种途径：①经硬脑膜桥静脉从颅骨骨髓抵达蛛网膜下腔；②经脉络丛进入脑脊液；③经脑毛细血管进入大脑实质；④从颅骨损伤处直接进入；⑤白血病细胞沿神经根生长，经神经孔侵入蛛网膜下腔；⑥白血病细胞可因出血侵入中枢神经系统；⑦通过诊断性腰穿形成的创口侵入。

CNSL 在急性淋巴细胞白血病中最为常见，儿童患者尤为多发。急性淋巴细胞白血病的 CNSL 发病率为 26% ～ 80%，急性髓性白血病的 CNSL 发病率为 7% ～ 38%。颅脑浸润包括硬脑膜浸润、柔脑膜浸润、脑实质浸润、颅骨浸润及混合型浸润，可呈弥散性或局限性浸润，主要临床表现为神经系统受累及脑膜刺激症状。脑脊液检查可见颅内压升高，脑脊液蛋白质和白细胞增多，糖和氯化物降低，还可检测到白血病细胞。CNSL 可在急性白血病的任一时期发生，但多数出现在缓解期。由于多数化疗药物难以透过血脑屏障，隐匿于中枢神经系统的白血病细胞无法被有效清除，中枢神经系统遂成为白血病细胞的避难所，为其提供相对安全的生存环境，成为髓外白血病复发的首要部位。

（病例 1 由首都医科大学三博脑科医院　闫长祥、刘宁医生提供）

（病例 2 由首都医科大学三博脑科医院昆明院区　张永力、杨海洋医生提供）

专家点评（中国医学科学院血液病医院血液内科　王迎）

白血病患者一旦发生中枢神经系统浸润提示预后不良，尽管异基因造血干细胞移植是能够治愈白血病的手段，但仍有部分患者出现移植后复发。进行造血干细胞移植之前应尽量清除中枢神经系统中的白血病细胞，目前常用的治疗手段是放疗、腰穿+化疗药物鞘注，根据是否存在颅内/脊髓肿块，治疗手段先后顺序不同。如果存在肿块，先行放疗，然后鞘注甲氨蝶呤、阿糖胞苷及地塞米松，2次/周，直至脑脊液正常，以后每周1次，共4～6周；如果无肿块，仅脑脊液中发现白血病细胞，可先鞘注化疗药物，后行放疗。手术治疗在明确的CNSL中较少采用，但本文中两例患者均为手术后病理证实CNSL，尤其是第二例患者肿瘤体积大，病情急且重，及时手术干预有效缓解了患者病情，并有助于迅速确诊，在手术后可以给予针对本病的治疗。儿童急性淋巴细胞白血病以单纯颅内占位起病者较少，不能排除白血病浸润情况下建议及时行血常规及血涂片分类，若能通过骨髓穿刺诊断急性白血病，则可免于手术切除，先行化疗及鞘内注射等以缓解病情。除上述治疗外，近年来新兴的嵌合抗原受体T细胞（CAR-T）治疗对CNSL及中枢神经系统淋巴瘤也有不错的疗效，尽管存在免疫效应细胞相关神经毒性综合征（immune effector cell-associated neurotoxicity syndrome，ICANS）的风险，但绝大部分情况下可控可逆，CAR-T细胞治疗对CNSL可以带来超过80%的缓解率，且通常为高质量的深度缓解，可以更好地清除白血病细胞。尽管缓解后仍有部分患者出现复发，但CAR-T细胞治疗仍是一个非常有前景的治疗手段。

CNSL的诊断通常是依据腰穿脑脊液检查结果，除了常规细胞学检查外，脑脊液流式细胞术检查的广泛推广，有助于更早发现CNSL，如果仅流式细胞术检测脑脊液发现白血病细胞而常规细胞学检查未发现白血病细胞，未来的生存情况与经典CNSL接近，因此也应按照CNSL处理。

对于白血病患者，更重要的是在整个治疗过程中做好CNSL的预防，包括大剂量阿糖胞苷或大剂量甲氨蝶呤静脉化疗，以及腰穿+鞘注化疗药物，急性淋巴细胞白血病相较于急性髓性白血病更容易发生CNSL，所以急性淋巴细胞白血病患者在整个治疗过程中的预防性腰穿+鞘注次数也远高于急性髓性白血病，通常需要十余次。做好预防才能减少患者出现CNSL的概率，最终提高整体生存率。

参 考 文 献

孙燕，邵红，施美华，等，2019.儿童白血病中枢神经系统并发症的影像学表现及临床联系.中华实用儿科学杂志，34（12）：922-925.

周澂，李军民，2013.急性淋巴细胞白血病中枢浸润的机制及早期评估.中国实验血液学杂志，21（5）：1361-1364.

继发性中枢神经系统淋巴瘤

淋巴瘤多发生于外周淋巴结，外周淋巴瘤向颅内浸润较为少见。颅内可发生原发性中枢神经系统淋巴瘤（primary central nervous lymphoma，PCNSL）。当外周淋巴瘤浸润至颅内时可称为继发性中枢神经系统淋巴瘤（secondary central nervous lymphoma，SCNSL），或者称为淋巴瘤的中枢神经系统复发。

病例

1）女性，68 岁。

2）4 年前行左侧颈静脉孔神经鞘瘤手术。

3）1 年前出现间断上腹部疼痛，于当地医院行腹腔镜下腹膜后肿大淋巴结切除活检术，病理诊断为"淋巴反应性增生"，未做特殊处理。

4）7 个月前出现行走不稳，右耳听力下降，颅脑 MRI 检查提示右侧脑桥小脑角（CPA）占位（图 87-1），未行治疗，随诊观察。

5）2 个月前开始出现右侧面瘫，2 周前开始出现进食差、呛咳，伴间断呕吐。

6）查体：右侧听力丧失，右侧面神经功能Ⅲ级（HB 分级），声音嘶哑，吞咽困难，行走不稳。

7）颅脑 MRI 检查提示右 CPA 占位较 7 个月前明显增大（图 87-2）。

该患者病情进展迅速，MRI 显示肿瘤形态不规则，瘤周脑组织水肿明显，考虑恶性肿瘤可能性大。为明确病变性质及解除肿瘤对脑组织的压迫，决定手术治疗。采用右侧枕下乙状窦后入路肿瘤切除术，术中见肿瘤质地坚韧，血供一般，面神经和前庭蜗神经与肿瘤紧密包裹，难以辨认，最终肿瘤被近全切除（图 87-3）。术后病理诊断为淋巴瘤（图 87-4）。患者术后面神经功能Ⅳ级，呛咳症状加重，需鼻饲饮食，行走不稳症状同术前。经对患者腹腔淋巴结手术病理进行会诊，结果符合淋巴瘤诊断，由此判定颅内 CPA 淋巴瘤为转移所致，并非颅内原发淋巴瘤。患者术后 3 个月病情恶化，最终死于肺部感染。外周淋巴瘤发生脑转移较为罕见，一旦出现，病情进展迅速。血液系统疾病易发生 CPA 浸润，在笔者以往治疗过的脑转移癌病例中，存在白血病浸润该部位的情况。

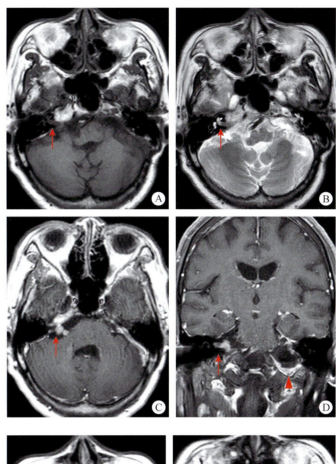

图 87-1 入院前 7 个月颅脑 MRI

A. MRI-T_1 序列，右侧 CPA 及内听道内可见占位性病变，肿瘤呈长 T_1 信号；B. MRI-T_2 序列，肿瘤呈短 T_2 信号；C、D. 增强 MRI，肿瘤均匀强化（红色箭头所示为肿瘤，红色三角为左侧颈静脉孔鞘瘤术后改变）

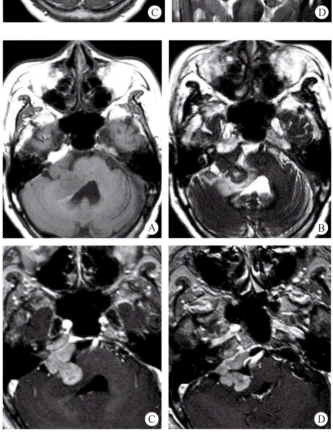

图 87-2 本次入院颅脑 MRI

A. MRI-T_1 序列，右侧 CPA 病变较前明显增大；B. MRI-T_2 序列，肿瘤呈短 T_2 信号，肿瘤周围脑干及小脑组织水肿明显；C、D. 增强 MRI，肿瘤呈结节状均匀强化

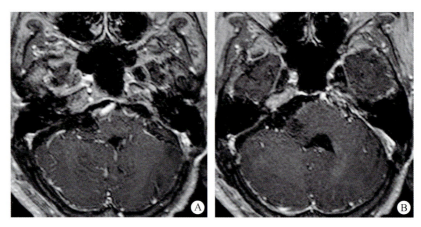

图 87-3　右侧 CPA 占位术后增强 MRI，肿瘤切除满意

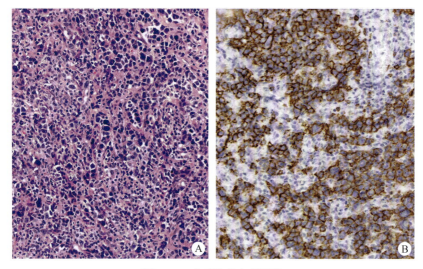

图 87-4　术后肿瘤病理图像
A. HE 染色（×200），B. CD20 免疫组化染色（×200），提示为弥漫大 B 细胞淋巴瘤

讨论

　　系统性淋巴瘤侵犯脑部的发病率较低，仅占颅内原发肿瘤的 2%，占颅内淋巴瘤的 10%，其中绝大多数为非霍奇金淋巴瘤（non-Hodgkin lymphoma，NHL）。关于其病理机制，有一种观点认为，肿瘤细胞侵犯脑膜、颅内及脊髓神经根，并沿血管周围间隙侵犯脑实质，进而引发脑内病变。较为常见的侵犯部位包括脑膜、室管膜下和脑室。对于 NHL 而言，是否出现脑实质侵犯，在病变分期、治疗方案选择及预后判断等方面都具有极为重要的意义。

　　在 SCNSL 中，弥漫大 B 细胞淋巴瘤（diffuse large B-cell lymphoma，DLBCL）累及中枢神经系统的风险约为 5%，特殊情况下可高达 15%。在一项针对 231 例外周 T 细胞淋巴瘤（peripheral T cell lymphomas，PTCL）患者的研究中，有 17 例出现中枢神经系统受累，占比 7%。中枢神经系统受累的中位时间为 3.44 个月，时间范围为 0.16 ～ 103.1 个月。

SCNSL 通常在淋巴瘤初次确诊后的几个月内发生，提示多数 SCNSL 发病较为隐匿。

在大多数情况下，NHL 的中枢神经系统侵犯是致命的。淋巴母细胞瘤、伯基特淋巴瘤这类高度侵袭性淋巴瘤具有较高的中枢神经系统侵犯风险，DLBCL 等中度侵袭性亚型的中枢神经系统侵犯也并不少见，而惰性淋巴瘤中枢神经系统侵犯的风险则相对较低。通过单因素分析确定，Ⅲ～Ⅳ期、骨髓受累、> 1 个结外部位受累和成人 T 细胞淋巴瘤（adult T-cell leukemia/lymphoma，ATLL）是中枢神经系统侵犯的危险因素。多变量分析显示，> 1 个结外部位受累和国际预后指数（IPI）≥ 3 可用于预测中枢神经系统受累情况。美国国家综合癌症网络（NCCN）建议对以下高危 DLBCL 患者进行中枢神经系统预防治疗：①睾丸、硬膜外或鼻旁窦存在大细胞淋巴瘤受累；②> 1 个结外部位受累且乳酸脱氢酶（LDH）升高。

大多数医疗中心会对中枢神经系统侵犯风险高的患者进行预防性中枢神经系统化疗，但目前对于危险因素的定义各不相同，在预防适应证方面缺乏共识，因此需要更多研究来明确哪些患者能在初始治疗中从中枢神经系统预防中获益，并探寻最佳的预防方案。治疗中枢神经系统侵犯的方法众多，但当前方案在延长中枢神经系统侵犯后生存期方面成效甚微。高剂量甲氨蝶呤强化化疗方案和骨髓移植的前瞻性研究显示出较好的治疗效果，尤其是对于接受基于塞替派预处理方案的患者。虽有少数孤立性中枢神经系统侵犯患者经甲氨蝶呤治疗后实现长期生存的报道，但仍有部分患者对诱导治疗无反应或随后复发。另有研究对 24 例患者进行了中枢神经系统预防（主要为鞘内注射甲氨蝶呤），结果显示接受预防治疗的患者与没有接受预防治疗的患者的中枢神经系统受累比例并无差异。若要延长复发后的生存时间，仍需更有效的治疗策略。

SCNSL 患者预后普遍较差，中位总生存期约为 6 个月，尤其是先前治疗后出现 SCNSL 的患者。中枢神经系统受累的 PTCL 患者中位生存期为 2.63 个月，生存期范围为 0.1 ～ 75 个月。

专家点评（北京大学肿瘤医院淋巴肿瘤内科 邓丽娟、朱军）

淋巴瘤中枢神经系统侵犯的发生率主要淋巴瘤的侵袭性有关，侵袭性越高，中枢神经系统侵犯风险越高。弥漫大 B 细胞淋巴瘤（DLBCL）作为最常见的淋巴瘤病理类型，中枢神经系统侵犯风险在 5% 左右。利妥昔单抗时代，DLBCL 患者中枢神经系统侵犯常在诱导化疗过程中或结束后短期内发生，伴或不伴中枢外侵犯，以脑实质受累为主，占 50% ～ 60%，脑膜受累者占 20% ～ 30%，眼受累仅占 1% ～ 3%。DLBCL 患者中枢神经系统侵犯常见症状包括共济失调在内的运动障碍，其次为颅高压相关症状及认知、个性改变，少数患者出现视觉异常。目前临床主要依据 CNS-IPI 高危组、乳腺、睾丸等特殊部位受累等临床特征和双打击淋巴瘤等分子生物学特征来鉴定中枢神经系统侵犯的高危患者，然后进行鞘内注药和（或）静脉应用大剂量甲氨蝶呤（HD-MTX）作为中枢神经系统侵犯的预防措施。

DLBCL 继发中枢神经系统侵犯的诊断主要基于淋巴瘤病史、中枢神经系统受累相关症状、中枢神经系统影像学异常，以及病理等。DLBCL 继发中枢神经系统侵犯一旦发生，患者往往病情进展迅速，且易合并感染等并发症，治疗难度大，预后极差，自中枢神经系统发生后中位生存期仅 2～6 个月，长期生存患者不足 20%。DLBCL 继发中枢神经系统侵犯患者的治疗主要参考 PCNSL 的治疗，如伴发中枢神经系统外疾病，还需兼顾中枢神经系统外疾病的治疗。传统治疗手段主要是以 HD-MTX 为基础的全身化疗，挽救治疗有效后行造血干细胞移植巩固，主要适用于年轻患者，能接受自体造血干细胞移植（ASCT）的患者中 60%～70% 能长期生存。对于老年、并发症多的患者，则需要探索以靶向药物为主的治疗方案。近年来，BTK 抑制剂、免疫调节剂来那度胺等靶向药物，以及 CAR-T 治疗等均在 DLBCL 继发中枢神经系统侵犯患者的治疗中显出初步疗效。

本文提供的这例病例为老年患者，腹膜后肿大淋巴结切除活检后短期内出现运动障碍等中枢神经系统相关症状，影像学检查提示脑桥小脑角占位，经开颅手术及原腹膜后淋巴结病理会诊，均诊断 DLBCL，综合患者病史、临床表现、影像学及病理结果，诊断 DLBCL 继发中枢神经系统侵犯明确，该病例是在患者无明确淋巴瘤病史的情况下确诊并获得了病理诊断的高级别证据。遗憾的是，患者确诊后病情进展迅速，因肺炎并发症去世，生存期短，但也均符合 DLBCL 继发中枢神经系统侵犯患者病情进展快、预后差的临床特点。该病例有助于提高我们在临床工作中对继发性中枢神经系统淋巴瘤侵犯的识别，对于该类患者，除以 MTX 为基础的化疗外，高效低毒的靶向药物、CAR-T 等新的治疗策略均可能改善患者的预后。

参 考 文 献

曹崑，李洁，汪宁，等，2006. 非原发中枢神经系统非霍奇金淋巴瘤脑实质病变影像表现分析. 实用放射学杂志，（1）：17-19.

GURION R，MEHTA N，MIGLIACCI J C，et al.，2016. Central nervous system involvement in T-cell lymphoma：a single center experience. Acta Oncol，55（5）：561-566.

VAN BESIEN K，GISSELBRECHT C，PFREUNDSCHUH M，et al.，2008. Secondary lymphomas of the central nervous system：risk，prophylaxis and treatment. Leuk Lymphoma，49（Suppl 1）：52-58.

累及脑部的移植后淋巴增殖性疾病

移植后淋巴增殖性疾病（post-transplant lymphoproliferative disorder，PTLD）是实体器官移植（solid organ transplantation，SOT）和造血干细胞移植（hematopoietic stem cell transplantation，HSCT）后，因机体持续免疫缺陷而发生的、由增生性到肿瘤性的淋巴系统增殖病变。器官移植受者患 PTLD 的风险与免疫监控缺失及移植器官后的慢性抗原刺激均相关。肿瘤性 PTLD 表现为一个或多个类似淋巴瘤的症状，其中累及中枢神经系统的比例为 16.5%。对于发现颅内占位的白血病骨髓移植患者，不能仅考虑白血病脑浸润，还需考虑 PTLD 的可能性。

病例

1）女性，41 岁。
2）间断头痛 2 月余。
3）1 年半前诊断"急性髓系白血病"，行骨髓移植治疗。
4）2 个月前发现颅内占位（图 88-1）。
5）腰椎穿刺结果提示脑脊液中存在疱疹病毒（EBV）4 型。

患者因白血病接受骨髓移植，1 年后检查发现颅内占位。此时可能的诊断包括白血病脑浸润、颅内原发性胶质瘤及 PTLD。鉴于患者有骨髓移植史，且腰穿脑脊液检测结果显示 EBV 阳性，高度怀疑为 PTLD。为明确病变性质，行立体定向活检术。病理诊断结果为 EBV 阳性的弥漫性大 B 细胞淋巴瘤，肿瘤细胞起源于非生发中心 B 细胞。结合患者既往骨髓移植史，最终考虑为单形性 B 细胞移植后淋巴增殖性疾病（图 88-2）。

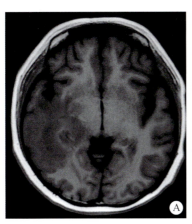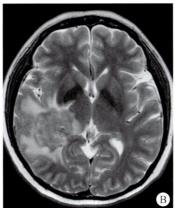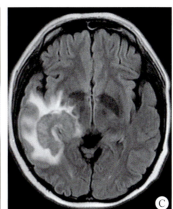

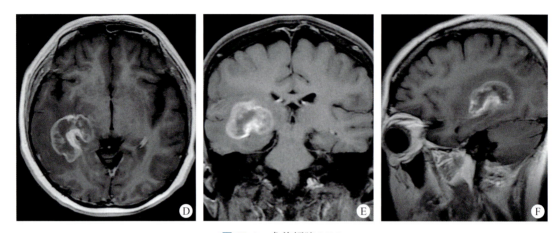

图 88-1　术前颅脑 MRI

A. MRI-T$_1$ 序列，病变呈长 T$_1$ 信号；B. MRI-T$_2$ 序列，病变呈等 T$_2$ 信号；C. MRI-T$_2$ FLAIR 序列，病变呈等信号，周围水肿明显，
D ～ F. 增强 MRI，病变呈不均匀强化

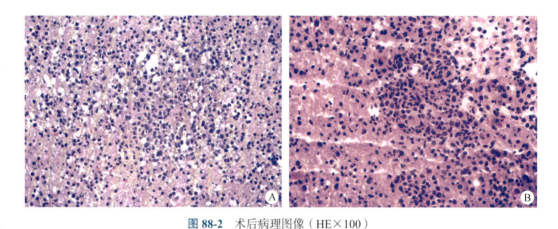

图 88-2　术后病理图像（HE×100）

可见散在小血管周围肿瘤细胞增生浸润，瘤细胞圆形，体积偏小，胞浆少，核浆比高，核圆形或不规则，染色质细腻，部分
见明显核仁，伴坏死和凋亡

讨论

中枢神经系统移植后淋巴增殖性疾病（CNS-PTLD）在 PTLD 病例中占比 5% ～ 15%，其发病率高于新发非霍奇金淋巴瘤的中枢神经系统侵犯。全身性 PTLD 常于移植后一年内发生，中位发病时间为 6 个月，而孤立性 CNS-PTLD 发病往往更晚。在近期一项针对 CNS-PTLD 的研究中，Castellano-Sanchez 等报道其发病潜伏期为移植后 3 ～ 131 个月（平均 31 个月）。PTLD 总发病率急剧上升，主要归因于移植案例增加及移植患者存活时间延长。高效免疫抑制药物的发展在 PTLD 发病中也起到重要作用，长期累积的免疫抑制总量与 PTLD 发生风险密切相关。除药物剂量因素外，一些药物组合也会显著影响 PTLD 的发病风险，已有研究报道他克莫司与 OKT3 联用会大幅提升 PTLD 的发生概率。儿童 PTLD 的发生率是成人的 4 倍，归因于儿童 EBV 血清学多为阴性，而 90% 成人移

植前携带潜伏的 EBV 感染。因此，血清阴性的儿童患者通过移植器官感染病毒，增加了 PTLD 发生概率。

PTLD 主要分为 4 类：早期病变、单形性 PTLD、多形性 PTLD 和经典霍奇金淋巴瘤型 PTLD，常继发于移植术后需长期服用免疫抑制药物以预防排斥反应的患者。弥漫大 B 细胞淋巴瘤是单形性 PTLD 中最常见的病理亚型。多数 PTLD 起源于 B 细胞且与 EBV 感染相关，但单形性 PTLD 中 EBV 阴性更为常见。

多数转移癌经血行播散至脑，转移性病变常发生在灰质和白质交界处及血管边界区，而 CNS-PTLD 倾向于发生在深部灰质和脑室周围区域。出血、坏死和环状强化被认为是 CNS-PTLD 病变的特征，与免疫功能正常的原发中枢神经系统淋巴瘤（PCNSL）相比，这些特征更为明显。脑转移癌通常是富血管性病变，在灌注加权成像（PWI）上表现为相对脑血容量（r-CBV）升高、高灌注，而 CNS-PTLD 多呈低灌注，源于其低血管化和缺乏新生血管生成。

CNS-PTLD 被定义为任何单独或伴随中枢神经系统浸润的 EBV-PTLD，可通过影像学检查、组织学研究、脑脊液细胞学和免疫表型分析进行诊断。由于 CNS-PTLD 发生率极低，缺乏大宗数据支持，目前尚无公认的一线治疗方案。其治疗多参照实体器官移植相关 PTLD 的治疗经验，包括减停免疫抑制剂、使用 CD20 单抗、化疗、全脑照射等，但治疗效果欠佳，死亡率高。国外一项对 84 例肾移植后原发性 CNS-PTLD 的回顾性分析显示，接受免疫治疗、化疗和放疗患者的 3 年总生存率约为 30%。

对于器官移植后的患者，若发生中枢神经系统病变，应联想到 CNS-PTLD。例如，白血病治疗期间发生中枢神经系统病变的患者，需鉴别 CNS-PTLD 和中枢神经系统白血病（CNSL）。PTLD 的影像学特征与免疫功能低下患者的原发性中枢神经系统淋巴瘤相似。移植后出现神经系统病变，如进行性多灶性白质脑病（一种免疫缺陷患者易患疾病），同时还需考虑弓形虫脑炎、真菌和病毒感染等。此时，通过手术明确病理极为关键。

（此病例由首都医科大学三博脑科医院李守巍、刘锐医生提供）

专家点评（北京陆道培医院血液科　陆佩华、江岷）

PTLD 是造血干细胞移植（HSCT，主要指异基因移植，包括骨髓移植）后最严重的并发症之一，与患者免疫功能明显被抑制和 EBV 感染 / 激活相关。国内外研究数据显示，其发生率为 0.8% ～ 11.9%，中位发生时间为移植后 55 ～ 63 天，移植后 1 ～ 5 个月为发病高峰期（峰值通常为 2 ～ 3 个月），对于某些特殊情况患者［如接受单倍体造血干细胞移植、移植后重度移植物抗宿主病（GVHD）、持续或反复 EBV 血症阳性或免疫抑制药物应用较强 / 用时较长的患者］，发病在移植后半年以上并非少见，本例移植后 16 个月才发病推测与某种特殊状况有关。中枢神经系统 EBV 相关 PTLD 的发生率约为 3%，通常可表现为较迟发病。

PTLD 的危险因素包括移植前因素及移植后因素。移植前危险因素包括：①体内或体外 T 细胞去除；②患者年龄≥ 50 岁；③供、患者 HLA 配型不合；④供、患者 EBV IgG

状态不合（尤其供 +/ 受 −）；⑤强化的移植预处理方案；⑥含放疗的预处理；⑦移植前做过脾切除术；⑧第二次移植；⑨原发病为再生障碍性贫血等。移植后危险因素包括：①发生Ⅲ/Ⅳ级急性 GVHD；②中、重度慢性 GVHD；③ CMV-DNA 血症；④移植后 30 天 CD8$^+$T 细胞重建不良等。同胞全相合造血干细胞移植（含至少 1 个危险因素）、非血缘供者造血干细胞移植或其他替代供者造血干细胞移植定义为 PTLD 高危组，诊断前应该对此进行评估。

PTLD 的一般临床表现有发热、淋巴结肿大、肝脾肿大或其他结外器官受累，中枢神经系统受累可有颅内压增高或神经压迫表现，但临床表现多样，缺乏特异性，早期还可缺乏典型表现。具有定量监测拷贝数升高的 EBV-DNA 血症伴明显的淋巴结肿大、肝脾肿大或其他结外器官受累表现，排除其他原因后，可考虑为"临床诊断的 PTLD"。当组织活检病理满足以下①、②中的任意 1 条和③时，可以做出"确诊的 PTLD"诊断：①原有组织结构被增生的淋巴组织破坏；②采用细胞和（或）病毒标志物发现单克隆或寡克隆细胞群；③采用检测 DNA、RNA 或蛋白的方法在组织样本中发现 EBV 感染的证据（仅有 EBV-DNA 血症阳性不能诊断 EBV 相关 PTLD）。PTLD 诊断时须注意与恶性血液病髓外复发、继发肿瘤及其他感染性疾病引起的淋巴组织增生相鉴别。对于 CNS-PTLD，MRI、CT 和 PET/CT 都是可选择的影像检查手段，立体定向活检 + 组织病理是确诊的最重要手段，脑脊液的流式细胞学检查和 EBV-DNA 检测也是重要辅助检查方法。

PTLD 的治疗包括基于 EBV-DNA 血症监测的抢先治疗（实际上是对高危患者的预防）、一线治疗和二线治疗。PTLD 治疗推荐：①一线治疗中，单独免疫抑制剂减量效果不佳，通常和其他治疗方式联合使用以平衡 GVHD 风险，减量或停用时需警惕发生严重 GVHD；②利妥昔单抗是 EBV-PTLD 的一线治疗药物，需要同时减量免疫抑制剂；也可采用供体淋巴细胞输注（DLI）治疗或参加 EBV 特异性细胞毒 T 细胞（EBV-CTL）输注（既可以是第三方也可以是供体来源的细胞）的临床试验；③有条件的移植中心可进行 PTLD 细胞来源检测，非 B 细胞来源或不表达 CD20 的 PTLD 不推荐使用利妥昔单抗治疗；④对于一线治疗效果不佳的 EBV-PTLD 患者，可考虑化疗 ± 利妥昔单抗、手术切除及局部放疗等治疗方法。目前，还没有 PTLD 治疗的特别标准方式，多会采用综合治疗手段。

CNS-PTLD 的治疗方法包括：①利妥昔单抗联合高剂量甲氨蝶呤和（或）阿糖胞苷为基础的化疗（须根据患者体能状态及并发症评估其耐受性和临床风险）；②利妥昔单抗全身用药或鞘内注射。在有经验的中心，鞘内注射可从 10 ～ 20mg 开始，每周 1 次，剂量可逐次递增，成人单次最高剂量不超过 50mg；③ EBV-CTL 输注；④局部病灶放疗。与治疗原发性中枢神经系统淋巴瘤相似，一般不主张手术切除。

PTLD 是 HSCT 后虽少见但严重的并发症，可有暴发性进展，如不能得到及时诊治，死亡率可高达 60% ～ 80%；给予及时、合理的治疗，患者远期生存率可接近 60%。CNS-PTLD 的预后可能更差，治疗需更加积极。

参 考 文 献

周斐，何雪峰，2022. 异基因造血干细胞移植相关中枢神经系统移植后淋巴增殖性疾病诊治分析 . 中国血液流变学杂志，32（3）：348-352.

EVENS A M，CHOQUET S，KROLL-DESROSIERS A R，et al.，2013. Primary CNS posttransplant lymphoproliferative disease（PTLD）: an international report of 84 cases in the modern era. Am J Transplant，13（6）：1512-1522.

KEMPF C，TINGUELY M，RUSHING E J，2013. Posttransplant lymphoproliferative disorder of the central nervous system. Pathobiology，80（6）：310-318.

第十七部分

其他特殊肿瘤脑转移

儿童肝母细胞瘤脑转移

肝母细胞瘤（hepatoblastoma，HB）是婴幼儿最常见的恶性肝脏肿瘤，其发病年龄主要集中在 4 岁以下，发病率约为 3.8/100 万，女性发病率略高于男性（1.25∶1）。

病例

1）男性，2 岁 6 个月。

2）1 年半前行肝母细胞瘤切除术。

3）术后行卡铂 + 依托泊苷 + 异环磷酰胺化疗。

4）头痛伴呕吐 1 周，视物不清、复视 4 天。

5）术前颅脑 CT 提示双侧顶枕存在 3 处转移灶，呈高密度（图 89-1），颅脑 MRI 结果提示肿瘤体积较大，瘤周水肿明显（图 89-2）。

该患者脑转移灶体积较大，呈多发且伴有出血，病情进展迅速。综合评估后，手术治疗被认为是最佳方案，遂行双侧顶枕开颅手术。术中见肿瘤存在出血性卒中，最终将 3 处转移灶完整切除（图 89-3）。术后患儿接受头部放疗，并继续行化疗。手术 7 个月后随访，患儿一般情况较好。

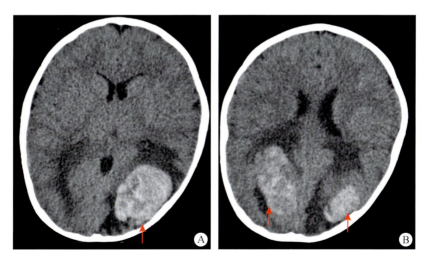

图 89-1 术前颅脑 CT

左侧顶枕 2 处、右侧顶枕 1 处转移灶，呈高密度，提示肿瘤卒中

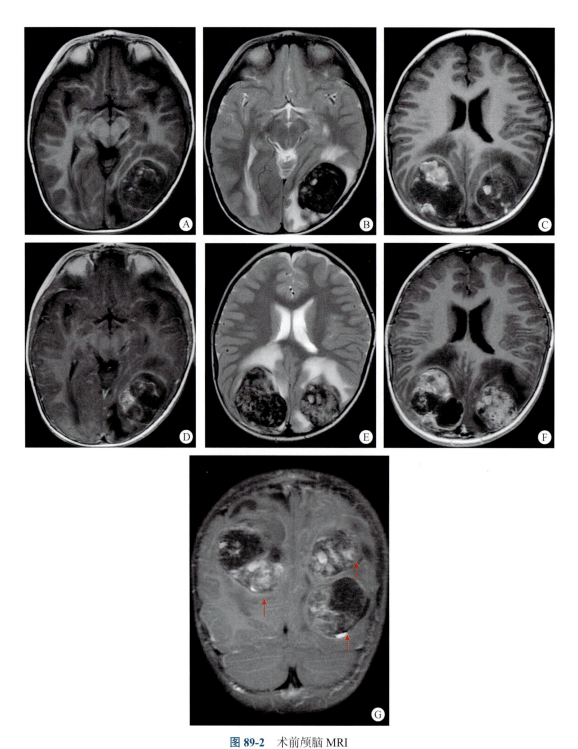

图 89-2 术前颅脑 MRI

A、D. MRI-T_1 序列，肿瘤呈混杂短 T_1 信号；B、E. MRI-T_2 序列，肿瘤呈混杂短 T_2 信号；C、F. 增强 MRI，肿瘤呈不均匀强化；
G. 冠状位增强 MRI，可见 3 处颅内转移灶

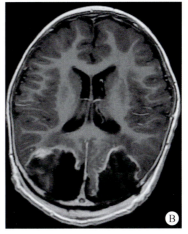

图 89-3 术后增强 MRI，可见 3 处肿瘤完整切除

讨论

HB 发生脑转移的概率为 36.11%，其中Ⅳ期 HB 最易出现脑转移，常见转移部位为顶枕叶。从首次确诊 HB 到发生脑转移的中位时间间隔为 24 个月（0～5 年）。所有被诊断为脑转移的患儿均伴有神经系统症状，如头痛、恶心、呕吐、癫痫、情绪易怒等。在影像学检查中，HB 脑转移灶出现出血性卒中较为常见，有时会被误诊为颅内海绵状血管瘤，本病例同样有肿瘤卒中表现。

北京同仁医院的一组病例研究显示，12 例 HB 患儿均在治疗期间诊断为中枢神经系统转移，其中脑实质转移 11 例，脊髓转移 1 例。10 例在确诊为中枢神经系统转移后给予维持化疗，2 例接受脑转移灶切除术联合化疗的综合治疗。12 例患儿在确诊为中枢神经系统转移后的生存期为 1～15 个月，中位生存时间为 3.5 个月。其中，接受颅内肿瘤切除术的 2 例患儿生存时间分别为 15 个月和 5 个月；未行手术的 10 例患儿生存时间为 1～6 个月，中位生存时间为 3 个月。统计分析表明，接受脑转移灶切除术联合化疗的 HB 患儿，生存期显著长于未行手术的患儿（$P < 0.05$）。

HB 一旦发生中枢神经系统转移，预后通常不佳。有报道显示 19 例患者中仅 1 例生存期超过 1 年。既往文献表明，手术切除 HB 脑转移灶和放疗能在一定程度上延长患者的生存时间。因此，在 HB 治疗方案中，对于进展期且对化疗耐药的病例，外科手术切除脑转移灶尤为必要。

（本病例由首都医科大学三博脑科医院吴斌、杨庆哲医生提供）

专家点评（中国医科大学附属盛京医院肿瘤科 蔡炜嵩、王倩）

肝母细胞瘤（HB）是婴幼儿最常见的恶性肝脏肿瘤。目前经过手术、化疗、放疗等综合治疗后总生存率已接近 80%。但复发转移仍是肝母细胞瘤治疗的一个挑战，其中脑转移是较为罕见且预后较差的情况。目前没有公认的、证据等级高的新型药物能够比现阶段用于治疗 HB 的药物具有更好的血脑屏障通透性，因此对于脑转移更有效的治疗可能取决于早期诊断，以最大限度地提高完全手术切除的机会。对于单发病灶，也可以参照成人其他瘤种，行立体定向放射治疗（SRT），其为一种高精度放疗技术，在病灶中心达到高剂量，周围区域剂量分布迅速下降，在杀灭肿瘤细胞的同时能最大限度地保护周围正常组织。我科多次在儿童肿瘤单发脑转移病例中进行 SRT，均取得较好疗效，不良反应耐受良好。对于多发脑转移病灶，首选全身化疗，对于一些经过选择存在适应证的患儿也可以行放疗。对于出现压迫症状的患儿，通过姑息性放疗或手术去除寡转移病灶减轻脑转移症状。儿童肿瘤总体治疗较成人肿瘤进展缓慢，靶向治疗及免疫治疗目前仍处于尝试阶段。

在本病例中，患儿行手术＋化疗规范治疗 1 年半后出现头痛伴呕吐、视物不清、复视等脑转移癌症状，完善颅脑 CT 及 MRI 提示脑多发转移，患儿脑转移灶体积较大，伴瘤内出血，病情进展迅速，手术治疗是最佳选择，术中三处转移癌完整切除，术后复查切除效果满意。手术切除脑转移癌能改善患儿预后，因此早期发现脑转移癌非常重要，能提供更多手术的机会。在临床治疗及随访中，颅脑 CT 或 MRI 并不是常规复查项目，建议在怀疑患儿复发时，对出现中枢神经系统症状的 HB 患者进行脑部评估，早诊早治，选择合理的治疗方案以延长患儿的生存期。

参 考 文 献

张伟令，胡慧敏，黄东生，等，2017. 肝母细胞瘤发生中枢神经系统转移 12 例的临床特点、治疗及预后分析. 中华实用儿科临床杂志，32（15）：1158-1161.

AMANS M R，PHILLIPS C D，2015. Hepatoblastoma metastatic to brain mimicking intracranial hemorrhage：case report and literature review. Radiol Case Rep，7（2）：611.

HU H M，ZHANG W L，WANG Y Z，et al.，2020. Treatment outcomes for hepatoblastoma children with pulmonary metastasis and extrapulmonary involvement：experience of 36 cases at a single institution. Transl cancer Res，9（10）：6402-6411.

RAI P，FEUSNER H J，2016. Cerebral metastasis of hepatoblastoma：a review. J Pediatr Hematol Oncol，38（4）：279-282.

ROBERTSON P L，MURASZKO K M，AXTELL R A，1997. Hepatoblastoma metastatic to brain：prolonged survival after multiple surgical resections of a solitary brain lesion. J Pediatr Hematol Oncol，19（2）：168-171.

心脏黏液瘤脑转移

心脏肿瘤依据来源可分为原发性和继发性。原发性心脏肿瘤的发病率为 1/10 万。继发性和原发性的比例为 20∶1。在原发性心脏肿瘤中，10% 为恶性，90% 为良性。其中，黏液瘤最为常见，其次是纤维瘤和乳头状纤维弹性瘤。

病例

1）女性，52 岁。

2）右侧肢体间断抽搐 1 月余，意识清醒，持续几分钟后缓解。

3）心脏彩超提示心脏黏液瘤（图 90-1A）。

4）行心脏黏液瘤切除术，术后恢复良好。术后口服地高辛、酒石酸美托洛尔、氢氯噻嗪、奥卡西平及螺内酯。

5）颅脑 CT 及 MRI 检查提示左额顶占位（图 90-1B，图 90-2 ～图 90-3）。

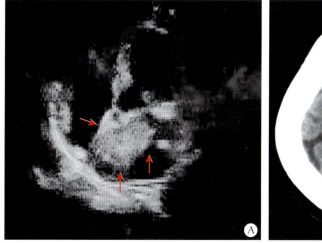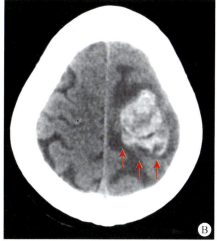

图 90-1 术前心脏彩超及颅脑 CT

A. 心脏超声，左房内可见 89.2mm×25.5mm 高回声实质团块；B. 术前颅脑 CT，肿瘤位于左侧额顶部，呈高密度，提示肿瘤卒中

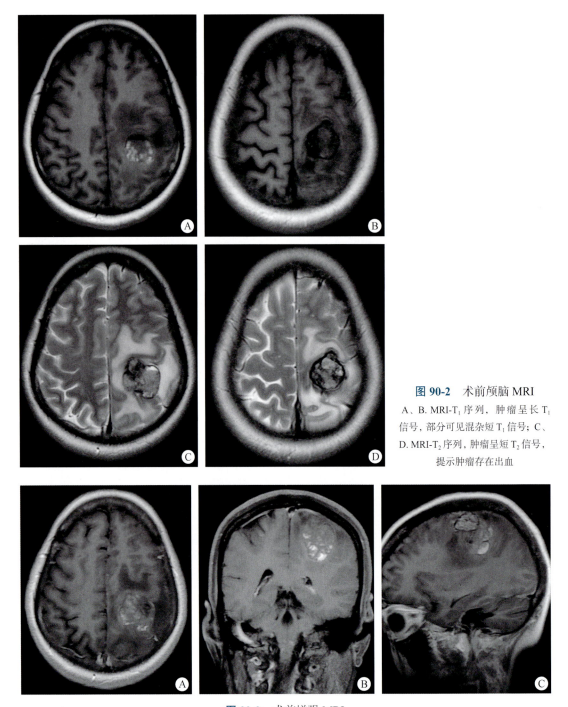

图 90-2 术前颅脑 MRI

A、B. MRI-T_1 序列，肿瘤呈长 T_1 信号，部分可见混杂短 T_1 信号；C、D. MRI-T_2 序列，肿瘤呈短 T_2 信号，提示肿瘤存在出血

图 90-3 术前增强 MRI

肿瘤位于左侧额顶部，内部信号混杂，强化不明显

　　患者有癫痫发作史，颅脑 CT 和 MRI 检查显示肿瘤位于中央前回，体积较大，且瘤内存在出血。由于该部位肿瘤容易诱发癫痫，遂采用左侧额顶开颅肿瘤切除术。术中见肿瘤呈暗红色，边界清楚，内部有陈旧性出血，最终完整切除肿瘤（图 90-4）。术后患者未出

现肢体瘫痪，住院期间未出现癫痫发作，病理检查证实该肿瘤为黏液瘤（图 90-5）。

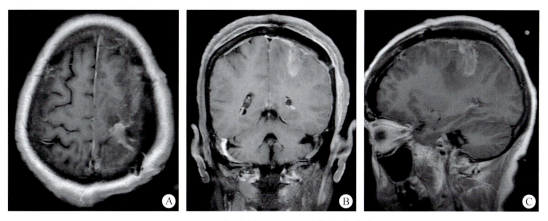

图 90-4 术后增强 MRI，肿瘤切除满意

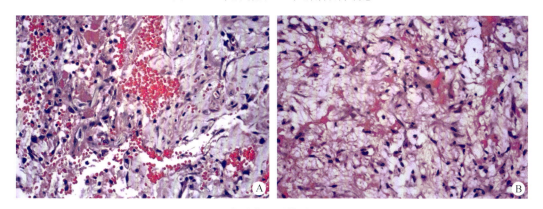

图 90-5 术后病理图像（HE×200）
肿瘤呈巢片状分布的星芒状或梭形肿瘤细胞增生，核深染，轻度异型，间质明显黏液样变

讨论

黏液瘤在原发良性心脏肿瘤中占比达 80%，起源于间充质细胞，是典型的偶发肿瘤。发病集中在 30 ~ 60 岁人群，女性更为多见。心脏黏液瘤是卡尼综合征（常染色体显性综合征）的部分临床表现。该综合征由多发性和复发性的心脏及皮肤黏液瘤、皮肤色素沉着（雀斑样变）及内分泌紊乱构成，多发性内分泌肿瘤和皮肤、心脏累及是其基本特点。在 40% 的卡尼综合征患者中，能检测到 *PRKAR1A* 基因突变。

尽管黏液瘤可在心脏任何部位生长，但多见于左心房，通过蒂附着于房间隔，靠近卵圆窝。黏液瘤分为实质型和乳头型两种解剖类型，其中实质型不易形成栓塞，而乳头型因表面脆弱易断离，易发生远端栓塞，大脑是其最常见的栓塞部位。

据文献报道在 80% 的黏液瘤患者中，神经系统并发症可能是心脏肿瘤的首发表现，心脏肿瘤引发神经系统并发症的概率为 12% ~ 45%。最常见的神经系统症状是脑梗死及短暂性脑缺血发作，其次是反复栓塞性中风、癫痫发作和多发梗死性痴呆，也可表现为晕厥、动脉瘤、脑出血、脑转移及精神症状。

在一项回顾性单中心病例研究中，4.3% 的心脏黏液瘤患者出现脑实质转移，且转移灶通常伴有出血。Rose 共报道 20 例黏液瘤脑转移病例，部分病例仅转移至颅内，部分同时伴有骨、肌肉或肺部转移，其中额顶叶区域是最常见的颅内转移部位。手术是心脏黏液瘤脑转移的首选方案，术后可采用异环磷酰胺、阿霉素化疗或全脑放疗。文献中也有心脏黏液瘤多发脑转移的报道，对于此类患者，手术全部切除病灶难度较大，可采用脑部放疗，或联合多柔比星、异环磷酰胺化疗。

（本病例由首都医科大学三博脑科医院闫长祥、刘宁医生提供）

专家点评（中国医学科学院阜外医院成人心脏外科中心　孙宏涛）

心脏黏液瘤本身为低度恶性，原位复发和种植转移常见，远处转移罕见，仅见于国内外文献个案报道。远处转移中发生最多的是脑部转移。病例讨论中文献报道在有栓塞并发症的心脏黏液瘤患者中，75% 有神经系统累及，在一篇心脏黏液瘤出现神经系统表现的小宗回顾病例分析文献中，有神经系统影像学（CT）阳性表现的 5 例病例中，4 例（80%）的首发症状是神经系统的表现。文献报道在 47 例有神经系统表现的患者中 2 例（4.3%）在长期影像随访中有脑实质转移，有栓塞并发症的心脏黏液瘤患者常出现脑出血、癌性动脉瘤。心脏黏液瘤患者肿瘤经血液系统到颅内形成癌栓即可出现神经系统表现，脑栓塞、脑梗死是主要的表现，肿瘤侵袭血管壁可以形成动脉瘤，肿瘤穿透血管进一步生长可以形成转移病灶。对于病理诊断的特异性，通过免疫组化可以鉴别病变是原发于颅内神经系统还是继发转移病灶。如果是转移病灶，可以通过细胞形态和免疫组化给临床提示原发病灶的来源，如胃肠道来源、肺来源等。此例患者病理有明显的黏液样变，符合黏液瘤原发病灶的病理表现。病例讨论内容让我们了解到心脏黏液瘤脑转移可能的生物学机制，需要进一步验证。此病例让我们认识到心脏黏液瘤存在脑转移的风险，临床工作中需要提高医生认知，增加多学科会诊机制防范相关风险。

参 考 文 献

BRINJIKI W，MORRIS J M，BROWN R D，et al.，2015. Neuroimaging findings in cardiac myxoma patients：a single-center case series of 47 patients. Cerebrovasc Dis，40：35-44.

LIAO W H，RAMKALAWAN D，LIU J L，et al.，2015. The imaging features of neurologic complications of left atrial myxomas. Eur J Radiol，84：933-939.

MCGOWAN A R，THIBODEAU C，McGOWAN A，2016. Intracranial and visceral arterial embolization of a cardiac myxoma that was treated with endovascular stent-retriever therapy. Interv Neuroradiol，22：535-539.

RAO P A，PRAKASH S N，GIRISH S V，et al.，2016. A rare case of right ventricular myxoma causing recurrent stroke. Indian Heart J，68：S97-S101.

ROSE D，PAPA A，TOMAO S，et al.，2016. Cerebral metastases in patients with left atrial myxoma. J Card Surg，31（5）：289-293.

YUAN S M，HUMURUOLA G，2015. Stroke of a cardiac myxoma origin. Braz J Cardiovasc Surg，30：225-234.

纵隔生殖细胞肿瘤脑转移

生殖细胞肿瘤是由原始生殖细胞或多能生殖干细胞异常增殖分化而形成的肿瘤，可发生于性腺内，也可发生于性腺外。性腺内生殖细胞肿瘤最常发生于睾丸和卵巢，性腺外生殖细胞肿瘤多见于躯体中线部位，如后腹膜、纵隔、骶尾部、松果体区、鞍区等，这是由于在胚胎发育过程中，生殖细胞在迁移时发生异常停留并增殖所致。性腺外生殖细胞肿瘤较为罕见，占全部生殖细胞肿瘤的 2% ~ 5%。原发纵隔生殖细胞肿瘤是常见的性腺外生殖细胞肿瘤，由原发纵隔非精原细胞瘤（PMNS）与精原细胞瘤（PMS）构成，占成人纵隔癌的 15%。原发纵隔非精原细胞瘤又包含绒毛膜癌、胚胎癌、混合生殖细胞肿瘤、畸胎瘤和卵黄囊瘤等 5 种亚型。中枢神经系统的生殖细胞肿瘤虽不常见，但却是研究相对深入的肿瘤类型。相比之下，转移性生殖细胞肿瘤极其罕见，在脑转移癌中的占比不足 1%。

病例

1）男性，20 岁。

2）3 个月前因发热、胸闷等症状行胸部 CT 检查发现纵隔病变，穿刺活检病理提示生殖细胞起源，绒毛膜癌可能性大，化疗后纵隔病变有所缩小。

3）第 4 周期化疗后出现间断性头痛，伴有视野缺损。

4）颅脑 CT、MRI 检查提示左枕叶占位（图 91-1）。

患者入院后行左枕开颅肿瘤切除术。术中见肿瘤呈实性，暗红色，质地略韧，边界清楚，最终将肿瘤整块切除，术后病理检查结果显示为绒毛膜癌，伴有大片坏死区域，免疫

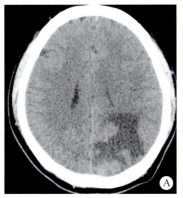
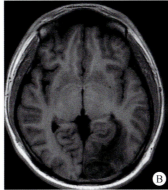
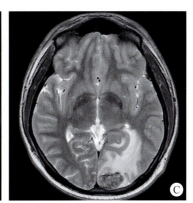

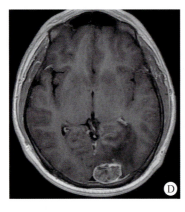
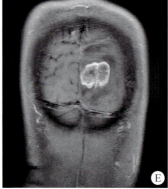
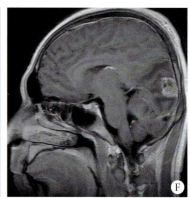

图 91-1 术前颅脑 CT 及 MRI

A. 颅脑 CT，肿瘤位于左侧枕叶，呈低密度改变；B、C. 颅脑 MRI，肿瘤呈长 T_1、短 T_2 信号，周围水肿明显；D ～ F. 增强 MRI，后肿瘤呈不均匀强化

组化指标显示 Ki-67：70% ～ 80%，p53（+++）。患者术后一般状态良好，无新增神经功能缺损，复查颅脑 MRI 提示肿瘤完整切除（图 91-2）。后续行放化疗，术后 4 个半月随访患者因肿瘤全身进展死亡。

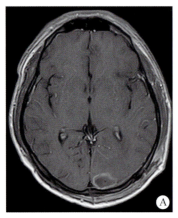
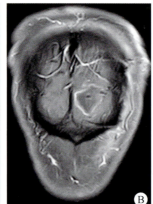
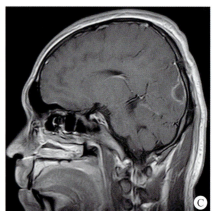

图 91-2 术后颅脑增强 MRI，肿瘤全切

讨论

纵隔绒毛膜癌脑转移在临床上极为罕见，Hirokazu Takami 汇总的 29 例生殖细胞肿瘤脑转移病例中，发病群体多为青年和中年，其中仅 5 例原发于纵隔。有研究对 838 例儿童和青少年恶性生殖细胞肿瘤随访 32 个月，仅 9 例出现脑转移。研究表明，男性、绒毛膜癌及肿瘤原发于纵隔者，更易发生脑转移。

在生殖细胞肿瘤脑转移的治疗方面，有学者主张单纯化疗控制肿瘤生长。然而，绒毛膜癌具有较强的侵袭性和血管破坏性，反复颅内出血可能是颅内转移的表现之一，也有以短暂性脑缺血发作和卒中为首发症状进而确诊原发纵隔绒毛膜癌的病例报道，这可能与肿瘤源性动脉瘤相关，因此外科手术有实施的必要性。

若绒毛膜癌的转移病灶在化疗后出现出血等并发症，临床上称为绒癌综合征（choriocarcinoma syndrome）。脑转移在生殖细胞肿瘤预后分级中属于高风险组，一旦发生转移灶出血，将对患者的生命产生极大威胁，故而建议采取更积极有效的应对措施。临床数据显示，顺铂化疗后发生脑转移而接受神经外科手术的患者，其2年生存率显著提升。

本病例中，患者病变体积虽小，但水肿严重，鉴于绒毛膜癌有出血倾向，颅内病变一旦出血后果不堪设想，遂行手术治疗切除肿瘤，术后继续进行放化疗。

专家点评（浙江省荣军医院胸部肿瘤外科　朱有才）

绒毛膜癌在纵隔原发生殖细胞肿瘤中所占比例不超过5%，常发生于20～30岁年轻男性，在确诊时肿瘤多已经播散，预后差。病理特征是存在细胞滋养细胞和合体滋养细胞，混有出血及坏死灶。人绒毛膜促性腺激素（HCG）表达阳性。非精原细胞性生殖细胞肿瘤提示有较高脑转移风险的特征包括：年龄≥40岁，化疗前β-人绒毛膜促性腺激素（β-HCG）≥5000IU/L，组织学以绒毛膜癌为主，有肺转移且肺转移灶直径≥3cm和骨转移。脑转移出现的时间与生存时间相关。诊断时出现脑转移的患者比复发时发生脑转移的患者预后更好，诊断有脑转移的患者其长期生存概率为30%～40%。化疗和手术未完全缓解（CR）而发生脑转移的患者，或化疗期间或化疗完成后发生脑转移和颅外转移的患者，其癌症特异性生存率为2%～26%。

NCCN指南建议在确诊生殖细胞肿瘤时立即进行初始化疗，推荐以顺铂为基础的化疗±放疗±手术。对于脑转移复发的患者，推荐完全挽救性化疗。在某些症状明显的患者中，化疗可以与放疗和（或）手术治疗联合使用。关于脑转移手术治疗缺乏前瞻性的研究。手术治疗通常在化疗后残留肿瘤数目有限的情况下，或在有单发脑转移作为唯一的复发部位的情况下采用。对于较大的转移灶（直径＞3cm）及产生明显肿块占位效应的脑转移患者，建议手术切除。因为绒毛膜癌脑转移自发出血的趋势增加，手术切除有助于避免潜在的危及生命的颅内出血，所以此类患者有支持手术切除依据。文献报道，确诊时采用神经外科手术与脑转移患者的预后改善显著相关，接受神经外科手术的患者2年生存率为80%（$n=10$），未接受神经外科手术的患者2年生存率为49%（$n=46$，$P=0.021$）。对于顺铂化疗后发生脑转移而接受神经外科切除的患者，神经外科切除与2年生存率的改善显著相关（$P < 0.001$），但在多因素分析中不显著。放射治疗可用于化疗不能解决的病灶数量多的脑转移，或不适合手术切除的症状严重的患者。

本文提供的这例绒毛膜癌治疗后脑转移病例。肿瘤引起神经症状，且为单发脑转移癌。病变虽然体积较小，但水肿较重，具有占位效应。绒毛膜癌具有自发出血的趋势，手术切除有助于避免潜在的危及生命的颅内出血，所以本病例建议行手术治疗。术后虽然患者存活时间较短，但死亡原因为肿瘤全身进展，而非肿瘤脑转移所致。这个病例提示我们，纵隔绒毛膜癌预后较差，引起临床症状的单发脑转移病灶具有手术切除的指征，联合化疗可能会使患者生存获益。

参 考 文 献

BEYER J，2019. Prognostic factors in metastatic germ-cell cancer. Andrology，7（4）：475-478.

HOFFMAN H A，TOSHKEZI G，FULLMER J M，et al.，2017. Pitfalls in diagnosis and management of testicular choriocarcinoma metastatic to the brain：report of 2 cases and review of literature. World Neurosurg，106：536-542.

KEENAN C，RAMIREZ N，ELIJOVICH L，et al.，2021. A rare manifestation of choriocarcinoma syndrome in a child with primary intracranial germ cell tumor and extracranial metastases：a case report and review of the literature. Pediatr Blood Cancer，68（6）：e29000.

TAKAMI H，GRAFFEO C S，PERRY A，et al.，2021. Histopathology and prognosis of germ cell tumors metastatic to brain：cohort study. J Neurooncol，154：121-130.

YANG X，ZHAO K，MEI J，et al.，2021. Primary mediastinal nonseminomas：a population-based surveillance，epidemiology，and end results analysis. J Surg Res，267：25-36.

嗜铬细胞瘤颅内转移

嗜铬细胞瘤和副神经节瘤（pheochromocytoma and paraganglioma, PPGL）是一类罕见的神经内分泌肿瘤，发病率约为 0.2/10 万。其中，嗜铬细胞瘤（pheochromocytoma, PHEO）起源于肾上腺髓质，占 PPGL 的 80% ~ 85%，副神经节瘤（paraganglioma, PGL）起源于肾上腺外交感神经链，占 PPGL 的 15% ~ 20%，常被简称为"副节瘤"、"非嗜铬性副节瘤"或"化学感受器瘤"等。2017 年 WHO 内分泌肿瘤分类建议将 PPGL 分为非转移性 PPGL 与转移性嗜铬细胞瘤和副神经节瘤（metastatic pheochromocytoma and paraganglioma, mPPG）。mPPG 常见转移部位为区域及远处淋巴结、骨、肝和肺。10% ~ 17% 的 PPGL 患者会出现转移，其转移率与原发部位相关。原发于肾上腺的 PHEO 转移率为 10% ~ 15%，原发于胸腔的 PGL 转移率为 20% ~ 50%，双侧 PHEO 的转移率高于 PGL，而头颈部副交感神经 PGL 则很少发生转移。

病例

1）男性，47 岁。
2）8 年前因腹膜后肿瘤行手术治疗，病理结果显示嗜铬细胞瘤。
3）3 年前发现髂骨、肺及肝转移，采用替莫唑胺 + 卡培他滨化疗。
4）1 年前发现右额颅骨转移及脊柱转移，行脊柱内固定术。
5）颅脑 CT 及 MRI 检查显示右额部占位（图 92-1，图 92-2）。

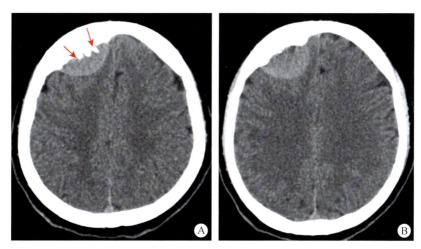

图 92-1 颅脑 CT

右额占位，呈略高密度，可见颅骨内板增生（箭头所示）

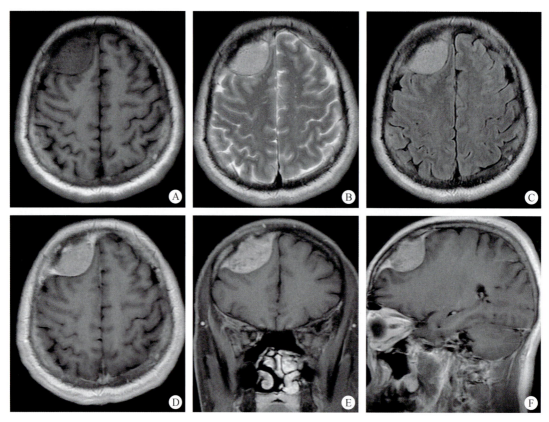

图 92-2 术前颅脑 MRI

肿瘤呈长 T_1、长 T_2 信号，增强 MRI 可见肿瘤均匀强化，半圆形，位于硬脑膜外，边界光滑

　　本例患者 8 年前因"高血压"检出左肾上腺肿瘤，行手术切除后，病理诊断为嗜铬细胞瘤，术后血压恢复正常。近期患者血压再次升高并发现右额部肿物，行右额开颅肿瘤切除术。术中见肿瘤位于硬膜外，侵蚀颅骨内板（图 92-3），最终完整切除肿瘤

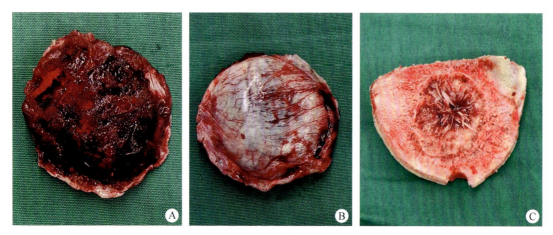

图 92-3 肿瘤标本

A. 肿瘤的颅骨面，呈紫红色；B. 肿瘤的硬脑膜面，可见硬脑膜完整、光滑；C. 骨瓣内板，可见星状骨质增生

（图 92-4），并使用磨钻将颅骨内板增生的骨质磨平。患者术中出现血压骤升，手术暂停，待血压恢复正常后继续进行，肿瘤切除后血压未再出现异常波动。考虑为术中挤压破坏肿瘤，导致肿瘤细胞分泌的儿茶酚胺类物质大量入血，进而引发血压升高，这与大多数学者的观点相符。患者发现转移距初诊发病时间间隔为 8 年，术后病理证实为恶性嗜铬细胞瘤，但其 Ki-67 指数较低。结合 PHEO 特性，建议定期复查、监测血压，暂未予其他治疗。术后 7 个月随访患者死亡。

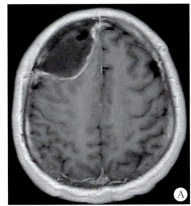
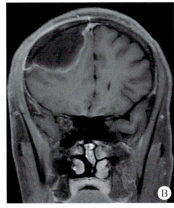
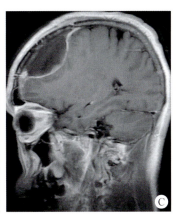

图 92-4　术后增强 MRI 示肿瘤全切

讨论

手术是 PPGL 治疗的主要手段，多数患者经手术可获得治愈，预后良好。放疗作为该病的补充性治疗方式，效果也较为确切。对于转移性 PPGL 患者，无论其身体状况、肿瘤负荷、基因及激素状态如何，切除原发肿瘤均有助于延长总生存期。这是因为切除肿瘤能够减少肿瘤相关儿茶酚胺的释放，改善激素相关症状，从而降低患者的心血管疾病风险。一项针对 272 例转移性 PPGL 患者的回顾性研究显示，平均中位总生存期达 24.6 年，5 年和 10 年 OS 率分别为 85% 和 73%。需特别注意的是，部分 PPGL 患者术前或术中未发现转移，而在术后随访期间（最初诊断后的数月至数十年不等）出现转移。脑转移少见，目前均为个案报道。2018 年 Lillian 回顾并报道了 7 例嗜铬细胞瘤脑转移病例，其中 5 例转移至脑实质，2 例转移至硬脑膜，这些患者预后极差，多数在术后存活数周后死亡。在已有报道的恶性嗜铬细胞瘤脑转移病例中，与其他恶性嗜铬细胞瘤病例相比，18q 染色体缺失是其特征。

专家点评（浙江省荣军医院泌尿外科　于田强）

PHEO 是起源于肾上腺髓质嗜铬细胞的神经内分泌肿瘤，能够合成、存储和分解儿茶酚胺类物质并引发症状。该病例临床表现及病理属于典型嗜铬细胞瘤，手术切除是 PPGL 最有效的治疗方法。该患者手术后肿瘤得到有效的控制。

2022 年 WHO 提出 PHEO 属于副神经节瘤家族的一部分，也可称为肾上腺内副神经瘤病或肾上腺交感副神经节瘤。副神经节瘤分为交感 PGL 和副交感 PGL。前者起源于交感神经神经节，从颅底到盆底广泛分布。后者起源于副交感神经神经节，也可称为头颈 PPGL，此类肿瘤通常与迷走神经和舌咽神经有关，过量儿茶酚胺产生罕见。该病例 8 年后出现的颅内转移属于交感 PGL，有明显的儿茶酚胺症表现。PPGL 均有转移的潜能，目前尚无特定的组织学特征和标志物能够提示 PPGL 的转移，只有在非嗜铬细胞组织中出现转移灶才称为转移性 PPGL，该患者为颅内转移，相比较于肝、肺等转移有着较长的生存期。

PPGL 的发病与基因突变密切相关，针对国内人群的研究表明：20%PPGL 携带已知致病基因的胚系突变，40%PPGL 携带已知致病基因的体细胞突变。PHEO 中 81%～89% 为单侧发病，遗传者常为双侧多发。因此建议 PPGL 患者均应基因筛查。对于该转移性 PPGL 患者，应优先检测 SDHB 基因，以便能制定个性化的诊疗措施。

该患者已完整切除颅内转移灶，但转移性 PPGL 的治疗往往是非治愈性的，主要原则是控制疾病的发展和限制过量儿茶酚胺的分泌。

PPGL 的复发率为 13.3%，中位复发时间为原发肿瘤切除后的 6 年。该患者 8 年后出现颅内转移灶并进行了手术治疗，结合患者就诊时间差证实该病例为典型的转移性 PPGL。由于转移性 PPGL 在部分患者中呈现惰性进程，主动监测和严密随访是重要策略。该病例类型患者需进行终身随访。

参 考 文 献

樊华，李汉忠，纪志刚，等，2019. 嗜铬细胞瘤 / 副神经节瘤术中血压骤升的临床特征分析（附单中心 219 例报告）. 中华泌尿外科杂志，40（4）：267-271.

翟雪佳，于顺利，樊青霞，等，2019. 转移性嗜铬细胞瘤和副神经节瘤的治疗现状及进展. 中华泌尿外科杂志，40（12）：949-951.

朱旋，李志勇，郭胜杰，等，2021. 肾上腺嗜铬细胞瘤 / 副神经节瘤 205 例临床分析. 现代泌尿外科杂志，26（5）：405-409.

BOETTCHER L B，ABOU-AL-SHAAR H，RAVINDRA V M，et al.，2018. Intracranial epidural metastases of adrenal pheochromocytoma：a rare entity. World Neurosurgery，114：235-240.

SCHAEFER I M，MARTINEZ R，ENDERS C，et al.，2010. Molecular cytogenetics of malignant pheochromocytoma with cerebral metastasis. Cancer Genet Cytogenet，200：194-197.

第十八部分

中枢神经系统肿瘤的播散转移

93

中枢神经系统肿瘤发生神经轴转移的分型

中枢神经系统（CNS）肿瘤与全身其他部位肿瘤不同，极少发生血行转移，转移至肺、肝等实质脏器的概率近乎为零。反之，全身几乎所有器官来源的肿瘤均有侵袭中枢神经系统的可能性，可谓神经系统对于肿瘤"只进不出"。然而，中枢神经系统肿瘤易沿脑脊液在全中枢播散转移，此病理过程被定义为神经轴转移（neuraxis metastasis，NM），转移主要发生在蛛网膜下腔及脑室内。基于中枢神经系统肿瘤发生 NM 的临床特点、影像学表现、治疗方法及预后，我们进行了如下分型。

（一）颅内播散转移影像学上可分为 4 型（图 93-1）

1）粟粒型：肿瘤沿柔脑膜广泛播散转移，呈粟粒状或线样强化。
2）匍匐型：肿瘤沿脑室壁或蛛网膜下腔，呈扁片状匍匐生长。

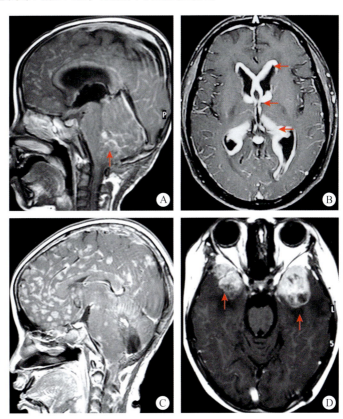

图 93-1 颅内播散转移影像学表现

A. 粟粒型：髓母细胞瘤脑膜转移病例，肿瘤沿柔脑膜广泛播散转移，呈粟粒状或线样强化（红色箭头所示）；B. 匍匐型：淋巴瘤发生侧脑室转移病例，肿瘤沿脑室壁呈扁片状生长，强化明显；C. 结节型：髓母细胞瘤转移病例，肿瘤在蛛网膜下腔内分布广泛，呈结节状，结节直径小于 2cm；D. 团块型：髓母细胞瘤转移病例，肿瘤位于双侧侧裂池，呈团块型，体积较大，直径大于 2cm

3）结节型：肿瘤位于脑室或蛛网膜下腔内，呈结节状，结节直径小于 2cm。

4）团块型：肿瘤在脑室或蛛网膜下腔内生长，呈团块状，体积较大，直径大于 2cm。

（二）椎管内转移影像学上可分为 5 型（图 93-2，表 93-1）

中枢神经系统肿瘤的神经轴转移以椎管内转移更为常见，转移主要集中在蛛网膜下腔及脊髓中央管内。全脊髓转移在椎管内转移最为高发，马尾处转移次之。

1）粟粒型：肿瘤沿柔脊膜广泛播散转移，呈粟粒状或线样强化。

2）匍匐型：肿瘤沿蛛网膜下腔呈扁片状生长，可分为广泛匍匐型和局限匍匐型 2 个亚型。

3）结节型：肿瘤位于蛛网膜下腔内，呈结节状，直径小于 2cm。

4）团块型：肿瘤在蛛网膜下腔内生长，呈团块状，直径大于 2cm，可以分为不规则团块型和规则团块型 2 个亚型。

5）髓内型：肿瘤在脊髓中央管内生长，位于脊髓内。

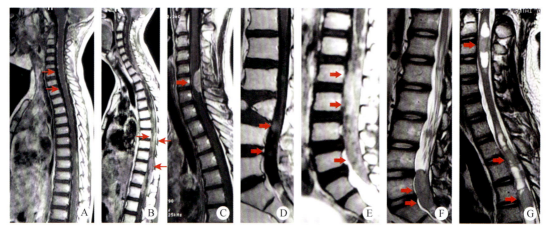

图 93-2　椎管内播散转移影像学表现

A. 粟粒型：髓母细胞瘤椎管内脑膜转移病例，肿瘤沿柔脊膜广泛播散转移，呈粟粒状或线样强化（红色箭头所示）；B. 匍匐型（广泛匍匐亚型）：髓母细胞瘤椎管转移病例，肿瘤沿整个脊髓的蛛网膜下腔呈扁片状生长，范围广泛；C. 匍匐型（局限匍匐亚型）：生殖细胞瘤转移病例，肿瘤在椎管内局限生长，有一个基底，呈匍匐状；D. 结节型：髓母细胞瘤转移病例，肿瘤在马尾处转移，体积较小，呈结节状，直径小于 2cm；E. 团块型（不规则团块型）：髓母细胞瘤转移病例，肿瘤在马尾处转移，体积较大，填充整个腰大池，呈团块状，边界不清；F. 团块型（规则团块型）：髓母细胞瘤转移病例，肿瘤在马尾处转移，体积较大，呈团块状，长椭圆形，边界清楚；G. 髓内型：髓母细胞瘤转移病例，肿瘤播散至脊髓中央管内，在髓内生长

表 93-1　中枢神经系统肿瘤发生椎管内转移的影像学分型

分型	亚型	生长方式
粟粒型 miliary type		粟粒样 / 线样
匍匐型 procumbent type	广泛匍匐型	广泛基底匍匐状
	局限匍匐型	窄基底匍匐状
结节型 nodal type		结节状
团块型 massive type	不规则团块型	边界欠清楚团块状
	规则团块型	边界清楚团块状
髓内型 intramedullary type		肿瘤生长在髓内

讨论

部分患者在确诊原发颅内肿瘤时会同步发现 NM，此情形下的转移多呈粟粒型和匍匐型，颅脑肿瘤手术后出现的 NM 则以结节型和团块型较为常见，考虑术中导致肿瘤碎屑脱落至蛛网膜下腔，随脑脊液播散转移并持续生长。

目前，有关中枢神经系统肿瘤发生 NM 的分型研究较少且不够完善。Zamponi 等将胶质瘤 NM 分为多灶型和多中心型 2 种类型；Gururangan 等依据转移灶在 MRI 上的表现将脑胶质瘤 NM 分为实质型（parenchymal，PM）、室管膜下型（subependymal，SE）和柔脑膜型（leptomeningeal，LM）；Kelly 根据肿瘤病理特点及神经轴转移的 MRI 特征将胶质瘤 NM 分为柔脑膜型（leptomeningeal，type Ⅰ）、室管膜下型（subependymal，type Ⅱ）、卫星灶型（satellite，type Ⅲa，Ⅲb）和混合型（mixed，type Ⅳ）；Saito 等把脊髓 NM 在 MRI 上的表现分为弥漫型、结节型和混合型；O'Meara 则将 NM 的生长方式归纳为三类，即薄层弥漫生长于脑膜表面、片状生长及结节状生长。CNS 肿瘤发生 NM 的多样性可能与肿瘤异质性、生物学特性、免疫微环境等因素有关，极具深入研究价值。

专家点评（中南大学湘雅医院神经外科　刘庆）

中枢神经系统肿瘤目前的诊断主要以 2021 年 *Neuro-Oncology* 上的第五版中枢神经系统肿瘤分类为标准，涵盖了颅脑与脊髓的原发及转移而来的良、恶性肿瘤，其中胶质瘤、髓母细胞瘤、淋巴瘤等恶性肿瘤以其强烈的侵袭性和潜在的致命性而著称，常常与患者的生存期显著缩短和高死亡率密切相关。

原发于中枢神经系统的肿瘤向颅外转移的情况相对罕见，本文主要探讨了肿瘤神经轴转移（NM）这种特殊的转移方式，通过柔脑膜、脑室系统等脑脊液播散转移，进而沿神经轴广泛分布。基于影像上形态学的特征，将中枢神经系统肿瘤 NM 在颅内和脊髓的转移分别精细划分为四种和五种类型。根据作者经验，粟粒型和匍匐型常见于原发颅内肿瘤并已经发生 NM，而颅脑手术后的 NM 以结节型和团块型多见。本文提出的分类方法有助于临床医生诊断中枢神经系统肿瘤的 NM，并根据不同的 NM 类型制定个性化的治疗。

在实际临床工作中，部分中枢神经系统肿瘤术后的复发不局限于原位，也不能完全用与脑脊液播散相关的 NM 来解释。比如原发幕上某脑叶的胶质母细胞瘤，复发则出现于完全不相干的小脑内深处，因而促使我们思考是否有非脑脊液播散的 NM 方式。可预知，随着未来对神经传导通路及机制研究，以及关于中枢神经系统肿瘤免疫微环境对 NM 影响的探索等，我们将揭开中枢神经系统肿瘤 NM 的神秘面纱，应运而生的新医疗技术也将为患者带来更多的福音。

参 考 文 献

GURURANGAN S，MCLAUGHLIN C A，BRASHEARS J，et al.，2006. Incidence and patterns of neuraxis metastases in children with diffuse pontine glioma. J Neurooncol，77（2）：207-212.

KELLY C B，MAURICIO C N，RICARDO R，et al.，2006. Patterns of neuraxis dissemination of gliomas：suggestion of a classification based on magnetic resonance imaging findings. Surg Neurol，65（5）：472-477.

LIU H，ZHANG J，LIU Y，et al.，2019. Neuraxis metastases of primary central nervous system tumors：a review of clinicopathological and radiographic characters of 198 cases in a single center. Cancer Manag Res，11：9829-9841.

O'MEARA W P，BORKAR S A，STAMBUK H E，et al.，2007. Leptomeningeal metastasis. Curr Probl Cancer，31（6）：367-424.

SAITO R，KUMABE T，JOKURA H，et al.，2003. Symptomatic spinal dissemination of malignant astrocytoma. J Neurooncol，61（3）：227-235.

颅内肿瘤的脑桥小脑角区转移

神经系统肿瘤转移至脑桥小脑角（CPA）区较为常见，全身其他部位肿瘤也可发生 CPA 转移。转移方式主要有 2 种：一是肿瘤在 CPA 池形成团块状病灶；二是肿瘤在面神经和前庭蜗神经周围的蛛网膜下腔内的脑膜播散转移。一旦肿瘤转移至 CPA，患者症状通常较为严重，病情进展迅速，常表现为听力下降、面瘫等，应引起临床医生高度关注。

病例

1）女性，3 岁。

2）右耳听力下降，面瘫 1 月余。

3）查体：粗测右耳听力下降，右侧面神经功能 3 级。

4）颅脑 MRI 检查提示双侧 CPA 占位，椎管 MRI 检查发现马尾占位（图 94-1）。

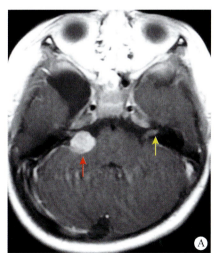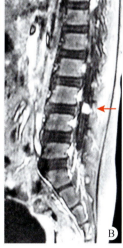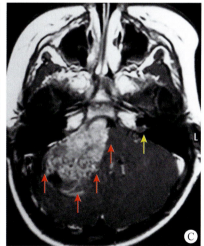

图 94-1　术前颅脑及腰骶椎管 MRI

A. 发病时颅脑 MRI，双侧 CPA 占位，强化明显，右侧较大（红色箭头所示），左侧较小（黄色箭头所示）；B. 椎管 MRI，可见 $L_3 \sim L_4$ 水平椎管内占位；C. 1.5 个月后颅脑 MRI，右侧肿瘤明显增大，左侧肿瘤未见明显变化（黄色箭头所示）

患者初诊行 MRI 检查发现双侧 CPA 占位，考虑为"2 型神经纤维瘤病"，当时未予处理。1.5 个月后右侧肿瘤进展迅速，遂手术切除右侧 CPA 肿瘤，病理结果显示为中枢神经系统胚胎性肿瘤。患者初诊即发现双侧 CPA 占位，后右侧占位明显增大，同时在椎管内也发现肿瘤，推测左侧 CPA 病变及椎管内病变是由右侧肿瘤播散转移引起。

下述为团队临床收集的部分颅内肿瘤发生 CPA 播散转移的影像学特征（图 94-2，图 94-3），提醒临床医生在诊断和鉴别诊断时多加留意。在影像学上，肿瘤转移至 CPA 的表现丰富多样，部分类似岩斜脑膜瘤的影像特征，部分则与听神经瘤的影像表现相似。多数患者有颅内原发肿瘤病史，所以当患者出现 CPA 病变时，应首先考虑为转移所致。

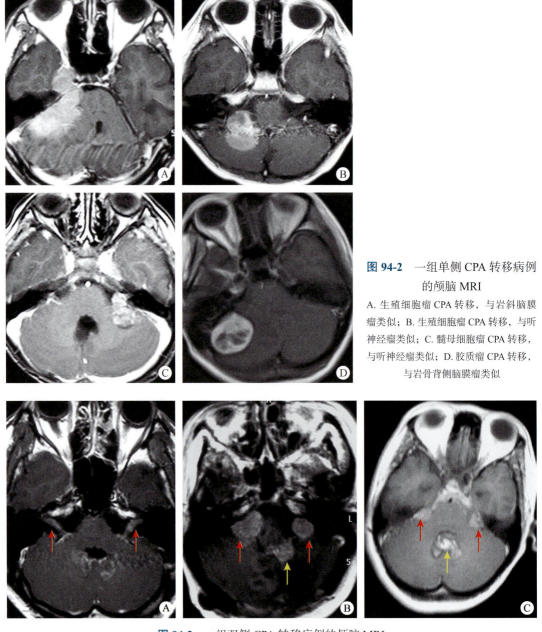

图 94-2 一组单侧 CPA 转移病例的颅脑 MRI

A. 生殖细胞瘤 CPA 转移，与岩斜脑膜瘤类似；B. 生殖细胞瘤 CPA 转移，与听神经瘤类似；C. 髓母细胞瘤 CPA 转移，与听神经瘤类似；D. 胶质瘤 CPA 转移，与岩骨背侧脑膜瘤类似

图 94-3 一组双侧 CPA 转移病例的颅脑 MRI

A. 胶质瘤发生双侧面神经和前庭蜗神经周围蛛网膜下腔内播散转移，B. 脉络丛乳头状瘤发生双侧 CPA 转移（红色箭头所示），原发病变位于第四脑室（黄色箭头所示），C. 胶质瘤发生双侧 CPA（红色箭头所示）及第四脑室转移（黄色箭头所示）

而对于没有原发肿瘤病史的患者，临床医生应仔细询问临床表现，审慎研读影像资料，在鉴别诊断过程中充分考虑转移癌的可能性。

讨论

肿瘤转移至 CPA 较为罕见，仅占所有 CPA 区病变的 0.3% ～ 0.7%。Michael 回顾 102 例转移至内听道和 CPA 的肿瘤，其中仅 3 例（2.9%）源于中枢神经系统肿瘤。在中枢神经系统肿瘤发生的神经轴转移（NM）中，转移至 CPA 的占 7.7%（10/130），其中胶质瘤最为常见，其次为生殖细胞肿瘤、垂体癌及脉络丛乳头状瘤。NM 的发生机制是肿瘤细胞进入脑脊液循环通路，在脑脊液中播散转移，主要包括肿瘤直接播散与医源性因素。CPA 池空间大，内部有众多血管及其分支、第Ⅴ～Ⅻ对脑神经及脉络丛，肿瘤细胞随脑脊液流经此处时易滞留并持续生长，进而形成转移灶。

在治疗策略上，对于体积较小的转移灶不建议手术，依据原发癌性质行针对性放化疗即可。对于团块状转移灶，若原发癌对放化疗敏感则优先考虑放化疗，若不敏感则可考虑手术治疗，例如垂体癌发生 CPA 转移时，可采用开颅手术切除。

此类患者预后普遍不佳，确诊为 NM 且未行治疗的患者生存期仅 6 周，接受治疗的患者生存期约为 12 周。患者的预后与原发癌性质密切相关。无远处转移的髓母细胞瘤 NM 患者 5 年生存率为 59%，有转移者则降至 47%。生殖细胞肿瘤 NM 若未经治疗，患者生存期极短，但因其对放化疗敏感，存在潜在治愈可能。尽管约 66% 的垂体癌患者在确诊后 1 年内死亡，但本院 2 例垂体癌患者经积极手术治疗，生存期均超过 5 年。

专家点评（兰州大学第二医院神经外科　董志强）

位于内听道（IAC）和脑桥小脑角（CPA）的肿瘤有可能是良性的。CPA 肿瘤以前庭神经鞘瘤最为多见，前庭神经鞘瘤占 CPA 病变总数的 80% ～ 90%，其次是脑膜瘤，发病率为 10% ～ 15%。神经鞘瘤多为良性肿瘤，常规 MRI 和 CT 通常表现为均匀增强的肿块，或伴有囊性改变，有时呈哑铃状外观。

IAC 和 CPA 中孤立性转移或软脑膜转移已有报道，常见的原发性癌症包括黑色素瘤、肺癌和乳腺癌。虽然与 IAC 和 CPA 中的良性肿瘤（如神经鞘瘤和脑膜瘤）相比，转移的发生率相对较低（约为 2%），但 IAC 和 CPA 良性肿瘤和转移癌的鉴别诊断在患者预后方面非常重要，因为两者的治疗策略差异很大。

在临床上，与其他良性肿瘤相比，IAC 和 CPA 转移癌通常为急性发作，症状进展迅速。表现为快速进展的脑神经损害症状、双侧疾病和原发性癌症病史者，应多考虑 IAC 和 CPA 的转移受累。影像学表现为病变邻近区域血管源性水肿、内耳道偏心位置和多发颅内病变也可考虑 CPA 转移癌。然而，侵袭性特征最初并不总是很明显，神经鞘瘤的临床病程也可能是渐进性的，特别是当其与潜在的 *NF2* 基因突变相关时。因此，这两种疾病的临床鉴别可能很困难。

此外，影像学表现可能在 IAC 和 CPA 良性肿瘤与转移癌之间并无差异，并且仅基于常规影像学鉴别可能具有挑战性，尤其是在没有已知原发癌的侵袭性 IAC 和 CPA 肿瘤的情况下。多发性颅内病变可能提示转移，但即使在这种情况下，CPA 病变也有可能是神经鞘瘤或其他的良性病变。目前有研究表明应用弥散加权成像（DWI）和动态对比增强 MRI（DCE-MRI）可以帮助区分 CPA 神经鞘瘤和转移癌。然而，仅根据影像学检查并不容易区分转移性恶性肿瘤和前庭神经鞘瘤。因此，许多病例往往在术中甚至术后根据其组织学进行诊断。

本组病例旨在提醒神经外科医生注意 IAC 和 CPA 发生转移癌的可能性，病变临床表现及影像学类似于前庭神经鞘瘤，并多伴有神经功能缺失。因此，尽管转移性恶性肿瘤很少见，但应始终纳入 CPA 肿瘤的鉴别诊断中，尤其是在已知有恶性肿瘤病史的患者中。规律的影像学随访和适当的治疗策略有助于控制转移。对于高度怀疑 CPA 转移癌的患者，术前完善 MRI-DWI 和 DCE-MRI 检查可能有助于区分 CPA 神经鞘瘤和转移癌。在条件允许的情况下积极进行外科干预，尤其是解除占位效应可能带来的脑积水。同时，多模式治疗策略可用于治疗 CPA 转移癌。

参 考 文 献

AL-ABDULLAH A A，ABU-AMERO K K，HELLANI A，et al.，2011. Choroid plexus papilloma metastases to both cerebellopontine angles mimicking neurofibromatosis type 2. J Neurol，258：504-506.

CHANG M T，MICHAELIDES E M，2015. High rate of bilaterality in internal auditory canal metastases. Am J Otolaryngol，36：798-804.

DOGLIETTO F，LAURETTI L，TARTAGLIONE T，et al.，2005. Diffuse craniospinal choroid plexus papilloma with involvement of both cerebellopontine angles. Neurology，65：842.

KESARI S，BATCHELOR T T，2003. Leptomeningeal metastases. Neurol Clin，21：25-66.

KUMAR R，ACHARI G，BENERJI D，et al.，2002. Choroid plexus papillomas of the cerebellopontine angle. Neurol India，50：352-358.

ZHANG M，WANG Z，ZHANG J，et al.，2017. Metastases in cerebellopontine angle from the tumors of central nerve system. J Clin Neurosci，（42）：84-90.

髓母细胞瘤播散转移的诊治

　　髓母细胞瘤（MB）是中枢神经系统恶性程度最高的神经上皮肿瘤之一，多数生长于小脑蚓部。MB生长迅速，手术不易全切，并存在肿瘤细胞脱落沿脑脊液播散种植的倾向。MB在儿童中较为常见，发病年龄高峰为6～9岁，占儿童颅内肿瘤的18.5%。

　　初诊时，33%的MB患者同时存在神经轴转移（NM）。实际发生NM的MB数量比当前报道更多，MB术后发生NM的概率更高。Barry报告显示，幕上转移占14.6%，脊髓转移占12.5%，转移形式多样。在Sun等研究的一组MB患者中，关于肿瘤复发部位，首位是后颅窝（图95-1），其次是额下区（图95-2）。额下区转移原因一是MB术后放疗时筛板可能未被纳入放疗范围；二是患者手术体位为俯卧位，肿瘤细胞易积聚在低位的筛板处。此外，MB还可向侧脑室内（图95-3）、脑桥小脑角区（图95-3），甚至脊髓中央管内转移（图95-4）。

　　1969年，Chang对MB的播散转移进行了分期：M0为无蛛网膜下腔及血行播散；M1为脑脊液（CSF）中查到肿瘤细胞；M2为大脑、小脑的蛛网膜下腔或脑室内有瘤结节；M3为脊髓蛛网膜下腔有瘤结节；M4为神经系统外转移。

　　手术切除是MB的主要治疗手段，MB生长迅速且对放疗敏感，一般术后2～3周即可开始放疗。全脑全脊髓放疗对MB的预后影响较大，在笔者所在医院治疗的一组24例

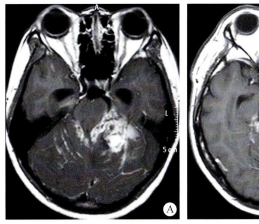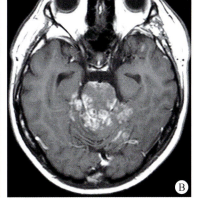

图 95-1　髓母小脑周围转移病例的颅脑 MRI

A. 女性，31岁，左侧小脑半球髓母细胞瘤，术前MRI可见原发肿瘤位于左侧小脑半球，边界不清，瘤周小脑表面蛛网膜下腔内肿瘤广泛播散；B. 男性，16岁，髓母细胞瘤术后3年，小脑周围多发结节状转移灶

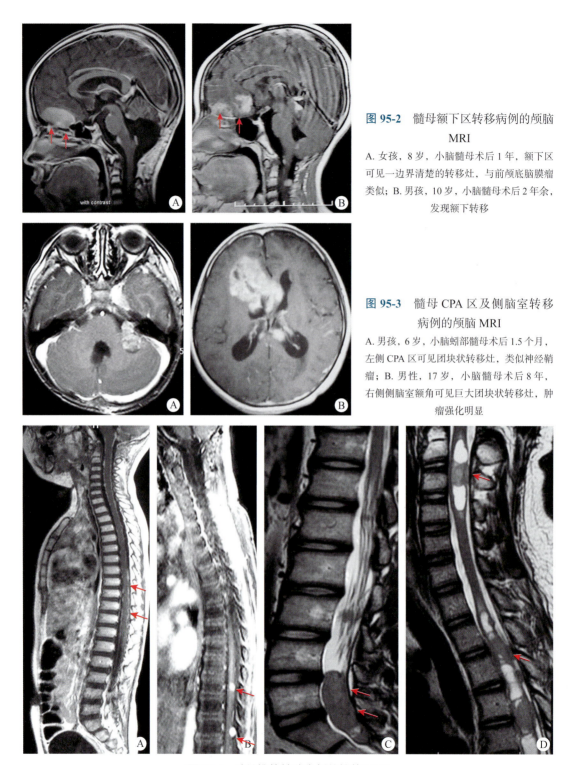

图 95-2   髓母额下区转移病例的颅脑 MRI

A. 女孩，8 岁，小脑髓母术后 1 年，额下区可见一边界清楚的转移灶，与前颅底脑膜瘤类似；B. 男孩，10 岁，小脑髓母术后 2 年余，发现额下转移

图 95-3   髓母 CPA 区及侧脑室转移病例的颅脑 MRI

A. 男孩，6 岁，小脑蚓部髓母术后 1.5 个月，左侧 CPA 区可见团块状转移灶，类似神经鞘瘤；B. 男性，17 岁，小脑髓母术后 8 年，右侧侧脑室额角可见巨大团块状转移灶，肿瘤强化明显

图 95-4   髓母椎管转移病例的椎管 MRI

A. 男孩，3 岁，肿瘤在整个脊髓表面的柔脊膜上呈粟粒样播散，柔脊膜表面呈线样强化；B. 男孩，10 岁，髓母术后 4 年余，马尾处可见多发结节状转移灶；C. 男性，16 岁，髓母术后 2 年，转移灶填充整个骶管，肿瘤体积巨大，边界清楚；D. 男性，16 岁，颈胸段 MRI 可见 $C_2 \sim C_3$、$T_1 \sim T_4$ 节段髓内结节状转移灶，同时在肿瘤的两端可见脊髓空洞，肿瘤转移至脊髓中央管内，生长方式与髓内室管膜瘤类似

MB 患者中，术后发生 NM 的有 15 例，其中 9 例行全脑全脊髓放疗，发生转移的平均时间为 28.8 个月，而术后未行放疗，仅行全脑放疗或立体定向放射外科（SRS）但未行全脊髓放疗的 6 例患者，发生转移的平均时间为 17 个月。

化疗适用于暂不适合放疗的婴幼儿或放疗后复发的 MB 患者，为增加放疗效果，亦可在放疗后辅助化疗。MB 预后的高危因素包括年龄小于 3 岁、手术后肿瘤残存大于 $1.5cm^2$、肿瘤播散。对于有 NM 的 MB，化疗方案有 ICE（异环磷酰胺 + 卡铂 + 依托泊苷）和 VIP（依托泊苷 + 异环磷酰胺 + 顺铂）。在复发 MB 的临床研究中，替莫唑胺展现出良好的抗肿瘤活性。一项替莫唑胺单药治疗复发 MB 的 Ⅱ 期临床试验共纳入 40 例患者，总 ORR 为 41%，DCR 为 67%，疗效显著。抗血管生成药物治疗主要采用贝伐珠单抗及与其他药物联用方案。有研究应用贝伐珠单抗联合伊立替康及替莫唑胺治疗 9 例复发 MB 患者，3 个月时的 ORR 达到 67%（6 例 PR，其余 3 例 SD），6 个月时的 ORR 为 55%；其中 2 例患者无进展生存期分别达 15 个月和 55 个月。

随着 MB 分子分型的出现及遗传学检测的普及，基于分子分型的小分子靶向药物临床试验不断开展。Geoerger 等利用 SMO 抑制剂 Sonidegib 治疗 24 例复发 MB，其中 14 例患者接受基因检测，2 例患者分子分型为 SHH 激活型，均出现 CR，总 ORR 为 6%。在 Vismodegib 的 Ⅰ 期临床研究中，33 例 MB 中有 7 例为 SHH 激活型，其中 1 例 CR。Ⅱ 期临床研究纳入的 12 例患者中有 1 例 CR。

MB 易复发且预后不良，复发 MB 的平均中位生存期为 1 年。一项针对 23 例复发 MB 患者的研究显示，患者中位总生存期为 5 个月。另有研究显示，18 例患者首次复发后的中位无进展生存时间为 7 个月，长期存活率仅为 6%。

专家点评（空军军医大学唐都医院神经外科　王举磊）

髓母细胞瘤（MB）是起源于原始神经干细胞的胚胎恶性肿瘤，是儿童期神经系统常见的恶性肿瘤，恶性程度高（WHO Ⅳ 级），容易出现播散及转移，治疗难度大，整体疗效欠佳。近年来国内相继出版了 MB 诊疗专家共识和指南，进一步规范了 MB 的诊疗方案。MB 标准治疗策略是根据危险因素进行分层治疗，主要手段是手术联合全脑全脊髓放疗及辅助化疗。MB 确切的预后因素包括手术切除程度、初诊年龄、临床分期、病理类型和分子亚型。经手术和规范的放化疗，年龄 ≥ 3 岁的标危型 MB 患者的 5 年无复发生存率可达 80% 以上，高危型 5 年无复发生存率约 60%。年龄 < 3 岁者都属于高危型，5 年生存率为 30% ~ 70% 不等。分子亚型在 MB 诊疗中逐渐呈现出较大的价值，例如 SHH 激活型伴 P53 突变型，以及 GROUP3 型，往往早期即出现播散和转移，预后较差，可据此调高放疗和化疗的强度；对于低危或标危者，特别是年幼儿童患者，可适当微调放化疗强度，以期降低治疗所致的远期不良反应。

复发或播散转移的 MB 患者均属于高危或极高危型，预后差，5 年生存率低于 10%。SHH 激活型多数局部复发，GROUP3 型和 4 型往往出现播散转移。对于局灶性复发者，如能手术则尽量手术切除肿瘤。对于肿瘤广泛播散者，无法手术，则视既往放疗情况采取相应的治疗措施，包括挽救性化疗、再程放疗。挽救性化疗可尝试既往未曾使用过的化疗方案。既往未放疗者，可视情况重复手术和（或）放化疗的规范治疗方案；既往曾行放疗者，则选用有效的系统性药物治疗，尽量推迟再程放疗时间，多方面综合评估后确定放疗方案。另外，需要注意的是，对于治疗后 3～5 年复发者，需手术或活检确诊以排除第二肿瘤。

　　本文提供了大量播散转移的 MB 病例，转移的部位涵盖中枢神经系统各个位置，包括颅底、松果体区、脑室、蛛网膜下腔、脊髓软膜、髓内、脑桥小脑角等。作者通过自己的病例组证实，术后规范的全脑全脊髓放疗可显著推迟肿瘤复发或发生转移的时间。

参 考 文 献

中国抗癌协会小儿肿瘤专业委员会，2018. 儿童髓母细胞瘤多学科诊疗专家共识（CCCG-MB-2017）. 中国小儿血液与肿瘤杂志，23（4）：169-174.

AGUILERA D，MAZEWSKI C，FANGUSARO J，et al.，2013. Response to bevacizumab, irinotecan, and temozolomide in children with relapsed medulloblastoma：a multi-institutional experience. Childs Nerv Syst，29（4）：589-596.

CEFALO G，MASSIMINO M，RUGGIERO A，et al.，2014. Temozolomide is an active agent in children with recurrent medulloblastoma/primitive neuroectodermal tumor：an Italian multi-institutional phase II trial. Neuro Oncology，16（5）：748-753.

MASSIMINO M，CASANOVA M，POLASTRI D，et al.，2013. Relapse in medulloblastoma：what can be done after abandoning high-dosechemotherapy? A mono-institutional experience. Childs Nerv Syst，29：1107-1112.

ROBINSON G，ORR B A，WU G，et al.，2015. Vismodegib exerts targeted efficacy against recurrent sonic hedgehog-subgroup medulloblastoma：results from phase II Pediatric Brain Tumor Consortium Studies PBTC-025B and PBTC-032. J Clin Oncol，33：2646-2654.

SABEL M，FLEISCHHACK S，TIPPELT G，et al.，2016. Relapse patterns and outcome after relapse in standard risk medulloblastoma：a report from the HIT- SIOP- PNET4 study. J Neurooncol，129：515-524.

颅内生殖细胞肿瘤播散转移的特点

颅内生殖细胞肿瘤（germ cell tumors，GCTs）约占颅内肿瘤的 3.2%，占松果体区肿瘤的 71%，鞍区肿瘤的 2.8%，占小儿脑肿瘤的 11.8%，约 20% 的 GCTs 会发生神经轴转移（NM）。关于 GCTs 的 NM 存在以下几个问题有待探讨。

（一）关于 GCTs 的诊断及治疗

GCTs 对放化疗具有较高的敏感性，一旦明确病理结果即可开展放疗或化疗，在部分情况下，根据临床表现、影像学特征及肿瘤标志物检查结果便能做出初步诊断。对于高度怀疑生殖细胞瘤却拒绝手术的患者，可以实施诊断性放化疗。诊断性放疗时一般给予 5 ~ 10Gy 的低剂量，部分病例甚至在接受几次颅脑 CT 检查后肿瘤便出现明显缩小，诊断性化疗首选以顺铂为主的联合化疗方案。

病例 1

1）女性，7 岁。

2）因头痛行颅脑 MRI 检查发现松果体区占位，在外院行 X-刀治疗，中心剂量 23.12Gy，周边剂量 13.54Gy，定期复查提示肿瘤缩小（图 96-1A ~ E）。

3）4 个月后患者出现后背部疼痛，经检查发现全脊髓转移，行全脑全脊髓放疗后症状消失。半年后患者出现下肢酸痛，复查脊髓 MRI 提示全脊髓广泛转移（图 96-1F）。

4）入笔者所在医院行 DDP+VM-26+BLM 化疗，2 周期后肿瘤几乎消失（图 96-1G）。

病例 1 患者 MRI，高度怀疑生殖细胞肿瘤，患者拒绝手术，选择 SRS 治疗，治疗后肿瘤体积缩小，后续患者发生椎管转移，按生殖细胞肿瘤的化疗方案化疗，治疗效果理想，进一步印证生殖细胞瘤的诊断。

病例 2

1）男性，11 岁。

2）复视，双眼运动障碍。

3）颅脑 MRI 检查发现松果体区占位，行伽马刀和放射治疗（剂量不详）。

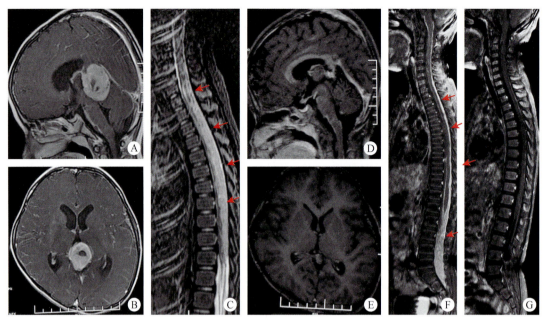

图 96-1 病例 1 颅脑及全脊髓 MRI

A、B. 初诊时颅脑增强 MRI，可见松果体区结节状占位；C. X-刀治疗后 4 个月全脊髓 MRI，可见肿瘤填充整个椎管；
D、E. 全脑全脊髓放疗后颅脑 MRI，松果体区占位消失；F. 全脊髓放疗后全脊髓 MRI，椎管内转移灶未见明显缩小；G. 2 周
期化疗后全脊髓 MRI，椎管内转移灶控制满意

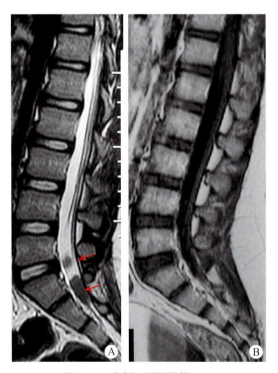

图 96-2 病例 2 腰骶椎管 MRI
A. 放疗前腰骶椎管内可见结节状占位（红色箭头所示）；
B. 放疗及化疗后可见肿瘤消失

4）半年后因腰痛发现 L_5 ～ S_1 水平占位，行局部放射治疗（剂量不详）（图 96-2A）。

5）甲胎蛋白（AFP）：22025μg/L，患者拒绝手术，行 DDP+VM-26+BLM 化疗。

病例 2 患者术前行 MRI 检查发现松果体区占位，同时肿瘤标志物 AFP 异常增高，据此可诊断为含有内胚窦成分的混合 GCTs。如果患者不适合手术治疗，可直接进行放化疗。化疗 2 周期后复查椎管 MRI 显示肿瘤控制良好（图 96-2B）。

（二）关于 GCTs 转移和多发

GCTs 最常见于松果体区，占 50%，其次是鞍区，占 20% ～ 30%，松果体区和鞍区同时存在 GCTs 的情况仅占 5% ～ 10%。双灶病变主要出现在生殖细胞瘤中，在混合 GCTs 中较少发生，双灶病变可能是转移所致，也可能是两个位置同时发生肿瘤。当两个位置的肿瘤病理结果一致，或 MRI 显示

肿瘤在神经轴内多灶转移，如第四脑室和脊髓均有病灶，就应该考虑肿瘤播散的可能。对于鞍上和松果体区的肿瘤，判断哪个是原发灶，哪个是转移灶十分关键。鞍区 GCTs 通常表现为下丘脑功能低下，多饮多尿较为常见，也可能出现性功能减退和垂体功能低下。松果体区 GCTs 通常表现为脑积水和帕里诺综合征。若是松果体区 GCTs 经第三脑室内向鞍区转移，首先会转移至视交叉隐窝和漏斗隐窝，此时首发症状极少为多饮多尿。

　　笔者收治过 3 例初诊时发现颅内多发占位的患者，其中的 2 例在松果体区、鞍区及第四脑室内均同时发现肿瘤（图 96-3，图 96-4），1 例第三脑室和第四脑室同时发现肿瘤。此种情况在生殖细胞瘤中较为常见，推测肿瘤原发于松果体区，向鞍区及第四脑室转移，而非多中心起源，原因如下：①如果是多中心起源，第四脑室内的肿瘤难以用多中心起源解释，因为第四脑室非生殖细胞瘤的好发部位，生殖细胞瘤很少有三个中心同时起源的情况；②本组 2 例松果体区和鞍区同时发生肿瘤的患者无多饮多尿症状，肿瘤起源于松果体区，侵入第三脑室内播散，漏斗隐窝和视交叉隐窝位置低，肿瘤细胞容易在此积聚。

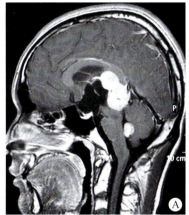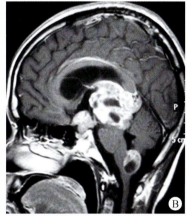

图 96-3　2 例松果体区肿瘤颅脑 MRI

A. 男性，19 岁，松果体区生殖细胞瘤，可见松果体区原发灶和第四脑室转移灶；B. 男性，21 岁，颅内多发占位，松果体区可见巨大占位，2 处转移灶分别位于鞍区和第四脑室内，手术将鞍区和松果体区肿瘤一期切除，病理结果见图 96-4

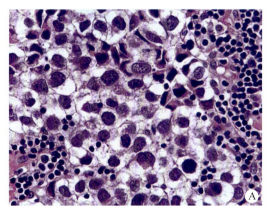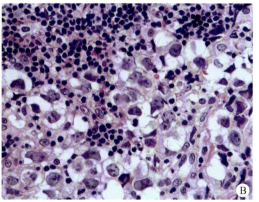

图 96-4　图 96-3B 患者的病理组织切片（HE×400）

2 处肿瘤病理诊断结果均为生殖细胞瘤

A. 松果体区肿瘤病理组织切片；B. 鞍区肿瘤病理组织切片

病例 3

1）男性，27 岁。

2）多饮多尿 1 年半，头痛 1 周入院。

3）术前颅脑 MRI 检查发现侧脑室内、鞍区和松果体区占位（图 96-5）。

病例 3 患者接受手术，切除侧脑室及鞍区肿瘤，术后病理结果显示侧脑室内肿瘤为不成熟畸胎瘤，内含中胚层成分，合体滋养层及生殖细胞瘤成分，而鞍区肿瘤的病理性质为生殖细胞瘤（图 96-6）。鉴于这 2 个肿瘤病理性质不同，笔者推断该患者的 2 个肿瘤为多中心起源。

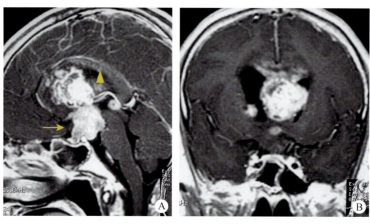

图 96-5 病例 3 颅脑增强 MRI

A. 矢状位 MRI，颅内多发占位，鞍区、侧脑室及松果体区均可见肿瘤，鞍区肿瘤呈均匀一致强化，而侧脑室内肿瘤强化不均匀；
B. 冠状位 MRI，侧脑室内可见巨大肿瘤，右侧侧脑室壁结节状转移灶

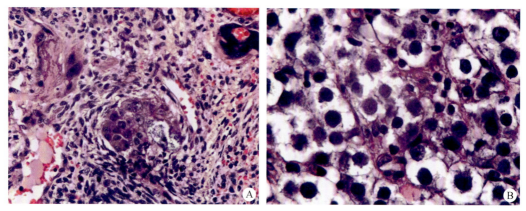

图 96-6 病例 3 术后病理图片

A. 侧脑室肿瘤病理图片，结果为未成熟畸胎瘤，其中可见间叶组织、合体滋养层和生殖细胞瘤成分（HE×200）；
B. 鞍区肿瘤病理性质为生殖细胞瘤（HE×400）

（三）关于 GCTs 的转移成分

除生殖细胞瘤可发生转移外，其他 GCTs 内的恶性成分均可发生转移。在本组病例中，

笔者发现一种罕见的情况，即原发灶和转移灶均发生肿瘤的出血性卒中。

病例 4

1）男性，28 岁。

2）眩晕、呕吐 2 个月。

3）颅脑 MRI 检查可见松果体区占位，于外院行 SRS 及化疗。

4）7 个月后复查颅脑 MRI 提示肿瘤体积未缩小，且出现出血性卒中。

病例 4 患者接受手术治疗，切除松果体区肿瘤。病理确诊为未成熟畸胎瘤，开颅术后 3 个月患者出现腰背部疼痛，脊髓 MRI 检查显示在马尾处可见结节状转移灶，伴出血性肿瘤卒中。随后行椎管肿瘤手术，其病理结果同样为不成熟畸胎瘤。原发灶和转移灶均出现卒中的情况极为罕见（图 96-7）。

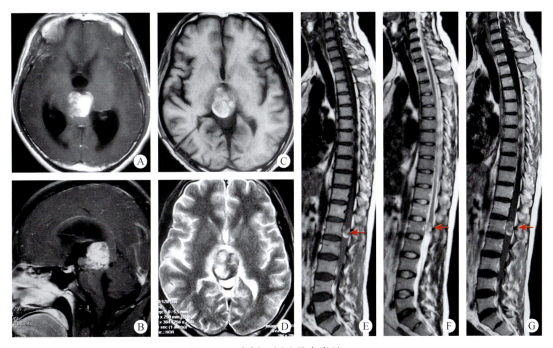

图 96-7 病例 4 颅脑及全脊髓 MRI

A、B. 颅脑 MRI，松果体区占位；C、D. SRS、化疗及放疗后 7 个月颅脑 MRI 显示肿瘤体积未缩小，肿瘤呈短 T_1、短 T_2 混杂信号，提示出血；E～G. 全脊髓 MRI，马尾处可见一结节状转移灶，呈短 T_1、短 T_2 混杂信号，同样提示肿瘤出血（红色箭头所示）

（本章部分病例由首都医科大学三博脑科医院张俊平医生提供）

专家点评（首都医科大学三博脑科医院神经肿瘤化疗中心 张俊平）

颅内生殖细胞肿瘤（GCTs）是起源于原始生殖细胞的肿瘤。这类肿瘤有良性和恶性之分，除成熟性畸胎瘤以外，其他类型 GCTs 皆属于恶性。颅内 GCTs 可分为两大类：生殖细胞瘤（germinoma）和非生殖细胞瘤性生殖细胞肿瘤（non-germinomatous germ cell tumors，NGGCT）。NGGCT 包括胚胎癌、卵黄囊瘤、绒毛膜癌、畸胎瘤（成熟性和未成熟性）及畸胎瘤伴有恶性转化，或两种及以上不同生殖细胞肿瘤成分的混合。

不同病理类型预后不同，诊疗模式也不同。成熟性畸胎瘤仅手术切除即可，不需要放化疗，其余类型生殖细胞肿瘤需要化疗、放疗及手术的综合治疗。颅内 GCTs 对化疗和放疗较敏感，临床或病理诊断后，先进行化疗，再放疗，可降低放疗剂量，减轻放疗对患者垂体内分泌功能及生长发育等的影响；化放疗后残留病灶或含有畸胎瘤成分的病灶需要手术切除。

需要注意的是，对于颅内 GCTs，肿瘤标志物甲胎蛋白（AFP）和人绒毛膜促性腺激素（HCG）的检测在整个病程中都十分重要，不仅可帮助确定诊断，亦可指示疗效及提示复发。

由于 GCTs 容易沿着脑脊液播散，SRS 不建议作为 GCTs 的初始治疗。本文中病例 1 松果体区肿瘤行 X- 刀治疗，治疗后 4 个月即出现脊髓播散。病例 2 可根据 AFP 异常升高及 MRI 确定诊断，但该患者初始治疗为伽马刀，半年后即出现脊髓转移。立体定向放射外科（包括 X- 刀和伽马刀）为局部放疗，治疗范围有限，肿瘤远处转移是初始治疗选择不当所致。

该组病例 1 生殖细胞瘤可能性大。生殖细胞瘤通常 AFP 和 HCG 在正常范围，需要进行立体定向穿刺活检明确病理，病理证实为生殖细胞瘤，则首先化疗 4 周期，生殖细胞瘤对化疗非常敏感，4 周期化疗后行放疗，单病灶或双靶病灶（鞍区和松果体区）放疗为全脑或脑室加局部，有播散转移时放疗为全脑全脊髓加局部。

该组病例 2 为 NGGCT，即混合 GCTs。NGGCT 可根据 AFP 和 HCG 异常升高确定诊断，不需要再进行活检或手术，即可开始化疗，化疗需要 6 周期，待 AFP 和 HCG 转阴，且肿瘤全消或肿瘤缩小超过一半，再开始放疗，放疗范围为全脑全脊髓加局部；如果化疗过程中肿瘤增大，或者 6 周期化疗后 AFP/HCG 不转阴且肿瘤有残留，则手术切除肿瘤后再进行放疗。

该组病例对生殖细胞肿瘤的发生起源及转移生物学行为模式也进行了有益探讨，丰富了我们对中枢神经系统生殖细胞肿瘤的理解及认识。

参 考 文 献

罗世祺，2006. 儿童神经系统肿瘤 . 北京：北京大学医学出版社 .

LIU H，ZHANG J，LIU Y，et al.，2019. Neuraxis metastases of primary central nervous system tumors：a review of clinicopathological and radiographic characters of 198 cases in a single center. Cancer Manag Res，11：9829-9841.

胶质瘤播散转移特点

　　胶质瘤是颅内最常见的恶性肿瘤，占颅内肿瘤的 13% ～ 26%，占神经上皮性肿瘤的 21.2% ～ 51.6%，其中男性多于女性，男女比例约为 3 : 2。

　　胶质母细胞瘤是高度恶性肿瘤，占神经上皮肿瘤的 22.3%，它既可由星形细胞瘤恶变而来，也可能初次发病就表现为此类型。本病好发于 30 ～ 50 岁人群，男性患者数量明显多于女性。

　　无论是低级别还是高级别胶质瘤，均可发生神经轴转移（NM）。低级别胶质瘤在初诊时发生 NM 的比例为 5%，高级别胶质瘤（间变星形细胞瘤和胶质母细胞瘤）发生播散转移的比例为 3% ～ 20%。幕上胶质母细胞瘤发生 NM 的概率为 15% ～ 25%，幕下胶质母细胞瘤则为 60%。

　　胶质瘤术前较少出现脑脊液播散转移，临近皮质的肿瘤若突破软脑膜进入蛛网膜下腔，就存在发生 NM 的可能性；临近脑室的肿瘤若突破室管膜层，肿瘤便可进入脑室系统而发生转移（图 97-1）。部分学者认为，手术切除胶质瘤，尤其是术中脑室开放的病例，更易出现肿瘤的脑脊液播散。

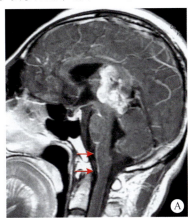

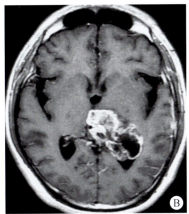

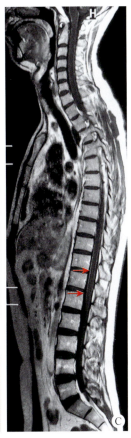

图 97-1　男性，29 岁，左侧丘脑胶质母细胞瘤，术前全脑全脊髓 MRI

A. 颅脑矢状位增强 MRI，可见左侧丘脑占位，呈不均匀强化，脑干及上颈段脊髓表面柔脑脊膜线样强化；B. 颅脑轴位增强 MRI，可见肿瘤突破脑室室管膜层并侵入脑室内；C. 脊髓增强 MRI，可见全脊髓柔脊膜线样强化

病例 1

1）女性，25 岁。

2）8 年前因头痛、呕吐在外院行颅脑 MRI 检查发现脑积水（可见蛛网膜下腔内存在广泛强化的转移灶），行脑室腹腔分流术，术后症状缓解，未行其他治疗。

3）3 年前再次出现头痛、呕吐，复查颅脑 MRI 发现第三脑室、第四脑室及双侧 CPA 区多发占位，未行任何治疗。

4）入院 2 周前患者再次出现头痛、呕吐，且程度较重，同时伴有记忆力下降。

5）颅脑 MRI 检查发现第三脑室内的肿瘤发生卒中，全脊髓 MRI 检查可见椎管内广泛转移灶（图 97-2）。

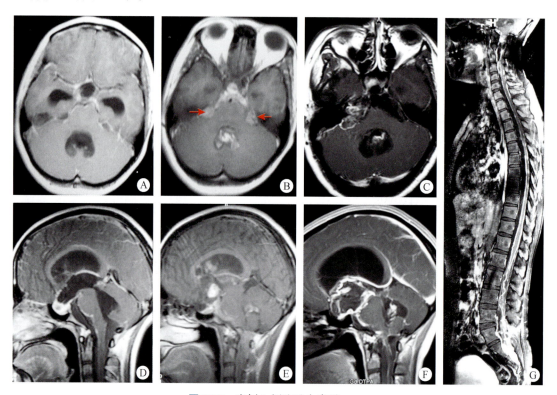

图 97-2　病例 1 颅脑及全脊髓 MRI

A、D. 8 年前颅脑增强 MRI，可见柔脑膜广泛强化，鞍上池及 CPA 池强化明显；B、E. 3 年前颅脑增强 MRI，可见双侧 CPA 区结节状占位；C、F. 本次入院颅脑增强 MRI，左侧 CPA 区转移灶消失，右侧 CPA 区转移灶增大，第三脑室及脑干腹侧强化明显；G. 全脊髓 MRI，椎管内肿瘤广泛播散转移

　　病例 1 患者由于第三脑室肿瘤发生出血，行冠状切口右额开颅经前纵裂入路肿瘤切除术，优先切除第三脑室内肿瘤。术后病理诊断为低级别胶质瘤，倾向于毛细胞星形细胞瘤，伴有黏液变性。术后患者行全脑全脊髓放疗，1 年后随访患者病情稳定。由于该患者属于低级别胶质瘤且长期带瘤生存，为观察神经轴转移（NM）的长期演变过程提供了契机。回顾发现，患者 8 年前出现脑膜播散，3 年前肿瘤在双侧 CPA 区形成团块，而术前 MRI 检查显示，在未经任何治疗的情况下，患者左侧 CPA 区的肿瘤自行消失，

右侧肿瘤则持续增大。

病例 2

1）男性，57 岁。

2）入院前 10 个月头痛、恶心及呕吐，发现右额占位，于外院行开颅手术切除肿瘤，病理诊断为胶质母细胞瘤。

3）同步放化疗，口服替莫唑胺 125mg/ 日，放疗 29 天（剂量不详）。

4）复查颅脑 MRI 发现肿瘤复发，侧脑室远隔部位可见播散转移（图 97-3A）。

病例 2 患者于笔者所在医院行替莫唑胺（TMZ）+CPT-11+endostatin 方案化疗，经 6 周期化疗后复查颅脑 MRI 提示肿瘤控制理想（图 97-3B、C）。2 年后患者死于肿瘤进展，是 TMZ 和靶向治疗控制肿瘤较理想的病例。

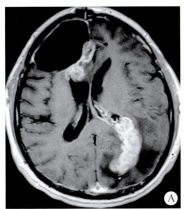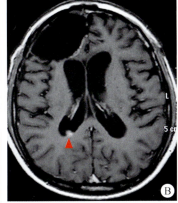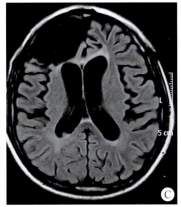

图 97-3　病例 2 患者颅脑 MRI

A. 本次入院化疗前颅脑轴位增强 MRI，可见右侧侧脑室额角复发灶及左侧侧脑室枕角结节状转移灶；B. 化疗 6 周期后肿瘤消失，右侧侧脑室枕角可见一处新发播散转移灶（红色箭头所示）；C. MRI-T_2FLAIR 序列，肿瘤控制理想

讨论

胶质母细胞瘤从初诊到发生转移存在较长的潜伏期，通常为 14.1 个月，潜伏期时间长于胶质母细胞瘤平均生存时间，换言之，部分胶质母细胞瘤患者在转移发生前就已死亡。尸检研究表明肿瘤的脑脊液播散多出现于第三脑室和侧脑室，第四脑室内较为少见，脊髓转移最常见的部位为下胸段、上腰段和腰骶部。

胶质瘤播散还可能与下列因素有关：①年龄，Delattre 等报道小于 45 岁的胶质瘤患者有 8.8% 出现柔脑（脊）膜播散，而大于 45 岁的仅有 1.3%；②手术，已报道的脑、脊髓播散的病例大部分发生在手术后，当术中脑室系统开放时更易发生肿瘤的播散转移，对于复发的肿瘤，反复的手术刺激可增加肿瘤的侵袭性；③放、化疗，可使患者抵抗力下降，增加播散的风险。

Kelly 将 NM 的胶质瘤根据病理生理特点和 MRI 特征分为 4 型：

Ⅰ型　柔脑膜播散，柔脑膜强化有或没有脑脊液肿瘤细胞检查阳性结果，又可分为 2 个亚型，

　　Ⅰa 型　在蛛网膜下池内有占位性病变，

　　Ⅰb 型　弥散的柔脑膜强化；

Ⅱ型　室管膜下播散，室管膜壁强化；

Ⅲ型　卫星转移灶，原发部位远处有结节转移灶；

Ⅳ型　以上类型的混合。

低级别胶质瘤首选手术治疗，应尽可能完全切除肿瘤，若肿瘤全切，且处于低危因素状况下可暂不进行放疗和化疗，仅需定期随访观察；对于年龄 < 40 岁的少突胶质细胞瘤患者，即便肿瘤未完全切除，也可考虑 MRI 随访观察；对于其他未全切肿瘤、年龄 > 40 岁、有相关症状或存在播散转移等高危因素的低级别胶质瘤患者，则需行放疗联合 TMZ 或 PCV（洛莫司汀 + 丙卡巴肼 + 长春新碱）辅助化疗。

对于高级别胶质瘤，手术最大限度地降低肿瘤负荷，为后续放疗和化疗创造有利条件。具体放疗、化疗方案需依据肿瘤病理学分类、级别、患者年龄、KPS 评分及分子分型等因素综合确定。

（1）少突胶质细胞瘤 WHO 3 级：术后可考虑标准放疗 +PCV 辅助或新辅助化疗；或同步放化疗 +TMZ 辅助化疗；或标准放疗 +TMZ 辅助化疗。

（2）星形细胞瘤 IDH 突变型 WHO 3 或 4 级：如果 KPS ≥ 60，则标准放疗 +TMZ 辅助化疗，放疗期间是否需要同步 TMZ 尚有争议；如果 KPS < 60，大分割放疗，或 TMZ 化疗，或对症支持治疗。

（3）胶质母细胞瘤 IDH 野生型：①年龄 ≤ 70 岁、KPS ≥ 60 时，同步放化疗 +TMZ 辅助化疗 ± 电场治疗；②年龄 ≤ 70 岁、KPS < 60 时，大分割放疗 ± 同步或辅助 TMZ 化疗；③年龄 > 70 岁、KPS ≥ 60 时，若 MGMT 启动子有甲基化，则大分割放疗 + 同步或辅助 TMZ 化疗，若 MGMT 无甲基化，则同步放化疗 + 辅助 TMZ 化疗 ± 电场治疗；④年龄 > 70 岁、KPS < 60 时，则单纯行大分割放疗，若 MGMT 有甲基化，也可考虑仅 TMZ 化疗。

此外，针对复发或病情进展且具有相应靶点的肿瘤可考虑靶向治疗，常见的靶向治疗药物包括 BRAF/MEK 抑制剂（如达拉非尼 + 曲美替尼、维莫非尼 + 考比替尼）、mTOR 抑制剂（如依维莫司）、NTRK 抑制剂（如拉罗替尼、恩曲替尼）、MEK 抑制剂（如司美替尼）、IDH 抑制剂（如艾伏布尼）等。

（病例 2 由首都医科大学三博脑科医院张俊平医生提供）

专家点评（复旦大学附属华山医院神经外科　姚瑜）

随着现代神经外科相关技术的进步及本领域医师水平的提高，目前脑胶质瘤诊治过程中发现转移已不罕见，主要包括颅内及颅外转移两种。前者上文已详细用病例阐述，后者包括肺部及颈部淋巴结转移等，一般病理上具有胶质瘤的病理特征，容易确诊。如上文提

到的病例 1，总体预后与很多因素有关，如年龄、病理类型、转移的类型等，一般病理非高度恶性，即使有转移，生存时间也可能很长。

诊断上可以通过影像学、脱落细胞学检查及病理来证实。影像学判断转移可以依据 RANO2.0 指南，总体推荐强化序列，用过抗血管生成等药物者可以采用 T_2 及 FLAIR 序列综合判断。脑脊液脱落细胞学诊断的阳性机会比较多，另外最近研究热点外泌体应该在这个领域会有较多的用途，值得进一步研究。

低级别胶质瘤，如少突胶质细胞瘤、毛细胞星形细胞瘤等在长期生存后，更会出现各种转移，但大多对于化疗或者靶向治疗有一定或者良好的初始治疗反应。但若为高级别胶质瘤，如本文阐述的病例 2，则预后很差，可以针对相对固定范围的转移灶进行外科切除，获得病理证实及减少瘤负荷，若有脑积水，可以行分流术。因为脑部和腹部微环境不一样，分流后诱发腹部转移的相对较少。其他治疗如放化疗等都可根据情况使用，如何用好转移病灶组织进行抗肿瘤治疗是未来的方向，如制备癌症疫苗等。

参 考 文 献

GRITSCH S，BATCHELOR T T，GONZALEZ CASTRO L N，2022. Diagnostic，therapeutic，and prognostic implications of the 2021 World Health Organization classification of tumors of the central nervous system. Cancer，128（1）：47-58.

HORBINSKI C，BERGER T，PACKER R J，et al.，2022. Clinical implications of the 2021 edition of the WHO classification of central nervous system tumours. Nat Rev Neurol，18（9）：515-529.

KIM Y Z，KIM C Y，LIM D H，2022. The overview of practical guidelines for gliomas by KSNO，NCCN，and EANO. Brain Tumor Res Treat，10（2）：83-93.

NCCN guideline：central nervous system cancers. Version 1. 2023.

原发颅内黑色素瘤中枢神经系统播散转移

正常情况下，神经系统中存在黑色素细胞，这些黑色素细胞分布于软脑膜上（图98-1），由于中枢神经系统和皮肤均起源于外胚层，因此神经系统也可能发生黑色素瘤。

神经系统黑色素疾病的病理类型主要分为：①弥漫性黑色素细胞增生症；②黑色素细胞瘤；③恶性黑色素细胞瘤（脑膜黑色素瘤病）。

中枢神经系统黑色素瘤通常发生于软脑膜，即肿瘤位于脑表面或者生长在蛛网膜下腔内，其转移途径为沿脑脊液播散转移，转移至脑膜上或蛛网膜下腔内。而外周黑色素瘤发生脑转移时，多数是通过血行转移至脑实质内。

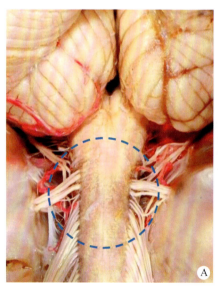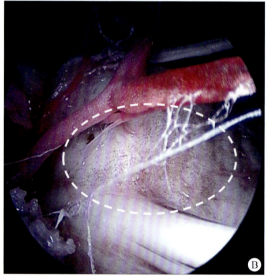

图 98-1　黑色素颗粒肉眼观

A. 颅脑解剖标本所示，在延髓和上颈段脊髓背侧的软脑膜上可见散在黑色斑点，为正常黑色素细胞；B. 内镜观察颅脑解剖标本，脑干表现可见散在黑色斑点，同样为正常黑色素细胞

病例 1

1）女性，42岁。

2）阵发性上腹部疼痛8月余。

3）查体：脊椎 $T_4 \sim T_{10}$ 水平压痛。

4）椎管 MRI 检查提示 $T_4 \sim T_5$、$T_8 \sim T_9$ 椎管内可见硬脑膜下占位（图 98-2A ～ C）。

患者为椎管内原发性黑色素瘤，肿瘤位于 $T_4 \sim T_5$ 水平。椎管 MRI 检查提示 $T_8 \sim T_9$ 处可见一体积较小的强化影，考虑肿瘤播散转移。术中可见整个硬脊膜均呈黑色改变，软脊膜也可见片状黑色改变，同样考虑肿瘤播散所致（图 98-2D）。

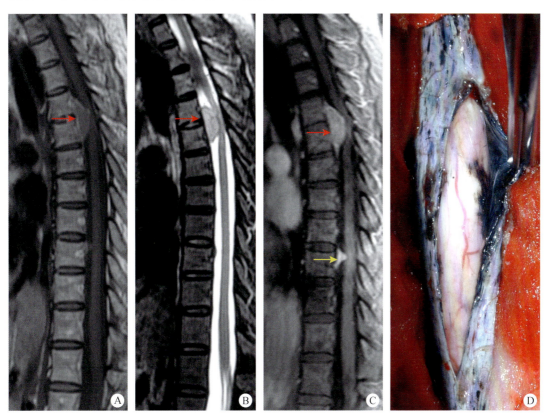

图 98-2 病例 1 椎管 MRI 及术中所见

A、B. 术前椎管 T_1 及 T_2 序列，肿瘤位于 $T_4 \sim T_5$ 水平；C. 增强 MRI，$T_4 \sim T_5$ 水平及 $T_8 \sim T_9$ 均可见肿瘤，$T_8 \sim T_9$ 考虑转移所致；D. 术中所见，硬脊膜、软脊膜均呈黑色，提示均有肿瘤转移

病例 2

1）男性，57 岁。

2）间断头晕、头痛、复视 1 年余，加重伴走路不稳 4 个月。

3）查体：右眼外展轻度受限，右耳听力下降，吞咽、咳嗽反射差。

4）MRI 检查可见颅内和椎管内多发占位（图 98-3），全身 PET/CT 检查颅外未见病灶。

该患者为典型的中枢神经系统黑色素瘤，肿瘤主体位于下斜坡，临床症状由该肿瘤引发，颅脑及椎管 MRI 检查可见广泛的多发播散转移灶，因转移灶体积较小，目前尚未引发症状，患者接受手术治疗，采用右侧远外侧入路肿瘤切除术，术中见肿瘤呈黑褐色泥沙样改变，将下斜坡处肿瘤完整切除。

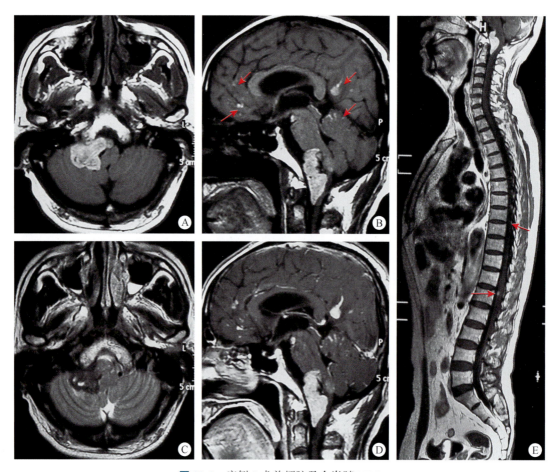

图 98-3 病例 2 术前颅脑及全脊髓 MRI

A、B. MRI-T₁ 序列，肿瘤主体位于右侧下斜坡，呈短 T₁ 信号，为黑色素瘤的典型影像学表现，其中图 B 可见颅内多发病灶，考虑肿瘤播散转移所致；C. MRI-T₂ 序列，肿瘤呈短 T₂ 信号；D、E. 增强 MRI，可见颅内及椎管内多发播散转移灶

讨论

恶性黑色素瘤（malignant melanoma，MM）最早于 1859 年报道，是一种起源于黑色素细胞的高度恶性肿瘤，主要发病部位包括皮肤、黏膜及眼葡萄膜等。MM 在欧美国家发病率较高，且多发生于皮肤，而亚洲国家，发病部位则以肢端和黏膜为主。原发中枢神经系统 MM 的发病率为（0.0052 ~ 0.01）/10 万，男性发病率高于女性。在我国，MM 的发病率呈逐年升高趋势，近年来约为 0.9/10 万，发病年龄集中在 40 ~ 59 岁，高峰年龄为 50 ~ 54 岁，男女比例约为 1.5：1。

中枢神经系统 MM 引发的症状主要有颅内压增高（43.2%）、因局部压迫导致的神经功能缺损（34.6%）、蛛网膜下腔出血（17.3%）和癫痫（11.1%）。通常 MM 在 CT 平扫上多呈均匀高密度团块，边界较清，增强扫描后可出现不同程度的强化，且肿瘤出血相对较多。由于 MM 细胞能够合成黑色素，而黑色素属于顺磁性物质，在 MRI 平扫上通常呈现出特征性的短 T₁ 信号，这为黑色素瘤的诊断提供了关键线索。ISIKLAR 等根据肿瘤内黑色素含量的差异将 MRI 表现分为黑色素型、无色素型、混合型和血肿型等 4 种。

对于首发症状为颅内转移灶或原发于中枢神经系的 MM，临床上易与脑出血、脑膜瘤、胶质瘤、转移癌及炎性病变等疾病混淆。若结合患者既往病史、症状体征及影像学特点仔细研判，多数情况下可予以鉴别。

《CSCO 黑色素瘤诊疗指南 2021》（以下简称《指南》）以中国人群循证医学证据为基础，分别对皮肤、肢端、黏膜和眼 MM 做出了治疗推荐。对起源于头颈部黏膜及出现 CNS 转移的 MM 基本治疗建议均是手术切除后结合 SRS 或全脑放疗，证据类别多为 2A。

近年来 PD-1 抑制剂、CTLA-4 抑制剂、BRAF 抑制剂、MEK 抑制剂、抗血管生成药物等，在外周 MM 的治疗上展现出较好的疗效。《指南》也对上述药物及替莫唑胺、达卡巴嗪、福莫司汀等化疗药物进行了推荐。但对于颅内 MM，化疗、免疫及靶向药物的治疗效果并不理想。据 Long GV 等报道，即便采用传统放化疗、免疫治疗、靶向治疗等综合治疗手段，MM 脑转移患者的中位总生存期（mOS）仅 17 ~ 22 个月。

Man 等研究表明，美国原发 CNS 黑色素瘤患者综合治疗后 1 年、2 年、3 年、5 年的生存率分别为 89.3%、75.6%、65.2%、37.7%，中位生存期为 15 个月，肿瘤全切除有助于延长生存期，而年龄小于 19 岁是预后差的独立危险因素。

专家点评（北京大学肿瘤医院黑色素瘤与肉瘤内科　崔传亮）

我国黑色素瘤常见亚型为黏膜型和肢端型，相较于皮肤型预后通常更差。40% ~ 60% 晚期患者会出现中枢神经系统转移，其主要表现形式为脑实质黑色素瘤转移（melanoma brain metastases，MBM）和柔脑膜黑色素瘤转移（leptomeningeal melanoma metastases，LMM）。黑色素瘤脑转移尚无标准规范的治疗方法，且脑膜转移患者预后相对更差，即使进行积极的治疗，中位总生存期（mOS）也仅为 3.5 个月。

如何及时发现黑色素瘤脑转移是临床工作中的一大难题。虽然指南鼓励黑色素瘤患者定期完善颅脑 CT 或 MRI 进行脑转移筛查，但一些患者是在出现头痛、偏瘫、癫痫、意识障碍等脑转移症状时才发现脑转移。而对于脑膜转移患者，脑脊液检查是重要的诊断项目。随着技术发展进步，脑脊液循环肿瘤细胞（circulating tumor cell，CTC）的检测已被测试用于诊断 LMM 和评估后续治疗效果，有望成为未来抗肿瘤治疗的有效工具。

目前手术、局部放疗和全身治疗是其主要治疗方法。对于存在脑转移的患者，往往优先处理中枢神经系统病灶，以延迟或防止出现相关功能障碍。局部治疗方案的选择通常需要综合考虑病灶的症状、数目和部位。对于出现占位症状的脑转移患者，首先可评估有无手术切除可能。同时也可评估局部放疗，对于脑实质转移的患者，较大病灶可采用分次立体定向放射治疗（SRT），而病灶较小的患者更推荐立体定向放射外科（SRS）治疗。对于脑膜转移的患者，可考虑姑息性全脑放疗方案（WBRT）。待局部病灶稳定后，应尽快给予药物抗肿瘤治疗。近几年脑转移全身治疗方案正在被积极探索中，PD-1 抑制剂、CTLA-4 抑制剂、LAG3 抑制剂等免疫及其联合治疗已取得一定的疗效，其中 ipilimumab 加 nivolumab 在无症状脑转移患者中的 3 年 OS 率达到 71.9%。携带 *BRAF* V600 突变的患者，应首选 MEK 抑制剂，而非 *BRAF* V600 突变的患者，也可考虑能通过血脑屏障的化疗药物，如替莫唑胺。此外还有化疗 / 免疫药物鞘内注射 PD-1 单抗及新的临床试验仍在进一步探索中。但值得注意的是，脑膜转移患者治疗效果一般差于脑实质转移患者，这可能与其免疫微环境中 T 细胞耗竭相关。

本文提供的颅内原发黑色素瘤中枢神经系统转移病例两则，患者均出现了肿瘤压迫症状，因此作者选择了手术切除较大病灶，待术后稳定且排除明显禁忌后，可考虑采用免疫联合治疗，同时应对肿瘤组织进行基因检测，以评估是否可选用靶向治疗，也可尝试联合应用鞘内注射等治疗。这些病例提示我们，对于黑色素瘤高危脑转移患者（文献报道如原发肢端、黏膜，存在 *BRAF* 突变等），应加强筛查，及时识别占位引起的相关症状，把握好局部治疗和全身抗肿瘤治疗时机，以取得最佳生存获益。

参 考 文 献

董永，孙季萍，楼芳，2019. 恶性黑色素瘤脑转移的综合治疗进展 . 临床肿瘤学杂志，24（10）：948-953.

乔宇，2016. 颅内原发性恶性黑色素瘤的诊治进展 . 医学研究生学报，29（1）：97-99.

中国临床肿瘤学会指南工作委员会，2021. 中国临床肿瘤学会（CSCO）黑色素瘤诊疗指南 2021. 北京：人民卫生出版社 .

LONG G V，ATKINSON V，LO S，et al.，2018. Combination nivolumab and ipilimumab or nivolumab alone in melanoma brain metastases：a multicentrerandomised phase 2 study. Lancet Oncol，19（5）：672-681.

ZHOU M，WANG H，ZENG X，et al.，2019. Mortality，morbidity，and risk factors in China and its provinces，1990-2017：a systematic analysis for the Global Burden of Disease Study 2017. Lancet，394（10204）：1145-1158.

ZUNARELLI E，BETTELLI S，REGGIANI-BONETTI L，et al.，2010. Cerebrospinal fluid cytology in a case of primary diffuse leptomeningeal and pineal melanocytic lesion，with histological confirmation. Pathology，42（3）：292-295.

垂 体 癌

垂体癌（pituitary carcinom，PC）是指垂体前叶肿瘤出现中枢神经系统转移和（或）全身转移，但肿瘤在组织学上并无恶性表现。垂体癌在垂体前叶肿瘤中的占比为 0.2%，其中发生非中枢神经系统的全身转移的占 47%，发生中枢神经系统转移的占 40%，两者同时发生的占 13%。垂体癌各型均可发生转移，转移类型占比情况为：ACTH 型 35%，PRL 型 24%，GH 型 14%，TSH 型 6%，FSH 型 7%，LH 型 4%，Null-Cell 型 15%。从垂体瘤发展为垂体癌的平均时间为 9.3 年。

病例

1）男性，38 岁。

2）12 年前行开颅垂体瘤切除术，术后行放疗（图 99-1）。

3）2 年前因左耳鸣，枕部疼痛，发现左侧 CPA 区占位（图 99-2），手术治疗，术后病理为垂体瘤（图 99-4A）。

4）6 个月前出现右上肢麻木，脊髓 MRI 可见颈椎 C_4 水平占位（图 99-3）。

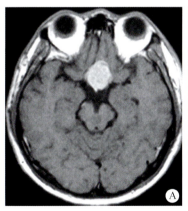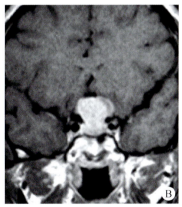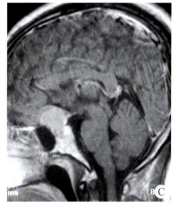

图 99-1 12 年前开颅垂体瘤切除术前颅脑增强 MRI

可见肿瘤位于鞍内及鞍上，强化明显

患者 12 年前曾行开颅垂体瘤切除术，术后 10 年，左 CPA 区出现占位性病变，手术切除后，病理检查提示为垂体瘤。2 年后患者出现肢体麻木症状，检查发现椎管存在转移，再次手术后的病理结果仍为垂体瘤（图 99-4B）。

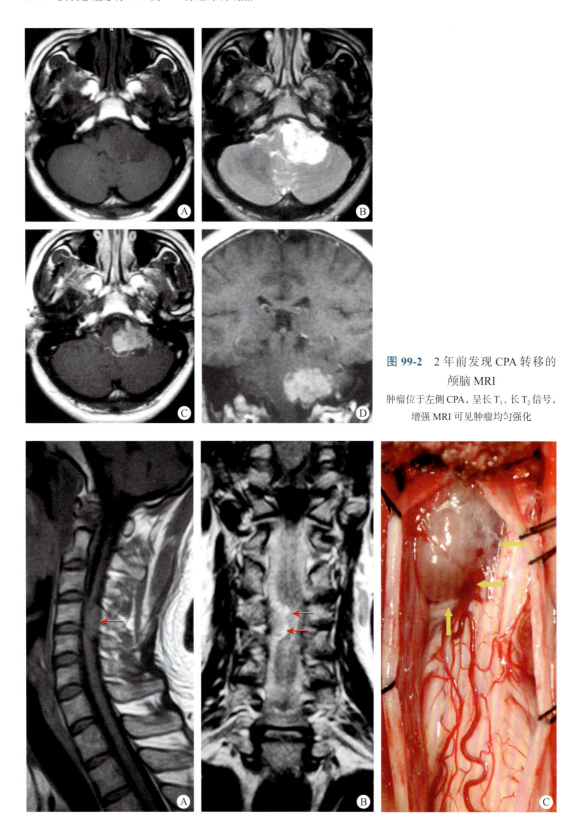

图 99-2 2 年前发现 CPA 转移的颅脑 MRI
肿瘤位于左侧 CPA，呈长 T_1、长 T_2 信号，增强 MRI 可见肿瘤均匀强化

图 99-3 椎管内转移的脊髓 MRI 及术中所见
A、B. 脊髓 MRI，肿瘤位于 C_4 水平，呈长 T_1、长 T_2 信号；C. 术中所见，椎管内肿瘤呈结节状，灰红色，边界清楚

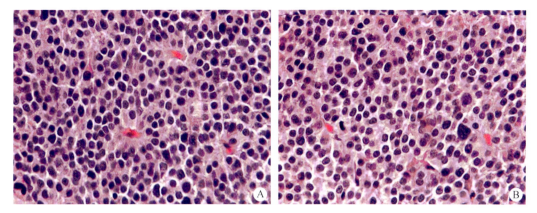

图 99-4 术后病理组织切片

A. CPA 转移手术的病理图片；B. 椎管内转移手术的病理图片，均为垂体瘤的病理表现（HE×400）

讨论

垂体癌在组织学上仍呈现垂体瘤的表现，但其生物学特性具有远处转移的特点。由于垂体癌发病率极低，笔者仅手术治疗过4例，这4例均出现CPA转移。此类肿瘤具有侵袭性，既可浸润邻近结构，又可发生远处转移。垂体癌在中枢神经系统内的播散转移部位均在蛛网膜下腔内形成转移灶，可能是先前开颅手术造成的肿瘤碎片转移所致。当垂体瘤侵犯海绵窦时，肿瘤可经岩上窦通过血行途径播散。

当前，垂体癌的主要诊断依据为远处转移这一临床表现。垂体癌的组织学特征包括高细胞性、核多形性、色素增多、大量有丝分裂现象、高 Ki-67 及 p53 免疫反应阳性。然而，垂体瘤和垂体癌都可能存在细胞多形性和（或）明显的核异常。Thapar 等观察发现，垂体癌的有丝分裂活性显著增强，由于有丝分裂在垂体瘤中并不常见，所以在肿瘤中检测到较多有丝分裂，通常提示其具有侵袭性潜力。一项关于垂体肿瘤中 p53 表达的研究显示，非侵袭性垂体瘤中 p53 表达率为 0，侵袭性垂体瘤中为 15%，而垂体癌中则高达 100%。在 57% 的原发肿瘤和 88% 的转移灶中，均可检测到 p53 蛋白的免疫染色。

在治疗方面，垂体癌以手术治疗为主，可辅以放疗。若垂体癌为功能性肿瘤，可采用药物治疗，例如 PRL 型可用溴隐亭、卡麦角林；GH 型可用生长抑素，虽能抑制生长激素升高，但缩小肿瘤体积效果欠佳；ACTH 型可用帕瑞肽等。此外，也可使用替莫唑胺、卡培他滨等化疗药物治疗垂体癌。垂体癌患者的平均生存期为 2 年，其中同时伴有全身转移的患者，其预后较仅有颅内转移的患者差（平均生存期分别为 1 年和 2.6 年）。

专家点评（中国医学科学院北京协和医院神经外科　冯铭）

垂体癌是一种罕见的垂体病变，其主要特征是存在远处转移。与普通的垂体瘤相比，垂体癌的生物行为更具侵袭性。尽管有时难以从病理学上区分垂体癌与难治性垂体瘤（aggressive pituitary tumors，APT），但远处转移的发生是垂体癌诊断的关键。本病例患者在垂体瘤诊断 10 年、12 年后分别在脑桥小脑角和椎管内发现病变，经过手术证实为垂体癌。结合病史应为开颅手术后经脑脊液播散引起肿瘤种植。

垂体癌极为罕见，占垂体瘤的 0.1% ～ 0.5%。由于统计和诊断上的限制，这些数据可能存在一定的误差。垂体癌的诊断主要依靠临床表现、影像学和病理学特点。转移性病变的发现是确诊的关键。常用的诊断工具包括 MRI 和 CT 扫描，有时需要借助 PET/CT 来评估转移性病变。在生物标志物方面，Ki-67 指数高于 10%、p53 蛋白的广泛表达及 P53 和 ATRX 基因突变的存在，都可能与疾病的侵袭性和恶化相关。

垂体癌的治疗需要采取综合治疗，包括手术、放疗和药物治疗。手术通常是首选治疗，旨在尽可能地切除肿瘤。放疗是另一种重要的治疗手段，尤其是对于无法完全切除或复发的肿瘤。在药物治疗方面，替莫唑胺是推荐的一线化疗药物。免疫检查点抑制剂常作为二线治疗，尤其是在传统治疗失败后。其他治疗选项如贝伐珠单抗和多肽受体放射核素疗法（PRRT）也可用于特定患者，但通常效果有限。对于功能性肿瘤，可以配合使用内分泌治疗。

垂体癌由于其罕见性和治疗复杂性，建议患者在经验丰富的医疗中心进行治疗，以便能够接受综合管理和接受新兴疗法。同时，由于垂体癌的复杂性和变异性，需要更深入的研究和更精准的生物标志物开发。

参 考 文 献

马斯奇，孔腾霄，张栋韬，等，2021. 原发性垂体癌的临床特点与诊疗分析 . 中国实用神经疾病杂志，24（15）：1334-1341.

LOPES M B，SCHEITHAUER B W，SCHIFF D，2005. Pituitary carcinoma diagnosis and treatment. Endocrine，28：115-121.

MCCORMACK A，2022. Temozolomide in aggressive pituitary tumours and pituitary carcinomas. Best Pract Res Clin Endocrinol Metab，36：1-17.

PERNICONE P J，SCHEITHAUER B W，2001. Invasive pituitary adenomas and pituitary carcinomas// THAPAR K，KOVACS K，SCHEITHAUER B W. Diagnosis and Management of Pituitary Tumors. Totowa，New Jersey：Humana Press：369-386.

颅内良性脑肿瘤的播散转移

区别于全身肿瘤，脑肿瘤不会发生淋巴及血行转移，而是以沿脑脊液在蛛网膜下腔内播散的方式转移。恶性脑肿瘤易于出现脑脊液播散转移，而部分良性脑肿瘤也可发生。其中，良性脑肿瘤的播散转移多数发生于术后，属于医源性因素导致。此外，一些发生脑脊液播散转移的良性脑肿瘤，可能是因为肿瘤发生了恶变。

病例 1

1）男性，7 岁。
2）颅咽管瘤术后 2 年，复查发现额部占位。
3）影像学检查提示额极处可见一囊性占位（图 100-1）。

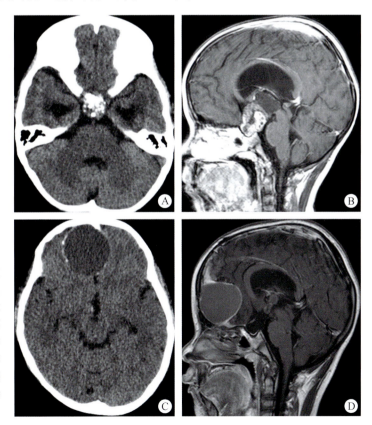

图 100-1 病例 1 颅脑 CT 及 MRI
A. 第一次术前颅脑 CT，肿瘤位于鞍上，呈高密度，为钙化团块；B. 第一次术前颅脑增强 MRI，肿瘤呈囊实性，不均匀增强；C. 第二次术前颅脑 CT，右侧额极囊性占位，囊壁周围为蛋壳样钙化；D. 第二次术前 MRI，肿瘤呈囊性，囊壁呈环形强化，鞍区肿瘤切除满意，未见复发

该患者为颅咽管瘤，第一次术前的影像表现十分典型，CT 平扫可见钙化，MRI 提示肿瘤呈囊实性，实性部分强化明显。采用右额开颅额底纵裂入路肿瘤切除术，肿瘤完整切除。2 年后复查发现右额极处囊性占位，CT 呈蛋壳样钙化，MRI 呈囊性占位，囊壁呈环形强化。再次手术切除该肿瘤，病理结果仍为"颅咽管瘤"，且原肿瘤切除干净无复发迹象，新发肿瘤的位置与原发肿瘤位置毫无关联。右额肿瘤是由肿瘤播散转移导致，其位置恰好处于手术路径上，第一次手术时，肿瘤细胞碎屑散落于术区，之后继续生长。由此可见颅咽管瘤虽为良性肿瘤，同样存在肿瘤细胞播散后继续生长的情况。

讨论（一）

颅咽管瘤播散转移又称颅咽管瘤的异位复发，其发生率较低，多为个案报道。Elliott 报道的发生率为 4.7%（4/86），国内石祥恩教授报道的 700 例颅咽管瘤病例中，仅 1 例发生播散转移。三博脑科医院杨扬报道了 3 例颅咽管瘤播散转移的病例，其播散原因均考虑为医源性因素，均在手术后出现，且位置都在手术路径上。首选治疗方案为手术切除转移灶。对于术后是否行放疗，目前存在争议。有学者研究表明，颅咽管瘤手术后辅助放疗可降低复发风险，但综合相关文献发现，放疗后的颅咽管瘤患者仍有 22.4% 发生了播散转移。

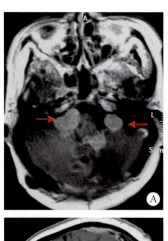
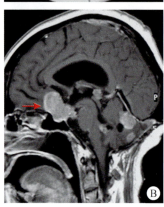
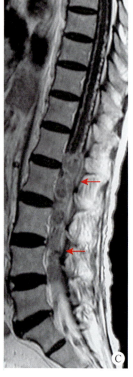

图 100-2 病例 2 颅脑和椎管 MRI

A、B. 第四脑室 CPP 术后 12 年，颅脑 MRI，双侧 CPA 区、鞍区及松果体区可见多发转移灶；C. 脊髓 MRI，可见转移灶充满腰骶管

病例 2

1）女性，55 岁。

2）12 年前行第四脑室脉络丛乳头状瘤切除术，术后 2 年出现脑积水，行脑室腹腔分流术，术后恢复良好，定期复查颅脑 MRI 未见异常。

3）1 年前开始出现视力及听力进行性下降，半年前视力及听力丧失，并出现肢体无力，近 4 个月出现进食困难，消瘦。

4）复查颅脑及全脊髓 MRI 可见肿瘤播散转移，范围广泛，双侧 CPA 区、鞍区、松果体区和腰骶管内均有肿瘤（图 100-2）。

5）患者放弃手术治疗。

讨论（二）

脉络丛乳头状瘤（choroid plexus papilloma，CPP）是较为少见的中枢神经系统肿瘤，占颅内肿瘤的 0.4% ～ 0.6%，儿童群体相对常见，占儿童颅内肿瘤的 4%，该肿瘤通常为良性，但其中 25% 为恶性的脉络丛乳头状癌（choroid plexus carcinoma，CPC）。在发病部位上，儿童多见于侧脑室，成人则多见于第四脑室。CPP 沿脑脊液播散转移的情况少见，一旦发生转移，通常意味着肿瘤有恶性转化倾向，转移可发生在不同的位置，如 CPA 区、第三脑室、鞍区和椎管等。关于播散转移的时间，据文献报道，部分病例在初诊时就已发现肿瘤播散，有报道称最长的间隔时间为 8 年，而本例是术后 12 年发生转移。

（病例 1 由首都医科大学三博脑科医院钱海医生提供）

专家点评（首都医科大学三博脑科医院神经外科　周忠清）

　　文中报告一例 7 岁颅咽管瘤患儿在手术后 2 年发现在手术通道上的肿瘤复发，复发肿瘤位置与原颅咽管瘤位置有段距离，可以确定为颅咽管瘤播散转移灶。

　　关于颅咽管瘤播散转移的文章不多，多数为个案报道，但是临床上类似的病例并非罕见。随机抽取并复习我科自 2022 年 12 月至 2023 年 6 月期间连续 50 例复发颅咽管瘤患者的手术记录，发现其中 16 例有播散转移病灶，5 例有可疑的播散转移病灶。

　　颅咽管瘤发生播散转移原因分析。①与手术切除颅咽管瘤过程中容易产生肿瘤碎片有关，无论是开颅手术还是经鼻内镜手术均会产生肿瘤碎片，尤其是造釉细胞型颅咽管瘤更容易出现肿瘤碎片；如果碎片不能被完全清除，则有播散转移的隐患。②与颅咽管瘤的生物学特性有关。颅咽管瘤虽然被定性为良性肿瘤，但是其肿瘤细胞在脑脊液中容易存活。

　　如何避免颅咽管瘤播散转移？①减少切除肿瘤过程中碎片的产生。②抽吸肿瘤内囊液时避免囊内容物的溢出。③在手术通道上铺胶海绵覆盖脑实质，在肿瘤周围脑池或脑室中填入明胶海绵，阻止肿瘤碎片随脑脊液流动。④切除肿瘤后将所铺明胶海绵清除并仔细搜索术野，清除所有的肿瘤碎片。

　　对于颅咽管瘤播散的病灶，如果产生症状，首选再次手术切除肿瘤。在再次手术过程中宜仔细探查原手术通道，清除影像学上未能显示的潜在播散病灶。

　　脉络丛肿瘤是起源于脉络丛上皮的肿瘤，属于罕见的中枢神经系统肿瘤。WHO 中枢神经系统肿瘤分型中将脉络丛肿瘤分成 3 级：脉络丛乳头状瘤（WHO Ⅰ级）、非典型脉络丛乳头状瘤（WHO Ⅱ级）、脉络丛癌（WHO Ⅲ级）。WHO Ⅰ、Ⅱ、Ⅲ级分别占 80%、15%、5%。WHO Ⅲ级的脉络丛癌发生播散转移的概率大，预后差。而脉络丛乳头状瘤发生播散转移的概率小，但也有个案报告。播散病灶的治疗首选手术切除，对于不能耐受手术者可以考虑行放射治疗。

参 考 文 献

AKIL H，COUPE N J，SINGH J，2008. Spinal deposits of a benign choroid plexus papilloma. J Clin Neurosci，15（6）：708-712.

KAPTANOGLU E，TUN K，CELIKMEZ R C，et al.，2007. Spinal drop metastasis of choroid plexus papilloma. J Clin Neurosci，14（4）：381-383.

MCCALL T，BINNING M，BLUMENTHAL D T，et al.，2006. Variations of disseminated choroid plexus papilloma：2 case reports and a review of the literature. Surg Neurol，66（1）：62-67.

YANG Y，SHRESTHA D，SHI X E，et al.，2014. Ectopic recurrence of craniopharyngioma：reporting three new cases. Br J Neurosurg，Early Online：1-3.